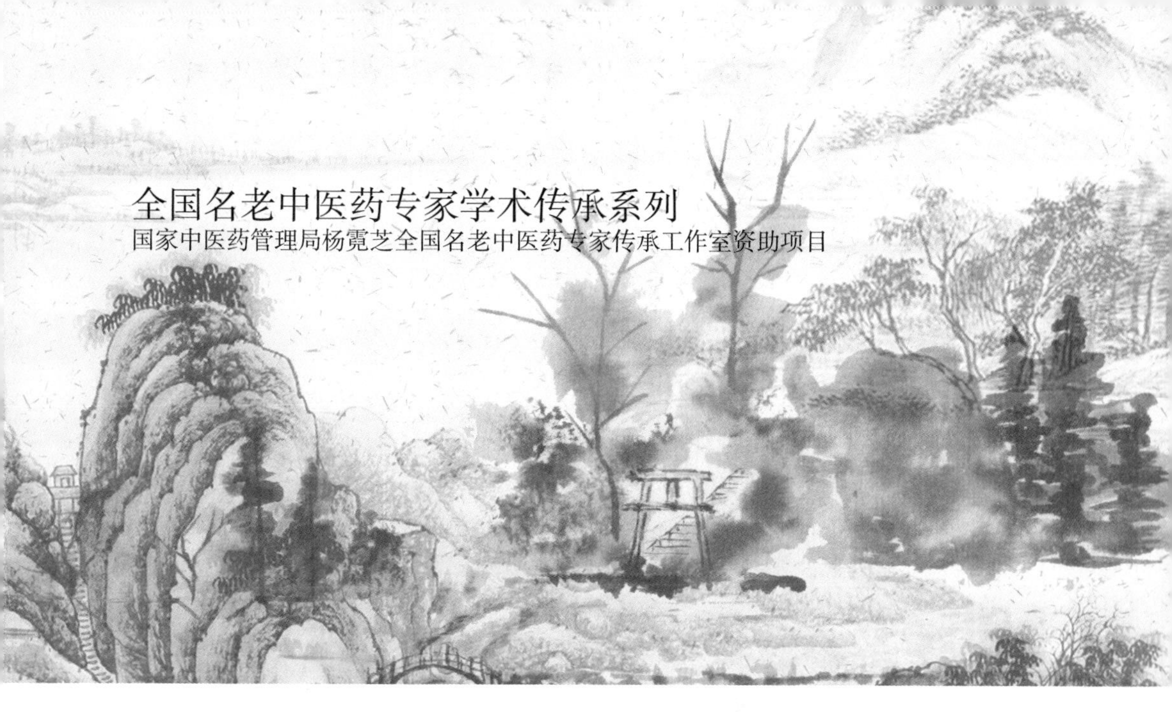

杨霓芝名老中医查房实录

主　审　杨霓芝
主　编　侯海晶　卢富华
副主编　左　琪　彭　钰　马红岩　蔡　寸　胡天祥　刘　惠
编　委　（以姓氏笔画为序）
马红岩　王怡琨　左　琪　卢家言　叶美琴　刘　惠
许　苑　苏镜旭　李　雯　李　璟　吴翠翠　陈国伟
郑婷婷　赵代鑫　胡　梁　胡天祥　胡晓璇　黄　金
黄贵锐　彭　钰　蔡　寸

人民卫生出版社
·北　京·

图书在版编目（CIP）数据

杨霓芝名老中医查房实录 / 侯海晶，卢富华主编．—北京：人民卫生出版社，2021.5

ISBN 978-7-117-29647-2

Ⅰ.①杨…　Ⅱ.①侯…　②卢…　Ⅲ.①中医临床　Ⅳ.①R24

中国版本图书馆 CIP 数据核字（2021）第 088004 号

人卫智网	**www.ipmph.com**	医学教育、学术、考试、健康，购书智慧智能综合服务平台
人卫官网	**www.pmph.com**	人卫官方资讯发布平台

杨霓芝名老中医查房实录

Yang Nizhi Minglaozhongyi Chafang Shilu

主　　编：侯海晶　卢富华
出版发行：人民卫生出版社（中继线 010-59780011）
地　　址：北京市朝阳区潘家园南里 19 号
邮　　编：100021
E - mail：pmph @ pmph.com
购书热线：010-59787592　010-59787584　010-65264830
印　　刷：保定市中画美凯印刷有限公司
经　　销：新华书店
开　　本：710 × 1000　1/16　　印张：22　　插页：8
字　　数：383 千字
版　　次：2021 年 5 月第 1 版
印　　次：2021 年 8 月第 1 次印刷
标准书号：ISBN 978-7-117-29647-2
定　　价：79.00 元
打击盗版举报电话：**010-59787491**　**E-mail：WQ @ pmph.com**
质量问题联系电话：**010-59787234**　**E-mail：zhiliang @ pmph.com**

课 题 资 助

国家中医药管理局杨霓芝全国名老中医传承工作室资助项目(国中医药人教教育便函〔2016〕167号)

国家重点研发计划项目:基于"道术结合"思路与多元融合方法的名老中医经验传承创新研究(项目编号:2018YFC1704100)——东部地区名老中医学术观点、特色诊疗方法和重大疾病防治经验研究课题(编号:2018YFC1704102)

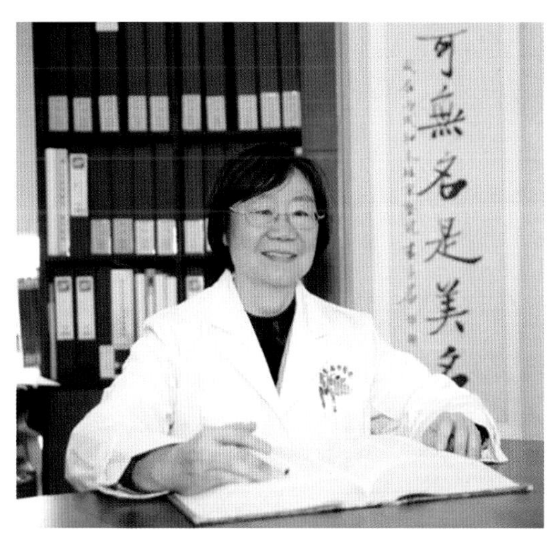

杨霓芝，广州中医药大学教授、主任医师、博士生导师、博士后合作教授，广东省名中医，第五批全国老中医药专家学术经验继承工作指导老师，国家中医药管理局杨霓芝全国名老中医药专家传承工作室导师，国家中医肾病临床研究基地、广东省中医院肾病科学术带头人。

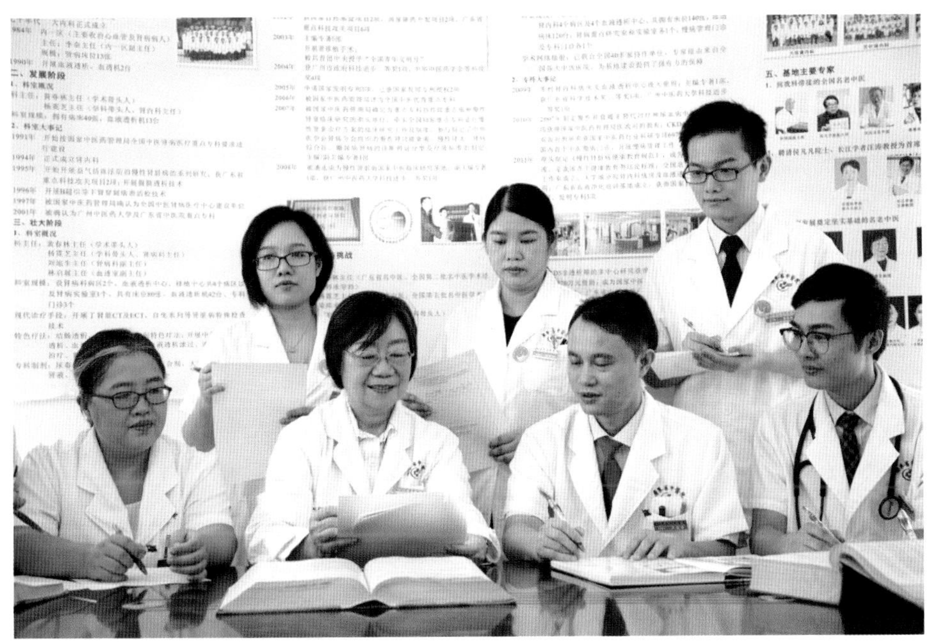

图 1　杨霓芝教授和本书主编侯海晶、卢富华等讨论临床诊疗方案

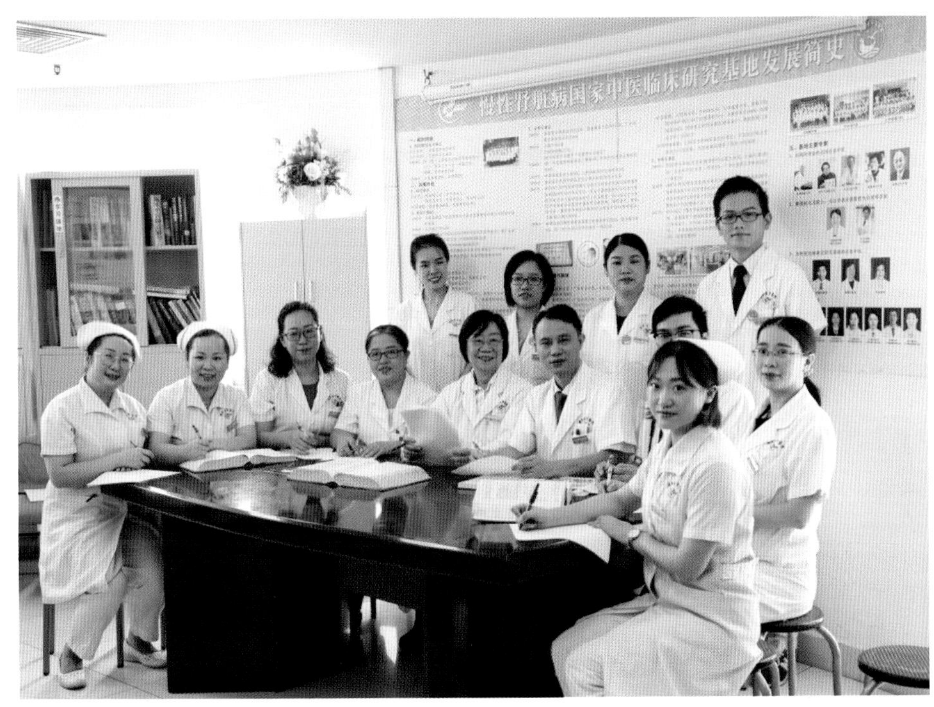

图 2　杨霓芝教授与本书编委讨论临床病例

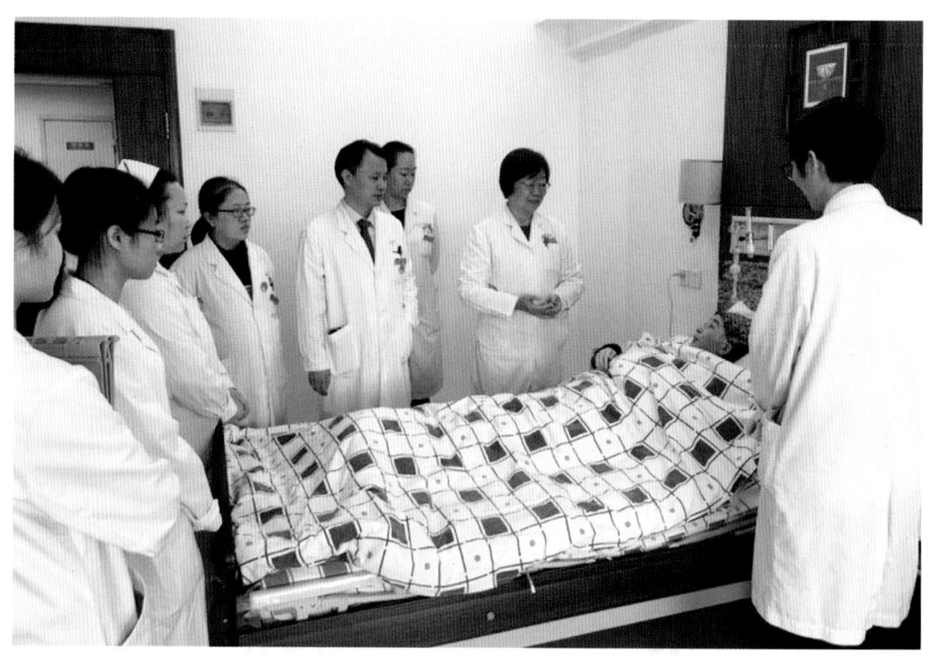

图 3　杨霓芝教授查房指导疑难病例诊治

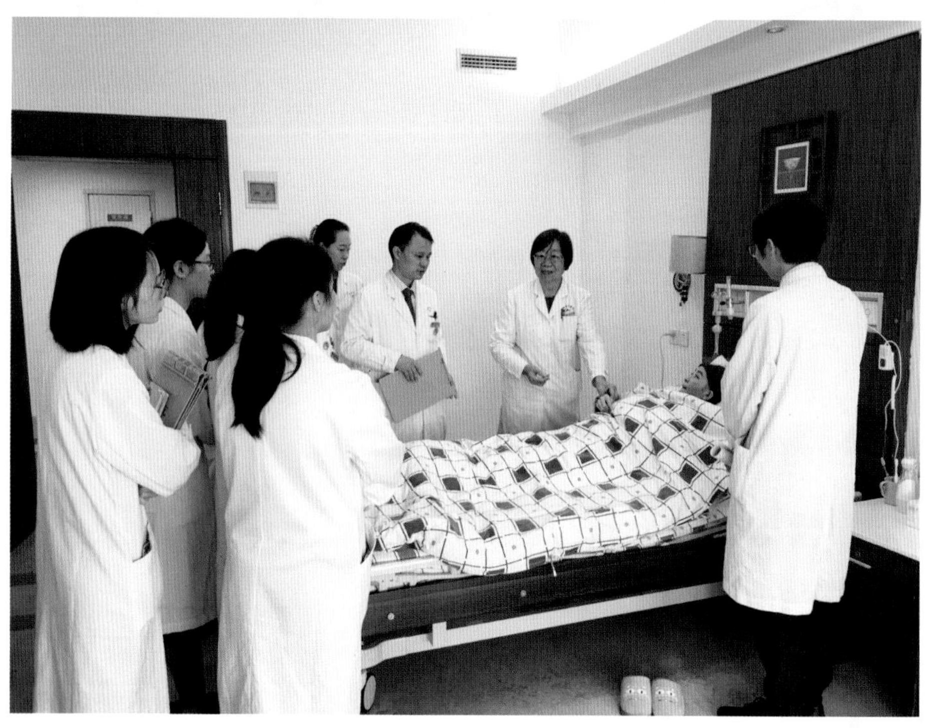

图 4　杨霓芝教授查房并带教年轻医师

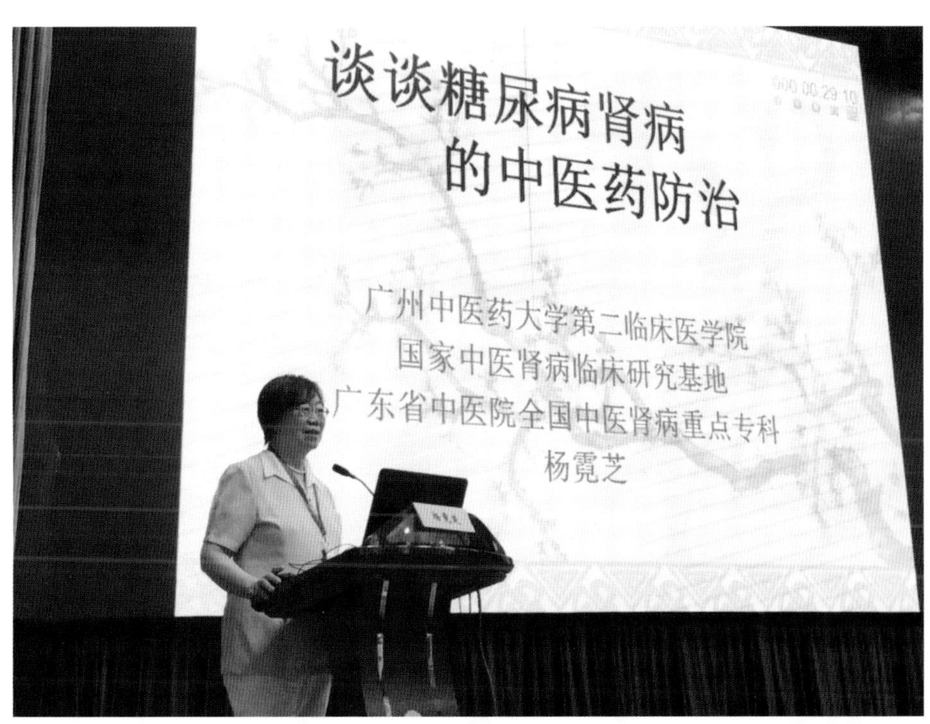

图5　杨霓芝教授学术讲座

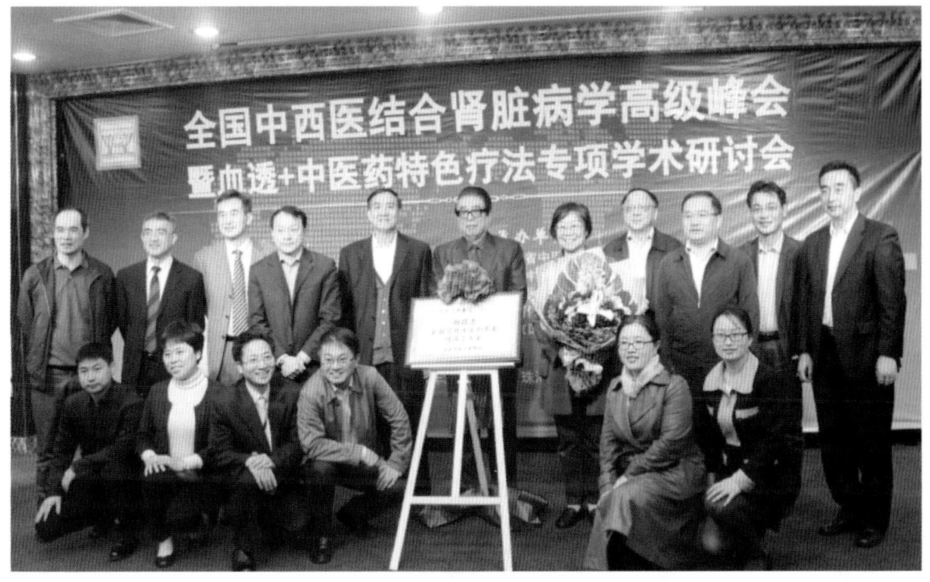

图6　2017年3月，国家中医药管理局杨霓芝名老中医工作室项目正式启动，国家中医药管理局杨荣臣副司长、国医大师张大宁教授、广州中医药大学校长王省良等领导参加并予揭牌

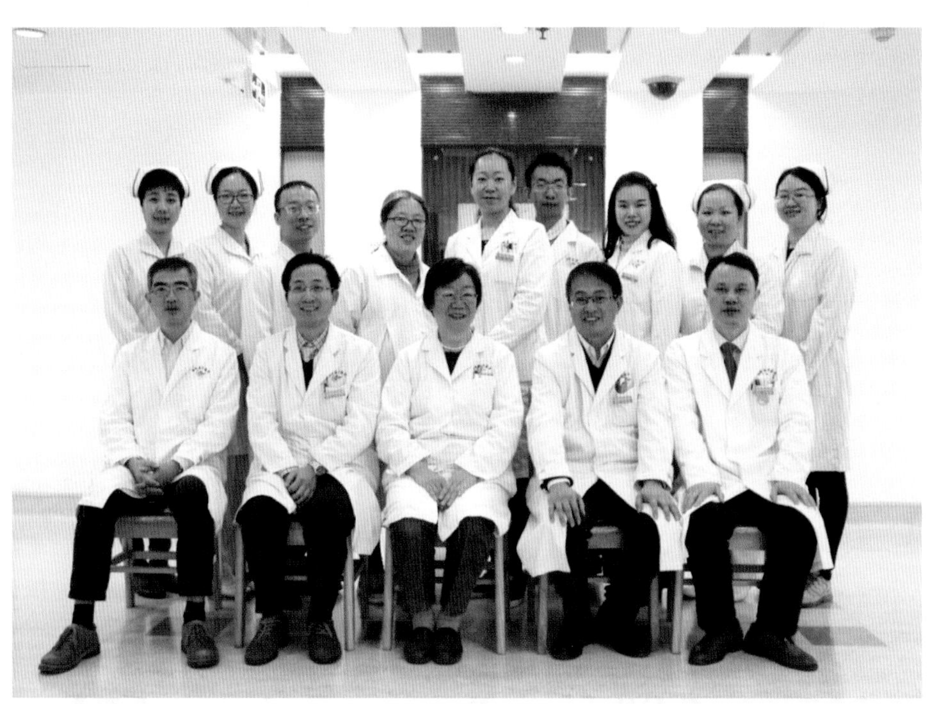

图 7　杨霓芝教授和广东省中医院肾病科部分医疗骨干

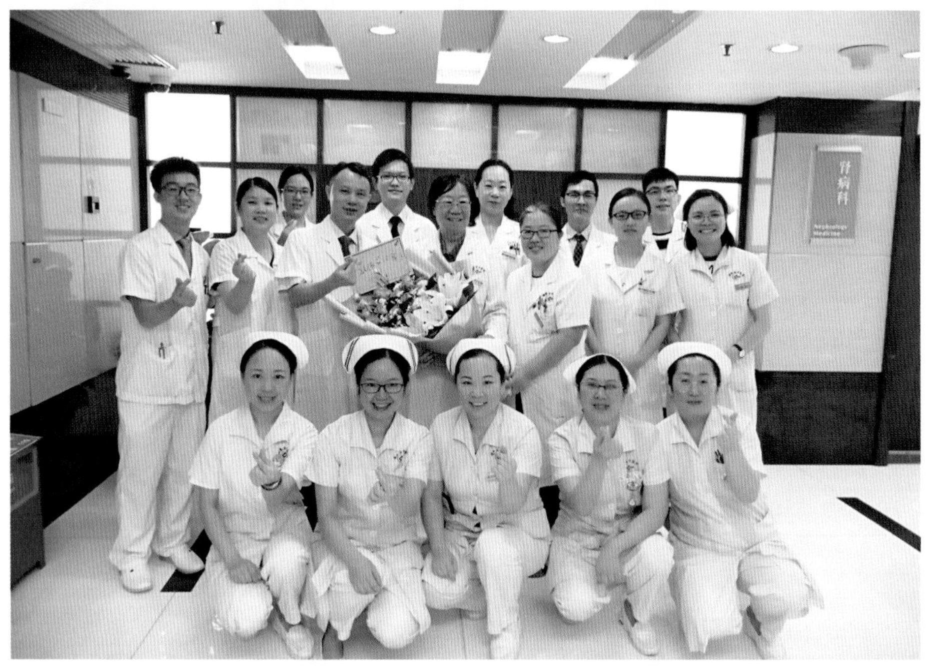

图 8　杨霓芝教授和广东省中医院肾病科部分医务人员

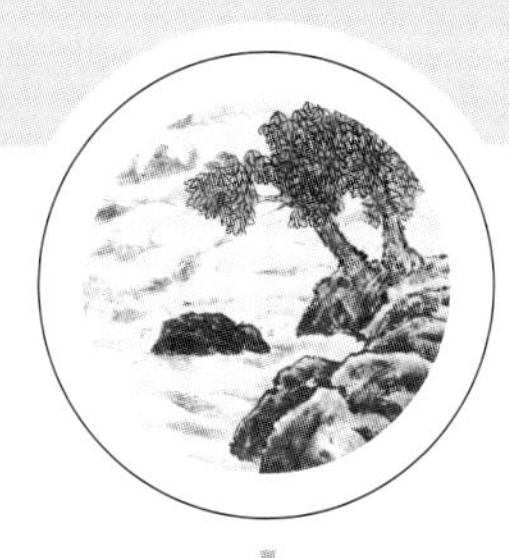

主编简介

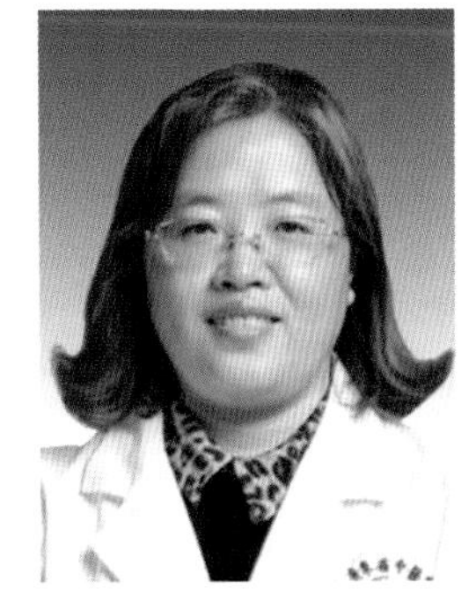

侯海晶，女，医学博士，副主任医师，硕士研究生导师。第五批全国老中医药专家学术经验继承工作指导老师、广东省名中医杨霓芝教授学术继承人，国家中医药管理局杨霓芝全国名老中医传承工作室负责人。

1999年开始攻读中医内科学硕士，后于2006年在职攻读中医内科学博士，导师均为杨霓芝教授。2002年工作以来，一直工作于肾内科，在导师杨霓芝教授的指导下，对于肾内科疾病的中西医诊治积累了丰富的经验。

目前兼任中国中医药肾脏病防治联盟专家委员会常务委员，中国民族医药学会肾病分会理事，广东省中医药学会慢病管理专业委员会委员，广东省中西医结合学会免疫性肾病、代谢性肾病专业委员会委员，广东省女医师协会肾脏病分会委员。擅长中西医结合治疗慢性肾脏病，参编著作6部，发表论文20余篇。

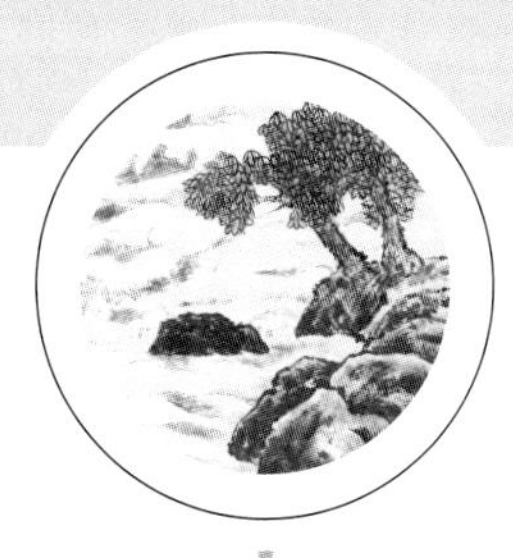

主编简介

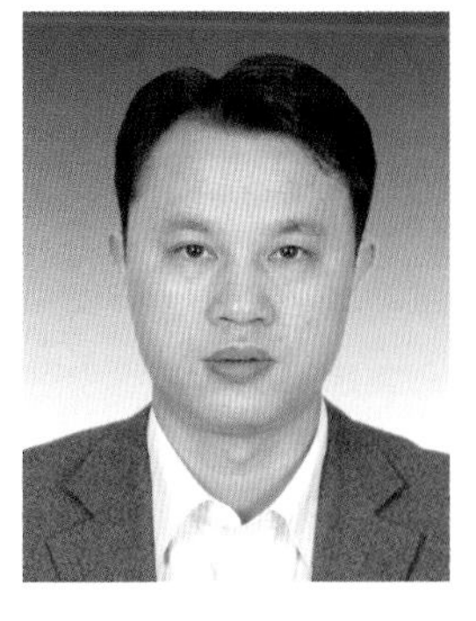

卢富华，男，医学博士，广州中医药大学教授，硕士研究生导师，广东省中医院主任医师，广东省中医院总院肾病科主任。

先后师从全国老中医药专家学术经验继承工作指导老师张小萍教授、广东省名中医黄春林教授、广东省名中医杨霓芝教授、国医大师张大宁教授。2002 年博士毕业后工作于广东省中医院，在杨霓芝教授直接领导下从事临床、科研、教学和管理工作。

现任世界中医药学会联合会肾病专业委员会理事，中国中医药肾脏病防治联盟专家委员会副主任委员，中国民族医药学会肾病分会常务理事，中华中医药学会补肾活血法分会常务委员，中华中医药学会肾脏病分会委员，广东省中西医结合学会肾衰专业委员会副主任委员及免疫性肾病专业委员会副主任委员，广东省医学会肾脏病学分会委员，广东省中西医结合学会肾病专业委员会委员，广东省医师学会肾脏内科医师分会委员。担任《中国全科医学》杂志特约审稿专家，《世界科学技术 - 中医药现代化》编委。承担国家、省部级课题 10 项，主编、副主编论著 6 部，发表论文 40 余篇。

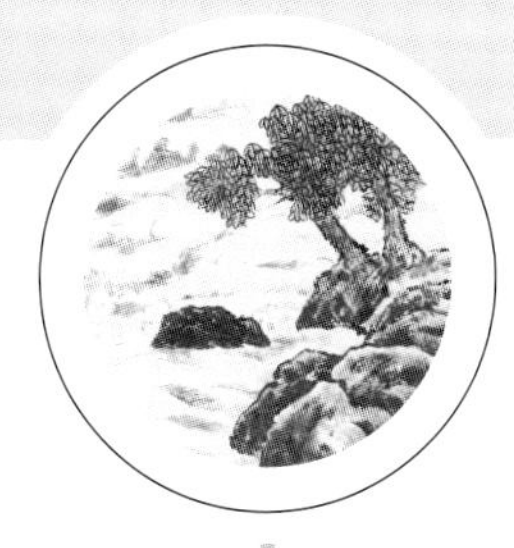

国医大师邹燕勤序

《杨霓芝名老中医查房实录》是岭南中医肾病名家杨霓芝教授临床经验总结的又一力作。杨霓芝教授系广州中医药大学内科教授、主任医师、博士生导师、博士后合作教授；第五批老中医药学专家学术经验继承指导老师；广东省名中医，从事内科医疗、教学和科研工作40余年，临床经验丰富；对肾内科疾病的诊治方面造诣颇深。善于发挥中医特色与优势，以中医药为主治疗肾内科常见、多发病，以中西医结合手段治疗肾内科疑难急危重症，教学严谨，倾囊而授，使学生弟子深受启发，总结整理出《杨霓芝名老中医查房实录》以飨后学。

吾承家学临证肾病几十载，与杨教授多有交集，金陵与羊城相去虽千里，但敬阅杨教授之著作文章，犹如亲自面对交流，杨教授著作予我先睹为快，实在为受杨教授偏爱之多，此作虽同是整理传承杨教授临床之学术思想，但侧重又有所不同，观此书主要以表述杨教授查房之思路，再以住院患者之病案为依托，其中对于杨教授临床辨识肾脏相关之不同病证、源流、施治、调护等多有启发同行、后学之意义。开篇即以杨教授查房之思路为始，简单明了，有引读者入杨氏中医临证思路之优，也是杨教授临床之特点。分述各章中，有杨教授对肾脏相关之中医病证系统的阐述，也有自己多年临床体会之表达，可见杨教授始终坚持以中医为主的肾病临证、教学、查房思维是现在中医临床需要积极发扬的。

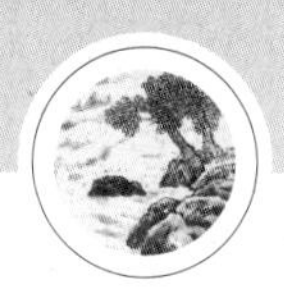

杨教授分析病情，引经据典、有理有据，体现了名老中医雄厚的理论功底和客观求实的优良学术风气，在耕耘中医临床40余载的基础上提出“气血之要、古今脉承，气虚血瘀、肾病之由”的学术思想，是杨教授鲜明的学术特色，希望有助于读者临证水平之提高。我有幸先睹全文之精美，读有所感，庆幸之余，乐之为序。

邹燕勤

2019年8月于南京

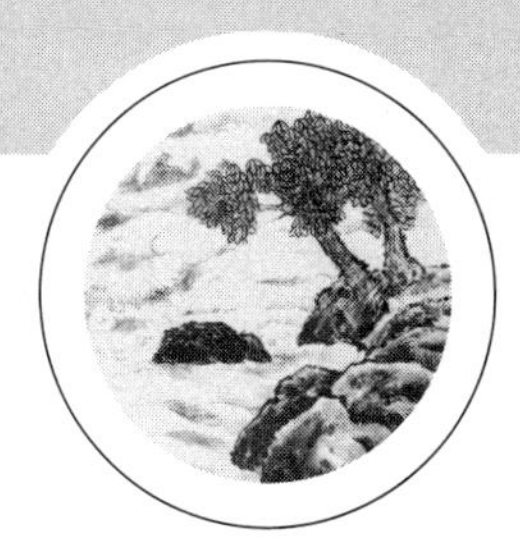

前　言

杨霓芝教授作为岭南肾病大家，从事临床工作40余年，积累了极其丰富的经验，形成了自身鲜明的学术思想体系。杨霓芝教授临证注重脏腑气血辨证，以气虚血瘀为肾病之由，善用益气活血法治疗慢性肾脏病，以此学术思想为契机开展了大量的临床及实验研究，培养了一大批中医药及中西医结合的骨干力量，促进了岭南中医肾病的长足发展。对于慢性肾脏病的治疗，她重视调补脾肾，在传统中医理论中，脾肾在生理上相互联系，在病理上相互影响，益助后天，才能培先天。主张病证结合治疗，以中医为主，即能中不西，主中辅西，根据病情危重程度则中西医结合。以为患者提供最佳的治疗方案为治病准则。

杨教授行医过程中坚持严谨、客观、全面的原则，日常查房最能反映她的优良作风和严谨的工作态度。杨教授对年轻医师和学生细心指导，查房时要求从站位到病史汇报、临床问题的提出、病情讨论、病情分析都按照规范，严格执行。由各级医师分别发言，可以提出问题，也可以提出自己的见解，问题无论巨细，杨教授均予仔细解答，深入浅出，从中医古籍理论溯源到西医学前沿进展，有理有据，由此为患者制订全面的治疗方案。杨教授注重中医七情，运用“治未病”理念制订护理、随访计划。她认真的临床态度、严谨的临床思维使弟子、年轻医师获益匪浅。

本书通过跟师杨霓芝教授查房后的真实病案总结，对其查房

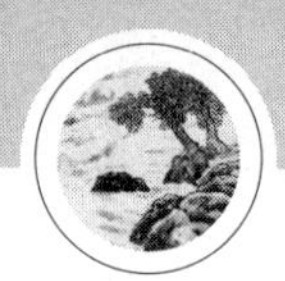

方法进行归纳，挖掘其学术思想，明晰其中西医肾病诊治思维，规范查房方法，传承其辨证、诊断思路，掌握其用药特点，必令中医肾病学者有所裨益，提高学者诊治水平，更好地传承交流杨教授的学术思想，更好地服务患者。囿于作者水平，整理过程中难免有错误和疏漏之处，希望读者批评指正，以便我们进一步做好名老中医经验传承工作。

编者

2021 年 3 月

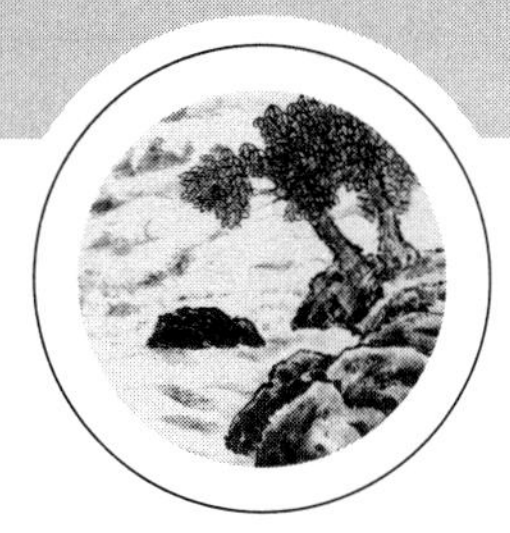

目 录

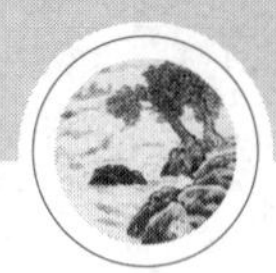

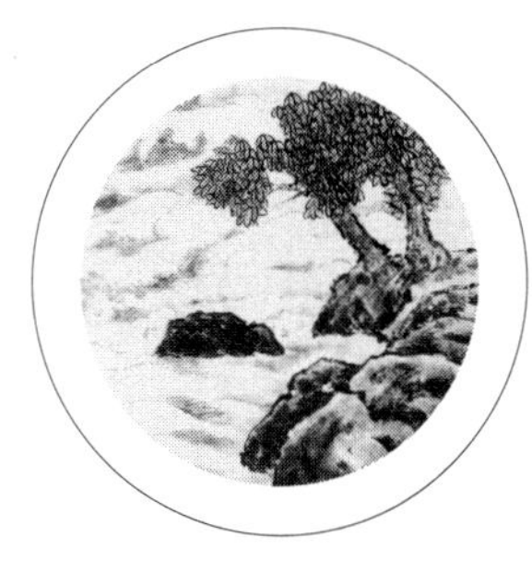

上篇　名医风采

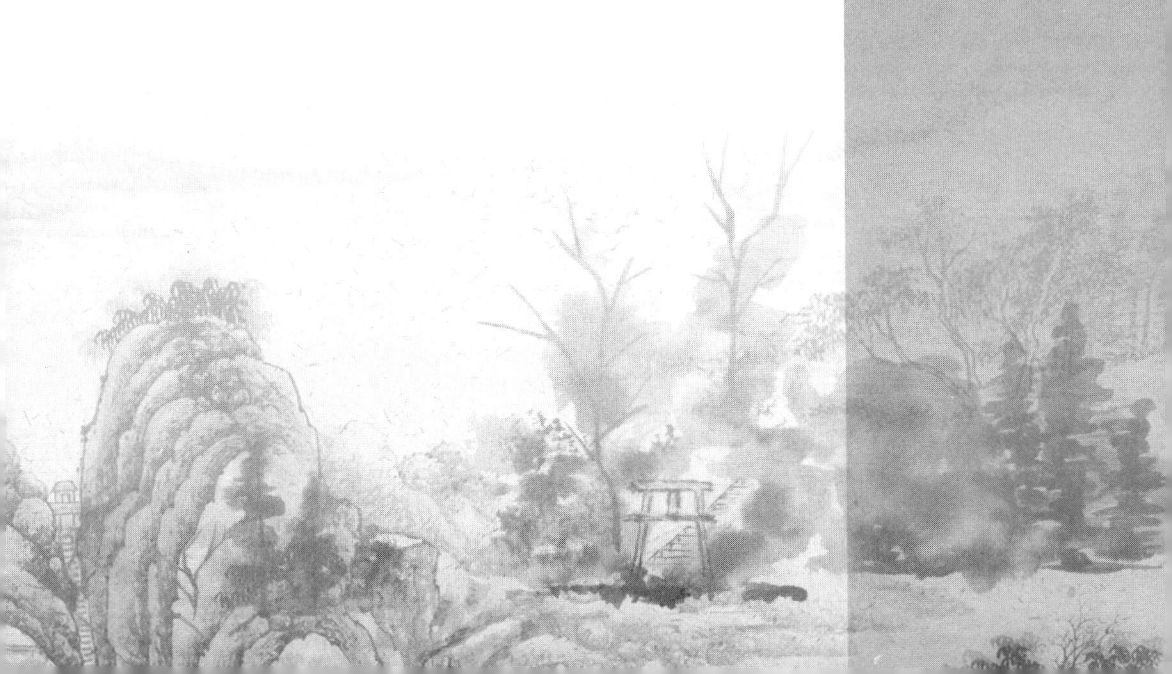

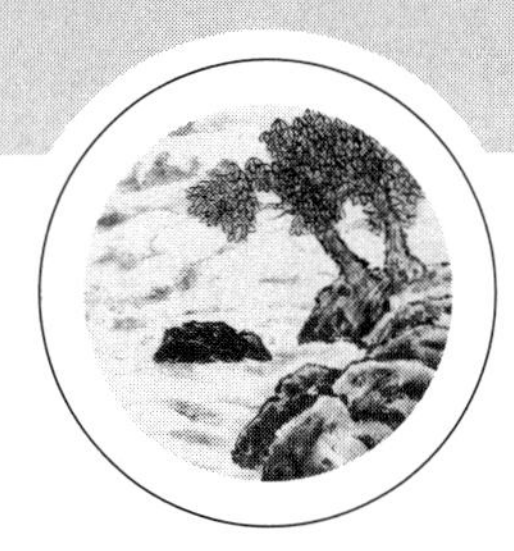

第一章 杨霓芝教授简介

杨霓芝，广州中医药大学内科教授，主任医师，博士生导师，博士后合作教授，第五批全国老中医药专家学术经验继承工作指导老师，广东省名中医，全国中医肾病重点专科、广东省中医院肾病科学术带头人，国家中医临床研究基地重点病种慢性肾脏病研究专家组组长，国家中医药管理局杨霓芝全国名老中医药专家传承工作室导师；先后任中华中医药学会中医肾病专业委会员副主任委员、广东省中西医结合肾病专业委员会主任委员、广东省中医肾病专业委员会副主任委员；《中国中西医结合肾脏病杂志》编委。1998 年以来曾先后任国家科学技术奖评审专家、国家自然科学基金项目评审专家、教育部学位与研究生教育发展中心评审专家，以及广东省自然科学基金项目、广东省重点科技攻关项目、广东省高级职称评审委员会、中国中西医结合学会科学技术奖、广东省广州市科学技术奖等评审专家。

杨霓芝教授从事内科医疗、教学和科研工作 40 余年，临床经验丰富；在内科疾病，尤其是肾内科疾病的诊治方面造诣颇深。主持全国中医肾病重点专科建设工作，发挥中医特色与优势，以中医药为主治疗肾内科常见、多发病，以中西医结合手段治疗肾内科疑难急危重症；开展新技术、新疗法，中药配合血液透析、腹膜透析等；临床疗效明显，治愈率、好转率显著提高，使肾病科综合诊治实力不断提升；国内外众多患者均慕名而来，满意而归。

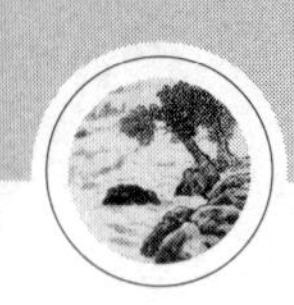

杨霓芝教授在学术上主张以中医益气活血法治疗慢性肾脏病，采用益气活血法防治慢性肾小球肾炎、益气活血利水法治疗难治性肾病综合征，益气活血蠲毒的中医综合措施延缓慢性肾衰竭，中药配合血液透析、腹膜透析治疗终末期肾病等取得明显疗效。主持国家自然科学基金项目 2 项（“基于系统生物学技术探讨益气活血法防治慢性肾纤维化的物质基础”和“通脉口服液配伍规律及作用机制研究”）、“十一五”国家行业专项“慢性肾炎蛋白尿和慢性肾脏病 4 期中医优化方案推广研究”1 项、省部级等课题 11 项。

牵头全国 30 家中医肾病重点专科进行重点病种慢性肾衰竭诊疗方案的制订及临床研究工作，获国家中医药管理局领导好评；广东省中医院肾病科 2007 年成为全国中医优秀重点专科；2008 年被遴选为国家中医临床研究基地（中医药防治慢性肾脏病）；指导开展中医药防治慢性肾脏病的临床研究及国家行业专项的相关工作。

主持的国家自然科学基金项目“通脉口服液配伍规律及作用机制研究”提示防治慢性肾炎的通脉口服液有效部位确切、疗效肯定，为中药复方新药开发及中药现代化打下良好基础并获国家发明专利；主持的广东省重点科技攻关项目“中药透析液对维持性血液透析患者的影响”取得明显疗效并获国家发明专利；主持的广东省重点攻关项目“中医综合措施延缓慢性肾衰竭的系列研究”“通脉口服液防治慢性肾炎临床和实验研究”等均通过省级鉴定，成果水平达国内领先。获广东省科技进步奖、广州市科技进步奖、中华中医药学会科技奖、“康莱特杯”全国中医药优秀学术著作奖等奖项 6 项（其中省部级二等奖、三等奖 4 项）；获国家发明专利 4 项；获广东省中医院杰出贡献奖；主编《泌尿科专病中医临床诊治》等著作 3 部、副主编《现代中医肾脏病学》等著作 6 部；发表论文 60 多篇；培养博士后 3 名、博士 13 名、硕士研究生 14 名、院内青年医师 30 名。多次主持、主办、协办全国及广东省中西医结合学术年会和肾脏病新进展学习班，多次到基层单位指导开展肾病专科工作；先后应邀参加国际肾脏病会议、国际中西医结合肾脏病会议、中日女科学家研讨会等。2015—2018 年先后获“岭南名医”“羊城好医生”荣誉称号。在 2019 年“敬佑生命、荣耀医者”全国公益活动中获“中华医药贡献奖”。

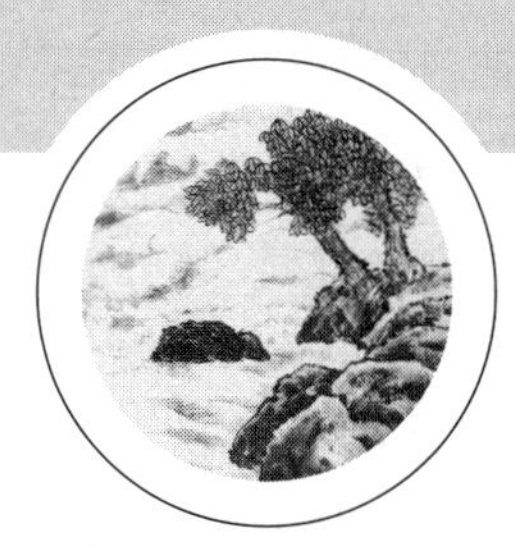

第二章
医家小传

奠基省中肾科，浇溉学术之花

杨霓芝教授是广东省中医院肾病科的奠基人，从事肾内科医疗、教学和科研工作 40 余年，临床经验丰富；在肾内科疾病的诊治方面造诣颇深。主持全国中医肾病重点专科建设工作，发挥中医特色与优势，开展新技术、新疗法，使肾病科综合诊治实力不断提高并上台阶；目前广东省中医院肾病专科拥有 5 个肾病科、3 个血液透析科、1 个肾病研究室及 5 个专科门诊。使肾内科学术实力不断增强，科研水平不断提高，现已是国家中医肾病临床研究基地，2017 年被评为广东省最强科室。

夯实肾科基础，实力日新月异

慢性肾脏病为常见病，在我国发病率为 10.8%。常见有慢性肾炎、肾病综合征、糖尿病肾病等。西医学对于肾脏病的诊治发展迅速，诊断明确、疗效快，但有其不足之处，有些病无特效药，有些病西药疗效好但副作用很大，导致患者依从性差，无法完成治疗，较快进入终末期肾病，只能予血液透析、腹膜透析等替代疗法，造成社会和经济的负担。肾病患者寄希望于中医界，运用中医药治疗达到控制肾脏病发展、延缓肾衰竭的目的。

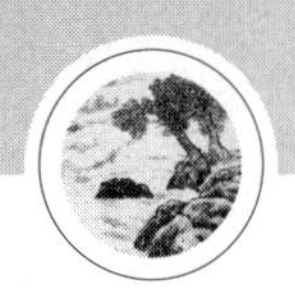

杨霓芝教授自1994年在医院领导的指导下建立肾病专科，同年进入国家中医药管理局中医重点专科建设行列，多年来兢兢业业，为了肾病专科的建设呕心沥血。主持肾病重点专科建设工作，发挥中医特色与优势，以中医药为主治疗肾内科常见病、多发病，以中西医结合手段治疗、抢救肾内科疑难急危重症；开展新技术、新疗法，以中药配合血液透析、腹膜透析等特殊诊治技术；使肾内科综合诊治水平不断提高。所带领的科室多次被评为医院“先进科室”。在杨教授的带领下，肾病重点专科在医教研方面取得长足的进步，在“九五”“十五”“十一五”期间顺利地通过了国家中医药管理局的验收，“十五”期间被评为全国优秀重点专科(全国中医肾病重点专科中唯一的一个)。“十一五”期间牵头全国30家肾病重点专科进行重点病种“慢性肾衰”诊疗方案及临床路径的制定与开展研究工作，获国家中医药管理局领导及同行好评，充分体现了杨霓芝教授带领的肾病重点专科在全国的重要地位和影响力。

杨霓芝教授带领下的肾病专科团队经过不懈努力，专科影响力不断提高。作为肾病重点专科的牵头单位和工作组长做出了可喜的成绩。2008年，广东省中医院入选国家中医临床研究基地(中医药防治慢性肾脏病)，这无论在医院还是在肾病专科层面都是具有里程碑式意义的大喜事，使医院、科室的学术地位及影响力更上一层楼。广东省中医院目前正承担国家重点专项——慢性肾脏病CKD4期中医药防治研究工作。

“益气活血”为核心，学术思想结硕果

杨霓芝教授充分发挥中医特色与优势，以中医药为主防治慢性肾脏病。学术上主张以中医益气活血法防治慢性肾脏病，根据中医学理论，慢性肾脏病患者主要临床症状以及相关的证候调查，认为慢性肾脏病中医主要病机为“气虚血瘀”，于1995年提出以“中医益气活血法”防治慢性肾脏病。以益气活血法防治慢性肾炎、益气活血利水法治疗难治性肾病综合征，益气活血蠲毒的中医综合措施延缓慢性肾衰竭，取得明显临床疗效。研制的益气活血院内制剂三芪口服液(原通脉口服液)用于临床防治慢性肾脏病，疗效明显。许多中外患者慕名而来，获满意疗效而归。

慢性肾炎患者林某，于某三甲医院行肾穿刺活检明确病情后，经介绍至杨教授处就诊，运用益气活血等纯中医治疗，目前维持治疗已7年，肾功能方面稳定，肌酐无上升。

梁某，诊断IgA肾病，用中医药辨证及中成药治疗，目前已治疗15年，尿

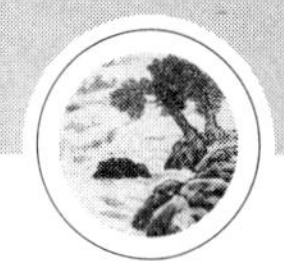

蛋白维持阴性，血肌酐正常。

肾病综合征患者吴某，因水肿、蛋白尿不能控制多方求医，曾先后服用多种西药，均因副作用较大而停用，遂求诊于杨霓芝教授。经予以中成药及益气活血利尿等中药辨证治疗，蛋白尿明显减少，浮肿消退。

糖尿病肾病患者何某，糖尿病病史 11 年，大量蛋白尿，经予西药治疗后无效而转诊。于杨教授处就诊 3 个月后，蛋白尿明显控制。且血肌酐曾一度升高，经治疗后血肌酐下降，病情稳定。

国际友人法国侨领陈某、印尼华侨卢某被诊断为慢性肾衰，曾被当地医师告知需行透析治疗。经杨教授治疗 10 余年，血肌酐稳定于 200μmol/L 左右。疗效满意。

“益气活血法防治慢性肾脏病的相关临床研究”等获省部级科技进步奖二等奖、三等奖 3 项，获国家发明专利 4 项。以“益气活血”的学术思想为核心研制的院内制剂三芪口服液已投入临床 20 年，取得明显疗效，目前正进行新药开发研究。

递薪传火传佳话，满园桃李竞芬芳

杨教授严于律己的同时，对待学生、弟子也是严格要求并认真指导，充分发挥他们的主动性、积极性。她要求学生、弟子认认真真，脚踏实地地前进，要求临床上中西诊治熟练、过硬，杨教授亲自指导他们临床、科研，临床上要求他们熟悉管床患者，背诵汇报病历，全面掌握病情，查房目的明确，常用方剂、条文要求背诵。科研方面要严谨务实，实事求是。在杨教授的严格要求下，青年医师迅速成长，他们各尽其才、专业定向。杨教授要求每个学生、弟子都有自己的主攻病种，要一专多能，最终把他们打造成学科带头人、各院各专科骨干。目前各肾病专科有 6 位科室主任是在杨教授的精心培育和指导下茁壮成长起来的。杨教授为广东省中医院培养了多名拔尖人才，先后培养博士后、博士、硕士、院内师带徒、全国名老中医药专家学术经验继承工作传承人共 36 名。这些无疑为中医药事业的传承、人才建设做出了巨大的贡献！

杨霓芝教授几十年来如一日，不辞劳苦，兢兢业业，认真工作；不畏艰难，勇于创新，带领肾病专科全体医护人员在医疗、教学、科研和专科建设的道路上一步一个脚印地前进，为后辈树楷模，为病患谋福祉。杨教授的美誉远扬，令广东省中医院肾病专科中医治疗肾脏病的影响遍及海内外！

（侯海晶）

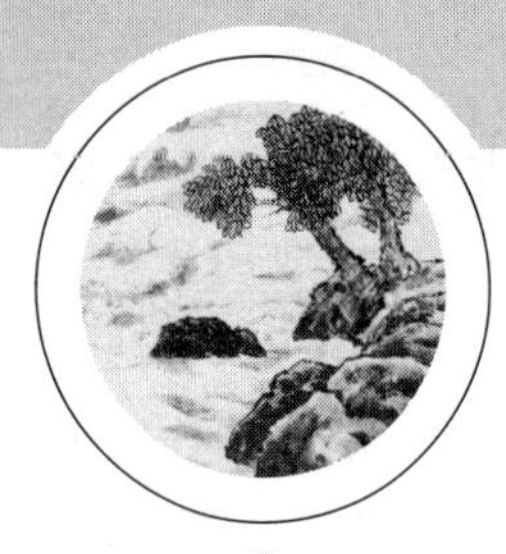

第三章 杨霓芝学术思想

杨霓芝教授从事中医、中医肾病临床40余年，熟练运用中西医两套方法诊疗肾内科疾病，她博古通今，继承创新，在肾脏病的预防治疗方面形成自己独特的学术见解及学术思想，归纳如下：

一、益气活血法治疗慢性肾脏病

1. 理论溯源 杨霓芝教授经过多年临床经验总结出：慢性肾脏病多为本虚标实之证，治疗原则应为扶正祛邪并举。本虚虽有肺脾肾气虚，但脾气虚最为常见；标实虽有瘀血、湿浊、湿热为患，但以瘀血最为关键。慢性肾脏病以气虚为本，以血瘀为标，因气虚而发病，因血瘀而致疾病迁延难愈。气虚血瘀证是慢性肾脏病的基本证型并普遍存在，气虚血瘀病机贯穿慢性肾炎疾病过程的始终。这与西医学认为免疫反应是引起肾小球疾病的关键，由免疫反应介导的凝血启动是病变持续发展和肾功能进行性减退的重要因素的观点相吻合。从而确立“益气活血”为治疗慢性肾脏病的总则。慢性肾脏病气虚血瘀证的理论溯源如下：

(1) 肾系疾病病机溯源：中医学虽没有慢性肾脏病的病名，但根据其发病特点、临床表现，当属于“水肿”“尿浊”“腰痛”“尿血”“癃闭”等病证范畴。《黄帝内经》云“正气存内，邪不可干”，“邪之所凑，其气必虚”。此为气虚发病的总纲。肾系疾病以“水肿”病多发，在我国现存最早的古典医籍《黄帝内经》中有多处关

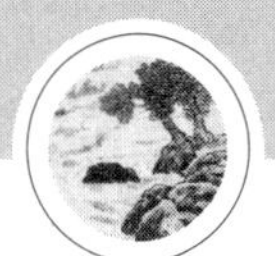

于水肿病的论述。《灵枢·水胀》曰:“水始起也,目窠上微肿,如新卧起之状,其颈脉动,时咳,阴股间寒,足胫肿,腹乃大,其水已成矣。以手按其腹,随手而起,如裹水之状,此其候也。”《素问·至真要大论》曰:“诸湿肿满,皆属于脾。”《景岳全书·肿胀》曰:“凡水肿等证,乃肺、脾、肾三脏相干之病,盖水为至阴,故其本在肾;水化于气,故其标在肺;水唯畏土,故其制在脾。”此为水肿病病机虚证之总目。《三因极一病证方论·水肿叙论》:“夫肾主元气,天一之水生焉。肺主冲化,地四之金属焉。元气乃水中之火,所以太阳合少阴,主精髓以滋血。冲化乃土中之金,所以太阴合阳明,主肌肉以养气。今肾虚则火亏,致阳水凝滞,肺满则土溢,使阳金沉潜,沉潜则气闭,凝滞则血淖,经络不通,上为喘急,下为肿满。故《经》曰,肾为少阴,肺为太阴,其本在肾,其末在肺,皆至阴以积水也。所以能聚水而生病者,盖肾为胃关,关键不利,枢机不转,水乃不行,渗透经络,皮肤浮肿。”杨霓芝教授亦尊崇此病机之源,认为慢性肾脏病的发病均源于肺脾肾三脏之虚,致津液不循常道久之发病。而尤其肺气虚,则易致感外邪,致虚虚之患,从而导致肾脏病缠绵不愈。

(2) 气虚致瘀证病机溯源:中医理论认为气、血是构成人体的两大基本物质,人体赖气血之温煦、濡润、滋养以维持生机。气以生血运血,血以养气载气,气无血则不生,血无气则不长。王清任曰:“治病之要诀,在明白气血。无论外感内伤……所伤者无非气血。”朱丹溪曰:“气血冲和,百病不生,一有怫郁,诸病生焉。”多种疾病在其发生和发展过程中均贯穿着气血失调的病理变化。

《黄帝内经》曰“人之所有者,血与气耳”,指出了人之根本乃气血。《不居集》又曰:“气即无形之血,血即有形之气。”气、血的关系是相互资生、相互维系,气能摄血,血能载气,即气为血之帅,血为气之府,但两者的关系不是对等关系,而是气为主导,气旺则血充,气虚则血少。《仁斋直指方》说:“气为血帅,气行则血行,气止则血止。”对于气血在病理上的关系,朱丹溪说:“气升则升,气降则降,气凝则凝,气滞则滞。”《素问·调经论》言“血气不和,百病乃变化而生”,认为疾病的产生是源于气血的病变。清代王清任《医林改错》云“元气既虚,必然不能达于血管,血管无气,必停留而瘀”,提出了气虚导致血瘀而相兼为病的学术观点。

人身气血互相关联,并相互依存,《难经本义》云“气中有血,血中有气,气与血不可须臾相离,乃阴阳互根,自然之理也”;《医学真传》指出“人之一身,皆气血之所循行,气非血不和,血非气不运”。这说明,血之运行有赖于气,血有病也会影响到气。《张氏医通》亦谓:“气与血两相维附,气不得血,则耗而无

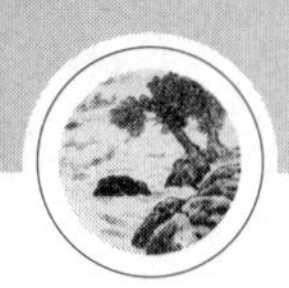

统；血不得气，则凝而不流。”进一步说明气行则血行，气滞则血瘀，因而血液的运行有赖于气的推动；而气亦需要血的滋养载运，方不致耗散亏损。益气活血法是将补气和活血化瘀两大治疗法则相结合。在治疗中既重视气虚，亦不忘血瘀，立足气虚血瘀这一根本，同时兼顾气滞、血虚、水湿、浊毒等兼杂之症，力求调整机体气血阴阳之平衡。

(3) 血瘀致病的病机溯源：《黄帝内经》载有“血凝泣”“恶血”“留血”等“血瘀证”，并提出“疏其血气，令其调达”，可以视作“活血化瘀”理论的渊源。宋金元时期众多医家共同推动着瘀血学说的大发展。如杨仁斋认为：“盖气为血帅也，气行则血行，气滞则血滞，气温则血温，气寒则血寒，气有一息不运，则血有一息不行。”叶天士认为久病入络，创通络之说，是活血化瘀法的进一步应用。杨霓芝教授则认为慢性肾脏疾病病程绵长，久病入络必瘀，且本虚则湿浊内生，阻滞血行，乃因实致瘀之理。

此为杨霓芝教授之气虚血瘀证为慢性肾脏病治疗需要贯穿始终的理论根本，而临床因此理论设立了中药复方三芪口服液，这是导师杨霓芝教授在长期临床和科研实践中所组成的治疗慢性肾脏病气虚血瘀证的基本方，其主要药物包括黄芪、三七等，数药合用，起到益气活血的作用，直接针对发病机理而设，且有多项实验研究结果支持，可改善肾内高凝状态，并且增加抵抗力，调节免疫功能紊乱，从西医学角度反证了慢性肾脏病气虚血瘀证的机理。

西医学研究也从某种意义上反映了慢性肾病中瘀血的存在。无论是否伴有全身性高血压，慢性肾脏病肾活检标本中常可见到微小血管壁增厚、管腔狭窄、血管硬化等病理改变；伴有全身性高血压的肾病可出现毛细血管凝血功能亢进、纤溶活性低下、血小板黏附与聚集增加的改变，从而导致血栓形成及纤维蛋白沉积；同时，也可出现血流动力学的紊乱和肾血流量的增高，这是加重慢性肾脏病的危险因素之一；慢性肾脏病多数都伴有血液流变学的异常、血浆纤维蛋白原及胆固醇升高，形成黏、浓、凝、聚的血液改变。气虚血瘀证是慢性肾脏病的基本证型并普遍存在，气虚血瘀病机贯穿慢性肾炎疾病过程的始终。这与西医学认为免疫反应是引起肾小球疾病的关键，由免疫反应介导的凝血启动是病变持续发展和肾功能进行性减退的重要因素的观点相吻合。

2. 临床应用

(1) 益气活血，行气利水：气虚血瘀则气机受阻，脏腑气化功能受损，故使水津失布，或聚而成湿，或停而为饮，形成气虚血瘀兼夹水湿等病证。水饮内停，则气虚血瘀之证难以纠正。所以对这类证候，在益气活血的基础上必须兼

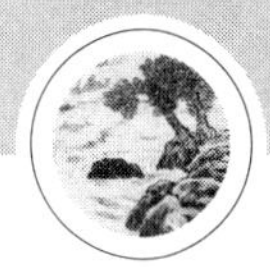

顾气、血、水。

(2) 益气活血，泻浊蠲毒：脾肾气化不及，升清降浊的功能受到破坏，不能及时运化水液、浊毒、瘀血等病理产物，于是造成因虚致实，虚中夹实，以虚为本，以实为标的复杂状态。其中毒邪是慢性肾衰竭病程中的重要病理因素之一，毒邪表现有热毒、瘀毒、浊毒、溺毒等形式，毒邪蕴结于肾，可使病情反复或加重，甚至危及生命，因此，脾肾不足、浊毒瘀阻是慢性肾衰竭的主要病理基础。因此，对于此类患者，在内服益气活血方药的基础上，综合运用结肠透析、药浴、沐足等疗法以祛除体内浊毒。

(3) 益气活血，滋阴养血：瘀血阻滞、气虚不化、津液亏虚等均能影响新血的生成。而血与津液在运行、输布过程中相辅相成，互相交会，津可入血，血可成津。所以在气虚血瘀而又兼阴血不足的情况下，应适当配伍滋阴养血药，或具有滋阴养血而兼有活血作用的中药，如干地黄、白芍等。

(4) 益气活血，温补脾肾：气虚进一步发展则为阳虚，阳虚则生内寒。而血得温则行，遇寒即凝。因此，对于慢性肾病虚寒内生之患者，应在益气活血的基础上侧重温补脾肾之阳，重用淫羊藿、仙茅、熟附子、肉桂等。

由此可见，杨教授在肾脏病的治疗中提倡益气活血法为治疗慢性肾脏病的基本法，特别注重西医学与传统中医理论的有机结合，充分运用多种治疗手段，综合治疗，收效良好。

二、重视调补脾肾

杨霓芝教授在慢性肾脏病临床治疗中非常重视脾肾。在传统中医理论中，脾肾在生理上相互联系，在病理上相互影响。她认为人身中气如轴，四维如轮，轴运轮行，轮运轴灵，调理脾胃就是运轴以行轮，就是固本，只有益助后天，才能培先天。脾为后天之本，气血生化之源；肾为先天之本，主藏精。两者为五脏之根本，生理上相互资助、相互促进，病理上亦相互影响。肾虚则气化不利。脾虚则转输失调，运化失常，机体易受外邪侵袭、又易致内生之邪，变证丛生，故而调补脾肾是治疗慢性肾脏病的重要环节。

1. 后天滋养先天　杨霓芝教授认为先天元气乃生而有之，各脏腑皆禀之而有生长之机，但后天气血对脏腑的充养确是必要的物质条件，正如《素问·五脏别论》说："胃者水谷之海，六腑之大源也。"说明五脏之功能活动，以及所藏精、气、血、津液、髓等，皆有赖于脾胃运化的水谷精微作为物质基础，是故脾气健运，气血充盈，能够灌溉肾脏，先天得养，而其精得以蓄藏，肾中精气旺盛才能转化为元气、阴血、髓的气化功能。若脾虚运化无力，气血生化无源，后天之

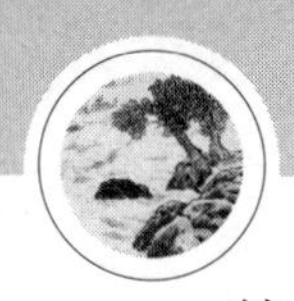

精不能得到充养，精不化气，肾气一虚，邪之所凑，故而肾病易由此而生。

2. 共同主宰水液代谢　杨霓芝教授认为中医理论中对水液代谢认识的源头是《素问·经脉别论》："饮入于胃，游溢精气，上输于脾，脾气散精，上归于肺，通调水道，下输膀胱，水精四布，五经并行。"此段说明水液代谢是由脾、胃、肺、膀胱共同完成的，而其中对于水液代谢具有枢纽作用的是脾，其"散精"作用即为运化、布散水精，也是脾主升清功能的一种生理表现。此段中虽未涉及肾脏，但肾和膀胱互为表里，水精四布、五经并行的气化功能实为"肾主水"功能的延伸。脾失健运，水不化精而化生湿、痰、饮、浊毒，此乃阴邪，易趋下焦而伤及下元致肾不主水而水湿泛滥矣。故古今医家均认为湿邪是损伤肾体的重要病邪，而其本在脾也。

3. 气机升降与阴阳平衡　人体脏腑的生理功能特点各有不同，中医学以五行和阴阳的属性来予以阐释说明，其中脾胃居中焦，属土，脾为太阴湿土，胃为阳明燥土，古人应用取象比类的思维将其比作是人体中联系上下内外的枢纽，在人体气机升降和阴阳平衡中发挥了重要的作用。如《医学求是·血证求原论》曰："水火之上下交济者，升则赖脾之左旋，降则赖胃之右旋也。故中气旺，则脾升胃降，四象得以轮旋。"《丹溪心法》说："脾具坤静之德而有乾健之运，故能使心肺之阳降，肝肾之阴升，而成天地交泰矣。"若脾不能升清，肾的封藏、气化功能易失常，阴精下陷，形成尿浊，或肾体位置不能维系而下垂。

常用药物：益气健脾可用太子参、党参、白术、茯苓、山药、黄芪等；醒脾可用木香（后下）、砂仁（后下）、白豆蔻等；补肾可用女贞子、墨旱莲、何首乌、黄精、杜仲、淫羊藿、山茱萸、菟丝子等。加减法：如临床上湿浊明显，证见恶心呕吐、纳呆腹胀、身重困倦，可加入芳香和胃泄浊中药，如藿香、佩兰、木香（后下）、砂仁（后下）、陈皮、法半夏；如湿浊热毒明显，证见口中臭秽或尿味，加土茯苓、白花蛇舌草、蒲公英等以利湿解毒；如水气见证明显，全身浮肿，可加用行气利水中药，如车前草、大腹皮、薏苡仁、泽泻、猪苓、石韦等；如血瘀明显，症见腰痛、肌肤甲错、舌暗、瘀斑，可加用丹参、桃仁、红花、当归、三七等药。

三、病证结合治疗

1. 辨证与辨病治疗相结合　中医擅长"辨证治疗"，西医擅长"辨病治疗"，两种治疗方法各有特色。辨证治疗从患者的具体证候特点去确定疾病的属性、部位。从而确定疾病的治疗。辨证治疗具有很大的优越性。但也有其局限之处。

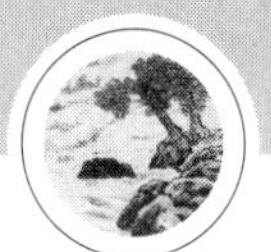

杨霓芝教授认为辨病治疗本也是中医固有的一种治疗方法，这种方法起源于《黄帝内经》，创立于《伤寒杂病论》。清代徐灵胎明确指出："欲治病者，必先识病之名。能识病名，而后求其病之所由生；知其所由生，又当辨其生之因各不同，而病状所由异，然后考其治之之法。一病必有主方，一方必有主药。"充分说明辨病治疗的重要性。杨霓芝教授在临床上注重辨证与辨病的密切结合，提倡辨证必须先识病，在识病的基础上运用辨证论治的方法确立疾病的证型，分清病性的虚实，以指导临床治疗。

比如一些患者在慢性肾衰早期无明显的临床症状，这个时期如不及时进行实验室检查，包括双肾 ECT 等检查，仅仅根据中医辨证还很难诊断。或在非特异性症状的导向下做出错误或不太准确的"辨证"，这就可能耽误病情。如果采用西医的诊断标准和病情分级标准，诊断就会十分明确。例如临床上以胃肠道症状为主要表现的慢性肾衰，如果不进行肾功能检查，很可能会误诊为单纯的"胃脘痛"而贻误病情。杨霓芝教授主张按西医的检查方法，首先确定为"慢性肾衰"，然后再按中医的辨证方法确定为不同的证型。两种诊断方法相结合方可避免误诊，取得更好的疗效。西医学研究证实，大黄含有大黄素、大黄蒽醌类等物质能有效降低尿毒素，因此大黄被广泛地应用于慢性肾衰的治疗。但是如果不加辨证地滥用大黄，尤其是对于慢性肾衰中医辨证属于"脾肾阳虚"者，则可能造成"虚虚"之弊。因此在辨证的基础上使用大黄，既可以降低尿毒素，又可以防止"虚虚"之弊。

2. 中医辨证用药与中药药理用药相结合 中医辨证用药是中医的灵魂，而在西医学模式的发展中，可以发现西医学的优势可以为我所用，比如中药有效成分的提取可以针对性地对肾病的某一方面进行治疗，比如蛋白尿、感染等，比如对于减少尿蛋白的排出，如冬虫夏草、地黄、何首乌、杜仲、补骨脂、菟丝子、淫羊藿、肉苁蓉、枸杞子具有激素样作用；熟地黄、天冬、天花粉、北沙参、五味子、泽泻、黄芩、柴胡等具有免疫抑制作用；柴胡、赤芍、牛膝等具有血管紧张素转换酶抑制作用；秦艽、防己、豨莶草、细辛、羌活、桂枝、防风等具有非甾体类消炎作用，对尿蛋白的排出有减少作用。

对大肠杆菌有抑制作用的中药除大黄、黄连、黄芩、金银花、夏枯草等苦寒清热药外，还有非寒凉的厚朴、丁香以及有补益作用的当归、山萸肉、金樱子等，临床均可酌情选用；对于呼吸道感染，则可选用黄芩、鱼腥草、射干、百部、秦皮以及厚朴、丁香、黄芪、天冬等。

综之，临证时可采取辨病与辨证相结合，辨证用药与药理相结合，促进慢性肾脏病患者的肾功能保护。

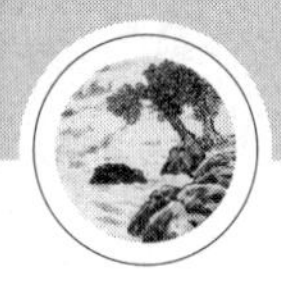

四、把握中医切入点

在中国，中医学与西医并存。对于两个不同的医学体系，人们总是习惯于对其进行比较。那么，两者的关系到底怎样？到底是分道扬镳，还是互补互用？其实医学是为人类服务的，中医与西医都是为了人类的健康，宜择其善而用之。所以应该按病情需要选择单纯中医、西医为主或者中西医结合。在肾科疾病的治疗中，对于是否中西医结合治疗，杨霓芝教授经验如下：

1. 以中药为主治疗

(1) 慢性肾小球肾炎：慢性肾小球肾炎的治疗一般不需用糖皮质激素或免疫抑制剂等西药治疗，西医方面仅限于对症处理。故中医药应该发挥自身优势，辨证治疗，改善临床症状，增强体质，减少蛋白尿，防止病情复发，延缓肾功能下降。

(2) 慢性肾衰竭：慢性肾衰竭处于非透析期，西医治疗仅限于对症处理，而中医药综合的特色治疗对于延缓肾衰竭进展起着重要作用。

(3) 肾病综合征、系统性红斑狼疮（SLE）的维持缓解期：肾病综合征、SLE等维持缓解期的治疗主要是改善临床症状、调节免疫功能，增强患者体质、减少肾病复发、延缓肾功能进展。

2. 以西药为主治疗

(1) 肾内科危重症：如急进性肾炎，短时间内肾功能迅速减退，并且出现各种水钠潴留及毒素蓄积导致的并发症，病情凶险，需要血液净化、激素冲击等西医技术支持，保证生命安全。此时，中医配合以减轻西药毒副作用，增强疗效。

(2) 肾病综合征：肾病综合征患者初起时全身高度水肿，药物吸收不良，治疗过程中易复发，尤其大量尿蛋白易阻塞肾小管导致急性肾衰竭的可能，故肾病综合征时宜予激素、免疫抑制剂尽快控制病情，维持缓解阶段，予中药辅助防止复发。

(3) 系统性红斑狼疮：系统性红斑狼疮是全身多系统受损的疾病，病情凶险程度不一，但多变化迅速，可能迅速恶化导致死亡，故有“狼”之称，此种疾病宜尽快诱导缓解，控制稳定病情，中药配合治疗，以提高临床疗效。

(4) 慢性肾衰竭，尿毒症期：尿毒症期患者体内内环境紊乱，必需血液净化技术改善内环境，达到维持水、电解质平衡的目的，维持患者生命。

所以，根据中医“治未病”理念，结合中医辨证施治的特点，针对慢性肾脏疾病（CKD）的不同分期，中医药防治慢性肾脏病有不同切入点。

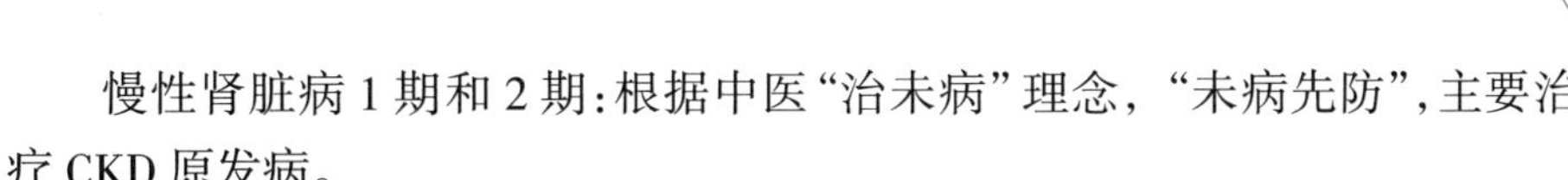

慢性肾脏病 1 期和 2 期：根据中医“治未病”理念，“未病先防”，主要治疗 CKD 原发病。

慢性肾脏病 3 期：根据“未病先防，既病防变，瘥后防复”理念，重在采用中医治疗为主或中西医结合方法治疗原发病。中医主要切入点在于改变不良生活方式，中医中药辨证治疗，预防疾病复发，延缓肾衰竭进展。中医辨证以脾肾气虚、湿热瘀阻为主，治疗以补益脾肾、活血清热利湿，处方用四君子汤加减合当归补血汤或三芪口服液加减。

慢性肾脏病 4 期：根据“既病防变”理念，主要采用中医综合疗法，积极延缓肾衰竭进展，预防并发症的发生；同时采用中西医结合方法，控制加重因素。中医辨证以脾肾气虚、湿浊瘀阻为主，治疗以补益脾肾、活血化湿泄浊，处方用香砂六君子汤加减。

慢性肾脏病 5 期：以西医治疗为主，中医为辅，采用腹膜透析、血液透析，以及肾移植等。中医切入点在于：未透析患者主要证候以脾肾气虚、浊毒瘀阻为主，治疗补益脾肾、活血蠲毒，处方用陈夏六君子汤加减。对维持性血液透析或腹膜透析患者，主要中医证候为气虚血瘀证，治疗以益气活血为主，处方用当归补血汤加减或三芪口服液加减，以改善临床症状，调节免疫功能，改善血液流变学，降低低蛋白血症、营养不良、感染等并发症的发生，提高临床疗效。

此为杨霓芝教授治疗慢性肾脏病的理念，即能中不西，主中辅西，根据病情危重程度宜西则西，以为患者提供最佳的治疗方案为治病准则。

（侯海晶）

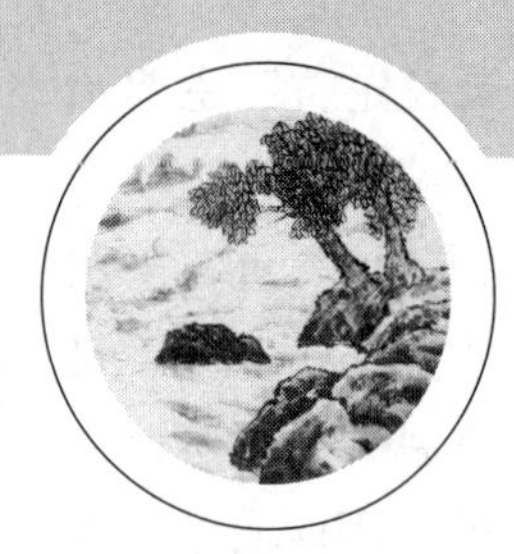

第四章 杨霓芝查房方法

杨霓芝教授行医过程中坚持严谨、客观、全面的原则，日常查房尤其能反映她的优良作风和严谨的工作态度，对患者充分体现人文关怀精神，对年轻医师和学生悉心指导。下面结合一些查房实际案例来介绍杨教授的“三阶段”式查房方法。

一、第一阶段：病史汇报和采集

（一）规范化的查房形式

杨教授认为，对查房形式进行严格规范，可以让查房工作顺利进行，保证满意的查房效果，这些包括查房前准备，查房时各级医护人员的站位，查房时的病情汇报顺序和内容。

1. 查房前准备 杨教授对查房前的准备要求严格，必须提前2天以上公布查房病例，参与人员进一步熟悉病情，这样有利于大家对相关信息及文献进行收集和查阅。

2. 人员站位 杨教授站在患者右边，主治医师及主任医师站在杨教授旁边，主管医师站在杨教授对面（患者左边）。其余医师及进修、实习医师站在周围，护理人员站在床尾。

3. 病史汇报 杨教授要求汇报顺序是主管医师首先介绍参加查房的各级医师，然后汇报病史，主治医师补充病史，同时提出查房目的。护理人员可以补充患者相关护理情况。杨教授非常强调科室查房医护人员的参与度，只有大家一起努力，才能使科

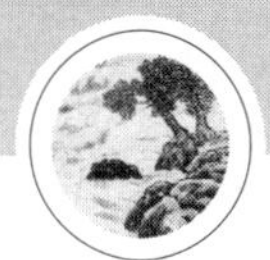

室临床业务能力整体得到锻炼和提高。参与时必须有规范，有标准，务必使人人有参与感。

4. 临床问题的凝练 在提出查房目的时，杨教授要求医护组必须经过思考，根据临床实际情况对患者存在的问题进行凝练，使问题具有针对性和代表性，不能泛泛而提，以下案例较好地体现了杨教授凝练临床问题的方法。

查房案例

李某，男，24岁。确诊为IgA肾病，使用激素治疗。现尿蛋白较前明显减少（尿蛋白定量由初始2.25g/24h下降到0.56g/24h），但是尿红细胞检查仍多（122~234个/μl）。患者目前表现为颜面及胸背部痤疮明显，口干喜饮冷，夜间梦多，大便干，舌淡红苔黄厚，脉弦细。下级医师汇报完病史后提出：指导下一步治疗方案。

杨教授指出，汇报病史内容尚可，但是所提出的临床问题太泛，不具有针对性，没有仔细梳理和进一步凝练，反映了相关医师没有对患者目前存在问题进行深入思考。

杨教授查房后认为患者目前存在两个问题，一是尿红细胞没有减少，如何提高其疗效？二是患者目前表现为内火旺盛，中药如何处方（减少激素副作用）？总的来说就是减毒增效的问题。经过问题的梳理和凝练，针对性强，也具有代表性。

（二）全面细致的病史采集

每次查房都是要解决疑难危重患者的临床问题，杨教授强调病史采集必须全面、翔实。同时杨教授主张中医的四诊——望闻问切以及西医学的视、触、叩、听必须全部按规范做到，这样可以避免遗漏，甚至有时候为了核实病情会返回病房对患者进行多次诊查。

问诊 杨教授认为问诊务必结合“十问歌”，其中对既往的病史以及诊治过程尤其做到详尽，有时还多方查证，这样更容易从中发现疾病规律，通过诊治过程中的疗效和病情变化得出诊治教训或经验，为制订下一步方案提供依据。

查房案例

陈某，男，71岁。因“反复下肢轻度水肿16年”入院，糖尿病、高血压、冠心病病史20年余。2017年11月入院查血肌酐503μmol/L，尿蛋白（++）。2011年开始患者一直在本院随诊，当时肌酐251μmol/L，临床症状不明显，主要担心的是血肌酐高，希望能够降低血肌酐。杨教授查房时详细地将他7年间的检查结果按时间顺序梳理出来，通过画曲线图的方法观察到患

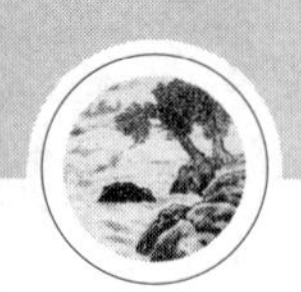

者血肌酐的升高非常缓慢，如果按照肾小球滤过率降低的速度，平均每年不到 2ml/min [从 22.6ml/(min·1.73m^2) 下降到 9.21ml/(min·1.73m^2)]。这样病情发展的速度远远低于糖尿病肾病肾衰竭进展的平均速度[每年下降 12ml/(min·1.73m^2)]，说明 7 年里中医治疗效果好。通过这样的查房让我们大家都认识到中医药的疗效，也让患者宽心满意了。

望诊（包括西医的“视诊”） 丰富的临床经验和生活阅历使杨教授在望诊时能够游刃有余。中医的八纲辨证是辨证中的总纲，其中辨别“阴阳”可以把握整体病机方向。杨教授在辨“阴阳”时，望诊发挥了重要作用，如阴证患者安静，面色少华、萎黄，出汗少或冷汗，舌淡或暗，苔白等，而阳证患者烦躁不安，面色红，出汗多，口干渴饮，舌红，苔白腻或黄腻等。

闻诊（包括西医的“听诊”） 杨教授查房时，经常涉及“闻诊”的内容，从接触患者的那一刻开始，通过听觉、嗅觉对患者进行诊察，如听声音、闻气味等。临床上多数医师对“闻诊”常有忽略，杨教授认为这样会影响疾病信息收集的全面性，有时候甚至耽误及时判断病情的严重程度。例如，杨教授非常重视气味对尿毒症患者的中西医诊断有指导作用，如呼吸之气有尿味者，提示疾病较重，脏器衰败，湿毒浸淫，要尽快救治。

切诊（包括西医的“触诊”和“叩诊”） 切诊包括胸腹部的触诊、叩诊以及切脉。“切诊”是通过医师的双手真实地体现患者自觉症状，而部分没有自觉症状的患者，可以挖掘出“他觉”症状，如四肢温觉、痛觉、麻木感，腹部症状等。

“望闻问切”完成后，杨教授加以讲解说明并进行一定的分析，然后按照中医四诊的内容进行概括，形成摘要，如：①陈某，男性，45 岁；②主诉：颜面及双下肢水肿 2 个月，加重 1 周；③舌淡胖大，苔黄微腻；④脉沉弦；⑤实验室相关检查（略）。

二、第二阶段：病情分析讨论

病情得到详细的调查，并提出临床问题，接下来就是解决问题。在这个环节，杨教授鼓励和重视各级医护人员参与讨论。因为参加人员为了能够更好地发言，必须有所准备，是一个学习知识和提高临床能力的机会，杨教授认为这是一个“教学相长”的过程。

（一）自由的医护讨论

自由讨论时，杨教授鼓励各级医护人员充分发挥自己的能力，可以不拘一格，但是必须言之有据。可以反复对发言者提出疑问或进行反驳，在辩论中越辩越清，离真理越来越近。为了能够表达自己的观点，参与的医护人员必须做

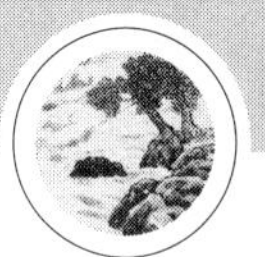

好充分准备，制作相关的幻灯片，包括对患者病情的调查，四诊资料的总结，疾病的相关研究进展等，这是一个锻炼临床能力的最佳途径，讨论中互相学习，一起提高。

（二）严谨的临床循证方法

运用循证方法指导查房，要求医师必须结合个人经验、相关研究证据（包括中医医案、古代文献等）、患者意愿来制订临床诊治方案。这样的方案针对临床问题，兼具人文关怀。

（三）全面的总结

讨论完后，杨教授将“四诊”等收集的临床资料形成四诊摘要，运用中医学理论、“八纲辨证”“脏腑辨证”等分析病因病机、证候等（引经据典），引用老中医经验，结合循证医学方法、疾病诊治指南，分析总结得出中西医双重诊断、中医证型及治疗方法，从而解决临床问题。

三、第三阶段：制订治疗方案及随访计划

杨教授认为，选好中医切入点，是全程切入还是某阶段某证候的中医切入。根据病情选择“能中勿西、先中后西或中西结合”的治疗方案。突出中医特色与优势，以中医辨证施治为主结合中医的特色疗法，制订治疗方案。急危重症则采用中西医结合治疗。

杨教授要求对所查房的疑难病例必须制订随访计划，并定期向科室汇报，目的是更好地为患者服务，丰富临床经验，形成病例系列。甚至进一步将临床问题凝练成为科学问题，用科学的方法加以研究，提高证据力度和级别。

杨教授注重中医七情致病以及“治未病”理论，坚持运用“情志调养”“治未病”理念指导制订护理、随访计划。

总之，杨教授查房方法，体现了规范性和细致性，注重解决临床问题，兼顾教学。杨教授的查房也是坚持学习、不断进行知识更新的典范，是我们后学者的榜样。

（卢富华）

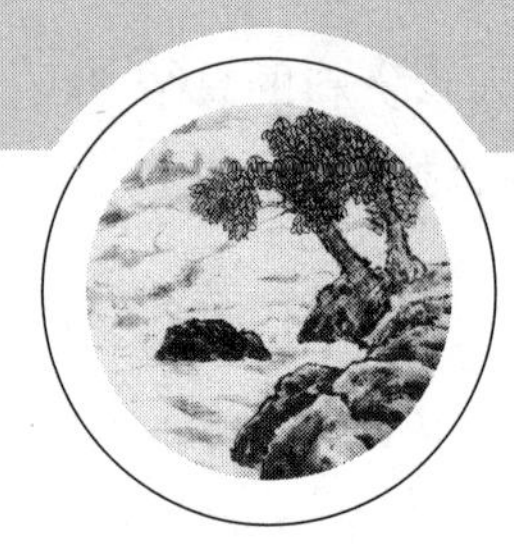

第五章 杨霓芝诊断思路

中医药防治慢性肾脏病具有较好的疗效，能改善症状，延缓病程发展，提高患者的生活质量。为了进一步提高中医临床疗效，中医学者围绕肾脏病的中医证候、治疗规范化展开了一系列研究，建立了国家标准、行业标准、学会标准、专家论著等。

究其建立的证候诊断标准，其模式多为证候与症状间的宏观表达，症状与证候间为简单的罗列或者将症状分为主、次症，某一证候的成立为几个主、次症的相加而成，这种模式一定程度上客观反映了证候与症状间的辨证关系，但该模式却忽视了证候与症状、疾病间的特异性以及证候间的差异性，致使建立的关系仍具有一定的模糊性，难于临床推广应用。

病证结合，即辨病与辨证相结合，是在临床诊疗中既重视对西医病的诊断，又注重对中医证候的认识，在确定疾病的情况下，结合中医辨证论治，综合考虑疾病因人、因地、因时等因素所表现出的不同证候来确立治法方药，从而实现个体化治疗。它是用中医辨证论治理论来重新认识、解释西医学所诊之疾病，是多种理论的相结合及囊括多种诊疗措施的现代病证结合的新模式，对于提高临床诊疗水平具有重要意义。

杨霓芝教授在临床上主要是应用基于脏腑辨证及病证结合建立慢性肾脏病的诊断标准的模式：

具体为：①基于慢性肾脏病西医疾病名称下建立的诊断标

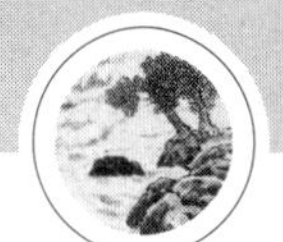

准，如慢性肾功能不全、肾病综合征、膜性肾病、慢性肾炎、糖尿病性肾病等；②慢性肾脏病证候为水肿、尿浊、血尿、腰痛等组合而成，该思路既体现了慢性肾脏病证候的多样性、复杂性，又反映了证候要素辨证的灵活性；③诊断标准一定程度上体现了“异病同证”的思想，同时，诊断标准中纳入的证候要素及对应症状对于该病具有临床诊断特异性。

慢性肾脏病多表现为水肿、腰痛，属于中医“水肿”“腰痛”等病范畴，杨霓芝教授常从水肿这一肾脏病常见症状的角度进行中医诊断。

一、脏腑证候诊断

慢性肾脏病主要症状为水肿，中医认为水肿是因体内水液积聚，引起身体浮肿，而水液的运行代谢，主要与肺、脾、肾三脏密切相关。《景岳全书·肿胀》指出：“凡水肿等证，乃肺脾肾三脏相干之病。”《诸病源候论》曰：“水病者，由肾脾俱虚故也，肾虚不能宣通水气，脾虚又不能制水……所以通身肿也。”故中医常从肺、脾（胃）、肾等脏腑进行证候诊断。

（一）肺

肾脏病的发生、发展，与外邪密切相关。肾脏病常因外感诱发或加重。《素问·水热穴论》云：“勇而劳甚则肾汗出，肾汗出逢于风，内不得入于脏腑，外不得越于皮肤，客于玄府，行于皮里，传为胕肿，本之于肾，名曰风水。”《诸病源候论》云：“风邪入于少阴，则尿血。”均指出风邪可引起血尿、浮肿。风为百病之长，又易兼夹他邪，如湿、热、寒等，共同致病。肺在人体内居于上焦，为华盖，其合于皮毛，开窍于鼻，与外界直接相通。“肺位最高，邪必先伤”，肺脏是外邪入侵人体的重要关口。肾脏居于下焦，肺肾之间通过经脉相连。《灵枢·经脉》提出：“肾，足少阴之脉……其直者，从肾上贯肝膈，入肺中。”肺脏一旦受邪，若正气虚弱，邪气久羁不散，或反复外感邪气留恋，则易于循经入里，邪气内陷迁延不去，扰动脏腑，肾失封藏，则可出现蛋白尿。

《素问·经脉别论》云：“饮入于胃，游溢精气，上输于脾，脾气散精，上归于肺，通调水道，下输膀胱。水精四布，五经并行。”肺在水液代谢中具有重要地位。肺气宣发，将水液布散于周身；肺气肃降，将水液向下输送，经肾和膀胱的气化作用，生成尿液而排出体外。故有“肺为水之上源”的说法。肺失通调、水道不利是导致水肿的重要原因。

肺属金，肾属水，肺肾之间存在金水相生的母子关系，肺肾互相滋养，相须为用。金能生水，肺阴充足，输精于肾，则肾阴充盛，保证肾的功能旺盛。水能润金，肾阴为一身阴液之根本，肾阴充足，可循经上润于肺，保证肺气清

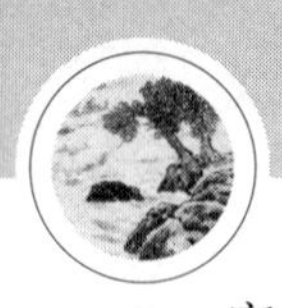

宁、宣降正常。临床中通过补肺可以达到益肾的目的,有利于肾脏的病理性损害获得恢复。肺气亏虚是患者易于感受外邪的主要原因。而激素与免疫抑制剂的使用,也使得患者免疫功能受到抑制,更易发生感染。对于肾脏病患者,适当地补益肺气,可增强人体免疫力,杜绝外感诱因,防止肾脏病的复发。

本病病位虽然在肾,但与外邪侵袭,肺卫不固关系密切,因此,肾病综合征从肺论治不仅可缓解病情,而且可预防外邪侵袭,减少感染及肾病综合征反跳现象。

1. 肺气亏虚证 证候要点:神疲乏力,咳喘无力,动则气短,声音低怯,自汗怕冷,面色苍白,容易感冒,舌质淡,苔薄,脉虚弱。

2. 风热袭肺证 证候要点:眼睑浮肿,继而四肢全身皆肿,来势迅速,发热重,恶寒轻,咽喉红肿疼痛,肢节酸楚,小便不利等,舌质红,脉浮滑数。

3. 风寒犯肺证 证候要点:眼睑浮肿,继则四肢全身皆肿,来势迅速,恶寒重,发热轻,咳喘,舌苔薄白,脉浮滑或浮数。

(二)脾(胃)

老年患者脏气渐衰,尤以脾肾为著,脾为后天之本,气血生化之源,肾为先天之本,与生俱来,与日俱减,得后天脾胃生化,气血则能缓减。《脾胃论·三焦元气衰旺》云:"三元真气衰惫,皆由脾胃先虚,而气不上行所致。"故治疗应以脾为重点。

脾为后天之本,气血生化之源,五脏六腑、筋骨、血脉均得脾之温润滋养。水湿内生,多因脾失健运,水湿内停,阻碍气机,气机不畅,脾失健运日久,则不化生水谷,气血生化无源。肾失温润则不能主水,肝失滋养则不能疏利气机,肺失充养则不能宣发肃降,故其根本在于健脾。

中医调理脾胃法,能改善脾胃升清降浊、运化水谷精微、制水、化生营血等功能,故慢性肾脏病从脾胃论治,在一定程度上可起消除水肿、提高血浆白蛋白、降低蛋白尿等作用。

1. 脾虚湿盛证 证候要点:面色萎黄无华,少气懒言,食少纳呆,食后脘腹胀满,大便溏薄。舌质淡,苔薄,脉缓弱。

2. 脾阳虚衰证 证候要点:脾虚证伴见畏寒肢冷。

3. 湿热中阻证 证候要点:恶心呕吐,食少纳呆,口干,口苦,脘腹胀满,口中黏腻,舌红,苔黄腻,脉滑数。

4. 寒热错杂证 证候要点:脘腹痞闷,肠鸣,口苦口干,大便稀,舌质红,苔黄腻,脉滑数。

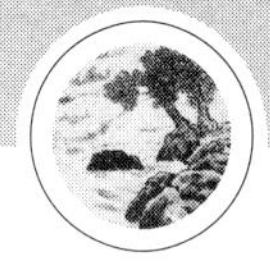

（三）肾

中医认为，肾主收藏，肾虚不固则精微（尿蛋白属中医精微物质的范畴）下泄随小便而出；或肾阳虚衰，水液代谢失常，泛滥肌肤则面浮肢肿，故慢性肾脏病常从肾论治。慢性肾脏病患者多伴有腰痛、夜尿多等肾虚不固、不荣、不摄之征，故慢性肾脏病患者属肾虚无疑。

1. 肾气不固证　证候要点：腰膝酸软，神疲乏力，形寒肢冷，面色㿠白，小便清长，夜尿频多，小便泡沫多且不易消失，舌淡胖，苔白滑，脉沉细。

2. 肾阳虚衰证　证候要点：水肿反复消长不已，面浮身肿，腰以下甚，按之凹陷不起，尿量减少，腰酸冷痛，四肢厥冷，怯寒神疲，面色㿠白，甚者心悸胸闷，喘促不能平卧，腹大胀满，舌质淡胖，苔白，脉沉细或沉迟无力。

二、标实证证候诊断

慢性肾脏病的中医病机为本虚标实，本虚主要与肺脾肾有关，常见标实证如湿热、瘀血、风邪等在慢性肾脏病的发生、发展中具有重要作用。

（一）瘀血

《血证论》云："血结亦病水"，"水结亦病血"，"瘀血化水，亦发水肿，是血病而兼水也"。瘀血常贯穿慢性肾脏病始终。

1. 气虚血瘀证　证候要点：腰痛，倦怠乏力，少气自汗，舌质淡暗或有瘀点、瘀斑，苔白，脉细沉。

2. 阴（血）虚血瘀证　证候要点：腰酸痛，乏力，头晕眼花，心悸失眠，舌淡或有瘀点、瘀斑，苔薄，脉细涩。

3. 阳虚血瘀证　证候要点：腰痛喜暖，遇温则痛减，形寒肢冷，舌质淡暗或有瘀点、瘀斑，苔白，脉沉迟涩。

4. 气滞血瘀证　证候要点：腰痛，胸胁胀满，烦躁易怒，口干、口苦，舌质暗红或有瘀斑，苔薄，脉涩。

5. 湿瘀互阻证　证候要点：腰痛刺痛，下肢浮肿，口干、口苦，舌质暗红，苔薄黄或黄腻，脉滑。

（二）湿热

湿热证为贯穿本病始终的另一主要病因，慢性肾脏病反复发作，也与湿热之邪的缠绵难愈密切相关，湿热一般多从三焦论治。

1. 上焦湿热证　证候要点：头重如裹，身体困重，胸闷，口黏不渴，舌苔白腻，脉濡缓。

2. 湿热中阻证　证候要点：恶心呕吐，食少纳呆，口干，口苦，脘腹胀满，

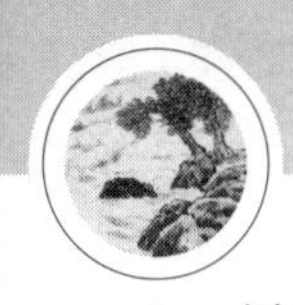

口中黏腻,舌红,苔黄腻,脉滑数。

3. 湿热内蕴证 证候要点:发热,热势缠绵,午后热高,身重疲乏,神志昏沉,胸脘痞满,不思饮食,大便黏腻不爽,小便不利或黄赤,或黄疸等,舌红,苔黄腻,脉数。

(三)风邪

风邪袭表,卫阳被遏,循经入里,损伤肾气,肾失开阖,水湿泛溢;或封藏失职,精微不固,导致水肿、蛋白尿。风邪在本病发生、发展中的作用越来越受到重视。

1. 风热袭肺证 证候要点:眼睑浮肿,继而四肢全身皆肿,来势迅速,发热重,恶寒轻,咽喉红肿疼痛,肢节酸楚,小便不利等,舌质红,脉浮滑数。

2. 风寒犯肺证 证候要点:眼睑浮肿,继则四肢全身皆肿,来势迅速,恶寒重,发热轻,咳喘,舌苔薄白,脉浮滑或浮数。

3. 风湿袭扰证 证候要点:腰困、重、胀、痛,头身、肢节、肌肉酸痛,皮肤湿疹、瘙痒,恶风,病情起伏多变,缠绵不已。

三、主要症状证候诊断

(一)水肿

水肿期

1. 风水泛滥证 证候要点:眼睑浮肿,继则四肢全身皆肿,来势迅速,多有恶寒,发热,肢体酸楚,小便不利等。偏于风热者,伴咽喉红肿疼痛,舌质红,脉浮滑数;偏于风寒者,兼恶寒,咳喘,舌苔薄白,脉浮滑或浮数。

2. 湿热内蕴证 证候要点:遍体浮肿,皮肤绷急光亮,胸脘痞闷,烦热口渴,小便短赤,或大便干结,舌红,苔黄腻,脉沉数或滑数。

3. 水湿浸渍证 证候要点:全身水肿,下肢明显,按之没指,小便短少,身体困重,胸闷,纳呆,泛恶,苔白腻,脉沉缓,起病缓慢,病程较长。

4. 脾阳虚衰证 证候要点:身肿日久,腰以下为甚,按之凹陷不易恢复,脘腹胀闷,纳减便溏,面色无华,神疲乏力,四肢倦怠,小便短少,舌质淡,苔白腻或白滑,脉沉缓或沉弱。

5. 肾阳衰微证 证候要点:水肿反复消长不已,面浮身肿,腰以下甚,按之凹陷不起,尿量减少,腰酸冷痛,四肢厥冷,怯寒神疲,面色㿠白,甚者心悸胸闷,喘促不能平卧,腹大胀满,舌质淡胖,苔白,脉沉细或沉迟无力。

6. 水瘀互结证 证候要点:水肿经久不退,肿势轻重不一,四肢或全身浮肿,以下肢为主,皮肤瘀斑,腰部刺痛,或伴血尿,舌紫暗,苔白,脉沉细涩。

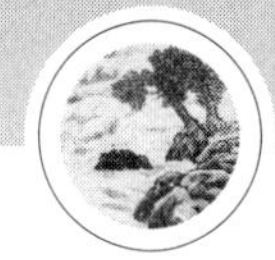

水肿消退期

经过中西医治疗后水肿消退，本期中医证候诊断主要分为以下几型：

1. 脾肾两虚证 证候要点：形寒肢冷，面色苍白或萎黄，腰膝酸软，纳差腹胀，或下利清谷，舌质淡，苔白，脉细弱。

2. 脾胃虚弱证 证候要点：四肢倦怠，少气懒言，食少纳呆，食后脘腹胀满，面色萎黄无华，舌淡苔白，脉缓弱。

3. 气阴两虚证 证候要点：气短乏力，盗汗、自汗，腰膝酸软，手足心热，口干、神疲，舌淡或淡红，舌体胖大边有齿痕，少苔偏干，脉沉细或细数而无力。

4. 阴虚火旺证 证候要点：潮热盗汗，心烦失眠，颧红耳鸣，咽痛口干，腰膝酸软，口干唇燥，大便干结，小便短赤，舌红少苔，脉细数。

（二）体倦乏力

体倦乏力之证多责之于气虚不能充养形体所致，病位在肺脾肾。因脾主肌肉，自觉体倦乏力，以脾虚不荣为著。故临床宜健脾为首要，重用四君子汤。

1. 肺气虚证 证候要点：形寒肢冷，面色苍白或萎黄，腰膝酸软，纳差腹胀，或下利清谷，舌质淡，苔白，脉细弱。

2. 脾气虚证 证候要点：面色萎黄无华，少气懒言，食少纳呆，大便溏薄。舌质淡，苔薄，脉缓弱。

3. 胃气虚证 证候要点：食少纳呆，食后脘腹胀满，舌淡苔白，脉缓弱。

4. 肾气虚证 证候要点：腰膝酸软，神疲乏力，小便清长，夜尿频多，小便泡沫多且不易消失，舌淡胖，苔白滑，脉沉细。

（三）纳呆

1. 脾虚证 证候要点：乏力，纳呆，食谷不化，大便溏薄，舌淡，苔薄，脉沉细。

2. 湿浊证 证候要点：恶心欲呕，食少纳呆，脘腹胀满，口中黏腻，舌淡红，苔白厚腻，脉濡。

3. 浊毒证 证候要点：恶心呕吐，口中尿味，水肿，舌淡，苔白腻，脉细。

四、不同阶段证候诊断

糖皮质激素或联合免疫抑制剂是西医治疗肾病综合征的常用方法，此时中医药配合治疗主要起到减毒增效的作用，对此类患者一般按照大剂量糖皮质激素阶段和糖皮质激素减量及维持阶段进行中医证候诊断。

（一）大剂量糖皮质激素阶段

1. 阴虚火旺证 证候要点：潮热盗汗，心烦失眠，颧红耳鸣，咽痛口干，腰

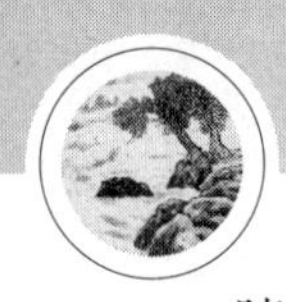

膝酸软，口干唇燥，大便干结，小便短赤，舌红少苔，脉细数。

2. 热毒炽盛证 证候要点：口渴欲饮，咽干咽痛，皮肤痤疮，大便秘结，小便短赤，口腔溃疡，血尿，舌红或红赤起刺，苔黄厚腻，脉数。

3. 下焦湿热证 证候要点：腰部疼痛，渴不多饮，口干、口苦，脘腹胀闷，小便短赤或频数灼热，大便腥臭稀溏，舌红，苔黄腻，脉滑数。

（二）糖皮质激素减量和维持阶段

1. 气阴两虚证 证候要点：气短乏力，盗汗、自汗，腰膝酸软，手足心热，口干、神疲，舌淡或淡红，舌体胖大边有齿痕，少苔偏干，脉沉细或细数而无力。

2. 肝肾阴虚证 证候要点：头晕目眩，健忘失眠，耳鸣如蝉，咽干口燥，腰膝酸软，五心烦热，颧红盗汗，舌红少苔，脉细数。

3. 脾肾两虚证 证候要点：形寒肢冷，面色苍白或萎黄，腰膝酸软，纳差腹胀，或下利清谷，舌质淡，苔白，脉细弱。

五、病证结合诊断

杨霓芝教授主张，辨证上以中医辨证为基础，借助西医诊断手段为我所用；而且对某些疾病中西药有机地合用，能相互协同，起到增效减毒的作用。辨证与辨病相结合是取长补短，相互资助。

（一）从脾肾入手辨证慢性肾病

从病因来讲，很多慢性肾脏疾病的发病与现代社会的三大原因有关，就是不知不觉中导致了脾胃虚弱，元气不足，免疫力低下。一旦元气不足，免疫力低下，则容易招致外邪（如风寒湿邪）的侵袭。同时，脾胃虚弱，则逐渐产生慢性肾脏病的标实（如水湿、湿热、瘀血）。这两者是本病起病隐匿的原因所在，一旦发病，无力抗邪，导致病情不断发展恶化，表现为病程冗长。脾虚日久，则出现心肺肝肾诸脏腑的虚损，并形成恶性循环。

杨教授认为，慢性肾脏病要借助现代仪器和实验室的检查，通过实验室检查尿常规、24 小时尿蛋白定量、肾脏 B 超、肾脏 ECT 等检查来明确诊断。中医学无慢性肾小球肾炎、慢性肾衰竭等慢性肾脏病病名，根据这些慢性肾病的病因及症状可归属中医学“水肿”“癃闭”“关格”“腰痛”和“血尿”等范畴，后期可属虚劳范畴。中医判断病证是根据其临床症状，四诊合参而确定。慢性肾脏病不一定就是中医肾虚证。两者概念不同，不得混淆。慢性肾脏病既有可能属于中医肾虚证，也可能根本就不是中医的肾虚证。

慢性肾脏病的临床几乎都有面色萎黄或晦暗，消瘦，少气懒言、疲倦乏力，纳呆，腹胀，舌淡脉弱等表现，而且常常以反复难愈的恶心呕吐为临床首发症

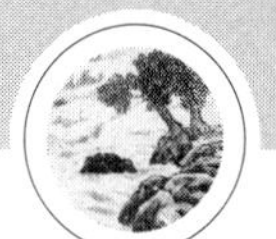

状而就诊，但很多慢性肾脏病患者就诊时往往不伴有腰膝酸痛等症状，即使是到了疾病晚期，都常常无腰酸腰痛等症状，这说明慢性肾脏病的病位不是以肾脏为中心。所以，从传统中医的辨证思维出发，杨教授认为慢性肾脏病的病位应该是以脾胃为中心，病机核心为脾胃气虚。

（二）异病同证——“气虚血瘀”贯穿肾脏病的发生发展

慢性肾脏病反复发作、难治、迁延不愈、持续发展。不仅表现为脾胃气虚之特征，而且也常常表现有面色晦暗，眼圈黑，口唇暗，舌暗，舌底静脉曲张，局部皮肤色暗，局部肿物硬，舌质淡暗，脉沉涩等表现。《难经本义》云：“气中有血，血中有气，气与血不可须臾相离，乃阴阳互根，自然之理也。”《张氏医通》亦谓：“气与血两相维附，气不得血，则耗而无统；血不得气，则凝而不流。”说明气行则血行，气虚则血瘀。不仅如此，气虚血瘀还可导致水肿的产生。《医砭》云：“气、血、水三者，病常相因。”《血证论》指出：“血与水本不相离。病血者未尝不病水，病水者未尝不病血。瘀血化水，亦发水肿。”

杨教授根据慢性肾脏病同时表现为脾胃亏虚和瘀血阻络并存的临床特点，结合中医“邪之所凑，其气必虚”“久病多虚”“久病多瘀”“久病入络”的理论，提出慢性肾脏病“气虚血瘀”的关键病机及“益气活血法”治疗慢性肾脏病的学术思想。这与西医学的相关研究也是不谋而合：西医学研究也从某种意义上反映了慢性肾病中瘀血的存在：①无论是否伴有全身性高血压，慢性肾脏病肾活检标本中常可见到微小血管壁增厚、管腔狭窄、血管硬化等病理改变；②伴有全身性高血压的肾病可出现毛细血管凝血功能亢进、纤溶活性低下、血小板黏附与聚集增加的改变，从而导致血栓形成及纤维蛋白沉积；同时，也可出现血流动力学的紊乱和肾血流量的升高，这是加重慢性肾脏病的危险因素之一；③慢性肾脏病多数都伴有血液流变学的异常、血浆纤维蛋白原及胆固醇增高，形成黏、浓、凝、聚的血液改变。

以上是对杨教授关于慢性肾脏病主要中医证候诊断思路进行的较为系统的归纳，以期为本病中医辨证治疗提供依据。今后，慢性肾脏病中医证候诊断还可以从其他角度进行，如根据肾脏病理分型等，尚需进一步丰富和完善。

（左 琪　侯海晶）

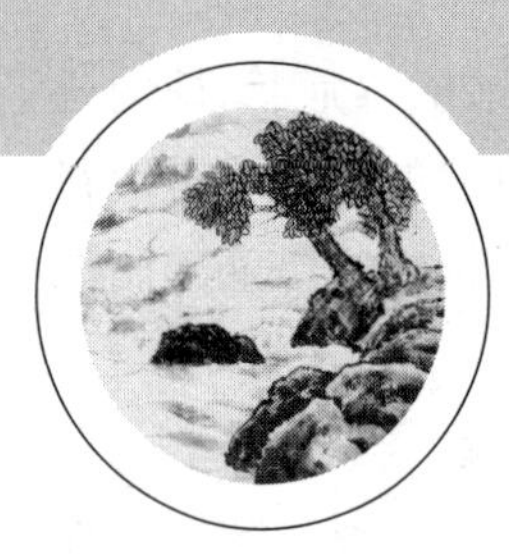

第六章
杨霓芝辨治思路

杨霓芝教授从医40余年，在临床中积累了丰富的经验，面对疾病纷杂的临床症状，她总是能够提纲挈领，抓住疾病的主要矛盾，然后"用药如用兵"，仔细地遣方用药，总是可以获得满意的治疗效果，现将杨教授的辨证思路总结如下：

一、气虚血瘀是慢性肾脏病的主要病机

杨教授认为，尽管慢性肾脏病的临床表现多样，但都有一个基本的临床症状，就是疲倦乏力，再加上慢性肾脏病病程日久，"久病多虚""久病多瘀"，所以气虚血瘀是慢性肾脏病的主要病机。

（一）气虚与慢性肾脏病的关系

中医学认为，"气"是构成人体最基本的物质，也是维持人体生命活动最基本的物质。生命的基本物质，除气之外，尚有血、津液、精等，但血、津液和精等均是由气所化生的。"精、气、津、液、血、脉，无非气之所化也"（《类经·脏象类》）。人生所赖，惟气而已。同时气与各脏腑关系密切。肺为气之主，肺为体内外之气交换的场所，通过肺的呼吸，吸入自然界的清气，呼出体内的浊气，实现体内外之气的交换。脾胃为气血生化之源：胃司受纳，脾司运化，一纳一运，生化精气。肾为生气之源：肾有贮藏精气的作用，肾的精气为生命之根，生身之本。同时气具有推动、温煦、防御、固摄、

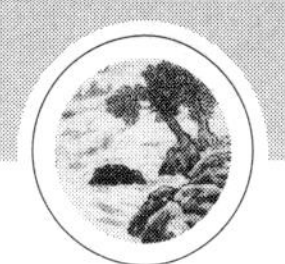

营养、气化等多种功能。一旦气的功能发生异常，精、血、津液的功能均会发生异常，肺脾肾各脏腑的功能也会受到影响。故曰“气者，人之根本也”（《难经·八难》），“人之生死，全赖乎气。气聚则生，气壮则康，气衰则弱，气散则死”（《医权初编》）。

慢性肾脏病的许多临床病证都与气虚关系密切。比如水肿，水液的代谢主要与肺脾肾三脏相关，如果肺气虚，风邪外侵，风水泛滥，溢于肌肤，则造成风水证引起水肿；若脾气虚，水湿失却运化，或合并肾气亏虚，水湿无以下布，也会造成水肿。《素问·至真要大论》云：“诸湿肿满，皆属于脾。”《金匮要略》曰：“水之为病，其脉沉小，属少阴。”所以肺脾肾气虚是水肿形成的主要病机。尿浊也为慢性肾脏病的常见病证，《灵枢·口问》云：“中气不足，溲便为之变。”肾气充足，精关固涩，蛋白尿不现。反之，若肾气虚损，则封藏失职，固精无权，精随尿出则病。《素问·六节藏象论》：“肾者，主蛰，封藏之本，精之处也。”肾虚精微流失，脾不升清，精微下注，发为尿浊。慢性肾脏病临床上还常出现尿血，尿血主要因为脾气亏虚，失却运化，水湿内停，湿邪郁久化热，湿热伤络，或脾肾亏虚，失其摄纳之职所致。

（二）血瘀与慢性肾脏病的关系

血也是构成人体和维持人体生命活动的基本物质之一。血主于心，藏于肝，统于脾，布于肺，根于肾，有规律地循行脉管之中，在脉内营运不息，血液正常地循行首先需要心主血脉，肺助心行血及肝的疏泄功能正常，推动血液的正常运行。故曰：“血……盖其源源而来，生化于脾，总统于心，藏受于肝，宣布于肺，施泄于肾，灌溉一身，无所不及。”（《景岳全书·血证》）

慢性肾脏病同时存在血瘀，正所谓“气虚则血瘀”，正如杨仁斋《仁斋直指方》中说：“盖气者，血之帅也，气行则血行，气止则血止，气温则血滑，气寒则血凝，气有一息不通，则血有一息不行。”另一方面，慢性肾脏病大多病程较长，则“久病入络为瘀”，造成血瘀。血瘀跟水肿关系密切，《金匮要略》有“血不利则为水”之说；《血证论》则指出血与水本不相离，瘀血化水，亦发水肿，水能病血，血也能病水。瘀血加重水肿，水肿阻遏血行，继而导致病情的缠绵难愈。血尿是慢性肾脏病的临床症状之一，中医认为离经之血便是瘀，正如唐容川《血证论》论：“吐衄便漏，其血无不离经……盖血初离经，清血也，鲜血也，然既是离经之血，虽清血鲜血，亦是瘀血。”其次在尿血治疗的过程中，寒凉药物使用过多，也会导致寒凝血瘀。而慢性肾脏病久病缠身，患者多情志不遂，抑郁悲观，气滞也会造成血瘀，甚则郁而化火，造成瘀血躁狂等症。

以气虚血瘀作为慢性肾脏病的主要病机，是杨教授反复复习中医古典文

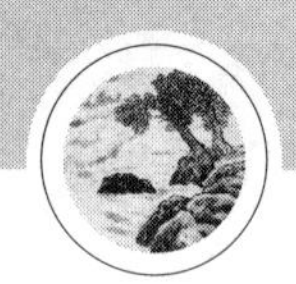

献，结合临床实践提出的，同时也结合了西医学研究的内容。从西医学的角度理解，慢性肾脏疾病大多与机体免疫功能紊乱有关。机体免疫力低下，细菌、病毒、原虫等隐匿性侵袭，发生体液免疫，形成抗原抗体复合物。由于元气不足，免疫力低下，循环免疫复合物清除不足而沉积于肾小球导致疾病。肾脏病广泛存在血瘀证，表现为血液流变学和血黏度的异常，包括补体系统、凝血系统、纤溶系统的激活，血小板的凝集，病变局部有瘀血的特征，从而促使凝血、血栓形成和炎症反应，加重肾小球损害和促使肾血管硬化，疾病恶化。

杨霓芝教授提出气虚血瘀是慢性肾脏病的主要病机，气虚与血瘀关系密切，气虚则无力推动血液运行，所以两者存在因果关系；同时血瘀导致气血不能充养脏腑，则正气更虚；另外，两者的存在不仅仅是相加关系，气虚血瘀的存在，还会经常合并有水湿、浊毒等病理结果的产生，所以气虚血瘀是慢性肾脏病发生发展的源头。

总之，诚如《素问·调经论》中所说："人之所有者，血与气耳。"《血证论》指出："人之一身，不外阴阳，而阴阳二字，即是水火，水火二字，即是气血。"而清代王清任在病机的认识中认为百病皆伤气血，"治病之要诀，在明白气血。"因此一切疾病的发病机理均以气血失调为基础，这是杨教授从气血论治慢性肾脏病、以益气活血作为慢性肾脏病治疗主要方法的理论基础。同时，也是杨教授结合西医学研究，经过长期的临床实践总结出来的硬道理。

二、重视湿邪在慢性肾脏病中的关键作用

杨教授认为，慢性肾脏病的主要病机是气虚血瘀，同时湿邪在慢性肾脏病的形成和发展过程中也起着重要作用。湿邪产生的原因分为外感与内伤。从外感方面说，广东处于岭南之地，雨水频繁，相比北方而言更容易滋生湿邪。内伤方面来讲，所谓气虚，主要指肺脾肾气不足，而肺脾肾三脏在人体的整个水液代谢过程中起着重要的作用。正如《景岳全书·肿胀》中指出"盖水为至阴，故其本在肾；水化于气，故其标在肺；水唯畏土，故其制在脾。"肺脾肾三脏功能失调，水液代谢紊乱，容易导致湿邪内生。湿邪在临床上的表现形式主要有水湿、湿热、湿浊及浊毒，杨教授在辨证时认为慢性肾脏病的不同时期其主要特点也不同，现分述如下：

（一）水湿

慢性肾脏病的不同阶段常存在不同程度的水肿，水肿是水湿在慢性肾脏病的主要临床表现。体内水液潴留，泛滥肌肤，可表现为头面、眼睑、四肢、腹背，甚至全身浮肿。杨教授认为，慢性肾脏病的水肿，一方面表现为风水，属

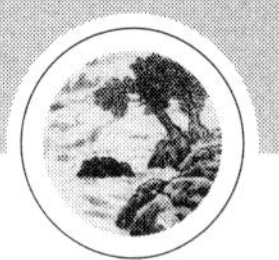

于阳水范畴，患者常常在外感后出现头面部水肿，对于此类患者要注意从风论治，风邪外袭，肺失宣降通调，上则津液不能宣发外达以营养肌肤，下则不能通调水道而将津液的代谢废物变化为尿，以致风遏水阻，风水相搏，水液潴留体内而成。《金匮要略·水气病脉证并治》中提出："诸有水者……腰以上肿，当发汗乃愈。"杨教授治疗上常以疏风宣肺利水为法，以越婢加术汤加减，若风寒明显者，可加紫苏叶、桂枝、麻黄、防风等疏风散寒；若风热明显者，可加连翘、桔梗、板蓝根宣散风热。另一方面表现为脾肾气虚导致的水肿，属于阴水范畴，此时可以"腰以下肿，当利小便"为法，治疗上当健脾补肾、利水化湿，脾虚明显者，以实脾饮加减；肾虚者可以真武汤加减；杨教授常在健脾补肾的基础上，加用五苓散，使用时，常将茯苓改为茯苓皮，以加强利水消肿的功效，水肿日久多伴有瘀血，杨教授还常选用桃仁、泽兰、益母草、当归等加强活血利水功效。

（二）湿热

湿热在慢性肾脏病的形成与发展中也起着十分重要的作用。一方面，湿邪郁久生热，另外，激素是现代治疗肾炎的常用药之一，但它对人体有两重性，长期使用，每易损真阴抑真阳，使机体阴阳失调，水火失济，气化之机怫郁，水湿无以宣行，于是形成湿与热合。吴昆在《医方考》中说："下焦之病，责于湿热。"肾居下焦，在下焦疾病中湿热极为普遍。薛生白在《湿热病篇》中记载到："热得湿而愈炽，湿得热而愈横。湿热两分，其病轻而缓，湿热两合，其病重而速。"可见，湿热的相互作用加重了病情，湿热易致病情迁延日久、缠绵不愈，这与慢性肾炎病情反复不愈的证候特点相合。湿热留滞下焦，下焦不利，湿热下注膀胱则尿少而黄，湿热壅滞于肾，肾失封藏，精微下流，可见蛋白尿。湿热壅盛，灼伤肾络，则导致血尿。杨教授在治疗时，若患者存在湿热，则以利湿清热为法，常用药物有蒲公英、鱼腥草、白花蛇舌草、石韦等。

（三）湿浊及浊毒

杨教授认为，在慢性肾脏病的中后期，患者常存在湿浊或浊毒内侵。《金匮要略·脏腑经络先后病脉证》说"清邪居上，浊邪居下"，首次提出了"浊邪"概念。仲景在《伤寒论·平脉法》中说"浊邪中于下焦"，"浊邪中下名曰浑也"，提示了浊邪的"重""浑"之性，其湿邪与浊邪常混称。杨教授认为，慢性肾脏病湿浊的成因主要是两方面。一是湿浊外感，二是湿浊内生。湿浊的形成更多的是与脾肾脏腑功能失常关系密切。湿浊阻塞气机，患者常出现胸闷脘痞、腹胀恶心、头晕昏蒙等症状；湿浊浑浊、污秽，具有重浊趋下之性，在慢性肾脏病中可表现为各种分泌物、排泄物秽浊不清及沉重的症状，如小便浑浊、白带过多、肢体困重等；水液清浊难分，使清流而浊留。一方面脾精微物质漏泄，表

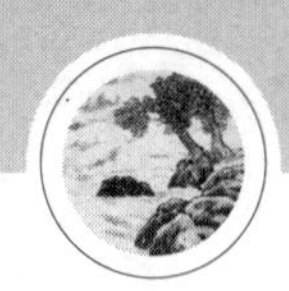

现为蛋白尿、血尿等；另一方面湿浊夹痰、夹瘀又生毒，缠杂胶凝，滞着蕴积体内难以排出，表现为血尿素氮、血脂、血尿酸等有害物质蓄积。杨教授在治疗湿浊时除了健脾补肾加强脏腑泌清别浊的功能，还常用藿香、砂仁、土茯苓、芡实等加强化泻浊功能；同时，如果患者浊毒内生，杨教授还强调可从大便通泄，如选用桃仁、大黄或使用结肠透析治疗。

三、强调要补肾滋阴

慢性肾脏病患者多数都具有蛋白尿、血尿，由于蛋白和血液均为人体的精微物质，长期的蛋白尿、血尿的丢失，加之湿热内停，耗伤阴液，长期使用激素等纯阳之品，容易造成机体肾阴不足。杨教授认为补肾时要注意补肾益精，杨教授常选用参芪地黄汤加减或参芪加二至丸加减。临床使用中，若患者有畏寒肢冷、腰膝酸痛等阳虚症状，可在原方基础上加用熟附子、干姜、肉桂、淫羊藿、菟丝子、桑寄生等温肾之品；患者出现夜尿频等肾虚失摄的表现，则加用覆盆子、金樱子加强固肾缩尿功能。

四、根据疾病发展的不同时期辨证用药

杨教授认为，慢性肾脏病的不同时期中医证候也各有特点，注意根据疾病发展的不同时期辨证用药。以糖尿病为例，糖尿病早期，患者肾脏病症状尚不明显，主要是以糖尿病症状为主，多属于阴虚燥热证，治疗可养阴清热润燥，选用白虎加人参汤加减；早期糖尿病肾病期，也就是微量蛋白尿期，多属于气阴两虚夹瘀证，治疗应益气养阴，佐活血祛瘀，方药选用参芪地黄汤合桃红四物汤加减；临床期糖尿病肾病，即持续蛋白尿期，多属于脾肾阴阳两虚夹瘀证和脾肾阳虚，水湿瘀阻证，治疗应温补脾肾，佐活血化瘀，方药选用金匮肾气丸合桃红四物汤加减；终末期糖尿病肾病，即糖尿病肾衰竭期，多属于脾肾阳衰，湿浊（毒）瘀阻证。健脾温肾渗湿活血，方药选用金匮肾气丸合五苓散加减。

五、辨证时注意辨病证主次

中医辨证与西医辨病相结合，拓宽诊治的思路，这是时代赋予中医的新的意义。杨教授在治疗慢性肾脏病中，注重辨病在辨证治疗中的重要作用。比如一些患者存在血瘀，不单单是看患者有无面色晦暗、舌质紫暗，也要结合患者凝血功能有无提示存在纤维蛋白原、尿 FDP（纤维蛋白降解产物）的升高，同时若患者存在其他部位的血栓或栓塞，也表明患者存在瘀血比较严重的情况；肾病综合征的患者均有低蛋白血症，杨教授认为低蛋白血症多机体免疫功能

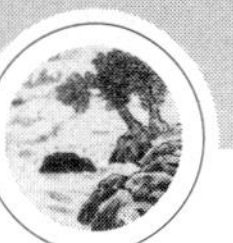

下降，临床可选用具有免疫增强作用的中药或方剂。如补气类人参、黄芪、甘草、四君子汤、补中益气汤、生脉散；补阳类有肉桂、鹿茸、冬虫夏草、杜仲、补骨脂、菟丝子、淫羊藿、仙茅、肉苁蓉、八味地黄丸等。还有一些患者在慢性肾衰早期无明显的临床症状，此时单纯按中医辨证很难诊断，杨教授认为，可先根据西医检验、诊断标准和病情分级标准明确诊断，然后再按中医的辨证方法确定证型，避免贻误病情。另外，杨教授也认为不能过分辨病而忽视辨证，比如慢性肾衰患者出现呕吐，不能单纯使用藿香、砂仁等，也要辨清寒热虚实，对症用药；血肌酐升高，也不能一味使用大黄、土茯苓等药物，而要根据患者的具体中医辨证来用药，避免"虚虚"之弊。

总之，杨教授在临床治疗慢性肾脏病的辨证方面，以气虚血瘀为主要病机，重视湿邪的不同表现，并强调滋肾养阴，擅长根据疾病的不同时期用药，并中西互参、病证结合，加之遣方用药精妙，常取得较好的治疗效果，值得进一步推广和应用。

（马红岩）

主要参考文献

1. 张再康，王立新，包昆，等．杨霓芝教授运用益气活血法治疗慢性肾脏病的学术思想[J]. 中国中西医结合肾病杂志，2009，10(2):98-100.
2. 王宝玉，任建素．慢性肾炎气阴两虚湿热论[J]. 承德医学院学报，2004，21(2):135-137.
3. 吴颢，盛梅笑．清利药应用于慢性肾炎湿热证的体会[J]. 辽宁中医杂志，2012，39(1):187-189.

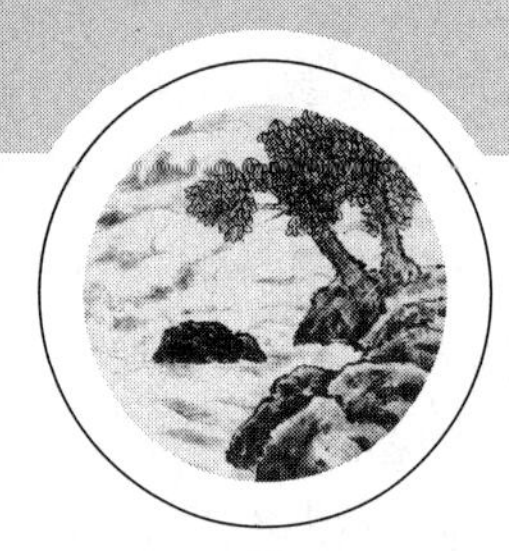

第七章 杨霓芝处方用药特点

杨霓芝教授多年临证经验表明，慢性病因病程日久、正气不足，并且慢性肾脏病难以断根治愈，在治疗上不可苛求治愈，而需以控制病情为目的。控制病情需要善于应用和法，调和机体正气，解除病邪，达到扶正祛邪的目的；并且慢性病病因病机复杂，虚实夹杂，不可急求功效，需从缓图治，以复根本。在治疗慢性肾脏病亦采用和缓醇正之轻剂，从缓图治。在辨证用药上，以轻、灵、巧见长，轻剂现今其涵义多解释为采用性味清轻之药物治疗沉顽疾病的思想和方法，包括取法轻巧、选药轻灵、用药轻量等多个方面。具体如下：

一、善用益气活血方药

杨教授核心学术思想是“益气活血法治疗慢性肾脏病”。杨教授在多年的临床实践过程中总结了“气虚血瘀”病机是肾病发生发展、缠绵难愈的关键，从而提出“益气活血”法治疗慢性肾脏病。以慢性肾脏病典型的症状“水肿”为例，水肿是由于多种原因导致体内水液潴留，泛滥肌肤，引起以眼睑、头面、四肢、腹背甚至全身浮肿为主要临床特征的一类病证。《素问·至真要大论》指出：“诸湿肿满，皆属于脾。”明代张景岳发展了《黄帝内经》理论，进一步阐明水肿的病机，其在《景岳全书·肿胀》提出：“凡水肿等证，乃肺、脾、肾三脏相干之病，盖水为至阴，故其本在肾；水化于

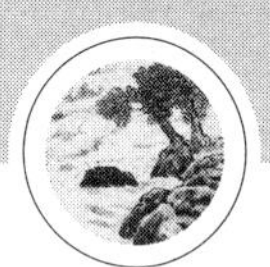

气，故其标在肺；水惟畏土，故其制在脾。今肺虚则气不化精而化水，脾虚则土不制水而反克，肾虚则水无所主而妄行。”由此指出水肿的病因之一即肺脾肾虚。另明代杨仁斋在《仁斋直指方·虚肿方论》创用活血利水法治疗瘀血水肿；清代唐容川在《血证论·阴阳水火气血论》中提出“瘀血化水亦发水肿，是血病而兼水也”的病机理论，为临床采用活血化瘀法治疗水肿提供了依据。杨教授平时善用有益气活血作用的药对治疗慢性肾脏病：

1. 桃仁和红花　体现了活血化瘀法的实际效果。桃仁始载于《神农本草经》，味苦、甘，性平，归心、肝、大肠经，功效为活血祛瘀，润肠通便，主治妇科痛经、血滞经闭、产后瘀滞腹痛、瘕块，以及跌打损伤、瘀血肿痛，还有肺痈，肠痈，肠燥便秘等疾病。《医学入门·本草》记载桃仁：“兼主上气咳嗽，喘急，胸膈痞满，止疝痛、腰疼，杀虫及尸疰邪祟。又小儿颓卵，妇人阴痒，捣泥敷之。”红花味辛、性温，归心、肝经，功效活血通经，祛瘀止痛，主治经闭痛经，产后痹阻腹痛，胸痹心痛，百瘕积聚，跌打损伤，关节疼痛，中风偏瘫，斑疹等等。杨教授在多年的临床实践过程中总结了“气虚血瘀”病机是肾病发生发展、缠绵难愈的关键，从而提出“益气活血”法，其中桃仁、红花药对为杨教授临床常用的活血化瘀药物，该药对取自桃红四物汤。而桃红四物汤源自清代吴谦的《医宗金鉴》，该方剂在现代药理研究中已被证实具有改善心功能、抗心肌缺血、抑制血小板聚集、改善血液流变学及微循环作用，而且具有抗缺氧、抗氧化、抗衰老、抗肿瘤、降血脂、增强免疫功能等多种功效。杨教授常用该药对配合滋阴补肾、益气健脾之品，达至补而不腻、静中有动的作用。

2. 丹参和泽兰　丹参，味苦，性微寒，归心、肝经，功效为祛瘀止痛，活血通经，清心除烦，主要用于月经不调，经闭痛经，癥瘕积聚，胸腹刺痛，热痹疼痛，疮疡肿痛，心烦不眠，肝脾肿大，心绞痛。《妇人明理论》提到丹参一物，有四物之功，即补血生血功过当归、熟地黄，调血敛血力堪芍药，逐瘀生新性倍川芎，妇人诸病，不论胎前产后，皆可常用。泽兰，味苦、辛，性微温，归肝、脾经，功效活血化瘀，行水消肿，主治月经不调，经闭，痛经，产后瘀血腹痛，水肿。二药均能活血化瘀，且合用兼有养血生血、利水消肿之效，杨教授认为丹参、泽兰这一药对很适合肾病常兼瘀血，表现为水肿的患者，活血利水而不伤正，可以久服。

3. 黄芪和当归　黄芪补气、当归活血，可达益气活血之效，可作为中医辨证方面治疗慢性肾病的基础方。中医认为气可生血、可化生精微，尿蛋白外泄即为精微物质失摄外泄，黄芪可益气固摄，当归可生血化生精微，从而固摄尿蛋白而起到升高白蛋白的效果。现代药理证实黄芪可调节免疫，并有类糖皮

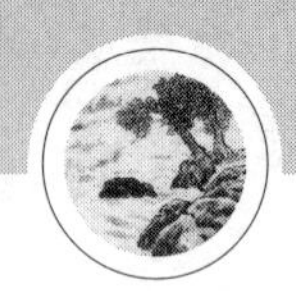

质激素样作用，从而起到免疫抑制作用而控制蛋白尿，当归补血汤可降脂、护肝，从而促进蛋白合成增加，改善低蛋白血症，改善肾小球硬化，从而护肾、减少蛋白尿、增加血白蛋白。将此中西医病证结合理论应用于肾病临床，多能取效。

4. 黄芪和三七 黄芪为升阳补气之圣药，生品入药具有升发之性，既能升阳举陷，又能温分肉、实腠理、补肺气、泻阴火。三七专走血分，善化瘀血、止出血、散瘀血、消肿块、行瘀血。杨霓芝教授多年临证经验认为气虚血瘀证是慢性肾脏病的主要证型，益气活血法亦为治疗慢性肾脏病的基本治法，黄芪、三七等配伍，扶正祛邪，药少力专，能起到相得益彰的作用。

二、方小而精，用药轻灵

中医经方一直以其配伍严谨、用药精简为后世所称道，小方治大病，用药轻灵奇妙，但绝不是简单地越少越好，要精通医理药性，使其治疗适应证，药效能尽力发挥出来。用药轻灵的前提就是辨证施治，用药严谨。辨证之后要非常重视立法，立法不严，用药失当，仍不能达到治疗目的，甚至会贻误病情。杨教授在临床中常常强调辨证要精准、用药精当为主，用药宜平正轻灵，既要重视后天之本脾胃的健运，也要顾护先天之本肾气的充沛。选药少而精，与疾病主证相对应，可达执简驭繁，出奇制胜之效，而且没有大方中众多药物之间相互牵制的弊病。正如《素问·至真要大论》所云“治有缓急，方有大小”，金代成无已总结出“大、小、缓、急、奇、偶、复”七方概念。在中医临床中，不同医者具有不同的处方风格，有的方简而精，有的用方大而庞杂，而中医单方、小方在中医理论指导下的妙用巧用，对中医方剂学形成和发展影响深远。

杨教授认为组方用药不在多而在精，量不在大而在中病，贵在轻灵，直中病机。轻指药量不宜过大，药味不宜过多、过杂，量大药杂味厚，则脾胃难以运化，并且药多庞杂，相互牵制。灵指轻而灵活，药选甘淡平和之品，避免味厚质浊黏腻药物，以免闭塞气机，助湿生痰，避免大苦大寒之品，败坏脾胃，克伐后天之本，如黄连、胡黄连、羚羊角、苦参、龙胆草之类，杨教授十分重视脾胃在人体中的重要性，而苦寒药物常能伤胃，因此对于苦寒药，即使要用也常是小量应用。并且，肾病常是慢性病，需长期服药，苦寒滋腻之品也不宜长期久服。杨教授用药严格遵循《中华人民共和国药典》中记载的药物剂量，强调在安全前提下提高疗效，其中黄芪、白花蛇舌草、白茅根用量多为30g，党参常用量为20g，山药和丹参用量一般不超过15g，黄连用量多为5g，现代中药药理学研究证实，丹参、桃仁、红花、黄芪、杜仲、大黄、三七及雷公藤等中草药的提取物均

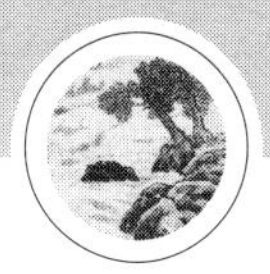

可于不同途径抑制肾脏纤维化，这也是杨霓芝教授临诊选药的参考。

三、顾护脾胃，重视滋阴

杨教授用药多选取性味平和之药，不喜用大苦大寒之品，目的是顾护脾胃。肾脏病乃慢性病，首先要确保脾胃健运，方可长久治疗。脾胃为后天之本，气血生化之源，气机升降的枢纽。脾胃的功能正常，依赖心君之大主，肝胆之疏泄，肺气的宣肃，肾气的温煦。同样，脾胃病也会影响其他脏腑的功能，脾胃病则其余脏腑皆无生气。调理脾胃，重在升降，顾其润燥，升脾阳，降胃气，勿动胃阴，勿伤脾阳。故治病注重调理脾胃。顾护脾胃学术思想，历代医家论述颇多，诸多名方中都蕴含着这一宝贵学术观点。杨教授强调临床用药要轻灵、活泼，药味平和，不温不燥，如益气健脾常选用黄芪、党参、山药、白术、茯苓，滋阴补肾常选用女贞子、墨旱莲、制何首乌、黄精、五味子、生地黄、熟地黄，温肾壮阳常选用菟丝子、淫羊藿、仙茅、肉苁蓉，补肾固摄常选用金樱子、五味子、芡实、桑螵蛸。杨教授临床中强调祛邪也以顾护脾胃为上，如活血化瘀药常用桃仁、红花、丹参、泽兰、当归，清热利湿药如石韦、土茯苓、布渣叶、茵陈、薏苡仁，清热解毒药如白花蛇舌草、重楼、蒲公英、贯众，清热凉血药如白茅根、茜草、牡丹皮，避免过于苦寒，克伐脾胃，伤人正气。通过健运脾胃、斡旋中焦、调整气机的基础上以促进水谷精微及水湿的及时运化，使水液代谢得以调整，气血得以生化，佐以清化湿浊、活血化瘀，使毒素得以排泄，分清泌浊功能得以恢复正常，从而不同程度地改善水肿，减少精微物质的丢失，延缓肾衰竭的进展。

杨教授在补肾的同时常注意滋阴，慎用附子、肉桂等燥烈之品，以免伤阴，常在补益方中加入二至丸，便体现了重视滋阴。二至丸出自《证治准绳》，由女贞子、墨旱莲组成。方中女贞子功效补肾滋阴，养肝明目，主治肝肾阴虚，虚热内生所致的五心烦热，咽干鼻燥，腰膝酸痛，潮热盗汗诸症；阴血不足，不能上荣所致的头晕目眩，失眠健忘，须发早白等症；阴虚火旺，迫血妄行所致的鼻衄，齿衄，咯血，吐血，尿血，便血，崩漏等症。墨旱莲功效养阴益肾，凉血止血，主治肝肾阴亏，头晕，目眩，头发早白，以及阴虚血热的各种出血证候如咯血，吐血，尿血，便血以及崩漏等病症。杨教授认为女贞子滋阴补肾，养肝明目，强健筋骨，乌须黑发；墨旱莲养肝益肾，凉血止血，乌须黑发。二药均入肝肾两经，相须为用，相互促进，补肝肾，强筋骨，清虚热，疗失眠，凉血止血，乌须黑发之力增强。二药性味平和，平补肝肾，兼顾滋阴，适用于肾病阴虚或气阴两虚患者，适宜久服。

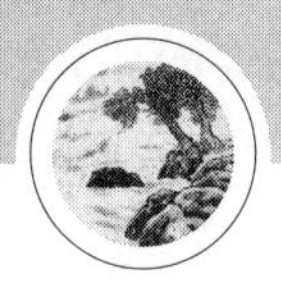

四、用药病证结合

中医辨证用药是中医的灵魂，而在西医学模式的发展中，对于中药有效成分的研究越来越深入，中药有效成分的提取可以针对性地对肾病的某一方面进行治疗，比如蛋白尿、高血脂、感染等，可用于肾脏病及其并发症的治疗中，分述如下：

（一）控制蛋白尿

西医学临床研究验证，肾上腺皮质激素、免疫抑制剂、血管紧张素转换酶抑制剂以及非甾体抗炎药对减少尿蛋白有一定疗效。故临证时可结合辨证选用有类似作用的药物提高疗效，按现代药理归纳如下：

1. 具有激素样作用的中药 有肉桂、冬虫夏草、地黄、何首乌、杜仲、补骨脂、菟丝子、淫羊藿、肉苁蓉、枸杞子、仙茅、鹿茸、巴戟天、紫河车等，同时辨证为肾虚证、肾阳虚证可选用以上药物。

2. 具有免疫抑制作用的中药 有熟地黄、天冬、北沙参、五味子、泽泻、黄芩、柴胡、夏枯草、山豆根、红花、穿心莲、蝉蜕等，结合药物辨证随证择之。

3. 具有血管紧张素转换酶抑制作用的中药 有柴胡、赤芍、牛膝、土鳖虫、水蛭，多为活血效果，瘀血之证可选用。

4. 具有非甾体类消炎作用的中药 有秦艽、防己、豨莶草、细辛、羌活、桂枝、防风、柴胡、丹参、牡丹皮、芍药、益母草、毛冬青、三七、桃仁、红花、牛膝、夏枯草、香附、当归、麦冬等，结合药物辨证随证择之。

（二）防治感染

临床上及时发现并有效控制感染对于控制肾脏病进展很有必要。肾脏病合并感染的好发部位通常为泌尿道和呼吸道。泌尿道感染以大肠杆菌最为常见，对大肠杆菌有抑制作用的中药除大黄、黄连、黄芩、金银花、夏枯草等苦寒清热药外，还有非寒凉的厚朴、丁香以及有补益作用的当归、山萸肉、金樱子等，临床可根据是否为急性发作选用清热或补益药；对于呼吸道感染，则可选用黄芩、鱼腥草、射干、百部、秦皮以及厚朴、丁香、黄芪、天冬等。

（三）降低血脂

高脂血症是肾病综合征的并发症之一，其中原因是由于低蛋白血症，肝脏合成低密度及极低密度脂蛋白增加所导致，亦是加重肾脏病进展的危险因素之一，慢性肾脏病常合并高脂血症。中药何首乌、泽泻、山楂、丹参、大蒜、女贞子、玉竹、决明子、虎杖、杜仲、夜交藤、桃仁、枸杞子、黄精、淫羊藿、葛根、槐花、银杏叶等，有降脂效果，可以在辨证的基础上加用。

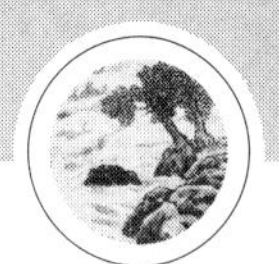

杨教授认为临证可采取辨病与辨证相结合，辨证用药与药理相结合，促进慢性肾脏病患者的肾功能保护。

五、减毒增效中药的使用

对于肾病的治疗，部分病例不可避免地使用激素或免疫抑制剂，尤其在发病初期，激素及免疫抑制剂的使用在控制蛋白尿方面起效较快，所以中药对于应用激素或免疫抑制剂的患者的主要作用为减毒增效。杨教授临证经验如下：

（一）中药配合糖皮质激素的治疗以减毒增效

1. 在大剂量激素诱导期，以西药为主，由于患者表现出一派阳热症状，辨证为阴虚湿热，中药治疗以养阴清热解毒为主，佐以活血化瘀，方药可选用知柏地黄丸，主要目的是减轻激素的副作用。常用药物：知母、黄柏、生地黄、牡丹皮、芍药等。

2. 在激素撤退阶段，治疗以中医为主，针对患者易出现皮质激素撤退综合征，表现为一派气阴两虚的症状，采用益气养阴为主，以减轻撤药后反跳现象。可选方药为参芪地黄汤。常用药物：党参、黄芪、熟地黄、山萸肉、白芍等。

3. 在激素维持量阶段，也以中医治疗为主，辨证以气虚血瘀为主。主要目的是巩固疗效，预防疾病复发。方药可选用桃红四物汤，常用药物：桃仁、红花、赤芍、熟地黄、川芎、黄芪、党参、三七等。整个治疗过程，中西医主次分明，互相取长补短，既达到西药治疗的目的，又发挥了中医特色。

（二）配合钙调神经磷酸酶抑制剂（CNI）类药物使用减轻肾毒性

以环孢素（CsA）和他克莫司（FK506）为基础的钙调神经磷酸酶抑制剂（CNI）是目前临床上最常使用的免疫抑制剂，短期疗效非常好，但大量的研究已经证实，长期使用 CNI 会损害肾功能，因此如何拮抗 CNI 肾毒性，是肾病临床上需要解决的问题之一。CNI 类药物的肾毒性体现在间质损害，间质损害的进一步发展为间质纤维化，则会影响到肾功能下降。而多项研究表明中药中的活血化瘀药，在改善纤维化方面作用明显，故预防 CNI 类药物所致的肾损害，可选用具有活血作用的中药如丹参、川芎、三七、桃仁等，可达到防治间质纤维化的作用，从而拮抗 CNI 类药物的肾毒性。

（三）改善雷公藤制剂的不良反应

雷公藤制剂雷公藤多苷片致不良反应涉及多个系统 - 器官损害，主要有皮肤及附件损害、全身性损害、血液系统、泌尿系统、生殖系统、肝胆系统、胃肠道系统、骨骼关节系统、神经系统、口腔系统、心血管系统。杨霓芝教授临证发现对于雷公藤制剂导致的皮肤色素沉着，中药的益气活血制剂可有效改善色

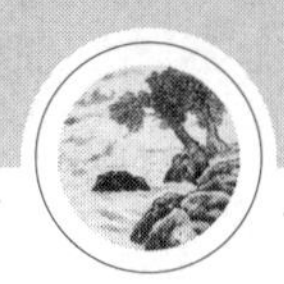

素沉着。究其原因为皮肤色素沉着，中医辨证为瘀血阻滞，中医理论瘀血阻滞新血不生，宜活血消瘀，益气则生血，故中药益气活血可生新血、祛瘀血，从而达到改善皮肤色素沉着的目的。

总之，中药在肾病综合征中的使用除辨证治疗外，尚需根据病情用药。在肾病综合征治疗的初期，中药需配合激素及免疫抑制剂的使用以减毒增效。而在激素及免疫抑制剂的撤减及维持期，应该以中药治疗为主，辨证用药以防止肾病综合征复发。

六、常用经方

所谓经方就是古方，主要指汉唐以前的方剂，以张仲景的《伤寒论》《金匮要略》方为代表。经方之用于肾脏病临床，效果独到。杨霓芝教授经验丰富，常用经方如下：

（一）真武汤治疗肾病综合征脾肾阳虚型水肿

真武汤出自《伤寒论·辨少阴病脉证并治》："少阴病，二三日不已……腹痛，小便不利，四肢沉重疼痛，自下利者，此为有水气……真武汤主之。"具有温补肾阳、化气利水之功。方中附子具有回阳救逆、温补脾肾、散寒制水之功，通过附子的回阳作用，改善血液循环功能，从而恢复肾脏功能，消除水肿。与白术合用温肾暖土，散寒制水；生姜、茯苓温中散寒而利水；白芍破结行水以散水逆；高度水肿循环受阻，用益母草活血利水；桃仁、丹参活血散瘀，与温阳药合用以改善血行及肢体末端循环。

（二）六味地黄丸治疗 IgA 肾病血尿

IgA 肾病血尿的中医疾病名称为"尿血"。发病之初以肾为其病变中心，日久入血则出现血的运行失常而形成血瘀热毒，属于本虚标实的病症。临床表现虚实夹杂，缠绵难愈。本证型的 IgA 肾病血尿，前医均用一派清热解毒、凉血止血之品，患者血尿无明显缓解。杨霓芝教授宗中医学"见血休止血"之训，详于辨证。本方中生地黄、山药、山茱萸、茯苓、泽泻、牡丹皮为滋肾阴的经典方剂——六味地黄丸。另根据中药药理加用小蓟、茜草、三七、茅根活血凉血止血，宗"止血不留瘀"之训。

（三）五苓散治疗肾炎水肿

慢性肾脏病发病过程中常因外感而诱发加重。肾病患者发病中水湿为一重要的病理因素，外邪侵袭常与湿结，致水液不循常道出现水肿，从而导致肾炎复发。五苓散为仲景治太阳蓄水证之方，方中茯苓、猪苓甘淡，入肺而通膀胱为君；泽泻甘咸，入肾与膀胱，利水渗湿为臣；佐以白术健脾燥湿；使以桂枝外解太阳表邪，内助膀胱气化。配合成方，既能健脾祛湿，又能化气利水。故可用于肾炎水肿伴外感证者，达到疏太阳表邪，助膀胱气化的作用，使邪去肿消。

（四）香砂六君子汤化裁治疗肾衰竭恶心呕吐

慢性肾衰竭与古代文献中“癃闭”“关格”所描述的病证相似，病机特点为脾肾衰败，气化无权，湿浊上泛。慢性肾衰竭恶心呕吐是肾病及脾胃的结果，肾气将竭。因脾胃为后天之本，故杨霓芝教授认为慢性肾衰竭此阶段重在保护胃气，恢复胃纳脾运、升清降浊的功能。香砂六君子汤主在降逆止呕，兼有和胃化痰、养脾安定中州之功。杨霓芝教授运用此方化裁，治疗慢性肾衰竭之恶心呕吐，辨证为脾肾气虚、浊阴上逆、湿热瘀血阻滞，治以健脾益肾、和胃降逆、活血降浊。方以党参、半夏、白术、生姜温脾除湿、降逆和胃；白花蛇舌草、生薏苡仁、熟大黄、丹参清热利湿、活血降浊。诸药合用，热清、湿除、瘀散，脾气得以健运，胃气得以和降，清升浊降，恶心呕吐自止。

杨教授以仲景理法方药为经，以历代医家学术为纬，用传统中医药治疗肾脏病和疑难病。杨霓芝教授在临床中以中医为主，参考西医学知识，能够准确地把握和应用中医辨证论治精髓，以经方为主治疗疾病，疗效显著，是中医后辈学习的楷模，其学术思想也是对中医和仲景学术的继承和发展。

主要参考文献

黄春林，朱晓新．中药药理与临床手册[M]. 北京：人民卫生出版社，2006.

（侯海晶　蔡　寸）

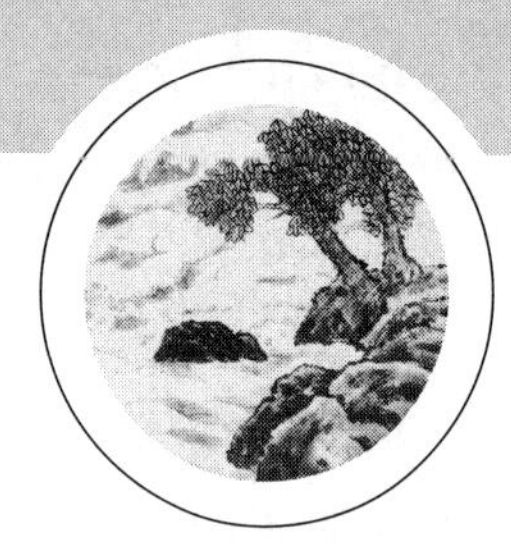

第八章 随杨霓芝查房感悟

杨霓芝教授自1994年带头组建了广东省中医院肾内科，作为科主任，她一直活跃在临床一线，每天坚持查房。杨教授的言谈举止，诊断思路，使后学耳濡目染，潜移默化，其治学严谨，培养出一批批的青年骨干。她时刻以“治病救人”为己任，使年轻医师、跟师弟子受益良多。本人有幸自1999年攻读硕士开始、后攻读博士，然后作为师承弟子一直追随杨老师左右，跟师查房出诊，在整理杨教授查房病案的同时，感悟良多，总结如下，以飨同道。

一、基础扎实

杨霓芝教授认为一个合格的医师必须有扎实的基础，方能有缜密的思维。故临床查房时从病史采集、体格检查、诊断思路都体验到她扎实的临床基础，这得益于她认真的学习态度、勤奋的工作作风。她查房时经常提问年轻医师、学生，教导他们要打好基础才能做好临床，所以弟子及科内的年轻医师在她的督促下都会结合患者情况常复习常学习，以提高临床水平。

杨教授对于询问病史非常注重，她经常说：详细询问病史是临证的重要环节，不仅要向患者本人询问，还要向家属求证；除了症状体征、职业、环境、生活习惯，甚至家庭情况都要收集，才有可能对疾病的发生、发展有全面了解，增加诊断和治疗的准确性。对于症状的收集，有一次一个肾衰竭的患者，原因不明，杨教授通

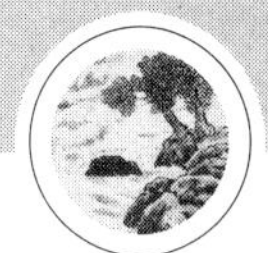

过再三询问患者，得知其自购外国产骨关节病药，经分析其成分含有非甾体抗炎药，长期服用可导致肾损害，嘱患者停用后，复查肾功能逐步改善。杨教授说，询问病史，对疾病的病因、发展及预后的判断至关重要。

二、思路清晰

中医学在漫长的临床实践中，已经形成了有别于西医的诊病、分类、辨证的临床思维程序。杨教授查房对于四诊采集非常认真，望闻问切无不仔细，她认为四诊采集是准确辨证的基础，而准确辨证是正确施治的前提。而对于西医学的诊断亦由病史、体格检查、辅助检查等组成，结合其临床特点，针对性地询问其可能的危险因素及致病原因，从而推断其诊断，并印证检查结果，判断预后。杨教授在查房的过程中，查看患者后，整理患者的病史、体检及四诊的情况，逐一分析其中西医诊断依据及鉴别诊断依据，从而明确或者倾向诊断，进一步完善相关检查，以指导西医治疗。本着能中不西，中医为主的原则，根据四诊资料，详加分析，辨证务求准确，而获效。曾有一肾病患者辗转求医多人，患者舌质淡口干，疲倦不适，前医多以白术、附子、干姜等温热之品治之，无好转，更加失眠多梦。杨教授诊患者后，发现患者口干喜冷饮，疲倦易烦躁，伴有便秘，为阴虚热结之象，为气阴两虚之征，改由生脉散合二至丸加减而效。杨教授说正确的辨证是施治的前提，正如西医诊断正确才能如法治疗，如果抓不住疾病的本质，立法处方自然无法取得预期的效果。

三、药简力专

“和缓醇正”是孟河派医家崇尚的医疗风格，具体体现在“立论以和缓平正为宗，治法以清润平稳为主”。在辨证用药上，以轻、灵、巧见长，方剂主要采用轻剂，尤擅运用“轻可去实”之法。轻剂现今其涵义多解释为采用性味清轻之药物治疗沉顽疾病的思想和方法，包括取法轻巧、选药轻灵、用药轻量等多个方面。

在随处可见大处方的年代，杨教授一直贯彻着自己“药简力专”的理念，崇尚孟河派医家的风格，她常说仲景方除丸剂外鲜有大处方，这就说明药味虽少，足以担当治病重任。药味多者，且不说是药三分毒，单就药物间的相互作用都是说不清楚的，难保相反相畏而起到副作用。通过对证的精准把握，杨教授处方药味在八味左右，很少超过十二味；不仅味数少，用药剂量也谨守药典，方药用量常为15g，很少大剂峻量，杨教授认为“肾”作为一个滤过排毒的场所，只能尽可能减轻它的负担，让它恢复工作，如果为了治肾而伤肾，实在是得不

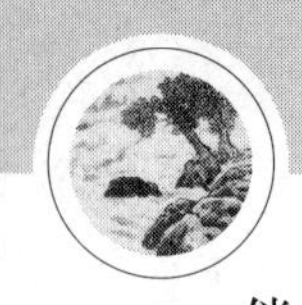

偿失。

杨教授认为慢性病，病程日久，正气不足，并且慢性肾脏病难以断根治愈，在治疗上不可苛求治愈，而需以控制病情为目的。控制病情，需要善于应用和法，调和机体正气，解除病邪，达到扶正祛邪的目的；并且慢性病病因病机复杂，虚实夹杂，不可急求功效，需从缓图治，以复根本。在治疗慢性肾脏病亦采用和缓醇正之轻剂，从缓图治，但主张轻药重投，以达顾护正气、祛除邪实之目的。

杨教授认为轻灵之剂多选用无毒药物，多为叶、草、花以及动物壳衣类，药物归经上多归上焦，如果归中、下焦则药量必须要少，药性上多为辛、淡之品。另外轻剂涵盖取法轻巧、组方轻捷灵活、药性轻虚淡泊、用量轻微、药味简从等特点。所以杨霓芝教授在用药上主张不宜使用峻补峻泻，力求和缓。峻补则助邪长，峻泻则伤正，致使实实虚虚，终难达到控制病情的目的。纵观其用药，难以见到大补大泻之品，多用平淡轻灵，和缓醇正之品。其常用药物大多为药味平淡轻灵、药力和缓之品。如解毒利湿常选用荠菜花、积雪草、玉米须、石韦、白花蛇舌草、蒲公英、车前草、六月雪等；调和脾胃芳香化浊使用紫苏叶、藿香、佩兰、扁豆、砂仁、枳实、陈皮、石菖蒲、竹茹等；利湿喜用薏苡仁、茯苓、滑石、瞿麦、萹蓄、车前草等；清热喜用金银花、连翘、青蒿、竹叶等；疏风喜用蝉蜕、防风、荆芥；温阳喜用淫羊藿、巴戟天、胡芦巴温而不燥之品，而慎用附子、肉桂等温燥药物；治疗血尿使用小蓟、生槐花、马鞭草等；蛋白尿多者加芡实、蝉蜕。

杨教授在治疗慢性肾脏病中应用轻灵之剂时主张轻药重投，力求稳妥，避免重药的药力过度，产生副作用，以照顾正气，让患者愈出自然为宗旨，其应用轻药时常常在 20g 左右，很少应用到 30g 以上的大剂量，同时符合根据药质地而三焦分治的原则。杨教授认为慢性肾脏病特别是到中晚期时病位广泛、寒热错杂、病理产物蓄积。而正虚邪实是一对主要矛盾，正虚之中又有阴阳气血虚损、肺脾肾不足，邪实有外邪、水饮、湿浊、瘀血、风湿、风动、痰浊、肠胃燥结、毒邪等。虚实之间的关系有因虚致实而实邪久羁又伤正气，慢性肾脏病的进展中主要还是正气不断耗损、邪气逐渐偏盛病情加重。因此慢性肾衰竭患者为长期的慢性肾脏损伤，正气不足，邪实内积，体现在治疗上则为轻药和缓图配合。轻药多为无毒质轻的药物，缓图又是治疗慢性肾脏病尤其到中晚期的关键治疗，不可急于求成。正如李东垣所云：治慢性病如理丝，缓则可清其绪，急则愈坚其结。若病缓而药重，真气不能运行而药尽化为痰，就如同胶多不粘之谓也。与西医学治疗认识相似，慢性肾衰竭时宜保护残余肾功能、纠正并发症为主，避免使用肾毒性药物，一般不建议使用激素免疫抑制剂等毒性药物，

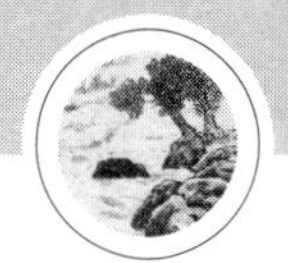

同时杨霓芝教授认为慢性肾脏病不仅靠药物治疗，还需要发挥食疗作用，注意食药相辅，以食养正，药依食功，临床常常建议患者食用山药、红薯等代替主食。正如孙思邈所言：若能用食平疴，释情遣疾者，可谓良工。这也体现了肾病治疗应缓图的思想。

四、追踪随访

杨霓芝教授对于她曾查过房的患者十分关注，要求年轻医师随时向她汇报病情变化，有无进一步检查结果反馈、症状是否改善等，除听取汇报外，又亲自临证，观察患者病情，是否需要修正诊断或证型，从而及时调整药物。对于诊断或者用药特殊的患者及时总结，调整治疗，并跟踪后续病情，一为积累经验，二为培养年轻医师总结的习惯，以提高年轻医师的水平。比如西医治疗肾病综合征，唯用激素及免疫抑制剂，当有这药物禁忌证时就束手无策了。杨教授经常提到的一个非常典型的病例是于肾科开科不久，一个年轻男性，曾经于 1998 年 8 月—1998 年 10 月在某大医院诊治，双下肢静脉血管彩色多普勒超声报告提示：①下腔静脉下段血栓形成系不完全性闭塞(70%)；②右髂总、髂外、股总静脉上段血栓形成系不完全性闭塞(80%~90%)；③左髂总静脉血栓形成系不完全性闭塞(70%)；④左股浅、踝静脉、胫后静脉血栓形成系不完全性闭塞(54.0%~76.8%)。诊断为“肾病综合征，双下肢深静脉血栓形成”。予“力抗栓”“速避凝”“华法令”等治疗 2 个月余，花费 7 万余元，患者双下肢静脉血栓未见缓解，双下肢仍疼痛、肿胀，高度水肿，不能行走及平卧，且凝血时间明显延长。后家人要求转入中医院治疗，抬入广东省中医院肾病科，经予中医中药口服及静脉使用，并予针灸等综合中医治疗 1 个月余，患者双下肢水肿消失，无疼痛肿胀，体重减轻 16kg，复查双下肢血管多普勒血栓均机化再通，住院费用不到 1 万元，步行出院。由此她经常鼓励年轻中医师不应妄自菲薄，中医学是一个伟大的宝库，要不断去学习去挖掘，临证水平才能不断提高，从而服务大众。

五、人文关怀

杨教授在查房中常常强调，中医治病是治有病的人，而不单是治人的病，她常告诫后学，医学尤其是中医学的对象是人，是有思想、有意愿、有情感的人，所以要亲自临证与患者交流，掌握患者的病情变化、思想动态，不但治病而且治人。杨霓芝教授已年逾古稀，每周都在上班，虽然偶有身体不适，但是疑难患者请杨霓芝教授指导诊治的，她总是爽快答应，不仅为了患者，也为了后

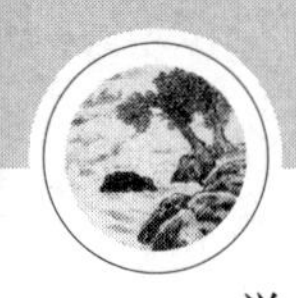

学，实乃我辈楷模。

近年来，我国经济高速发展，由于经济大潮的冲击和医疗体制的改革，医师在老百姓心目中的形象变得不那么崇高了。医患冲突乃至医疗暴力屡见不鲜。杨老师作为专家、名医，与患者的关系却一直很融洽。她平易近人，待人和蔼可亲，凡接诊的患者，不分贫富贵贱，都一视同仁，将他们视为亲人，站在他们的角度去思考问题，帮他们想办法、出主意，选择最有效、最简便、最经济的治疗方法。对每一个患者，不但询问病史很耐心，也非常重视日常调护，常嘱咐患者避免劳累，忌食油炸辛辣刺激之品，慎起居，预防感冒感染，甚至中药的具体煎煮法都细心叮嘱。她的患者很多，常常忙得没时间喝水和起身，中午不能按时就餐，但对于要求加号的患者都尽量满足，方便患者。“健康所系，性命相托”是每一位医师都曾经许下的诺言，然而世界上往往事与愿违。和谐的基础是沟通、增进了解，在当前医患关系被人为扭曲的社会环境下，对于医师和患者恢复彼此信赖的良好关系大有裨益，和谐社会从这里起步。

因为有着对患者的爱及精湛的医术，慕名而来的求医者，除省内、中国香港、中国澳门及国内其他地方外，还有来自美国、法国、印尼、新加坡等境外患者。国内的患者自不必说，只要她接诊务求尽心尽力，对于国外来的患者，这些患者多为华侨，为使他们感受到中医学的伟大，享受到中医学带来的裨益，她不辞劳苦，每诊必应，使他们带痛而来，满意而归。杨霓芝教授用自己的言行教育着我们，医师不仅有精湛的医术，也要有高尚的品格。因为患者不仅需要医病，也需要医心。

六、治学严谨，桃李芬芳

杨教授平时工作繁忙，在她当科主任期间，上午查房，会诊，有时门诊，病例讨论，下午还有很多科室的事情要处理，几乎每一天都是在忙碌中度过。记得有一次，科室要编写中医肾病学的书稿，杨老师作为主编，在布置完写作任务后，又详细地拟定写作大纲、写作的注意事项和侧重创新点，针对每一个不同的病种，杨老师都有自己的独到的思考和体会。当初稿交上来后，杨老师查完房后，就坐在办公桌前，拿着一份份厚厚的稿件开始审阅起来，从段落的分布到句子的表达，连标点符号不正确的地方，杨老师都用铅笔仔细地圈示出来。一个字一个字地看下来，一丝不苟，直到把所有的书稿都审阅完毕，这就是老师治学的态度。

杨霓芝教授很注重高素质人才梯队的培养，在任科主任期间对下级医师严格要求及认真指导，充分发挥各级医师的主动性、积极性；予青年医师专业

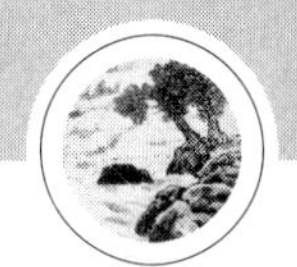

定向，科内轮转培训，要求一专多能，目前各肾病专科有6位科室主任是在杨教授精心培育和指导下茁壮成长起来的。杨教授任科主任期间即培养多名优秀人才，先后培养博士后、博士、硕士、院内师带徒、全国名老中医师带徒共36名。

通过随杨教授查房、侍诊，我深刻感受到一代老中医热爱中医、德高望重、治学严谨的作风，她严谨的工作态度、宽爱的诊治风范、博爱的人格形象，使后学学习到的不仅是医治的经验，更珍贵的是老师的“道”，即“医道”和“师道”。作为学生，我常常自惭形秽，反观自身，在这个变化巨大的时代里，在这个浮躁的社会氛围里，我们太多人习惯于走捷径、图省事、喜方便，我们习惯于一目千行、囫囵吞枣、不求甚解，我们失掉了做学问的求真、求细的精神，也丢掉了做学问需要的耐得住寂寞的情怀。老师这种严谨认真的态度在如今快捷的时代里显得弥足珍贵，也是我终生学习的榜样。

（侯海晶）

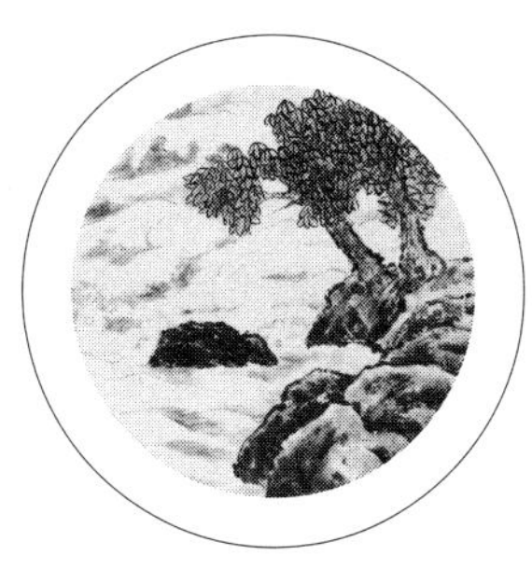

下篇　病案赏析

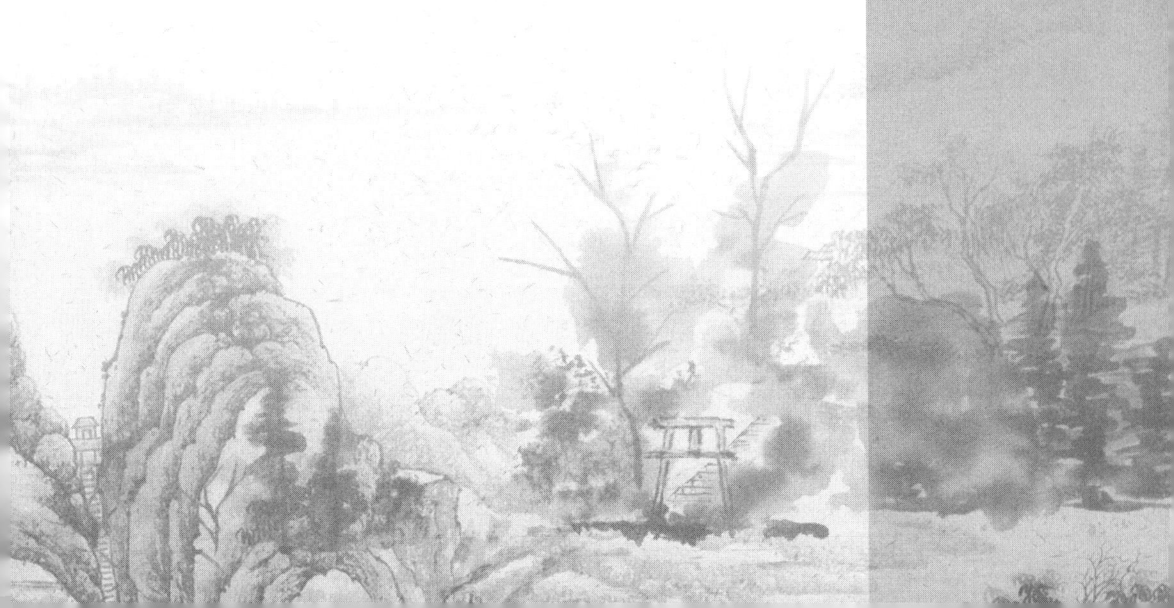

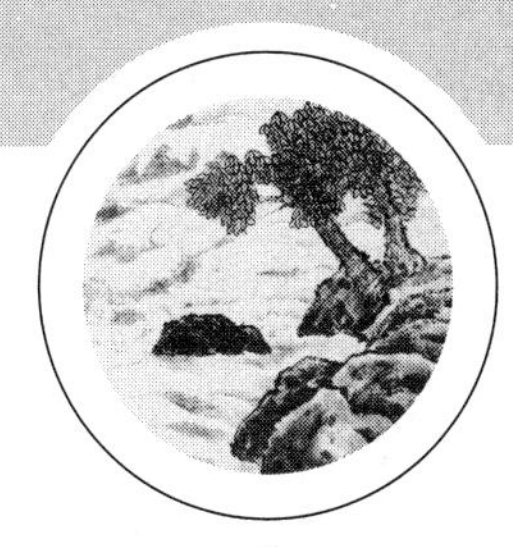

第一章 慢性肾炎综合征病案

【病案】

一诊:2013年5月8日。

杨教授查房,参加人员有卢富华医师、许苑医师、苏镜旭医师、进修医师、实习医师、主管护师等。

主管医师汇报病史:

刘某,女,56岁。

因“发现泡沫尿3个月余”于2013年5月7日入院。

患者3个月前无明显诱因开始出现尿中夹泡沫,无肉眼血尿,无关节疼痛红肿,无皮肤红斑等,遂至荔湾区第二人民医院就诊,查尿常规:蛋白(++);TC(胆固醇)8.55mmol/L,HDL-C(高密度脂蛋白)3.27mmol/L,LDL-C(低密度脂蛋白)4.69mmol/L。患者当时未予重视。1周前患者开始发现尿中仍有泡沫,伴双下肢轻度浮肿、腰酸痛,遂于今日至我院门诊就诊,查尿常规:潜血(++)、蛋白(+++)。诊断为慢性肾炎综合征。现患者为求进一步系统诊治,由门诊拟“慢性肾炎综合征”收入我科住院治疗。患者发病以来无关节疼痛,无口腔溃疡,无光过敏,无脱发,无雷诺征等改变。

入院症见:患者神志清楚,精神疲倦,平素怕冷,腰部酸痛,双下肢轻度水肿,无口干口苦,无发热恶寒,无胸闷气促,无恶心欲呕,无皮肤紫癜,纳、眠一般,小便夹泡沫,量可,大便调。

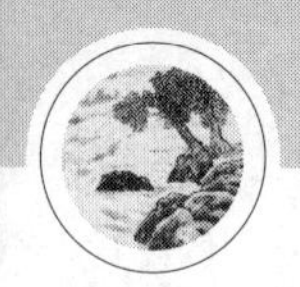

既往史：否认高血压、糖尿病、心脏病等内科病史；否认肝炎、结核等传染病史；否认手术及输血史。

过敏史：否认药物、食物及接触过敏史。

查体：T 36.5℃ P 84 次 /min R 20 次 /min BP 122/74mmHg

意识清楚，精神疲倦，发育正常，体型适中，自动体位，对答切题，查体合作。全身皮肤黏膜及巩膜无黄染，未见皮疹及出血点，浅表淋巴结未触及肿大，头颅无畸形，颜面无浮肿，双瞳孔等大等圆，直径约 2.5mm，对光反射灵敏，耳鼻无异常，口唇色淡，咽充血（-），双侧扁桃体无肿大，颈软，无颈静脉怒张，气管居中，双甲状腺无肿大。胸廓对称无畸形，双侧呼吸动度一致，叩诊呈清音，双肺呼吸音清，未闻及明显干、湿啰音，心前区无隆起，心界不大，心率 84 次 /min，律齐，各瓣膜听诊区未闻及病理性杂音，腹软，无压痛、反跳痛，移动性浊音(-)，肝脾肋下未触及，肠鸣音(-)，双肾区无叩击痛。脊柱四肢无畸形，双下肢轻度水肿。生理反射存在，病理反射未引出。

舌淡暗，舌底络脉迂曲，苔白微腻，脉细。

专科情况：双侧尿管区无压痛，双侧肋脊点、肋腰点无压痛，双肾区无叩击痛，腹部移动性浊音（-），双下肢轻度凹陷性水肿。

辅助检查：2013 年 2 月 28 日荔湾区第二人民医院：尿常规：蛋白（++）；TC 8.55mmol/L，HDL-C 3.27mmol/L，LDL-C 4.69mmol/L。血常规、肝功能、肾功能、大便常规未见异常。

2013 年 5 月 7 日我院尿常规：潜血（++），蛋白（+++）。

2013 年 5 月 8 日我院尿常规：潜血（+），蛋白质（+）。24 小时尿蛋白总量：850mg。肝功能：白蛋白 33g/L。肾功能、肿瘤标志物未见异常。彩超：双肾（右肾 97mm × 38mm，右肾实质厚约 12mm；左肾 91mm × 46mm，左肾实质厚约 12mm）。尿液肾功 8 项：尿 IgG 34.9mg/L，尿免疫球蛋白 κ 轻链（κapU）12.8mg/L，尿免疫球蛋白 λ 轻链（λamU）7.41mg/L，尿白蛋白（ALBU）332mg/L，尿转铁蛋白（TrfU）25.3mg/L。24 小时尿蛋白总量：850mg/24h，24 小时尿蛋白排泄率：0.59mg/min。自身免疫性抗体 12 项：重组 Ro-52(++)、抗 SSA 抗体(+++)。免疫 6 项、血管炎三项未见明显异常。

入院诊断

中医诊断：尿浊（脾肾阳虚，水湿瘀阻）。

西医诊断：慢性肾炎综合征；高脂血症。

治疗计划：入院后予优质蛋白饮食，记 24 小时尿量，测体重、血压；予阿托伐他汀钙片降脂；中医方面，以标本兼治为则，“温补脾肾，利水祛湿活血”为

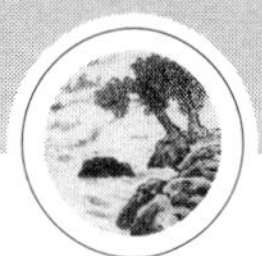

法，予加味阳和汤颗粒温补脾肾，肾炎康复片益气养阴，补肾健脾，清除余毒；予中药封包外敷腰部温经止痛。

请杨霓芝教授查房目的：指导中医治疗。

1. 杨霓芝教授听取病例汇报后查看患者

中医四诊

望：神志清楚，神疲体倦，面色淡黄，形体中等，舌淡暗，舌底脉络迂曲，苔白微腻。

闻：言语清晰，呼吸正常，未闻及特殊气味。

问：诉怕冷症状有所改善，腰部酸痛，双下肢轻度水肿，无口干口苦，无发热恶寒，无胸闷气促，无恶心欲呕，无皮肤紫癜，纳、眠一般，小便夹泡沫，量可，大便调。

切：肤温正常，脉细。

体格检查阳性体征：双下肢轻度凹陷性水肿。

补充病史：病史同前，无特殊补充。

2. 杨霓芝教授查房后讨论病情

苏镜旭医师：患者为中老年女性，无明显诱因下出现泡沫尿3个月余，伴双下肢凹陷性水肿、腰酸痛，多次检查尿蛋白、尿潜血阳性，发病超过3个月，慢性肾炎综合征诊断明确，目前未行肾穿刺活检，病理类型及病期不明，西药方案如果选择？中医如何切入？请杨教授查房指导。

许苑医师：本次发病以来出现蛋白尿、血尿、水肿，结合尿液肾功、24小时尿蛋白定量符合慢性肾小球肾炎改变。慢性肾炎可伴有不同程度的肾功能减退，起病方式各有不同，病变缓慢进展，最终将发展为慢性肾衰竭。慢性肾炎肾小球病变进展速度个体差异性大，病理类型是决定肾功能进展快慢的重要因素，建议患者行肾穿刺活检以明确病理诊断，患者及家属表示暂以保守治疗为主。现予继续观察，对症处理，予中药扶正祛邪处理。

卢富华医师：慢性肾炎分为原发性和继发性，继发性肾小球肾炎主要有过敏性紫癜性肾炎、狼疮性肾炎，患者发病前后未见皮疹、关节痛等症状，结合相关检查结果，考虑为原发性肾小球肾炎。慢性肾炎病理类型多样，病变进展速度个体差异很大，病理类型是决定肾功能进展快慢的重要因素(如系膜毛细血管性肾小球肾炎进展较快，膜性肾病进展较慢)，血压控制不好及持续大量蛋白尿者，肾功能恶化较快，也与是否重视保护肾脏及治疗是否恰当有关。结合患者目前少量尿蛋白、肾功能尚正常，可依患者要求予保守治疗方案，继续请杨教授查房给予中医方面辨证治疗。

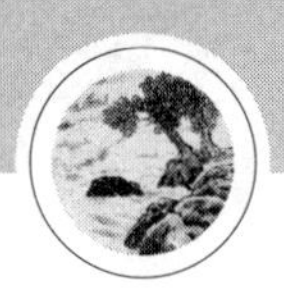

3. 杨霓芝教授总结病例特点 四诊合参，患者中老年女性，发现泡沫尿3个月余，精神疲倦，平素怕冷，腰部酸痛，双下肢轻度水肿，纳、眠一般，小便夹泡沫，量可，大便调，舌淡暗，舌底脉络迂曲，苔白微腻，脉细。24小时尿蛋白总量：850mg/24h，尿液肾功8项以中分子蛋白为主，血清白蛋白33g/L，肌酐正常。

4. 辨病辨证分析 该患者因“发现泡沫尿3个月余”入院，无肉眼血尿，无关节红肿疼痛，无皮肤红斑等，主要表现为尿液浑浊，疲倦，腰部酸痛，双下肢轻度浮肿等，中医诊断为“尿浊”。

患者中老年女性，禀赋不足，平素怕冷，疲倦乏力，纳欠佳，为脾肾阳虚，不能温煦之象。脾肾阳虚，气化失施，水湿运化失常，则见浮肿。肾虚精微失于固摄，则见蛋白尿。《素问·六节脏象论》云：“肾者主蛰，封藏之本，精之处也。”由此可见，蛋白尿的产生与肾脏亏虚关系最为密切。肾气亏虚，无以固摄血液，故出现血尿。舌淡暗，舌底络脉迂曲，为脾肾阳虚夹瘀表现，脉细为病在里在脏，为不足之象，苔白微腻为水湿表现。综合上述分析，患者辨证属于脾肾阳虚，水湿瘀阻证。

(1) 诊断

中医诊断：尿浊（脾肾阳虚，水湿瘀阻）。

西医诊断：慢性肾炎综合征；高脂血症。

(2) 中医以温补脾肾，利水祛湿活血为法，中药处方如下：

党参 15g	茯苓 20g	白术 15g	桂枝 5g	干姜 5g
盐山萸肉 10g	菟丝子 15g	黄芪 20g	丹参 15g	泽泻 12g

3剂，水煎服，每日1剂。

(3) 自身免疫性抗体12项重组Ro-52、抗SSA抗体阳性，考虑干燥综合征可能性大，患者无口干、眼干等症状，暂予观察。

(4) 调护：慢性肾炎患者常因饮食起居不节、调护不当所致病情反复不愈，因此调护非常重要。应注意以下几点：①加强锻炼，增强体质，防寒保暖，抵抗外邪侵袭；②注意饮食调摄，饮食清淡易消化，忌辛辣肥甘之品，若不浮肿，勿需过于忌盐；③保持皮肤清洁，特别是水肿时要避免抓破皮肤，以防感染；④适当运动，避免劳累；⑤调摄情志，树立战胜疾病的信心；⑥慢性肾炎若治愈，仍应坚持治疗，定期检查，以防病复。

5. 病案分析 患者女性，以尿浊，疲倦乏力，怕冷，腰酸痛，水肿为主证，舌淡暗，舌底络脉迂曲，苔白微腻，脉细，检查示蛋白尿、血尿阳性。《素问·水热穴论》言：“肾者，至阴也；至阴者，盛水也。肺者，太阴也；少阴者，冬脉也。

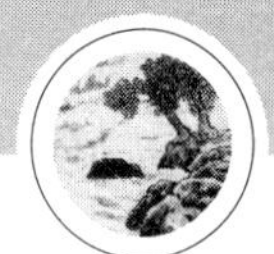

故其本在肾，其末在肺，皆积水也。”李东垣又云：“脾病则下流乘肾。”脾虚不能制水，水湿妄盛。其浮肿则为水湿运化失常，主要责之于脾肾两虚，正如《诸病源候论》所说：“水病者，由肾脾俱虚故也。”现代大部分医家认为慢性肾炎性的水肿以脾肾气虚为本，气虚日久伤及阳气，脾肾阳气不足则患者平素怕冷。肾气虚无以固摄血液，故出现血尿。《仁斋直指方》：“气为血帅，气行则血行，气止则血止。”此条阐述了气血之间的密切关系，气虚是血瘀发生的直接原因。水湿、湿热、瘀血是慢性肾炎的主要病理产物，其阻滞气机可加重水肿、蛋白尿、血尿，并使病情迁延不愈。舌暗红，舌底络脉迂曲为气虚夹瘀，苔白微腻为寒湿表现，脉细为病在里在脏，细为不足之象。综合上述分析，患者辨证属于脾肾阳虚，水湿瘀阻证。

上方中以党参、黄芪健脾益气升提，山茱萸、菟丝子平补脾肾，既能补肾阳、又能益阴敛精，考虑一方面因黄芪偏于温燥，另一方面以防利水伤阴。脾肾得补，正气得养，利于祛除邪气；白术、茯苓、泽泻健脾兼利水，脾气健运，水湿得行；干姜、桂枝温经通脉、通阳化气，气行则水湿瘀血得化。丹参活血化瘀抗纤维化。诸药共凑温补脾肾，祛湿利水，活血化瘀之功。

二诊：2013年5月11日。

患者服药后精神明显好转，疲倦缓解，腰部不适及双下肢浮肿较前减轻，偶有头晕，纳可，眠差，小便夹有泡沫，尿量可，大便调。舌淡暗，舌底脉络迂曲，苔薄白，脉细。

辅助检查：尿常规：蛋白质(+)，潜血(-)。尿蛋白肌酐比：0.34g/g。

杨霓芝教授查房后指示：①患者服药后症状缓解，疲倦明显减轻，腰酸、水肿有所缓解，是正气恢复、水湿得以排出之兆；②予调整中药，现患者正气逐渐恢复，水湿得以从小便而出，舌暗，舌底络脉迂曲，考虑水湿减退，瘀血明显，予原方去泽泻减弱利水之力，加桃仁、石韦加强活血之功，具体处方如下：

党参 15g　　茯苓 20g　　白术 15g　　桂枝 5g
干姜 5g　　盐山萸肉 10g　　菟丝子 15g　　黄芪 20g
丹参 15g　　桃仁 5g　　石韦 15g

3剂，水煎服，每日1剂。

三诊：2013年5月14日。

患者服药后症状明显减轻，精神可，稍怕冷，无头晕头痛，双下肢无浮肿，无腰部酸痛，纳、眠可，小便泡沫较前减少，尿量可，大便调。舌淡暗，舌底络脉迂曲，苔薄白，脉细。

辅助检查：复查24小时尿蛋白定量：409mg。

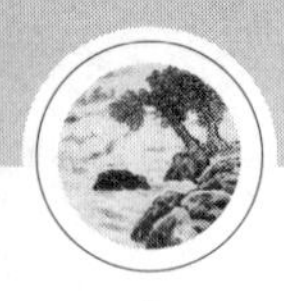

杨霓芝教授查房后指示：

1. 患者症状缓解，复查相关指标示尿蛋白较前减少，病情稳定，维持目前治疗方案，出院后随访。

2. 患者现正气逐渐恢复，水湿、瘀血得除，予调整原方中干姜为熟附子温肾祛寒，余药同前，具体处方如下：

党参 15g	茯苓 20g	白术 15g	桂枝 10g
熟附子(先煎)10g	盐山萸肉 10g	菟丝子 15g	黄芪 20g
丹参 15g	桃仁 5g	石韦 15g	

3 剂，水煎服，每日 1 剂。

随访：患者出院后定期门诊复诊，尿蛋白定量波动在 400~600mg，患者无浮肿等不适，病情稳定。

【总结】

1. 杨霓芝教授辨病思路　慢性肾炎综合征是指以蛋白尿、血尿、高血压、水肿为基本临床表现，可有不同程度的肾功能减退，起病方式各有不同，病情迁延，病变缓慢进展，最终将发展为慢性肾衰竭的一组肾小球疾病。慢性肾炎综合征属于中医学的“水肿”“尿浊”“尿血”“腰痛”“虚劳”等范畴。

水肿在《黄帝内经》中称为“水”，并根据不同症状分为风水、石水、涌水。《灵枢·水胀》篇对其症状做了详细的描述，如：“水始起也，目窠上微肿，如新卧起之状，其颈脉动，时咳，阴股间寒，足胫肿，腹乃大，其水已成矣。以手按其腹，随手而起，如裹水之状，此其候也。”《金匮要略》称为“水气”，按病因、病证分为风水、皮水、正水、石水、黄汗五类。又根据五脏证候分为心水、肺水、肝水、脾水、肾水。

临床上患者常出现尿液浑浊，带有泡沫，实验室检查提示有蛋白尿，属于“尿浊”范畴。但此处之“尿浊”不同于中医学淋证之“膏淋”。《临证指南医案·淋浊》指出：“大凡痛则为淋，不痛为浊。”

关于尿血，则指小便中混有血液或夹有血丝，或如浓茶，或呈洗肉水样，排尿时无疼痛。实验室检查则提示小便在显微镜下可见红细胞。如果患者肉眼观察小便无异常，但高倍镜下尿沉渣中红细胞计数≥3 个也属于“尿血”范畴。《黄帝内经·素问》中最早提出“溺血”，所谓“胞移热于膀胱，则癃溺血”。《素问·四时刺逆从论》：“少阴有余，病皮痹瘾疹；不足，病肺痹；滑则病肺风疝；涩则病积，溲血。”

该患者临床上表现为蛋白尿，伴有轻度浮肿，辨病为“尿浊”证。

2. 杨霓芝教授辨证思路　“辨证论治”是中医的精髓之一，是中医临床的

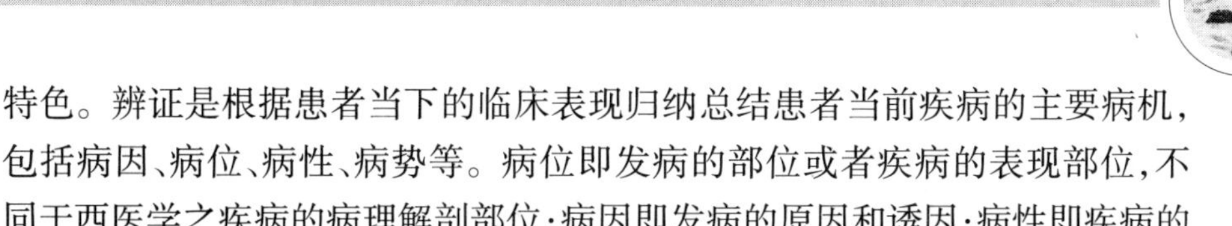

特色。辨证是根据患者当下的临床表现归纳总结患者当前疾病的主要病机，包括病因、病位、病性、病势等。病位即发病的部位或者疾病的表现部位，不同于西医学之疾病的病理解剖部位；病因即发病的原因和诱因；病性即疾病的寒热虚实属性；病势即疾病的发展趋势，也是中医因势利导、祛邪外出的依据之一。

杨教授对于慢性肾炎的辨证，主要根据其病因病机及临床表现来进行，杨教授认为，慢性肾炎患者大多都具有疲倦乏力，再加之病情迁延难愈，患者大都存在焦虑、抑郁等精神状态，杨教授抓住"久病多虚""久病多瘀""气滞血瘀"的病机特点，结合患者的临床症状，提出了"气虚血瘀是慢性肾炎患者存在的主要病机"的理论，认为气虚血瘀存在于慢性肾炎的整个发展过程中。同时，还要根据患者的其他临床表现，水肿是慢性肾炎的常见表现，一般来说水肿多与肺脾肾三脏功能失调有关，与心有密切关系。肺失宣降通调，脾失转输，肾失开合，膀胱气化失常，导致体内水液潴留，泛滥肌肤。因外邪、疮毒、湿热所致的水肿，病位多在肺脾；因内伤所致的水肿，病位多在脾肾。因此，肺脾肾三脏与水肿的发病，是以肾为本，以肺为标，而以脾为制水之脏，诚如《景岳全书·肿胀》所云："凡水肿等证，乃肺脾肾三脏相干之病。盖水为至阴，故其本在肾；水化于气，故其标在肺；水唯畏土，故其制在脾。今肺虚则气不化精而化水，脾虚则土不制水而反克，肾虚则水无所主而妄行。"瘀血阻滞，三焦水道不利，往往使水肿顽固难愈。

蛋白尿、血尿是慢性肾脏病的常见临床症状，肾气亏虚，气化失常加之失却固摄，造成精微下注，形成蛋白尿、血尿。吴昆在《医方考》中说："下焦之病，责于湿热。"肾居下焦，在下焦疾病中湿热极为普遍。下焦不利，湿热下注膀胱则尿少而黄，湿热壅滞于肾，肾失封藏，精微下流，可见蛋白尿。湿热壅盛，灼伤肾络，则导致血尿，而蛋白和血液均是人体的精微物质，均属"阴"，病程日久，患者多合并有肾阴不足的临床表现。杨教授认为在补肾气的同时，加用滋肾阴补精气药物；若脾肾气虚导致水湿运化代谢失常，导致水肿，则加强利水化浊之品；若患者兼有湿热，则酌加清热利湿之品；若病久出现阳虚，则加用温肾补阳之药。

综上所述，慢性肾炎的病因病机错综复杂，本虚标实，虚实互见，寒热错杂之证，本虚之源在肺脾肾，尤以脾肾虚损为著，标实以水湿、湿热、瘀血、风邪为多。其中气虚血瘀贯穿于整个慢性肾炎的始终，是其主要的病机。该患者为中老年女性，本身已阴气不足，平素怕冷，疲倦乏力，纳欠佳，为脾肾阳虚，不能温煦之象；浮肿为脾肾阳虚，气化失施，水湿运化失司的表现；肾虚精微失于固

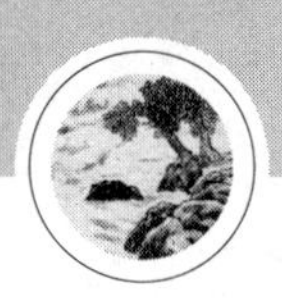

摄，则见蛋白尿、血尿。舌淡暗，舌底络脉迂曲，为脾肾阳虚夹瘀表现，脉细为病在里在脏，为不足之象，苔白微腻为水湿表现。综合上述分析，患者辨证属于脾肾阳虚，水湿瘀阻证。

3. 杨霓芝教授施治思路 中医临床施治的过程，是“审症求因”到“辨证论治”的过程。中医治疗疾病的方法多样，有内治、外治、药物、针刺、灸、导引等，根据其功效的不同，主要有八法。对于复杂的疾病，中医多以多种治法合用，组成复方，综合治疗。由于慢性肾炎综合征临床表现复杂多样，所以治疗应按照不同的阶段进行。发作期以标实为主，治疗以实者泻之为原则；缓解期以虚则补之为原则，本虚为主或虚实夹杂，应着重益气健脾固肾为治，以防复发。对于没有高血压、感染等并发症者可以单纯用中医药进行治疗，若合并有严重高血压、感染、水肿，以及并发急、慢性肾衰竭的患者应予以中西医结合治疗。

慢性肾炎急性期患者容易合并外感症状，或水肿以头面部为主，并伴有蛋白尿、血尿，此时当以祛风为主，《素问·汤液醪醴论》指出：“平治于权衡，去宛陈莝……开鬼门，洁净府。”《金匮要略·水气病脉证并治》认为：“诸有水者，腰以下肿，当利小便；腰以上肿，当发汗乃愈。”《金匮要略·痉湿暍病脉证治》曰：“风湿脉浮，身重，汗出恶风者，防已黄芪汤主之。”《金匮要略·水气病脉证并治》曰：“风水恶风，一身悉肿……越婢汤主之。”“水之为病，其脉沉小，属少阴。浮者为风……发其汗即已，脉沉者宜麻黄附子汤，浮者宜杏子汤。”在用药方面，宜用宣散之品祛风透邪，使邪气外散，临床宜根据风寒、风热、风湿或者风毒不同随症加减治疗，风寒者治以祛风散寒，风热者祛风清热，风湿毒者则祛风利湿解毒。对于反复感受风邪或风邪久羁内伏肾络者，蛋白尿常经久难治，通常的祛风散邪草木之品很难奏效，属病深药浅，选用善于搜风剔邪、熄风化痰、活血通络的虫类药物，方能将潜伏足少阴肾之络脉的风邪引出逐外。

慢性肾炎缓解期以健脾固肾为治，以防复发。对于慢性肾炎蛋白尿的出现属于人体精微物质的丢失，因“肾藏精”，“脾升清”，故可从“肾不藏精、脾不升清”的病机方面进行探讨。因此，治疗持续性蛋白尿的慢性肾炎，应遵从两条，一是健脾摄精，重在益气升提；二是补肾固精，务须阴阳互调。若患者因体质问题出现阴虚或病久出现气阴不足者，着重益气养阴为主；若出现阳虚或阴阳俱虚者，则需阴阳双补。在补虚的同时，也要注意祛邪。下焦湿热则尿少而黄，湿热内盛，肾失封藏，精微下泄，则成蛋白尿，灼伤脉络则形成血尿，此时应在健脾补肾基础上加用利湿清热药物。叶天士曾经说过“气者血之帅也，气行则血行，气温则血活……气有一息之不运，则血有一息之不行”，“病久必

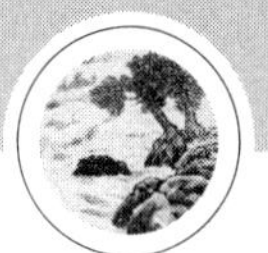

虚”，“病久必瘀”，气虚容易导致血瘀；同时加之《金匮要略》提出：“热之所过，血为之凝滞。”《温热逢源》中提出“热附血而愈觉缠绵，血得热而愈形胶固”，肾络受损，水湿阻络，血溢脉外，“离经之血为瘀”。湿热容易阻滞气机，导致瘀血内停。此时当以益气活血、行气活血、清热利湿活血为法治疗。

该患者初诊时，以尿浊，疲倦乏力，怕冷，腰酸痛，水肿为主证，舌淡暗，舌底络脉迂曲，苔白微腻，脉细。杨教授经四诊合参，辨证该患者应以脾肾阳虚、水湿瘀阻为主证，故治疗上以温补脾肾、利水消肿兼以活血为法，给予黄芪、党参补气健脾，山萸肉、菟丝子补肾固精，茯苓、泽泻、白术利水消肿，桂枝、干姜温通阳气，丹参活血。复诊时，患者上述症状均已有所好转，杨教授认为，正气得复，水湿得祛，瘀血仍明显，加桃仁、石韦加强活血。再诊时，患者症状继续好转，仍见怕冷，在原方中改干姜为熟附子，加强温肾祛寒之力。

4. 杨霓芝教授治疗慢性肾炎常用方药

(1) 杨教授认为，慢性肾炎的治疗应以益气活血为法，若兼有阴虚，则加用滋阴补肾之品；若患者兼有湿热，则酌加清热利湿之品；若兼有水湿，则加强利水化浊之品；若病久出现阳虚，则加用温肾补阳之药。具体辨证施治如下：

1) 肺肾气虚、湿热瘀阻

主症：体倦乏力，易感冒，尿血，蛋白尿，纳可，大便调，舌淡红，苔薄黄，脉细稍数。

治则：补益肺肾，清热利湿，佐以活血。

方药：玉屏风合二至丸加减。

处方组成：黄芪 15g，太子参 15g，女贞子 15g，墨旱莲 15g，丹参 15g，泽兰 15g，桃仁 5g，蒲公英 15g，石韦 15g，甘草 3g。

加减法：尿血则加白茅根、茜草根、大蓟、小蓟；纳呆加陈皮、砂仁；浮肿加茯苓皮、猪苓、泽泻。若患者出现风寒，症见恶寒发热，无汗，脉浮紧，可选用麻黄汤加减，方药可选用麻黄、桂枝、杏仁、防风、紫苏叶。若出现风热，症见发热重恶寒轻，咽痛，口干，咳嗽咳黄痰，舌淡红苔薄黄，脉浮数，方药可选用银翘散加减，如金银花、连翘、淡竹叶、薄荷、蒲公英、板蓝根、白花蛇舌草等。

2) 气阴(肝肾)两虚、湿热瘀阻

主症：面色无华，体倦乏力，头晕，口干咽燥或长期咽痛，舌质偏红，少苔，脉细或弱。

治则：益气养阴、清热活血。

方药：参芪地黄汤合二至丸加减。

处方组成：太子参 15g，黄芪 15g，熟地黄 15g，山茱萸 10g，茯苓 15g，泽

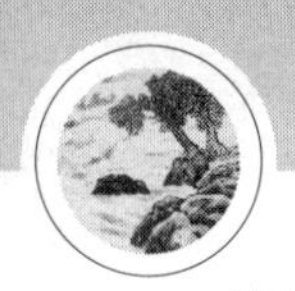

泻 15g，牡丹皮 12g，女贞子 15g，墨旱莲 15g，菟丝子 15g，泽兰 15g，桃仁 5g，甘草 5g。

加减法：若咽痛日久，咽喉暗红者，可加沙参、麦冬、桃仁、赤芍以养阴化瘀；纳呆腹胀加砂仁、木香、枳壳行气和胃；五心烦热者，可加地骨皮、鳖甲滋阴清热；若热邪明显，下注膀胱，出现血尿，则加用蒲公英、大蓟、小蓟、白茅根等凉血止血。

3）脾肾气虚，水湿瘀阻

主症：疲倦乏力，浮肿，腰脊酸痛，脘胀，纳少，尿少，大便溏，舌质淡红齿痕，苔薄白，脉细。

治则：健脾补肾利湿活血。

方药：四君子汤合五苓散加减。

处方组成：黄芪 15g，党参 15g，山茱萸 10g，菟丝子 15g，白术 15g，茯苓 15g，猪苓 15g，泽泻 15g，桂枝 5g，当归 10g，甘草 5g。

加减法：

若脾虚湿困，头晕肢重，舌苔白厚者，合平胃散，加如陈皮、藿香；若肾气亏虚明显，夜尿频繁，则加金樱子、覆盆子、益智仁、菟丝子、桑寄生等。

4）脾肾阳虚，湿浊瘀阻

主症：体倦乏力、畏寒肢冷，腰膝酸软，尿少、大便干结，舌淡红齿印，脉沉细尺弱。

治则：温阳化湿活血。

方药：四君子汤合当归补血汤加减。

处方组成：黄芪 20g，党参 15g，白术 15g，淫羊藿 15g，女贞子 15g，茯苓 15g，泽兰 15g，当归 10g，甘草 3g。

加减法：

如兼夹湿热之邪，症见食少纳呆，口苦口干，口中黏腻，舌苔黄腻，可酌加土茯苓、大黄利湿清热；若患者湿浊内盛，而见恶心呕吐，纳呆腹胀，身重困倦，舌苔厚腻，可选用砂仁、陈皮以利湿化浊。

⑵ 常用药对：药对，又称对药，是由两味中药配伍在一起使用的一种固定的配伍形式，可以起到相须、相使以达到提高疗效的目的。所谓“药有个性之特长，方有合群之妙用”，药对是方剂配伍的核心，杨教授在临床上选用药对治疗慢性肾脏病及其并发症，取得不错的疗效，现总结如下：

1）益气活血药对——黄芪配当归：黄芪性甘，微温，归肺、脾、肝、肾经，可用于体虚表弱所致的自汗、阴虚盗汗、急性及慢性肾炎所致水肿、肺气虚所致

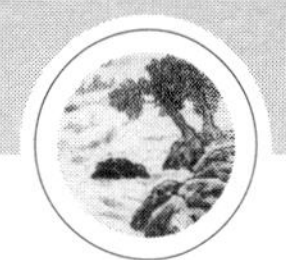

咳喘等，西医学研究，黄芪有增强机体免疫功能、保肝、利尿、抗衰老、抗应激、降压和较广泛的抗菌作用。能消除实验性肾炎蛋白尿，增强心肌收缩力，调节血糖含量。黄芪不仅能扩张冠状动脉，改善心肌供血，提高免疫功能，而且能够延缓细胞衰老的进程。当归为“血中之气药”，具有补血活血、调经止痛、润燥滑肠的作用。黄芪与当归配伍最为人知的为金元时期李东垣所创制的“当归补血汤”，5∶1 的黄芪、当归比沿用至今，体现“以无形之气，补有形之血”的治疗理念。黄芪与当归配伍蕴含着气血的辩证关系，方中黄芪补脾气、益肺气，是气中之要药，当归善补阴血，为血分之要药，在“从阳引阴，从阴引阳”的理论基础，配伍药量比例得当，则可起到气血双补的功效。杨教授在诊治患者的过程中，若患者存在气血亏虚，则使用当归补血汤补益气血，黄芪与当归用量比为 5∶1；若患者瘀血明显，则可适当加大当归剂量，并不完全拘泥于当归补血汤的用法。

2）补肾滋阴之要药——女贞子与墨旱莲：墨旱莲配女贞子二药合用，名曰二至丸，方出自《证治准绳》。二至丸以女贞子为君药，味甘苦，性凉，补中有清，可滋肾养肝，益精血，乌须发。臣以墨旱莲，味甘酸，性寒，既能滋补肝肾之阴，又可凉血止血。二药配合，补益肝肾，滋阴止血，药少、力专、性平，补而不滞，为平补肝肾之剂，共奏补益肝肾，滋阴止血之功。《本草正》谓女贞子：“养阴气，平阴火，解烦热骨蒸，止虚汗消渴及淋浊崩漏，便血，尿血。”故临床上多用其加减治疗各种肾脏疾病。杨教授认为对于属于肾阴亏虚体质的患者可以二至丸加味使用，长期使用激素的慢性肾炎患者容易导致阴虚火旺，服用二至丸可以补益肝肾，使阴液充足从而虚火自平。现代药理研究表明墨旱莲配女贞子有增加免疫、降血脂、抗血栓、抗氧化、改善微循环及保肝降酶作用。故杨教授常选取二药治疗本病证属气阴两虚型的患者，常用剂量比例为 1∶1，必要时重用二药。

3）丹参配泽兰：丹参味苦，微寒，归心、肝经，具有祛瘀止痛、活血通经、清心除烦的功效，《本草便读》：“丹参，功同四物，能去瘀以生新……善疗风而散结，性平和而走血……味甘苦以调经。”泽兰其性温，味苦、辛，有活血通经、利水消肿的功效，《本草通玄》中指出泽兰芳香悦脾，可以快气，疏利悦肝，可以行血，流行营卫，畅达肤窍。现代研究也表明丹参可调节缺血性肾损伤再灌注后肾功能的恢复，保护肾功能的恢复。杨教授认为慢性肾脏病患者后期可出现血瘀之象，瘀血阻滞则血络受损，可导致清浊不分，出现蛋白尿，故两者合用，可加强活血化瘀之效，也可改善血络受阻之象，降低蛋白尿。

4）利湿清热之良药——蒲公英与石韦：蒲公英味苦性寒，具有清热解毒，

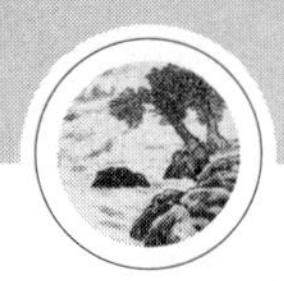

利尿散结的作用。《本草新编》中指出“蒲公英,至贱而有大功,惜世人不知用之……蒲公英亦泻胃火之药,但其气甚平,既能泻火,又不损土,可以长服久服而无碍。”由此可知,蒲公英既可以清各经之火又不伤正,据现代研究,蒲公英具有抗菌作用,尤其对金黄色葡萄球菌耐药菌株、溶血性链球菌有较强的杀菌作用。杨教授对于慢性肾脏病合并疔毒疮肿、急性结膜炎、感冒发热、急性扁桃体炎、急性支气管炎、胃炎、尿路感染等常规选用。石韦,其味甘、苦,性微寒。入肺、膀胱经。有利水通淋、清肺泄热等作用。能清湿热、利尿通淋,以及治刀伤、烫伤、脱力虚损。《神农本草经》指出:“石韦主劳热邪气,五癃闭不通,利小便水道。”《名医别录》言其能止烦下气,通膀胱满,补五劳,安五脏,去恶风,益精气。据研究,石韦具有治疗支气管哮喘及慢性支气管炎的作用,同时对于治疗急、慢性肾炎及肾盂肾炎也有非常好的效果。两药均入肺入肾,清热利湿作用强,杨教授经常在肾脏病合并的呼吸道及泌尿系感染性疾病时使用,效果颇佳,用量均在 15g 左右。

(马红岩　叶美琴　许　苑)

主要参考文献

1. 黄春林,朱晓新 . 中药药理与临床手册[M]. 北京:人民卫生出版社,2016.
2. 高晓会,张英杰 . 二至丸临床应用及研究概况[J]. 实用中医内科,2013,27(5):165-167.
3. 高文强,邱雪峰,李凯,等 . 丹参酮Ⅰ在肾脏缺血再灌注损伤中的保护作用研究[J]. 东南大学学报(医学版),2018,37(3):372-379.

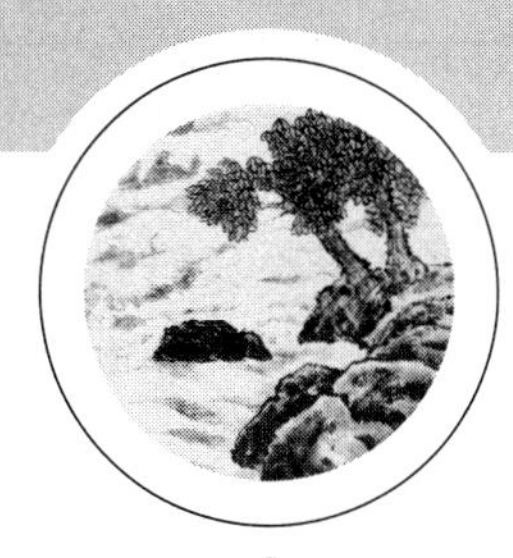

第二章 IgA 肾病病案

【病案 1】

一诊:2012 年 9 月 26 日。

杨教授查房,参加人员有卢富华医师、侯海晶医师、苏镜旭医师、进修医师、实习医师、主管护师等。

主管医师汇报病史:

廖某,女,36 岁。

因“反复尿蛋白 7 年”于 2012 年 9 月 20 日入院。

患者 2005 年于当地医院体检时发现尿蛋白阳性,时伴有少许腰酸,小便夹有泡沫,无关节肿痛,无皮肤斑疹,无日光过敏,无尿频急痛,双下肢无浮肿,遂至茂名市人民医院就诊,测血压不高(具体不详),查尿常规示蛋白尿(++),潜血(+),血肌酐正常,B 超未见异常(未见报告),诊断为“慢性肾炎”,遂收入院治疗,予护肾、中成药辨证治疗等处理,病情无明显改善,后间断于当地医院复诊,自诉查尿蛋白波动于(+)~(+++),尿潜血波动于(++)~(+++),现为求进一步系统诊治,由门诊拟“慢性肾炎”收入我科。

入院症见:患者神清,精神稍倦,腰背部酸痛,尿频,无尿急尿痛,无发热恶寒,无关节肿痛,无皮肤斑疹,无日光过敏,无咳嗽咳痰,无肢肿,口干不苦,纳一般,眠差,尿量可,大便尚可。

既往史:否认冠心病、高血压、糖尿病等内科病史;否认肝炎、

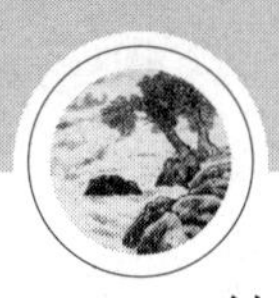

结核等传染病病史；否认外伤及输血史。

过敏史：否认药物、食物及接触过敏史。

其他情况：出生并生长于广州，无疫水、疫区接触史；无烟酒等不良嗜好；16 岁月经初潮，平素月经规律，27 岁结婚，配偶体健，生育 1 子 1 女，均体健；否认家族遗传病病史。

查体：T 37.2℃　P 74 次 /min　R 20 次 /min　BP 124/72mmHg

神志清楚，精神疲倦，发育正常，形体适中，自动体位，对答合理，查体合作。全身皮肤及巩膜未见黄染，浅表淋巴结未扪及肿大，头颅五官无畸形，双瞳孔等大等圆，直径约 3mm，对光反射灵敏，听力正常，外耳道及鼻腔未见分泌物，咽充血（–），扁桃体无肿大，颈软，气管居中，双甲状腺无肿大，颈静脉无充盈怒张。呼吸平顺，双肺听诊呼吸音清，未闻及干、湿啰音。心前区未触及抬举性心尖搏动，叩诊心界不大，心率 74 次 /min，律齐，各瓣膜听诊区未闻及病理性杂音。腹部平坦，无压痛、无反跳痛，肝脾肋下未及，肝颈静脉回流征（–），麦氏点压痛（–），墨菲征（–），肝肾区无叩击痛，移动性浊音（–），肠鸣音正常。脊柱四肢无畸形，颜面及双下肢无浮肿。肛门、外生殖器未查。神经系统检查：四肢肌力、肌张力正常，生理性神经反射存在，病理性神经反射未引出。

舌暗红，苔黄微腻，脉沉细。

专科情况：双输尿管行程无压痛，双侧肋脊点、肋腰点无压痛，双肾区无叩击痛，双下肢无浮肿。

辅助检查：2012 年 4 月 27 日：尿常规 PRO（++），BLD（+++），镜检红细胞：1~2 个 /HP，肝功能：ALB 31.6g/L；肾功能：BUN 5.74mmol/L，尿酸 314.6μmol/L，肌酐 71.39μmol/L；总胆固醇 5.86mmol/L。

入院诊断

中医诊断：尿浊（气阴两虚，湿热瘀阻）。

西医诊断：蛋白尿（查因：慢性肾炎综合征？肾病综合征？）；高脂血症。

治疗计划：入院后予Ⅱ级护理，低盐低脂优质低蛋白饮食，测体重、血压，持续尿量监测；治疗上，暂以中医治疗为主，以“益气养阴，清热利湿活血”为法，予三芪口服液益气活血。

请杨霓芝教授查房目的：明确诊断，指导治疗。

1. 杨霓芝教授听取病例汇报后查看患者

中医四诊

望：神志清楚，精神疲倦，面色尚可，形体适中，舌暗红，苔黄微腻。

闻：言语清晰，呼吸正常，未闻及特殊气味。

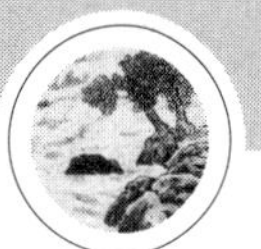

问：腰背部酸痛，尿频，无尿急尿痛，无发热恶寒，无关节肿痛，无皮肤斑疹，无日光过敏，无咳嗽咳痰，无肢肿，口干不苦，纳一般，眠差，尿量可，大便尚可。

切：肤温正常，脉沉细。

补充病史：病史同前，无特殊补充。

2. 杨霓芝教授查房后讨论病情

苏镜旭医师：患者为青年女性，反复出现尿蛋白，入院后已行肾穿刺活检，IgA 肾病诊断明确，患者拒服激素，西药方案应如果选择？中医如何切入？请杨教授查房指导。

侯海晶医师：IgA 肾病是一种常见的原发性肾小球疾病，以 IgA 为主的免疫复合物沉积在肾小球系膜区为特征，也是常见的导致终末期肾脏病的病种。根据肾穿刺活检病理结果，患者目前诊断明确 IgA 肾病(局灶增生硬化性，Haas Ⅳ，Oxford 分型 M1S1E0T1)，病理类型提示病变较重，加之患者尿蛋白阳性长达 7 年，长期外院予护肾等中医药治疗，效果不明显，入院后复查肌酐已升至 104μmol/L，呈缓慢进行性升高，提示疾病仍有进展；肾功能明显受损，故预后较差。治疗上可使用激素抑制免疫炎症以期逆转部分活动性病变，与患者及其家属交代清楚相关副作用，然患者青年女性，情绪紧张，对于激素治疗有恐惧排斥情绪，是否可以通过中医药治疗减少尿蛋白？

卢富华医师：目前明确诊断，现患者肾脏病理提示：IgA 肾病(局灶增生硬化性，Hass IV，Oxford 分型 M1S1E0T1)，然而，由于 IgA 肾病病理表现多样化，可能并不均一。重复肾穿刺可能有助于认识该疾病，然而这在国内难以做到。目前，评估疾病的进展风险是首要的，患者血压正常，蛋白尿定量仍大于 2.0g/24h，就诊时肾功能不全，血肌酐进行性升高，现按 CKD-EPI 公式估算的肾小球滤过率(GFR)约为 58.04ml/(min·1.73m^2)以上均提示患者属病情进展，预后不良。进一步干预措施的选择：①血管紧张素转化酶抑制剂(ACEI)/血管紧张素Ⅱ受体阻滞剂(ARB)类药物有助于减少尿蛋白，患者基础血压尚可，目前血肌酐升高，注意不良反应发生，但鉴于已有研究指出将尿蛋白控制在 1g/d 以下可明显延缓肾衰进展，为获得减少尿蛋白的益处，可在严密监测副作用的条件下使用 ACEI/ARB 类药物，建议小剂量开始，逐步加量，在血压可耐受的情况下建议使用双倍剂量，密切监测肾功能及血压。②激素的应用仅在存在以下条件时被推荐：肾脏病理可见进展性新月体，肾小球滤过率(GFR) >50ml/(min·1.73m^2)，但 KDIGO 指南也指出，对于 GFR<50ml/(min·1.73m^2)的患者，由于目前研究多数未纳入此类患者或者样本量极少，目前无相关研究数

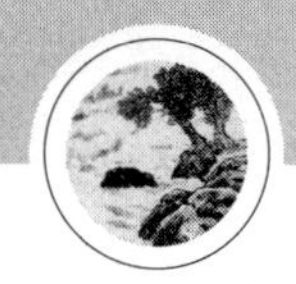

据支持使用，并非有确切证据否定其作用。但患者考虑激素副作用大，要求中医治疗，下一步治疗方案的制订要与患者及其家属充分沟通后确定，请杨教授查房给予中医方面辨证治疗。

3. 杨霓芝教授总结病例特点 患者青年女性，反复尿蛋白 7 年，面色萎黄，腰背部酸痛，尿频，无尿急尿痛，无发热恶寒，无关节肿痛，无皮肤斑疹，无日光过敏，无咳嗽咳痰，无肢肿，口干不苦，纳一般，眠差，尿量可，大便尚可。补充辅助检查：甲状旁腺激素：5.5pg/ml，甲状腺彩超：甲状腺大小正常，甲状腺左叶小结。甲状旁腺彩超：甲状旁腺未见明显病变。肾穿刺组织病理活检提示：IgA 肾病(局灶增生硬化性，Hass IV，Oxford 分型 M1S1E0T1)。目前可补充诊断：IgA 肾病，甲状腺结节。

4. 辨病辨证分析 该患者因反复尿蛋白 7 年，中医诊断当为“尿浊”。

精神疲倦、面色萎黄为中焦不足，脾气亏虚，失于充养之象；肾虚膀胱气化不利，故见尿频；口干为阴虚津液无以上承之象；又该病有一个隐匿发展的缓慢过程，“久病入络”必有瘀血内阻，加之本病病情迁延，经久不愈，以致脏腑失调均可致血瘀，瘀血阻络，外在腰痛亦显著可见；脾气虚而运化水湿不及，肾气虚则不能蒸腾气化，三焦水道不利，故易形成水湿兼夹证，由于肾阴不足，阴虚内热，热与湿相合，蕴结而成湿热证，湿热内扰，故见眠差；舌暗主脉络瘀阻，舌红、苔黄腻为湿热内阻之象，脉沉细亦符合气阴两虚之表现。

5. 诊断

中医诊断：尿浊(气阴两虚，湿热瘀阻)。

西医诊断：IgA 肾病(局灶增生硬化性，Haas IV，Oxford 分型 M1S1E0T1)；高脂血症；甲状腺结节。

6. 治疗

中医以益气养阴，清热利湿活血为法，中药处方如下：

黄芪 15g	党参 15g	生地黄 15g	山药 15g
盐山萸肉 12g	土茯苓 15g	桃仁 5g	菟丝子 12g
丹参 15g	茜草根 10g	白茅根 15g	蒲公英 15g
甘草 5g			

煎服法：4 剂，水煎，每日 1 剂，早、晚分服。

西医治疗上根据 KDIGO 临床实践指南，蛋白尿仍是决定 IgA 肾病预后的关键因素，建议给蛋白尿 >1.0g/L 的患者长期服用 ACEI/ARB 类药物，建议对于蛋白尿 <1.0g/L 的 IgA 肾病患者，血压靶目标值为 <130/80mmHg，蛋白尿 >1.0g/L 的 IgA 肾病患者，血压靶目标值为 <125/75mmHg；建议对采用 3~6 个

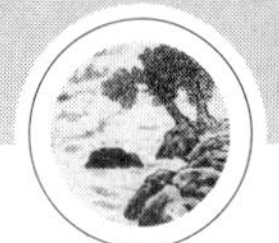

月合理支持疗法(包括 ACEI 或 ARB 和控制血压)后蛋白尿仍持续 2g/L, GFR>50ml/min 的患者,使用为期 6 个月的糖皮质激素治疗;结合本例患者,尿蛋白定量为 2.4g/L,血压控制于 120/70mmHg 左右,根据指南推荐,可使用 3~6 个月的 ACEI/ARB 治疗,配合中药汤剂辨证给予,临床定期复查观察病情变化。结合患者临床症状,予厄贝沙坦治疗 3 个月后复查尿蛋白定量,若复查尿蛋白 <1.0g/L,肾功能未进展,则维持厄贝沙坦治疗,若蛋白尿仍持续 >1.0g/L,则使用为期 6 个月的糖皮质激素治疗。结合患者肾穿刺病理牛津分类:M1S1E0T1,其中病理指标间质纤维化或小管萎缩(T)积分为 1,表示肾皮质小管萎缩或间质纤维化处于 26%~50% 之间,提示中度萎缩或间质纤维化,代表预后不佳。

7. 调护 杨教授主张防治并重,强调治未病的思想。IgA 肾病患者本虚,容易感受外邪,从而导致疾病易于复发或者加重。所以杨教授注重防范,嘱咐患者长期服用三芪口服液以固本。同时叮嘱患者调畅情志,适度运动,清淡饮食,治病防病,重在平时。

8. 病案分析 杨教授认为,IgA 肾病起病于脾气、肾气虚损,形成了湿热瘀血交阻为患的病理因素。在病情发展过程中,虚实夹杂,相互为害,从而不断加重病情,最终造成脾肾衰败、湿毒内蕴的关格重症。具体临证时,在各种辨证要素中,应着重强调明辨虚实,以执简驭繁。该患者精神疲倦、面色萎黄为中焦不足,脾气亏虚,失于充养之象;肾虚膀胱气化不利,故见尿频;口干为阴虚津液无以上承之象;又该病有一个隐匿发展的缓慢过程,“久病入络”必有瘀血内阻,加之本病病情迁延,经久不愈,以致脏腑失调均可致血瘀,瘀血阻络,外在腰痛亦显著可见;脾气虚而运化水湿不及,肾气虚则不能蒸腾气化,三焦水道不利,故易形成水湿兼夹证,由于肾阴不足,阴虚内热,热与湿相合,蕴结而成湿热证,湿热内扰,故见眠差;舌暗主脉络瘀阻,舌红、苔黄腻为湿热内阻之象,脉沉细亦符合气阴两虚之表现。在治疗时,首先应辨明虚实,根据本虚标实的具体情况,或泻其实,或补其虚,或先攻后补,或先补后攻,或攻补兼施,灵活立法。

方中以黄芪、党参、山药益气健脾补肾,补先天不足、后天失养;盐山萸肉、菟丝子补阳益阴,平补肾之阴阳;土茯苓清热化湿,解湿热瘀毒;桃仁、丹参活血而不留瘀,可以祛除瘀血,茜草根凉血化瘀止血;白茅根能清热凉血止血,减少镜下血尿以及肉眼血尿;生地黄养阴清热,蒲公英可加强清热解毒之功,也防外邪侵袭加重病情;甘草调和诸药。

二诊:2012 年 9 月 30 日。

患者体倦乏力、口干症状好转,腰背部酸痛无明显改善,纳、眠一般,尿量

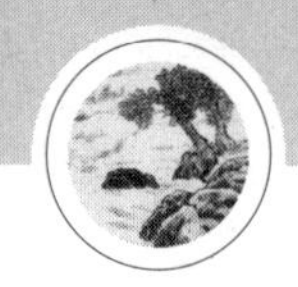

可，无明显尿频急痛，大便尚可。舌暗红，苔黄，脉沉细。

辅助检查：肾功能：尿素氮 6.24mmol/L，肌酐 104.0μmol/L，总二氧化碳 20.0mmol/L，尿酸 292.0μmol/L。24 小时尿蛋白总量：2 211.0mg。免疫、泌尿系彩超未见明显异常。

杨霓芝教授查房后指示：

1. 注意监测血压波动情况，适时调整降压药物；定期复查血肌酐，防止肾功能进一步恶化。

2. 患者服药后症状缓解，疲倦乏力减轻，患者腰背部酸痛无明显改善，考虑久病入络，脉络瘀阻，不通则痛，配合红外线照射温经活血止痛，配合传统疗法治疗改善症状，汤药疗效明显，可续服前方，具体方药如下：

黄芪 15g	党参 15g	生地黄 15g	山药 15g
盐山萸肉 12g	土茯苓 15g	桃仁 5g	菟丝子 12g
丹参 15g	茜草根 12g	白茅根 15g	蒲公英 15g
甘草 5g			

煎服法：7 剂，水煎，日 1 剂，早、晚分服。

三诊：2012 年 10 月 8 日。

患者精神好转，无体倦乏力，稍感口干，无明显腰酸背痛，无尿频、尿急、尿痛，纳眠可，二便调。舌暗红，苔微黄，脉细。

杨霓芝教授查房后指示：

1. 患者血压监测可，维持厄贝沙坦治疗；症状缓解，予复查相关指标，出院后随访。

2. 患者现正气逐渐恢复，精神可，无体倦乏力，无腰酸背痛，效不更方。

随访：患者出院后定期门诊随诊。目前患者精神尚可，畏寒，偶有乏力，口干无口苦，纳可，眠差，梦多，小便见泡沫，夜尿 1 次 / 晚，大便通畅。舌暗红，苔薄黄，脉细。定期复查尿蛋白波动在（-）~（+），血肌酐波动在 84~97μmol/L。

【总结】

1. 杨霓芝教授辨病思路 中医无“IgA 肾病”的病名，IgA 肾病是一种纯粹的病理诊断，结合该患者的临床表现，主要表现为蛋白尿，同样中医也无“蛋白尿”的明确定义，但蛋白质是人体三大营养物质之一，类似于中医之“精气”“清气”等。《素问·金匮真言论》云“夫精者，身之本也”，精者，宜藏而不宜泄。《素问·通评虚实论》云：“精气夺则虚。”精微不固，随溲而下，即为蛋白尿。因此，尿蛋白归属于中医的“尿浊”“虚劳”“精气下泄”等范畴。

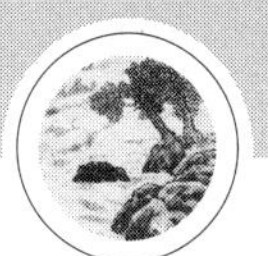

2. 杨霓芝教授辨证思路 若以传统中医宏观认识疾病的方法进行诊治，虽然能取得一定疗效，但难以形成统一的辨证诊断标准，疗效的客观性、稳定性难以保证，而且难以借鉴西医学对该病微观的认识而提高中医药的疗效。杨教授不断汲取西医及现代中医有关的研究成果，重视以本虚与标实、宏观辨证与微观辨证相结合的方法来重新认识该病，并形成了自己的一套观点。

(1) 在本虚方面，杨教授强调以脾、肾气虚为本，这种观点的形成得益于以下研究结果：黏膜免疫功能的异常或缺陷与 IgA 肾病有关已得到公认，研究表明中医的“脾”与西医学的免疫调节功能有很大关系，胃肠免疫功能的低下及免疫调节功能异常与脾气虚弱有关。另外，IgA 肾病的发病，有明显的体质特异性，不同人群（人种）产生 IgA 的数量不同，组织内补体活化途径与免疫球蛋白的状况与种族之间存在着密切关系，这些“先天”因素与中医“先天之本”的肾是有密切关联的，是肾气不足在微观上的表现。杨教授认为，该病因虚致病、因邪恶化，其中湿热瘀血之实是影响其病情变化、发展的主要因素。

(2) 从宏观方面看：IgA 肾病表现为反复发作的血尿、蛋白尿，不同程度的咽痛、水肿，病情缠绵难愈，外感、烦劳容易诱发，这些都符合湿热、瘀血的致病特点；从微观来讲：体液免疫紊乱引起的肾脏局部炎症反应是一种湿热的表现，肾小球系膜增生，纤维化、硬化、玻璃样变，球囊粘连，肾小管萎缩及间质损害，都符合瘀血的特点。

3. 杨霓芝教授施治思路 该患者辨证为“气阴两虚，湿热瘀阻”证型，故“益气活血法”论治 IgA 肾病蛋白尿。蛋白尿的产生多由本虚标实所致，尤以本虚为主。IgA 肾病蛋白尿之本是脾肾气虚，其中脾为后天之本，主运化水谷，是气血生化之源。脾土居中焦，升清降浊，将机体精微物质输布全身。脾气虚弱则精气悖于常道而行，难以布散，清浊相混，下泄则为蛋白尿。《灵枢·口问》云：“中气不足，溲便为之变。”肾气充足，精关固涩，蛋白尿不现。反之，若肾气虚损，则封藏失职，固精无权，精随尿出则病。《素问·六节藏象论》：“肾者，主蛰，封藏之本，精之处也。”肾虚精微流失，脾不升清，精微下注，发为蛋白尿。另外，脾胃可助肾封藏肾气、精微。《中西汇通医经精义》指出：“脾土能制水，所以封藏肾气也。”精微丢失愈甚，脏腑失养愈久，而致使病程迁延，缠绵不愈。而且久病入络，又可致瘀。标实为湿热瘀阻，其中以瘀血为著。此时，瘀血既是病理产物，又是致病因素，导致某些顽固性尿蛋白的产生。瘀血阻于肾络，精气布散受阻而外溢，下泄则成蛋白尿。《读医随笔·虚实补泻论》谓：“叶天士谓久病必治络。其所谓病久气血推行不利，血络之中必有瘀凝。”瘀血阻络，又可以影响肾脏水液代谢及开合功能。这样进一步造成水肿、蛋白外泄。《金匮

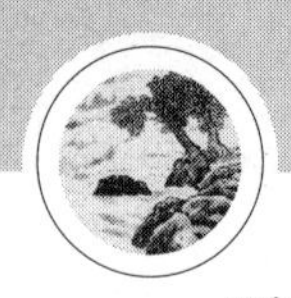

要略·水气病脉证并治》曾云:“血不利则为水”。《黄帝内经》云:“人之所有者,血与气耳。”指出了气与血乃是人之根本。王清任在《医林改错》中云:“元气既虚,必不能达于血管,血管无气,必停留而瘀。”可见,气足血畅,病情多可好转。所以,在治疗 IgA 肾病蛋白尿时,要将“益气”“活血”两大法并举。

4. 杨霓芝教授治疗 IgA 肾病常用方药 脾肾气虚者多拟四君子合二至丸或菟丝子、何首乌等健脾补肾益气;气阴两虚者多以参芪地黄汤加减治疗。补肾方面,避免温阳燥热之品,多选择二至丸、何首乌、菟丝子、牛膝等;瘀血不著者,可常规加丹参 15g 佐以活血;瘀血明显者,可加桃仁、红花、当归各 10g;湿热夹瘀者,加蒲公英、赤芍各 15g,或加白花蛇舌草 15g。

另外,杨教授经验方三芪口服液(黄芪、三七等,广东省中医院院内制剂)在抑制肾小球系膜细胞增生、延缓肾纤维化方面效果显著。作为院内制剂最初用于治疗慢性肾炎取得了很好的临床疗效。根据现代药理研究证实,黄芪对机体的免疫系统有广泛的影响,具有较强的免疫调节功能,三七亦具有免疫调节剂的作用,表现以免疫增强为主,但在某些条件下又具有免疫抑制作用,表现有双向免疫调节作用,且能抑制血小板功能,促进纤溶,使血液黏度降低,显著改善体内高凝状态。故黄芪、三七等配伍,扶正祛邪,药少力专,能起到相得益彰的作用,长期服用可延缓肾小球肾炎进展,且长期服用未见任何毒副作用。在动物试验中,三芪口服液能显著改善“气虚血瘀”模型大鼠的血液流变学指标,增加微循环灌注流量,使肾脏血流顺畅,减轻系膜区 IgG 沉积,系膜细胞、系膜基质增生。并能抑制肾小管间质纤维化和 ERK 抗体的磷酸化,可以阻断信号从细胞外转导入细胞核内。从而证实了三芪口服液能改善气虚血瘀证大鼠的血液高凝状态,减少免疫复合物在肾脏的沉积,恢复肾小球正常的生理功能,进而延缓了肾小球硬化的发生,改善并保护肾功能。另外,在临床研究中,使用三芪口服液治疗慢性肾炎气虚血瘀证的患者,与金水宝干预做对比,表明三芪口服液不仅可以改善患者的体征和症状,而且可以明显减少 24h 尿蛋白,改善血液流变学,降低Ⅳ型胶原、Ⅲ型前胶原、淋巴细胞,提高体液免疫 IgG、补体的含量,提高 T 淋巴细胞亚群 CD3、CD4、CH50 的水平等,其总有效率为 88.9%。总之,不论临床研究还是基础实验,都为三芪口服液临床疗效提供了可靠的依据。

本例蛋白尿患者病程缠绵难愈,属虚实夹杂。一诊患者体倦乏力,腰背酸痛,取黄芪、牛膝,以益气温阳、补肾强腰;盐山萸肉来平补肾之阴阳;延胡索活血止痛;桃仁、丹参活血而不留瘀,可以祛除瘀血这一导致病程迁延的重要病理因素。由于二诊后患者自诉症状改善显著,辨证基本同前,于是效不更法、

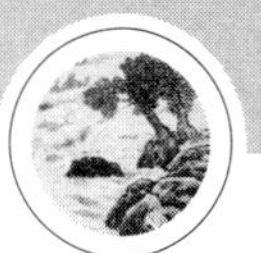

效不更方，该患者应用中药治疗蛋白尿取得了良好的治疗效果。杨霓芝教授在整个治疗过程中都将“益气”“活血”大法并举，兼以清热利湿化浊。即使临床上患者症状变化多端，但只要辨证准确，能够把握正确的治法，灵活加减中药，采用纯中医或中西医结合综合治疗，疗效明显。

（卢富华　胡　梁）

【病案 2】

一诊：2016 年 7 月 28 日。

杨教授查房，参加人员有卢富华医师、侯海晶医师、许苑医师、苏镜旭医师、胡晓璇医师、陈国伟医师、进修医师、实习医师、主管护师等。

主管医师汇报病史：

梁某，男，31 岁。

因“反复蛋白尿 4 年余，疲倦乏力 2 周”于 2016 年 7 月 26 日入院。

缘患者于 2011 年体检时发现尿蛋白（++），无泡沫尿，未见尿量减少，遂至当地医院就诊，当时诊断为慢性肾炎综合征，予口服激素 50mg 治疗，2~3 个月后逐渐减量，减至 40mg 时患者于 2012 年 2 月至我院门诊复查尿蛋白（++++），尿潜血（++），肌酐 175μmol/L，遂于 3 月 3 日至外院肾内科住院治疗，并行肾穿刺活检术，病理提示 IgA 肾病，予激素加吗替麦考酚酯抑制免疫，出院半个月后，患者于我院门诊复诊，诉激素副作用影响较大，要求停用激素及吗替麦考酚酯，故门诊医师给予雷公藤每次 2 粒，每日 3 次口服及中医药治疗维持至今，期间多次复查尿常规提示尿蛋白波动于（++）~（+++），尿潜血（-）。2 周前患者无明显诱因出现疲倦乏力，遂至我院门诊复查肌酐 227μmol/L，尿蛋白（+++），尿酸 616μmol/L，现患者为求进一步系统诊疗，由门诊拟“IgA 肾病、慢性肾脏病 3 期”收入我科。

入院症见：神清，精神疲倦，无颜面及双下肢浮肿，腰酸，腰痛，发热恶寒，无咳嗽咳痰，纳可，眠一般，小便量较前减少，伴较多泡沫，无尿频急痛，无肉眼血尿，夜尿 1 次 / 晚，大便正常。

既往史：左肾多发结石病史 1 年余，现间断有结石排出；发现胆囊结石 1 年余，无诉特殊不适，2015 年 1 月我院住院期间出现血压偏高，考虑为肾性高血压，目前口服厄贝沙坦片 0.15g 每日 1 次控制血压，血压控制尚可；否认糖尿病、冠心病、慢性阻塞性肺疾病等慢性病史，否认肝炎、肺结核、传染病史；否认其他外伤、手术及输血史。

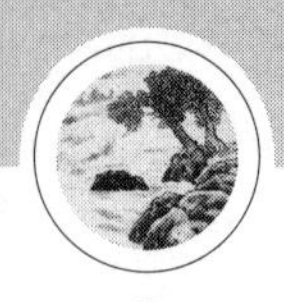

过敏史：否认药物及食物过敏史。

其他情况：出生并生长于原籍，否认疫水、疫区接触史，无烟酒等不良嗜好，未婚未育，否认家族遗传病史。

查体：T 36.5℃ P 72 次 /min R 18 次 /min BP 131/76mmHg

患者神清，精神疲倦，营养良好，形体居中，查体合作，对答应题，全身皮肤及黏膜未见黄染，浅表淋巴结未触及肿大，头颅五官端正无畸形，瞳孔等大等圆，直径约 3mm，对光反射灵敏，结膜无充血，耳鼻未见异常分泌物，口唇无发绀，咽充血(-)，双侧扁桃体不大，颈软无抵抗，气管居中，甲状腺无肿大，未闻及血管杂音，颈静脉无怒张，双侧呼吸音清，未闻及干、湿啰音，心率 72 次 /min，律齐，各瓣膜听诊区未闻及病理性杂音。腹部平软。无压痛及反跳痛，肝脾肋下未及，麦氏征(-)，胆囊压痛点(-)，肠鸣音正常，无颜面及双下肢浮肿，神经系统查体：生理反射存在，病理征未引出。

舌暗红，苔薄黄微腻，脉弦。

专科情况：双侧肋脊点、肋腰点无压痛，双肾区叩击痛(-)，输尿管行程无压痛，腹部移动性浊音(-)，颜面、双下肢无浮肿。

辅助检查

2012 年 3 月外院：肾穿刺活检：符合为增生性硬化性 IgA 肾病。(Haas V 型，Oxfor 分型：M1S1E0T2)：共检及肾小球 14 个，其中肾小球球性硬化 4 个，肾小球节段性硬化 4 个，肾小球新月体形成 0 个，肾小球系膜细胞和基质呈弥漫性轻度至中度增生。毛细血管内皮细胞未见明显增生，肾小球基底膜未见明显病变，系膜区可见少量嗜复红蛋白沉积，肾小管上皮细胞弥漫性空泡变性和颗粒变性，大片萎缩(约 60%)，肾间质大片淋巴细胞、单核细胞浸润伴纤维化(约 60%)，肾小动脉管壁增厚，管腔轻度狭窄。24 小时尿蛋白总量 2 693mg/24h，尿潜血(+)，尿蛋白(+++)。

2016 年 3 月 18 日我院：血肌酐 205μmol/L，尿蛋白肌酐比值 1.55g/g，白蛋白 46.6g/L，尿蛋白(++)，尿潜血(+)。

2016 年 7 月 13 日我院：血肌酐 227μmol/L，尿酸 616μmol/L，尿蛋白(+++)。

入院诊断

中医诊断：慢肾风(脾肾气虚，湿热瘀阻)。

西医诊断：IgA 肾病(Haas V 型；Oxford 分型：M1S1E0T2)；慢性肾脏病 3 期；肾性高血压；肾结石(左肾，多发)；高尿酸血症；胆囊结石。

治疗计划：入院后予Ⅱ级护理，低盐优质低蛋白饮食，测血压；予厄贝沙坦

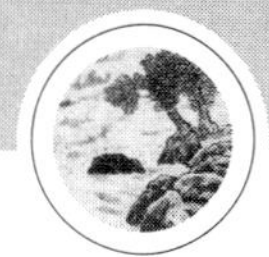

控制血压，碳酸氢钠片碱化尿液，左卡尼汀注射液静滴营养支持；中医方面，以“补脾益肾、清热利湿、活血化瘀”为法，予肾康注射液静滴补肾泄浊，海昆肾喜胶囊化浊排毒，口服昆仙胶囊抑制免疫，配合耳穴压豆、经皮神经电刺激调节脏腑功能。中药处方如下：

黄芪 15g	党参 10g	白术 12g	茯苓 15g
菟丝子 12g	茵陈 15g	土茯苓 15g	丹参 15g
桃仁 15g	天花粉 10g	甘草 5g	

2 剂，水煎服，日 1 剂。

1. 请杨霓芝教授查房目的

(1) 解决本例的中医诊断问题。本例患者主诉为蛋白尿及疲倦乏力，辅助检查提示尿蛋白波动在(++)~(+++)，中医诊断是慢肾风还是应该根据主诉诊断为：尿浊、虚劳？

(2) 本例患者以疲倦乏力为主要表现，症状明显，服用中药后效果不明显，中医辨证及理法方药是否存在问题？

2. 杨霓芝教授听取病例汇报后查看患者

中医四诊

望：神志清楚，精神疲倦，面色尚可，可见红色痤疮，形体适中，舌暗红，苔薄黄微腻。

闻：言语清晰，呼吸正常，未闻及特殊气味。

问：腰酸，腰痛，无尿频尿急，无肉眼血尿，尿中夹有泡沫，无发热恶寒，无咳嗽咳痰，纳可，眠一般，小便量较前减少，伴较多泡沫，无尿频急痛，夜尿 1 次/晚，大便正常。

切：肤温正常，脉弦。

补充病史：病史同前，无特殊补充。

3. 杨霓芝教授查房后讨论病情

苏镜旭医师：患者蛋白尿为疾病的启动因素，中医而言，蛋白尿为精微物质，脾失健运，肾失封藏，脾为后天之本，肾为先天之本，脾虚无以充养先天，结合患者此次主诉有疲倦乏力住院，故当加强健脾，健脾可选四君子汤或补中益气汤，古人亦云“补脾不如健脾，健脾不如运脾”，运脾首选苍术，结合患者舌苔黄腻，可加用苍术，在中医，本病归属于慢肾风，结合多因外感加重，故还可加用祛风、搜风之药。

胡晓璇医师：结合辨病治疗，患者 IgA 肾病多因呼吸道感染加重，即肺卫不固，肺属金，肾属水，金不生水，故肾虚失于固摄，中医可继续给予虫草类药

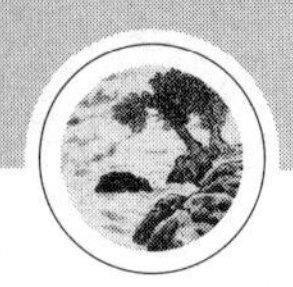

物益肺肾。

许苑医师：患者倦怠乏力，尿中多泡沫，当加强健脾补肾之品，按我科黄春林名老中医经验，选方可用四君二至丸加减。当患者因外感导致血尿、蛋白尿加重时，则选用清营汤加减。但目前因肾结石、高尿酸加重病情，根据辨病思维，可加用土茯苓、香附、秦艽等清热利湿之品。

侯海晶医师：患者长期服用雷公藤，需注意药物肾损害，故同意目前使用昆仙胶囊治疗，患者虽有脾肾亏虚，但同时兼有黄腻苔，建议加用清热利湿之品，可按我科慢肾风临床路径执行。

卢富华医师：结合患者目前症状、相关检查结果及既往病史，同意中医治疗效果良好。从中医古书籍追踪，该病在现代中医统一为“慢肾风”，顾名思义，该病易风动而加重，故目前我们选择的昆仙胶囊本身就为祛风湿之药，且该药物含有补肾之品。

4. 杨霓芝教授总结病例特点 患者青年男性，反复蛋白尿4年余，疲倦乏力，腰酸，腰痛，尿中夹有泡沫，纳可，眠一般，小便量较前减少，夜尿1次/晚，大便正常。结合尿蛋白质波动在(++)~(+++)，建议完善检查：24小时尿蛋白定量。

5. 辨病辨证分析 该患者因反复蛋白尿4年余，疲倦乏力2周入院，起病隐匿，病程长，伴有腰酸腰痛，尿中多见泡沫，中医诊断考虑“慢肾风”。“慢肾风”因肾体损害、肾用失司所致，以疲倦乏力、腰痛、尿浊等为主要临床表现，又病程日久，进入慢性持续期，故为“慢肾风”。而“尿浊”“虚劳”二病则描述了蛋白尿、疲倦乏力等症状，并不能全面概括该患者病因、病机及症状。

患者久病损伤正气，疲倦乏力、胃纳一般为脾胃气虚，气血生化无源，形体失养之象；脾气虚则失其健运，清阳不升，精微下注，随湿浊而出，发为蛋白尿；“肾为封藏之本”，肾元先天不足或脾病及肾致肾气不足，固涩失司，精微外泄。病至肾精亏损，无以濡养筋脉而发生腰痛，腰为肾府，肾主骨髓，肾之精气亏虚，则腰脊失养，故酸软无力；脾虚，后天之本不足，病久及肾；肾虚，先天滋养失职，则脾气匮乏，两者常相互为患。舌红、苔黄、脉弦为湿热内蕴之象；舌暗，腰痛为瘀血阻络之象。以上均为脾肾气虚，湿热瘀阻的表现。

6. 诊断

中医诊断：慢肾风(脾肾气虚，湿热瘀阻)。

西医诊断：IgA肾病(Hass Ⅴ型；Oxford分型：M1S1E0T2)；慢性肾脏病3期；肾性高血压；肾结石(左肾，多发)；高尿酸血症；胆囊结石。

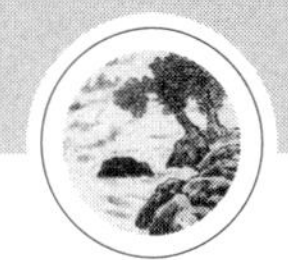

7. 治疗

(1) 中医以补脾益肾、清热利湿、活血化瘀为法，中药处方如下：

黄芪 15g	白术 12g	三七片 5g	泽兰 10g
菟丝子 12g	茵陈 15g	土茯苓 15g	丹参 15g
白花蛇舌草 30g	石韦 10g	蒲公英 10g	甘草 5g

煎服法：3 剂，水煎，日 1 剂，早、晚分服。

(2) 西医予厄贝沙坦控制血压，血压控制尚可。

8. 调护　杨教授认为 IgA 肾病治疗一般疗程较长，病情易反复，讲究以平为期，治疗力求用药平稳，嘱患者持之以恒，并注意顺情从欲、分心怡情，做到起居有时、调摄冷暖、清淡饮食，适当增强体质、防止感冒，对于体虚易感者，立足平时补气固卫，可用玉屏风散之类。

9. 病案分析　本病的发生，多因患者禀赋薄弱，加之饮食不节、房室所伤等致正气内虚，内有固邪留滞，复感外邪，致内外合邪，酿成本病。本病以脾肾气虚为本，湿热、瘀毒为标。《灵枢·口问》云："中气不足，溲便为之变。"肾气充足，精关固涩，蛋白尿不现。反之，若肾气虚损，则封藏失职，固精无权，精随尿出则病。《素问·六节藏象论》："肾者，主蛰，封藏之本，精之处也。"脾肾气虚，运化无能，封藏失职，肾气不固，气化蒸腾作用不及，精气外泄或脾虚不摄精，精微下注则见蛋白尿，每因复感风热邪毒或湿热邪毒，更加耗气伤阴，气失摄纳，阴精下泄，使蛋白尿反复发作。湿热壅滞气机，致气血运行不畅，络中之血滞而致瘀。因虚致瘀者，主要有气虚血瘀，气虚推动无力，血行不畅而瘀滞。《读医随笔·虚实补泻论》说："气虚不足以推血，则血必有瘀。"其瘀血一经形成，又可作为新的致病因素而作用于肾脏，一则可导致血不归经，溢于脉外，二者瘀久化热，迫血妄行，从而引发或加重镜下甚至肉眼血尿。患者年轻女性，先天不足，IgA 肾病病程 4 年余，久病损伤正气，疲倦乏力、胃纳一般为脾胃气虚，气血生化无源，形体失养之象；脾气虚则失其健运，清阳不升，精微下注，随湿浊而出，发为蛋白尿；"肾为封藏之本"，肾元先天不足或脾病及肾致肾气不足，固涩失司，精微外泄。病至肾精亏损，无以濡养筋脉而发生腰痛，腰为肾府，肾主骨髓，肾之精气亏虚，则腰脊失养，故酸软无力；脾虚，后天之本不足，病久及肾；肾虚，先天滋养失职，则脾气匮乏，两者常相互为患。舌红、苔黄、脉弦为湿热内蕴之象；舌暗，腰痛为瘀血阻络之象。杨教授认为 IgA 肾病表现为反复发作的血尿、蛋白尿，不同程度的咽痛、水肿，病情缠绵难愈，外感、烦劳容易诱发，这些都符合湿热、瘀血的致病特点，在病情发展过程中，湿热瘀血交阻为患的病理因素始终存在。综合上述分析，患者辨证属于脾肾气虚，湿热瘀阻证。

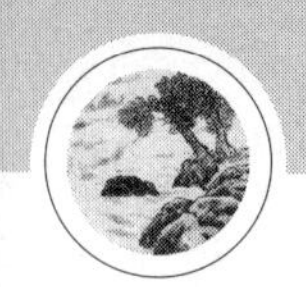

方中以黄芪、白术益气健脾，充养后天；菟丝子补肾益精；丹参、三七活血化瘀；上茯苓甘、淡、平，解毒除湿；石韦、泽兰、茵陈重在利湿，《本草纲目》谓茵陈"健脾胃，强筋骨，去风湿，止泄泻"，白花蛇舌草入心、肝、脾经，能清热解毒利湿；蒲公英入肝、胃经，能清热解毒、散结消痈，白花蛇舌草、蒲公英两药合用有协同作用，可加强清热利湿功效。甘草清热解毒，调和药性。

IgA 肾病是世界范围内常见的肾小球肾炎，在不同的国家或地区发病率不同，在我国本病占原发肾小球疾病的 40%~47.2%，目前仍有上升的趋势，该病常因上呼吸道感染或胃肠道感染后发病或者复发。IgA 肾病的确诊依赖于肾活检，该患者于 2012 年 3 月已行肾脏活检穿刺术，根据 2009 年公布的 IgA 肾病 Oxfor 分型，其分型为：M1S1E0T2，根据 2017 年更新的 IgA 肾病 Oxfor 分型［即 MEST 评分中添加 C 评分（新月体）：C0（无新月体），C1（1≤新月体 <25%），C2（新月体≥25%）。S 评分添加：S1 活检标本中有 / 无足细胞病变特征（足细胞肥大 / 尖端损伤）］，其分型为：M1S1E0T2C0。在 Oxfor 分型中，系膜增生、内皮细胞增生、节段肾小球硬化不同评分间的肾脏预后差异无统计学意义，肾小管萎缩或间质纤维化（T）是判断预后的较明确指标，在肾穿刺时，随着 T 评分的升高，平均动脉压增高，肾功能下降，24h 尿蛋白定量增多，而且生存分析也发现 T 和终点事件间存在显著相关性，因此该患者预后一般。目前 IgA 肾病诊断及病理诊断明确，治疗目标主要在于保护肾功能（表 2-1）。

表 2-1　IgA 肾病诊断及病理诊断指标

病理指标	定义	积分
系膜增殖积分（M）	<4 个系膜细胞 / 系膜区 =0	M0：≤0.5
	4~5 个系膜细胞 / 系膜区 =1	M1：>0.5
	6~7 个系膜细胞 / 系膜区 =2	
	>8 个系膜细胞 / 系膜区 =3	
	系膜细胞增殖积分取所有肾小球的平均值	
毛细血管内增生性病变（E）	肾小球毛细血管内细胞增殖致袢腔狭小	E0：无
		E1：有
节段硬化与粘连（S）	任何不同程度的袢受累	S0：无
		S1：有
间质纤维化或小管萎缩（T）	肾皮质小管萎缩或间质纤维化	T0：0%~25%
		T1：26%~50%
		T2：>50%

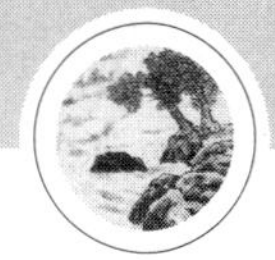

二诊:2016 年 7 月 31 日。

患者服药后疲倦乏力较前缓解,腰酸痛减轻,口干,无口苦,咽干痛,无发热恶寒,无咳嗽咳痰,纳、眠可,无尿频尿急,无肉眼血尿,尿中未见明显泡沫,夜尿 1 次 / 晚,大便正常。舌暗红,苔微黄稍腻,脉弦。

辅助检查:复查肾功:尿素氮 9.22mmol/L,肌酐 220.0μmol/L,尿酸 471μmol/L;尿蛋白肌酐比 1.17g/g。

杨霓芝教授查房后指示:

服药 3 剂后患者疲倦乏力症状较前改善,杨教授方较前方新加石韦、泽兰利湿,白花蛇舌草协同蒲公英加强清热利湿解毒,湿热之邪得去,则气血运化如常,能充养机体,疲倦乏力症状自然改善。今日晨起诉咽痛、口干,无发热恶寒,无咳嗽咳痰等症状,结合 IgA 肾病多因呼吸道感染加重,即肺卫不固,肺属金,肾属水,金不生水,故肾虚失于固摄,予上凉颗粒疏散风热,喉特灵含片口服缓解局部疼痛不适,中药汤剂加强清热解毒之功,前方基础上蒲公英加量至 15g,方药如下:

黄芪 15g	白术 12g	三七片 5g	泽兰 10g
菟丝子 12g	茵陈 15g	土茯苓 15g	丹参 15g
白花蛇舌草 30g	石韦 10g	蒲公英 15g	甘草 5g

煎服法:3 剂,水煎,日 1 剂,早、晚分服。

三诊:2016 年 8 月 3 日。

患者现精神尚可,无明显肢体乏力,稍腰酸,无腰痛,无口干口苦,无咽干咽痛,无发热恶寒,无咳嗽咳痰,纳、眠可,无尿频尿急,无肉眼血尿,尿中未见明显泡沫,二便正常。舌暗红,苔微黄,脉弦。

杨霓芝教授查房后指示:患者现精神恢复,症状缓解,予复查相关指标,出院后随访;续方带药出院。

随访:患者出院后定期门诊随诊。目前精神可,无明显肢体乏力,腰背部少许酸胀,无疼痛,尿中泡沫多,夜尿 1 次 / 晚,大便 1 日 1 行,质软成形,纳、眠尚可,舌红,苔薄白,脉沉细。定期复查尿蛋白波动在(+)或(±),血肌酐波动在 199~259μmol/L。

【总结】

1. 杨霓芝教授辨病思路 中医学无 IgA 肾病的名称,结合该病的主要临床表现,属中医学慢肾风范畴。“肾风”病名首见于《素问·奇病论》:“有病痝然如有水状,切其脉大紧,身无痛者,形不瘦,不能食,食少……病生在肾,名为

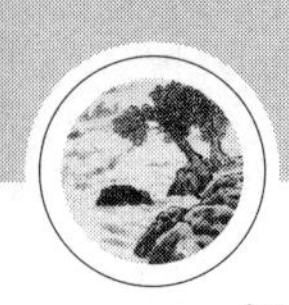

肾风。”分析了肾风的病位、症状、体征及脉象。《素问·风论篇》曰:“肾风之状,多汗恶风,面痝然浮肿,脊痛不能正立,其色炲,隐曲不利,诊在肌上,其色黑。”所述肾风上述症状与肾病之汗多、恶风、面部浮肿、腰脊疼痛、肌肤色暗而黑等临床表现相符。王永炎院士主编的《临床中医内科学》还专设“肾风病”的章节。本例患者肺脾肾三脏受损严重,肾为先天之本,脾为后天之本,脾肾之间关系密切。脾主运化、主摄纳,脾气不足,摄纳失司,健运无权,开阖不利,以致体内水谷精微运化失常,水津代谢紊乱,精微随尿排出而出现蛋白尿。脾虚无以充养先天,致形体失养,疲倦乏力;《读医随笔·虚实补泻论》载:“气虚不足以推血,则血必有瘀。”瘀血阻滞经络,不通则痛,故出现腰痛不适。患者疲倦乏力症状皆由肾病引起,其病位在肾,病因为素体肾虚,肾体损害、肾用失司,以疲倦乏力、腰痛、尿浊等为主要临床表现,又病程日久,进入慢性持续期,故为“慢肾风”。

2. 杨霓芝教授辨证思路 杨教授根据自己对 IgA 肾病的认识,以临床症状结合西医学实验检查,将辨病分期、分级与辨证有机地结合起来,摸索出一套较为完整的、有效的诊治方法。

(1) 慢性持续期 IgA 肾病(Hass 分级:Ⅰ、Ⅱ、Ⅲ),患者临床表现常以血尿(肉眼或镜下)为主,症见乏力、腰酸痛、脉细、舌质暗、舌苔微黄或表现为无症状尿检异常。

(2) 慢性持续期 IgA 肾病(Hass 分级:Ⅳ、Ⅴ)的患者,病理炎症细胞浸润明显,肾小球系膜弥漫性增生硬化、新月体形成、玻璃样变,肾小管萎缩及间质损害,临床常表现为肾病综合征。

(3) 急性发作期 IgA 肾病患者兼有风热、火热、湿热外邪,而表现为鼻塞、流涕、咽痛、咳嗽、咳痰、发热、腹痛、腹泻等呼吸道、肠道感染者。

3. 杨霓芝教授施治思路 杨教授在临床施治中,将辨病分期、病理分级与辨证有机地结合起来,以改善患者预后为目的,强调应以平为期,过犹不及。治疗力求用药平稳,注意灵活应用汤药、中成药等各种剂型,并在恰当时机合理配伍西药,汤药一般不超过 12 味,嘱患者持之以恒,并注意休息,调摄冷暖、清淡饮食,药味平和,可取得持续疗效。

4. 杨霓芝教授治疗 IgA 肾病常用方药 杨教授将 IgA 肾病分为慢性持续期和急性发作期,慢性持续期又根据病理分型分为慢性持续期 IgA 肾病(Hass 分级:Ⅰ、Ⅱ、Ⅲ)和慢性持续期 IgA 肾病(Hass 分级:Ⅳ、Ⅴ),急性发作期 IgA 肾病患者多兼有风热、火热、湿热外邪。

(1) 慢性持续期 IgA 肾病(Hass 分级:Ⅰ、Ⅱ、Ⅲ):对于这类患者以中医药

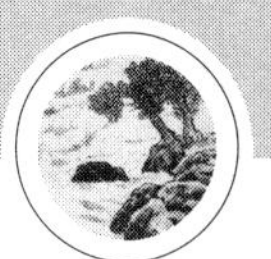

治疗为主，治宜补气益肾、活血清利，基本处方：黄芪、党参、女贞子、墨旱莲、丹参、三七、茜草根、白茅根、白花蛇舌草。根据病情补脾尚可选用白术、茯苓、甘草；益肾可选地黄、何首乌、淫羊藿、虫草制剂；活血可用桃仁、红花；清利湿热可用鱼腥草、黄葵胶囊等。

(2) 慢性持续期 IgA 肾病(Hass 分级：Ⅳ、Ⅴ)：这类患者就诊时，大多已应用激素或免疫抑制剂治疗，而这类药物类似中药温燥有毒之品，对肾脏炎症反应突出的湿热之证有较好疗效，但同时有化热伤正之弊，故若有效，可继续应用，此时中药应侧重健脾益肾、活血利湿、清热解毒，基本处方：太子参、黄精、生地黄、女贞子、山萸肉、丹参、泽兰、石韦、七叶一枝花、甘草。偏于温燥的补脾药黄芪、党参若需应用可适当减量；补肾药中墨旱莲、何首乌等凉润之品可继续应用，同时可选用牛膝、石斛、菟丝子、金樱子、覆盆子；利湿可选用泽泻、猪苓、车前草；清热解毒可选用黄柏、土茯苓、板蓝根；也可选用知柏地黄丸等中成药。若西药无效则应尽快停用，可换用雷公藤多苷、昆明山海棠、火把花根片等作用类似，且毒性相对较小、药性偏凉的新型中成药制剂，并配合中药汤剂治疗，经处理多可使病情稳定，延缓肾功能损害进展。

(3) 急性发作期 IgA 肾病：因 IgA 肾病可引动内邪，外感邪气，促使内外合邪，加重病情，在这种时候当急则治其标，处方以祛邪为主，兼顾正气。如上呼吸道感染，常选银翘散、银蒲玄麦甘桔汤加减，用药多选用金银花、板蓝根、玄参、射干、蝉蜕、蒲公英、山豆根、野菊花等；同时应用活血清利之品，以治疗内在湿热瘀血之邪，扶正作为辅助用药，一两味即可，不必重投，常用平补气阴之品，如太子参、麦冬、黄精、女贞子等。如果是肠道感染引起，则当从芳香化湿、清肠止泻着手，以藿香正气散加减，药选藿香、佩兰、半夏、陈皮、砂仁、白豆蔻仁、蒲公英、布渣叶、火炭母、黄柏等药，同时亦应配伍清湿热、祛瘀血之药，使邪气内外分消，扶正药多选用白术、茯苓、山药、山萸肉等健脾益肾之品。对于体虚易感者，立足平时补气固卫，玉屏风散之类固可应用，但注意休息，改正不良生活习惯，调摄情志、饮食等也同样重要。

该患者年轻，但起病隐匿，病情反复，正气耗伤，病程漫长，其特点是虚实互见，在治疗时往往需要虚实兼顾，但祛实易伤正，补虚易助邪，补泻并用、药物杂投又有损伤胃气、损害肾功能之弊。而且该病为临床上的疑难病，虽中西医都有一定疗效，但治疗一般疗程较长，许多情况下盲目追求消除血尿、蛋白尿，存在不合理用药、重复用药、过度治疗等问题，往往导致病情加重、肾功能恶化的不良后果。因此，杨教授在临床施治中，强调适当予药，以免矫枉过正，重视保护残余肾功能，延缓肾病进展。治疗力求用药平稳，充分发挥中医药的

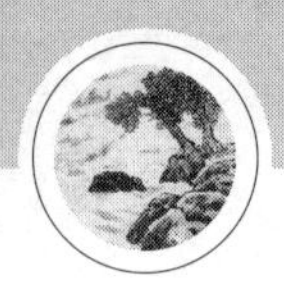

作用，但不应避讳西药的使用，必要时应中西医结合帮助患者病情恢复。此外应嘱患者适量参与运动，不仅调节阴阳、调理经脉，还可提高社会参与度，对身心健康都有益处。

（卢富华　胡 梁）

主要参考文献

1. 王海燕．肾脏病学[M]. 3 版．北京：人民卫生出版社，2008.
2. 罗婷，郭勇．脾虚证免疫学研究进展[J]. 浙江中医杂志，2005，40(1)：502-505.
3. 徐世杰，肖诚，周桂琴，等．实验性脾虚痹证的黏膜免疫学机制研究[J]. 中国中医基础医学杂志，2003，9(12)：25-38.
4. 陈洪宇，王永钧．IgA 肾病发病机理的研究进展[J]. 中国中西医结合肾病杂志，2004，5(7)：427-429.
5. 韩丽萍，魏敏惠．肾为先天之本与补肾中药对基因的影响分析[J]. 中国中医基础医学杂志，2003，9(6)：18-19，22.
6. 刘刚，马序竹，邹万忠，等．肾活检患者肾脏病构成十年对比分析[J]. 临床内科杂志，2004，21(12)：834-838.
7. 刘云海，孙鲁英，刘珺．IgA 肾病的发病机制及中西医治疗进展[J]. 中国中西医结合肾病杂志，2011，12(1)：1-3.
8. 张骥，林海霞，章建娜，等．IgA 肾病牛津分型在判断肾脏预后中的作用[J]. 中国中西医结合肾病杂志，2013，14(2)：145-147.

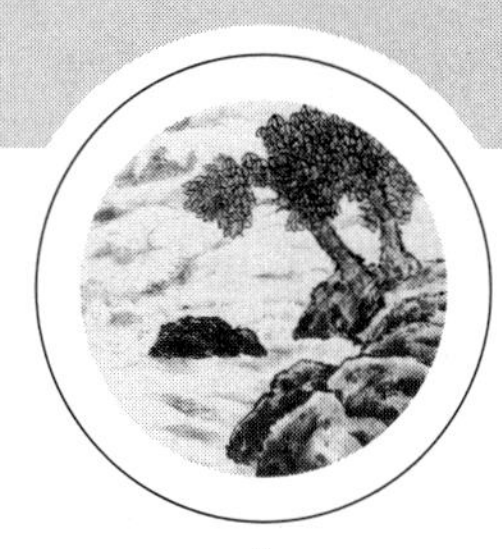

第三章 肾病综合征病案

【病案】

一诊:2011 年 6 月 14 日。

杨教授查房,参与人员有卢富华医师、赵代鑫医师、梁晖医师、实习医师、主管护师等。

主管医师汇报病史:

张某,男,24 岁。

因“反复双下肢浮肿、蛋白尿 7 年余,腹胀 4 天”于 2011 年 6 月 7 日入院。

患者 2004 年 2 月无明显诱因下出现双下肢浮肿,继而颜面及腰骶部浮肿,无发热恶寒,无尿频、尿急等不适,至外院就诊,查尿常规:蛋白(+++),双肾 ECT 示双肾轻度受损,诊断为“急性肾炎”,予泼尼松 60mg、黄葵胶囊口服,服药 20 余天后患者浮肿消退,自行停药。2004 年 6 月再次出现上述症状,遂前往深圳市某医院住院治疗,查尿常规:蛋白(+++),潜血(+++),肝功:ALB:12.17g/L,行肾穿刺病检示:IgA 肾病(轻微病变型),诊断为“原发性肾病综合征 IgA 肾病”,予甲泼尼龙 240mg 冲击治疗 5 日后予泼尼松 65mg 每日 1 次抑制免疫治疗,水肿消退后出院,尿蛋白转阴。后泼尼松减量至 10mg 时因感冒再次复发双下肢浮肿,尿蛋白(+++),在当地某医院就诊,予静滴环磷酰胺 0.2g/ 周,连续

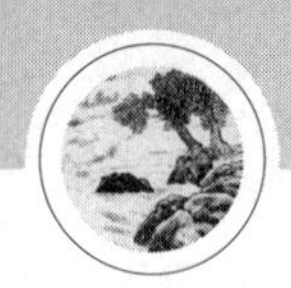

12周，口服泼尼松65mg、雷公藤50mg，每日1次，配合护胃治疗，半年后泼尼松减量为60mg每日1次，并每2周减量5mg，雷公藤维持原量治疗，期间复查尿常规：蛋白(-)~(+)，当泼尼松减量为30mg每日1次时患者出现双下肢浮肿，尿常规：蛋白(+++)，故泼尼松加量为60mg每日1次，并长期维持。2006年1月患者再次出现双下肢浮肿，前往某医院住院治疗，查双肾ECT示双肾轻度受损，24小时尿蛋白定量5.0g/24h，肝功：ALB：15.5g/L，予甲泼尼龙60mg每日1次、利尿、护胃、抗血小板凝集及护肾治疗后症状缓解，出院后服甲泼尼龙60mg每日1次。2006年2月复查24小时尿蛋白为8.16g，肝功：ALB：18.5g/L，予泼尼松55mg联合环孢素A每次50mg，每日3次，抑制免疫治疗。2006年3月初复查24小时尿蛋白为0.63g，泼尼松减量为50mg，后每2周减量5mg，环孢素A维持原量服用；2006年6月初复查24小时尿蛋白定量为0.03g/24h，环孢素A减量为50mg，每日2次，后每3周总量减25mg，于10月初停用，2006年9月份开始泼尼松5mg维持量服用。2006年11月病情反复，予泼尼松55mg联合环孢素A每次50mg，每日3次，抑制免疫治疗，后规律减量维持治疗。2007年9月患者再次因双下肢浮肿在某医院住院治疗，查24小时尿蛋白定量4.09g/24h，肝功：ALB 14.5g/L，予甲泼尼龙60mg静滴、利尿及护肾等对症处理，症状缓解，出院后服用泼尼松55mg，2月后每2周减5mg，于2008年2月服用泼尼松25mg维持量治疗。2008年3月初患者出现双下肢浮肿，继及颜面及背腹，在当地查24小时尿蛋白定量为7.56g/24h，予泼尼松40mg口服，患者症状缓解不明显，2008年4月初复查24小时尿蛋白定量为6.08g/24h，肝功：ALB：17.2g/L，故在我院门诊求诊，给予泼尼松及呋塞米治疗后症状缓解不明显，患者为求进一步治疗于2008年6月收入我科，住院期间予再次肾活检，病理诊断为局灶节段性肾小球硬化。经泼尼松抑制免疫、呋塞米及螺内酯利尿消肿、双嘧达莫(潘生丁)抗血小板凝聚、厄贝沙坦片减少尿蛋白及中医辨证治疗后，症状好转出院。出院后长期服用泼尼松30mg每日1次、吗替麦考酚酯0.75g每日2次治疗。2008年11月复查24小时尿蛋白定量0.275g/24h，尿常规提示尿蛋白阴性，泼尼松减为25mg每日1次。后时有检查尿蛋白定量及尿常规，尿蛋白定量波动在1.1~2.9g/L，尿蛋白(+)~(++)。2009年8月24小时尿蛋白定量0.15g/24h，尿蛋白(-)，泼尼松减为20mg每日1次，吗替麦考酚酯减为0.25g每日2次。2009年9月6日停用吗替麦考酚酯后开始出现尿中多泡沫，少许乏力，双下肢轻度浮肿，9月17日在当地医院查尿蛋白(+++)，自行加服吗替麦考酚酯0.25g每日1次，9月22日至我院门诊查24小时尿蛋白定量7.9g/24h，给予泼尼松15mg每日

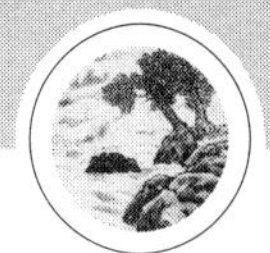

1次及吗替麦考酚酯0.25g每日2次，治疗后患者症状未见明显好转，2009年11月3日复查尿蛋白定量14.29g/24h，遂于11月4日再次入住我科，入院后先后给予泼尼松50mg每日1次，甲泼尼龙40mg每日1次，吗替麦考酚酯0.5g每日2次治疗后症状好转出院，出院后门诊随诊，逐渐改泼尼松30mg，口服，1次/d。4日前患者无明显诱因下开始出现小便量少、全腹胀，自行服用复方氢氧化铝(胃舒平)后有所好转，现为求进一步诊治遂收入我科。本次发病以来，患者体重增加2kg，纳食少，小便量少，大便少。

入院症见：神清，精神疲倦，面色少华，腹胀，无腹痛，纳差，无恶寒发热，无恶心呕吐，无反酸嗳气，少许口干苦，喜冷饮，腹部皮肤红疹伴瘙痒，指甲灰白，双下肢轻度凹陷性浮肿，小便少，无尿频、尿急、尿痛，大便少。

既往史：2005年9月B超示患者左肾小结石，后患者自诉可见尿中排出小石数颗，2006年1月B超示仍有左肾小结石；否认结核、肝炎等传染病史；否认高血压、糖尿病病史；否认严重外伤及手术病史；否认输血病史。

过敏史：自诉海鲜及黄连素过敏，否认其他食物及药物过敏史。

查体：T 37.5℃ P 70次/min R 20次/min BP 152/114mmHg

神清，精神疲倦，发育正常，形体适中，营养中等，自动体位，对答合理，查体合作。全身皮肤黏膜及巩膜无黄染，腹部皮肤可见红色皮疹、无渗血渗液，未见出血点，左手拇指指甲发白变形，浅表淋巴结未触及肿大，头颅无畸形，颜面无浮肿，双瞳孔等大等圆，对光反应灵敏，耳鼻无异常，口唇色淡，咽充血(–)，双侧扁桃体无肿大，颈软，无颈静脉怒张，气管居中，双甲状腺无肿大。胸廓对称无畸形，双侧呼吸动度一致，叩诊呈清音，双肺呼吸音稍粗，未闻及干、湿啰音，心前区无隆起，心界不大，心率70次/min，律齐，各瓣膜听诊区未闻及病理性杂音，腹膨胀满，无压痛、反跳痛，移动性浊音(±)，肝脾触诊不满意，肠鸣音正常，双肾区无叩击痛。脊柱四肢无畸形，双下肢轻度凹陷性浮肿。神经系统检查：生理反射存在，病理反射未引出。

舌红，苔少，舌底络脉曲张，脉沉细。

专科情况：双肋脊点、肋腰点无压痛，双肾无叩击痛，双输尿管行经区无压痛，腹部膨隆，移动性浊音(±)，双下肢轻度凹陷性浮肿。

辅助检查

2008年5月16日我院肾穿刺活检术提示符合局灶节段性肾小球硬化症(顶端型)；

2009年9月22日24小时尿蛋白定量7 961.8mg/24h；

2009年11月3日24小时尿蛋白定量14 298.7mg/24h；

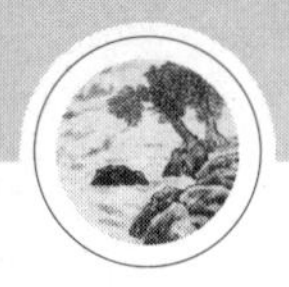

2009年11月13日24小时尿蛋白定量19 974mg/24h。

入院诊断

中医诊断：水肿（气阴两虚，湿瘀热结）。

西医诊断：肾病综合征（原发性）局灶节段性肾小球硬化症（顶端型）；肾结石（左）；甲癣。

诊疗计划：入院后予内科常规Ⅱ级护理，低盐优质蛋白饮食，测血压，记尿量；西医予泼尼松抑制免疫，法安明抗凝，利韦廷保护胃黏膜，氯化钾溶液口服补钾，并请皮肤科会诊协助指导皮疹治疗；中医方面以急则治其标为则，以"清热利湿逐水"为法，予黄葵胶囊清热利湿，藿香正气丸祛湿和胃，中药汤剂疏凿饮子加减，并予番泻叶焗服通便。

请杨霓芝教授查房目的：评估病情，指导难治性肾病综合征治疗。

1. 杨霓芝教授听取病例汇报后查看患者

中医四诊

望：神清，精神疲倦，面色少华，舌红，苔少，舌底络脉曲张。

闻：言语清晰，呼吸正常，未闻及特殊气味。

问：腹胀无腹痛，纳差，无恶寒发热，无恶心呕吐，无反酸嗳气，少许口干苦，喜冷饮，小便少，无尿频尿急尿痛，大便少。

切：脉沉细。

体格检查阳性体征：腹部皮肤红疹伴瘙痒，指甲灰白，双下肢轻度凹陷性浮肿。

补充病史：入院后补充诊断：高血压2级，接触性皮炎，余病史同前，无特殊补充。

2. 杨霓芝教授查房后讨论病情

梁晖医师：患者为青年男性，起病缓慢，病程较长，症状以反复双下肢水肿、蛋白尿及腹胀为主，有腹部膨隆、移动性浊音(±)等体征，结合实验室检查，肾病综合征诊断明确，既往肾穿刺结果提示IgA肾病，2008年5月16日于我院再次行肾穿刺活检术，病理结果提示为局灶节段性肾小球硬化症（顶端型）。但予强化免疫抑制治疗后病情时有反复，请杨教授指导，西药方案如何选择？中医如何切入？

赵代鑫医师：患者病程长，近年反复出现蛋白尿、双下肢水肿、腹胀，结合肾穿刺活检病理结果，目前诊断为原发性肾病综合征[局灶节段性肾小球硬化症（顶端型）]，诊断明确。目前西医予泼尼松抑制免疫，中医以急则治其标为则处理。患者一般情况较差，予白蛋白静滴提高胶体渗透压并辅以呋塞米静

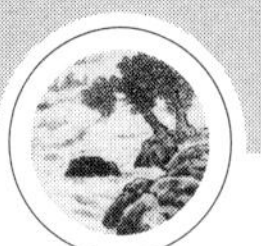

脉泵入利尿,减轻全身水肿;患者处于高凝状态,予以增加低分子肝素用量抗凝;患者血脂升高,予以使用阿托伐他汀钙片降脂。

卢富华医师:患者低蛋白血症,建议患者使用白蛋白,但患者因经济情况拒绝使用,要求中医治疗,患者疲倦,面色少华,为气虚,四肢百骸失于濡养之象;气虚运化失常,故见腹胀、纳差、大便少;患者双下肢轻度浮肿乃肾气不足,失于蒸化,水湿泛滥之象;湿邪内停,日久化热,热伤阴精,故见口干口苦,喜冷饮;湿热外犯肌肤,故见皮疹,久病必瘀,瘀血内阻则见舌下脉络迂曲;舌红为热象;苔少、脉沉细乃气阴两虚之象。综上,本病乃气阴不足,湿热瘀阻,病性为本虚标实,目前中医以“清热利湿逐水”为法,中药处方在疏凿饮子基础上去羌活、赤小豆、泽泻,加藿香、防风、白术、陈皮、白芍以加强理气化湿之力。患者属难治性肾病综合征,病情反复,请杨教授查房指导下一步治疗。

3. 杨霓芝教授总结病例特点 患者神清,精神疲倦,面色少华,腹胀,无腹痛,纳差,无恶寒发热,无恶心呕吐,无反酸嗳气,少许口干苦,喜冷饮,腹部皮肤红疹伴瘙痒,指甲灰白,双下肢轻度凹陷性浮肿,小便少,无尿频、尿急、尿痛,大便少。2008 年 5 月 16 日我院肾穿刺活检术提示符合局灶节段性肾小球硬化症(顶端型)。

4. 辨病辨证分析

杨霓芝教授查房后指示:

西医诊断方面,患者肾病综合征病史 7 年余,2008 年我院肾穿刺活检术提示符合局灶节段性肾小球硬化症(顶端型),可确诊为肾病综合征(原发性)局灶节段性肾小球硬化症(顶端型)。

中医诊断方面,本病起病较缓,病程较长,四诊合参,当属中医学“水肿病”范畴。患者精神疲倦、面色少华为气虚无以上荣清窍的表现,口干口苦、喜冷饮为阴虚内热之症状,气虚无以运化水液,湿困中焦,腹胀、纳差为脾气虚失于健运的体现,腹部皮肤红疹伴瘙痒为湿热熏蒸于皮肤,双下肢浮肿、小便少为水液潴留泛滥肌肤之症,责之肺、脾、肾三脏皆有虚,无以疏布津液。故辨证为“气阴两虚,湿瘀热结”。

5. 诊断

中医诊断:水肿(气阴两虚,湿瘀热结)。

西医诊断:肾病综合征(原发性)局灶节段性肾小球硬化症(顶端型);肾结石(左);甲癣。

补充诊断:高血压 2 级;接触性皮炎。

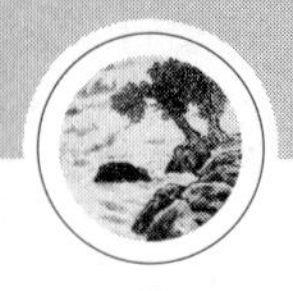

6. 治疗

(1) 患者有肾病综合征病史7年,既往通过治疗后尿蛋白可转阴,后反复复发,患者目前尿蛋白定量为2.96g/24h,血浆白蛋白为12g/L,使用利尿剂情况下,尿量仍不理想,与患者交代、沟通,目前病情较重,改为Ⅰ级护理,书面病重通知,治疗上首要为限水、限盐,其次为加强利尿,患者血浆白蛋白低,可予适当补充白蛋白提高血浆胶体渗透压,提高利尿效果,患者表示拒绝,目前利尿方案采用低分子右旋糖酐+呋塞米,予以加强利尿消肿;免疫抑制剂方面,如经济条件允许,可加用他克莫司抑制免疫。

(2) 患者腹胀明显,考虑低蛋白血症致胃肠水肿相关,加用坎离砂外敷腹部温通,助中焦水液运化;辅以三芪口服液益气活血。

(3) 结合患者目前临床表现,四诊合参,同意目前中医诊断及辨证:水肿(气阴两虚,湿瘀热结),治疗上目前以标本兼治为则,处方当归补血汤合二至丸合五皮饮加减,具体如下:

黄芪 30g	当归 15g	白术 15g	薏苡仁 15g
桃仁 5g	红花 5g	枳壳 15g	女贞子 15g
墨旱莲 15g	茯苓皮 15g	陈皮 10g	桑白皮 15g
大腹皮 15g			

2剂,水煎服,每日1剂。

7. 病案分析 中医本无“肾病综合征”诊断,可归纳于中医“水肿”“癃闭”“关格”“喘证”等范畴。水肿,是由于多种原因导致体内水液潴留,泛滥肌肤,引起以眼睑、头面、四肢、腹背甚至全身浮肿为主要临床特征的一类病证。《黄帝内经》将水肿称为“水”。对其症状,《灵枢·水胀》曰:“水始起也,目窠上微肿,如新卧起之状。”结合本病案患者,有腹胀,双下肢轻度凹陷性浮肿,小便少等特点,起病较缓,病程较长,四诊合参,当属中医学“水肿病”范畴。

辨证的过程总结起来是根据患者当下的临床表现归纳总结患者当前疾病的主要病机,包括病因、病位、病性、病势等。本病案患者因“反复双下肢浮肿、蛋白尿5年余,腹胀4天”入院,患者精神疲倦、面色少华为气虚无以上荣清窍的表现,口干口苦、喜冷饮为阴虚内热之症状,气虚无以运化水液,湿困中焦,腹胀、纳差为脾气虚失于健运的体现,腹部皮肤红疹伴瘙痒为湿热熏蒸于皮肤,双下肢浮肿、小便少为水液潴留泛滥肌肤之症,责之肺脾肾三脏皆有虚,无以疏布津液。四诊合参,故辨证为“气阴两虚,湿瘀热结”。

当归补血汤中重用黄芪大补脾肺之气,以资生血之源;配以当归养血和

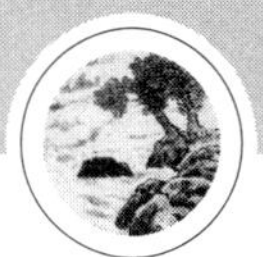

营，则阳生阴长，气旺血生，所谓有形之血不能速生，无形之气应当急固，有形之血生于无形之气，补气生血，以此治疗气阴两虚证。二至丸用女贞子甘平，益肝补肾，墨旱莲甘寒，入肾补精，能益下而荣上，两药既能补肝肾之阴，又能止血，有效治疗肝肾阴虚。五皮饮中陈皮理气健脾，茯苓皮健脾渗湿，二味相伍，使气行脾健，水湿自化；桑白皮肃降肺气，使水道通调；大腹皮消胀化湿；生姜皮辛散水气，共成健脾化湿，理气消肿之剂。

西医方面，肾病综合征是由多种病因和多种病理类型引起肾小球疾病中的一组临床综合征，典型临床表现为大量蛋白尿（每日≥3.0~3.5g）、低蛋白血症（血浆白蛋白 <30g/L）、高脂血症和水肿。在肾病综合征中，约 75% 是由于原发性肾小球疾病引起，约 25% 是由于继发性肾小球疾病引起。难治性肾病综合征的发病率约占原发性肾病综合征的 50% 左右，治疗过程中出现：①频繁复发（指半年内复发 2 次，1 年内复发 3 次）或泼尼松依赖者；②初治 8 周有反应，但复发再治无效应；③泼尼松初治 8 周无效应或仅有部分效应；④免疫抑制剂联合治疗无效者。凡具备上述任何一种情况者，即可诊断为难治性肾病综合征。局灶性节段性肾小球硬化症的定义指一些（局灶性）而不是全部肾小球“硬化”，肾小球血管丛的某些 / 某个袢（节段）硬化。一般“局灶性”病变是指有病变的肾小球 <50%，“节段”则为累及肾小球的部分毛细血管袢。“硬化性”病变的实质是肾小球毛细血管袢塌陷、基质增加。局灶性节段性肾小球硬化症（FSGS）约占成人肾病综合征病因的 20%~35%，大都呈现难治性肾病综合征。表现肾病综合征的 FSGS 其肾功能保持率[血清肌酐（SCr）<3.5mg/dl，或内生肌酐清除率（Ccr）>30ml/min]10 年时约 70%，20 年时 40%，预后不良。治疗主要采用糖皮质激素，对那些激素抵抗的病例可联用环孢素、环磷酰胺等免疫抑制剂。早期诱导缓解与否对其后的肾功能预后有很大的影响，完全缓解及部分缓解Ⅰ型的 10 年肾生存率达 90% 以上，而部分缓解Ⅱ型及治疗无效者很低，大约占 50%。因此，重要的是尽可能从肾病综合征状态缓解下来，为此自病初开始即应边预测其治疗的反应性，边制订长期的治疗策略。

患者起病初期出现双下肢浮肿，继而颜面及腰骶部浮肿，查尿常规发现尿蛋白（+++），肾病综合征的诊断明确。在最初的治疗方案中，患者服用泼尼松 60mg 后症状是可缓解的，说明对于免疫抑制剂敏感且治疗是有效的，可是在接下来的治疗过程中，患者出现了自行停药及泼尼松药量减少后导致病情反复并加重的情况，且出现小便量少、全腹胀等胃肠道症状，属于难治性肾病综合征。患者肾穿刺活检术提示符合局灶节段性肾小球硬化症（顶端型），诱发肾病综合征的原发疾病是明确的。此病早期缓解诱导对患者的预后有着重要

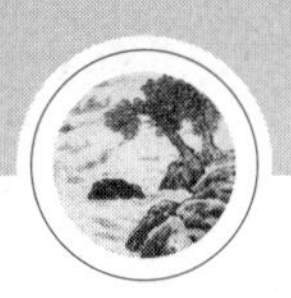

的意义，入院时患者一般情况较差，全身水肿情况严重且出现低蛋白血症以及高脂血症，查看患者后，考虑需纠正患者的一般情况再对因治疗，立刻予白蛋白静滴提高胶体渗透压并辅以呋塞米静脉泵入利尿，减轻全身水肿；患者处于高凝状态，予以增加法安明用量抗凝；患者血脂升高，予以使用阿托伐他汀钙片降脂。经中西医结合治疗后，患者症状缓解，可是考虑患者既往服用激素的减量过程中，肾病综合征反复发作，需定期门诊复诊，慎重考虑患者的减药方案，以达到蛋白尿的完全或部分缓解，减少复发，并维持肾功能稳定。

二诊：2011年6月16日。

患者精神可，腹胀减轻，胃纳较前好转，无胸闷气促，大便调，口干，无口苦，腹部皮肤红疹色暗，昨日24小时尿量1250ml，舌红苔薄黄，舌底络脉曲张，脉沉细。

杨霓芝教授查房后指示：

患者现一般情况较前好转，治疗有效；目前口干明显，舌苔薄黄，有阴虚化热之势，嘱中药调节，利水之余，加强清热养阴活血之效，加用山萸肉益肾养阴，泽兰、丹参活血利水，具体如下：

黄芪 15g	白术 15g	茯苓皮 30g	槟榔 10g
陈皮 10g	白芍 15g	泽兰 15g	丹参 15g
牡丹皮 15g	盐山萸肉 15g	太子参 15g	大腹皮 15g

2剂，水煎服，每日1剂。

随访：随访至今患者肾病情况稳定，未再复发。维持小量激素及中药治疗。

【总结】

1. 杨霓芝教授辨病思路 肾病综合征根据其临床多见水肿的症状以及病情进展可能出现的情况，可归属于中医“水肿”“癃闭”“关格”“喘证”等范畴。水肿是由于多种原因导致体内水液潴留，泛滥肌肤，引起以眼睑、头面、四肢、腹背甚至全身浮肿为主要临床特征的一类病证。《黄帝内经》将水肿称为“水”。对其症状，《灵枢·水胀》提出了水肿病的形态学特征：“……目窠上微肿，如新卧起之状，其颈脉动，时咳，阴股间寒，足胫肿，腹乃大，其水已成矣。以手按其腹，随手而起，如裹水之状，此其候也。”结合本病案患者，有腹胀，双下肢轻度凹陷性浮肿，小便少等特点，起病较缓，病程较长，四诊合参，当属中医学“水肿病”范畴。水肿病的基本病机为肺、脾、肾三脏功能失调，《景岳全书·肿胀》所述：“凡水肿等证，乃肺脾肾三脏相干之病，盖水为至阴，故其本在肾；水化于气，故其标在肺；水唯畏土，故其制在脾。”其

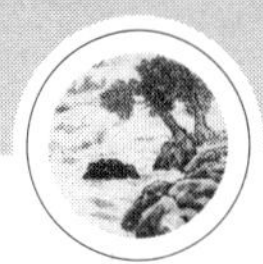

病机关键在于肾,《素问·水热穴论》:"肾者,至阴也;至阴者,盛水也。"二便为水液代谢的最主要出路,尤其是小便;肾司二便,与膀胱相表里,因此肾脏功能失调,开合不利,是影响水液代谢的关键。治法方面《本草纲目》主治第三卷"诸肿"篇,对于水肿病具体治疗提出了开鬼门、洁净府、逐陈莝、调脾胃和活血消肿5大法,现代中医各家结合临床,多从解表、通阳、清利、温脾、温肾、利水、活血而立。

2. 杨霓芝教授辨证思路 杨霓芝教授认为,水肿的发生是内因、外因共同作用的结果,外因通过内因起作用,外因有风、湿、热、毒、劳伤等;内因为肺、脾、肾三脏虚损,原发病因为风邪外袭、水湿内侵、疮毒内犯、劳倦内伤或纵欲等;继发病因为瘀血阻滞,水肿缠绵不解,久病及血,瘀血内停,水瘀交阻,形成难治性水肿。诱发因素有在原有水肿病史上感受外邪,劳欲过度,饮食过咸,饮水过多以及某些药物,均可诱发或加重本病。

病机主要是外因影响肺、脾、肾及三焦的气化功能,以肺、脾、肾功能失调为病变之本,以肾为本,以肺为标,以脾为治水之脏;以水湿、湿热、瘀血阻滞为病变之标,表现为本虚标实、虚中夹实之证;病程中易感外邪影响,也常因外感而加重病情。若因外邪而致水肿者,病变部位开始多责之于肺,若因内伤而致水肿者,或因外邪所致水肿,日久渐成虚损者,病变部位多责之脾肾。如果病情迁延,正气愈虚,邪气愈盛,日久则可发生癃闭、关格、肾衰竭等病。本病是以肺、脾、肾气虚为主,气虚血行不畅导致瘀血,虚与瘀均贯穿疾病的始终。所以,水肿其标在肺,其制在脾,其本在肾。

病性以肺脾肾虚为本,风湿热毒瘀为标,阳水以标实为主,阴水以本虚为主,病情反复,出现寒热虚实错杂,常见本虚标实之证。总的病势是由表及里、由上而下、由实转虚、由阳转阴。

若水肿起势急,可见水湿壅盛甚或水气凌心射肺,见有咳嗽频繁、气喘不能平卧、面色发绀;若水湿泛溢阻碍阳气或其人素体阳虚者可致脾肾阳虚证,见有四肢高度浮肿、纳呆不欲食、畏寒怕冷、手脚不温、阳痿早泄;若水肿日久,内耗阴血,可见肝肾阴虚证,见有内热心烦、失眠多梦;久病脾肾之阳损伤者,则阳不温煦,浊阴内聚,可致中焦痞塞,胃气上逆证,见有呕吐痰涎,嗳气频频,甚或呃逆连连;久病肝肾之阴损伤者,则阴不潜阳,肝风内动,头痛痉厥。久病及血,伤及络脉者,则上下血溢。若病变累及多个脏腑者,往往阴阳不相恋,以致元阳衰败,真阴耗竭,险证从生。

本病案患者因"反复双下肢浮肿、蛋白尿7年余,腹胀4天"入院,四诊:神清,精神疲倦,面色少华,腹胀,无腹痛,纳差,无恶寒发热,无恶心呕吐,无反

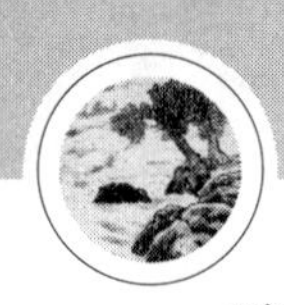

酸嗳气，少许口干苦，喜冷饮，腹部皮肤红疹伴瘙痒，指甲灰白，双下肢轻度凹陷性浮肿，小便少，无尿频、尿急、尿痛，大便少。患者精神疲倦、面色少华为气虚无以上荣清窍的表现，口干口苦、喜冷饮为阴虚内热之症状，气虚无以运化水液，湿困中焦，腹胀、纳差为脾气虚失于健运的体现，腹部皮肤红疹伴瘙痒为湿热熏蒸于皮肤，双下肢浮肿、小便少为水液潴留泛滥肌肤之症，责之肺脾肾三脏皆有虚，无以输布津液，引起水液代谢障碍。四诊合参，故辨证为“气阴两虚，湿瘀热结”。

3. 杨霓芝教授施治思路　肾病综合征的常见证候，表现为虚象的有气虚、阳虚，表现为实象的有风水、湿热、瘀阻。掌握各证候的特征，是正确治疗的基础和关键所在。气虚证候的病位主要在肾；阳虚证候重在脾肾；风水始于风邪外袭，其中风热证多于风寒证，也有始为风寒而后化热者；湿热证缘由湿热侵及，或由湿化热所致；瘀阻证候由水肿日久，由气及血而致，也有离经之血酿成者。上述证候可以单见，可以兼具，也可以发生转化和演变。病情日久不愈，正气衰惫、浊毒内留证候是一组以肾阳耗竭为主导，并致水湿泛滥、浊毒中阻，进而侮肝、犯肺、攻心、上脑的极危证候。

杨教授在长期的临床实践中，提出了“气血之要，古今脉承，气虚血瘀，肾病之由”的肾脏病治疗学术思想，认识到气虚血瘀是肾脏病中一种常见的病变证型，其因气虚而发病，因血瘀而致疾病迁延难愈，虚与瘀是本病发生发展的重要因素，杨教授倡导肾脏病治疗中既要注重补气，也要注重活血化瘀，立足于气虚血瘀，同时兼顾湿热、湿浊、气滞、浊毒等兼杂之症，力求达到机体气血阴阳的平衡。该患者辨证为“气阴两虚，湿瘀热结”，施治应当以“益气活血”为基本，兼清热、祛湿利水之法。患者口干口苦、脾气失运，方中补气药有黄芪、白术、太子参，其中白术健脾益气，太子参益气健脾生津，使脾气得运则精微得以输布，太子参生津之效更可快速解口干之患。活血药有泽兰、丹参、牡丹皮、水红花子，其中泽兰活血化瘀、丹参活血通经、牡丹皮清热凉血活血，灵活运用方药，才可达到用药之精。

对于患者双下肢水肿的情况，杨教授运用的利水药有黄芪、白术、茯苓皮、槟榔、泽兰、大腹皮，而且每一种利水药均有不同的利水之法。《药性赋》中云黄芪味甘，气温，无毒，其用有温分肉而实腠理，益元气而补三焦，内托阴证之疮疡，外固表虚之盗汗，故黄芪补气固表，肾气足则水道通，黄芪利尿之法则是取之于此；《药性赋》中亦云白术味甘，气温，无毒。可升可降，阳也。其用有利水道，有除湿之功，又可强脾胃，有进食之效。《名医别录》中云茯苓无毒，止消渴，好唾，大腹淋沥，膈中痰水，水肿淋结，开胸府，调藏气，伐肾邪，长阴，益

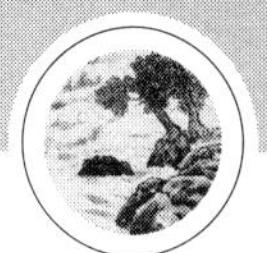

气力，保神守中。故茯苓皮、白术则利水之余还可燥湿、健脾，患者湿热熏蒸皮肤，若只利尿尚不足以祛除留滞肌肤之水邪，还需借助茯苓皮健脾、白术温燥化之力。《本草纲目》中云兰草、泽兰气香而温，叶辛而散，阴中之阳，足太阴厥阴经药也。脾喜芳香，肝宜辛散。脾气舒，则三焦通利而正气和。肝郁散，则营卫流行而病邪解。兰草至气道，故能利水道，除痰癖，杀蛊辟恶，而为消渴良药；泽兰走血分，故能治水肿，消痈毒，散瘀血，消癥瘕，而为妇人要药。虽是一类而功用稍殊，至如赤白茯苓，补泻皆不同。泽兰行水消肿直中患者水液潴留泛滥肌肤之症，为利水之法的主力军。患者病情迁延，水湿浸淫全身肌肤，耗气伤阴，以致虚热内生，心烦不眠，方中清热药有丹参、牡丹皮、地骨皮、水红花子，其中丹参清热除烦、地骨皮凉血除蒸，水红花子清热解毒。《本草备要》中云地骨皮泻热凉血，补正气，降肺中伏火，泻肝肾虚热，能凉血而补正气。故内治五内邪热，热淫于内，治以甘寒。李东垣曰地骨皮泻肾火，牡丹皮泻包络火，总治热在外，无汗而骨蒸。故地骨皮不仅清虚热，还可除心烦、湿毒内生之症。

另外，我们还可以看到杨教授在肾病综合征患者中善用的方剂和药对。首先是二至丸，出自《证治准绳》，由女贞子(蒸)、墨旱莲组成。方中女贞子功能补肾滋阴，养肝明目，主治肝肾阴虚，虚热内生所致的五心烦热，咽干鼻燥，腰膝酸痛，潮热盗汗诸症；阴血不足，不能上荣所致的头晕目眩，失眠健忘，须发早白等症；阴虚火旺，迫血妄行所致的鼻衄，齿衄，咯血，吐血，尿血，便血，崩漏等症。墨旱莲功能养阴益肾，凉血止血，主治肝肾阴亏，头晕，目眩，头发早白，以及阴虚血热引起的各种出血，如咯血，吐血，尿血，便血以及崩漏等病症。杨教授认为女贞子滋阴补肾，养肝明目，强健筋骨，乌须黑发；墨旱莲养肝益肾，凉血止血，乌须黑发。二药均入肝肾两经，相须为用，相互促进，补肝肾，强筋骨，清虚热，疗失眠，凉血止血，乌须黑发之力增强。二药性味平和，平补肝肾，适用于肾病阴虚或气阴两虚患者，适于久服。

其次是桃仁、红花这一药对。桃仁始载于《神农本草经》，味苦、甘，性平，功能活血祛瘀，润肠通便，主治痛经，血滞经闭，产后瘀滞腹痛，百瘕结块，跌打损伤，瘀血肿痛，肺痈，肠痈，肠燥便秘等。红花味辛，性温，归心、肝经，功能活血通经，祛瘀止痛，主治经闭痛经，产后痹阻腹痛，胸痹心痛，百瘕积聚，跌打损伤，关节疼痛，中风偏瘫，斑疹等。杨教授在多年的临床实践过程中总结了“气虚血瘀”病机是肾病发生发展、缠绵难愈的关键，从而提出“益气活血”法，其中桃仁、红花药对为杨教授临床常用的活血化瘀药物，常配合滋阴补肾、益气健脾之品，达至补而不腻、静中有动的作用。

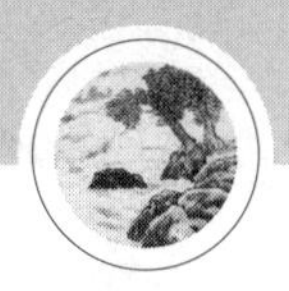

杨教授为该患者开具的处方为当归补血汤合二至丸合五皮饮加减。处方中即含二至丸和桃仁红花药对。再配合当归补血汤大补脾肺之气，以资生血之源，补气生血，以此治疗气阴两虚证；五皮饮功用为行气化湿，利水消肿，用于治疗胸腹胀满、小便不利及下肢水肿。整个处方既能补血行气，活血化瘀，亦能健脾化湿，对改善患者疲倦、腹胀、下肢水肿的症状效果佳。

在治疗肾病综合征的过程中，针对大量蛋白尿、低蛋白血症常伴有高度水肿、高脂血症、高黏血症的特点，从以下几个方面进行治疗：①减少蛋白尿的排出：运用具有激素样作用的中药如熟附子、肉桂、冬虫夏草、地黄、何首乌、菟丝子、淫羊藿等；具有免疫抑制作用的中药如熟地黄、天冬、天花粉、北沙参、五味子、泽泻等；具有血管紧张素转换酶抑制作用的中药如柴胡、赤芍、牛膝、土鳖虫等。②促进肝脏合成白蛋白的中药如三七、丹参、当归、牛膝、人参、党参、黄芪、白术等。降低血脂的药如泽泻、女贞子、枸杞子等。抑制血栓形成的中药如川芎、当归、赤芍、红花、益母草、丹参等。

4. 杨霓芝教授治疗肾病综合征常用方药

(1) 湿热内蕴

主症：浮肿明显，肌肤绷急，腹大胀满，胸闷烦热，口苦，口干，大便干结，小便短赤，舌暗红，苔黄腻，脉滑数。

治法：清热利湿，活血消肿。

方药：疏凿饮子合桃红四物汤加减。

泽泻 15g	茯苓皮 18g	大腹皮 12g	秦艽 12g
车前草 15g	石韦 15g	白花蛇舌草 15g	蒲公英 15g
桃仁 10g	红花 5g	当归 10g	炙甘草 10g

水煎服，日 1 剂。

加减：伴血尿者可加白茅根等以清热利湿、凉血止血。

(2) 水湿侵渍

主症：多由下肢先肿，逐渐四肢浮肿，下肢为甚，按之没指。伴有胸闷腹胀，身重困倦，纳少泛恶，小便短少，舌暗红，苔白腻，脉濡。

治法：健脾化湿，通阳利水，活血化瘀。

方药：五皮饮合桃红四物汤加减。

桑白皮 15g	陈皮 10g	茯苓皮 18g	生姜皮 10g
白术 15g	泽泻 15g	猪苓 18g	桂枝 6g
益母草 15g	桃仁 10g	红花 5g	当归 12g

水煎服，日 1 剂。

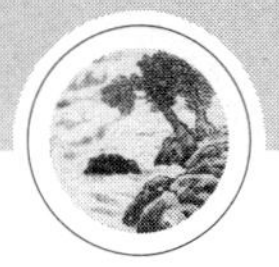

(3) 阳虚水泛

主症:全身高度水肿,腹大胸满,卧则促甚,形寒神倦,面色皖白,纳少,尿短赤,舌淡暗,边有齿印,苔白,脉沉细。

治法:温肾助阳,化气行水,活血祛瘀。

方药:阳和汤合桃红四物汤加味。

麻黄 6g	干姜 6g	熟地黄 20g	肉桂(另焗)3g
白芥子 6g	鹿角胶(另烊)12g	甘草 6g	黄芪 30g
益母草 15g	桃仁 10g	红花 5g	

水煎服,日 1 剂。

加减:若心悸、唇紫、脉结代者,甘草改为炙甘草 10g。

(4) 脾虚湿困

主症:面浮足肿,反复消长,劳累后、午后加重,腹胀纳少,面色萎黄,神疲乏力,尿少色清,大便或溏,舌暗红,苔白滑,脉细弱。

治法:温阳利水,活血消肿。

方药:实脾饮合桃红四物汤加减。

黄芪 30g	白术 15g	茯苓 15g	桂枝 6g
大腹皮 12g	广木香(后下)12g	厚朴 12g	益母草 15g
泽泻 15g	猪苓 18g	桃仁 10g	红花 5g

水煎服,日 1 剂。

加减:蛋白尿多者加桑螵蛸 15g、金樱子 15g 以固摄精气;血清蛋白低,水肿不消者加鹿角胶 10g、菟丝子 12g 补肾填精、化气行水。

(5) 风水相搏

主症:起始眼睑浮肿,继则四肢、全身亦肿,皮色光泽,按之凹陷,易复发,伴有发热、咽痛、咳嗽等症,舌暗红,苔薄白,脉浮。

治法:疏风清热,宣肺行水,兼以活血。

方药:越婢加术汤合桃红四物汤加减。

麻黄 9g	生石膏(先煎)30g	白术 12g	浮萍 15g
泽泻 18g	茯苓 15g	石韦 15g	生姜皮 10g
桃仁 10g	红花 5g		

水煎服,日 1 剂。

加减:偏于风热者,加板蓝根 18g、桔梗 12g 疏解风热;偏于风寒者加紫苏 12g、桂枝 9g 发散风寒;水肿明显者加白茅根 15g、车前子 15g 加强利水消肿。

(6) 中成药:无论何型肾病综合征,均可配合口服通脉口服液以益气活

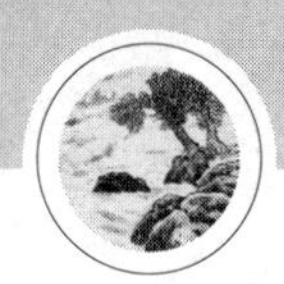

血；湿热重口服火把花根片清热利湿；肾病综合征伴下肢静脉血栓形成配合川芎嗪注射液加低分子右旋糖酐静脉滴注，或者配合静脉滴注川芎嗪，川芎嗪有活血化瘀作用，达到抗血小板凝聚、扩张小动脉的目的。葛根素有抑制血小板凝聚、改变血流变的作用。川芎嗪剂量 40~160mg，剂量均根据病情而定。

（蔡寸　赵代鑫　李璟　卢富华）

主要参考文献

1. 陈惠萍，曾彩虹，周虹．局灶性节段性肾小球硬化症[J]. 肾脏病与透析肾移植杂志，2000，9(2)：399-401.

2. 杨霓芝，黄春林．泌尿科专病中医临床诊治[M]. 2 版．北京：人民卫生出版社，2005.

3. 杨霓芝，毛炜．中西医结合肾脏病学研究新进展[M]. 北京：人民卫生出版社，2017.

4. 白艳洁，王文凤，杨霓芝．杨霓芝教授治疗原发性肾病综合征临床经验介绍[J]. 中国中西医结合肾病杂志，2017，18(2)：100-101.

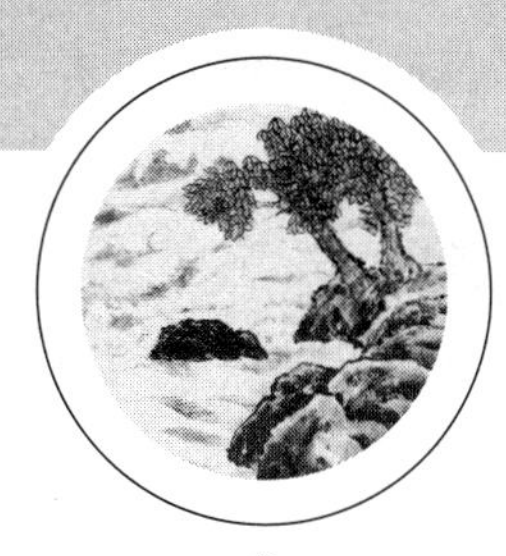

第四章 膜性肾病病案

【病案】

一诊:2011年11月26日。

杨教授查房,参与人员有卢富华医师、赵代鑫医师、梁晖医师、实习医师、主管护师等。

主管医师汇报病史:

李某,男,61岁。

因"尿中泡沫1年余,反复双下肢浮肿9个月余"于2011年11月23日入院。

患者约1年前发现尿中泡沫,无小便量改变,无肢体浮肿,无排尿不适等症状,偶感关节僵痛,患者未予重视,未寻求诊治。约9个月前患者开始出现双下肢浮肿,症状反复,午后加重,晨起稍退,伴腰酸、双下肢重坠感,走楼梯后少许胸闷气促,经休息后可缓解,无心慌胸痛,患者未予重视,无特殊处理。2011年8月初患者出现颜面及四肢浮肿明显,腰部酸痛,口干,小便量少,尿频,偶有尿灼热感,遂至我院门诊就诊,测血压为165/101mmHg,查尿常规:尿白细胞(+++)、尿潜血(++)、尿蛋白(++++),肝功:白蛋白26.7g/L,总蛋白52.9g/L,总胆固醇9.22mmol/L,B超提示:双肾未见异常。诊断为肾病综合征、高血压,于8月12日来我科住院治疗,并于8月16日行肾穿刺病理活检,提示符合Ⅱ期膜性肾病,同

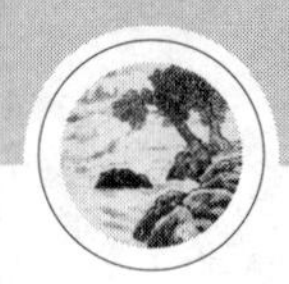

时B超合并右下肢深静脉血栓形成，建议患者行激素+免疫抑制剂治疗，患者要求暂保守治疗，故予护肾降压消蛋白、调脂、补钙、抗血栓等治疗，经治疗后，复查右下肢深静脉血栓已消失，全身浮肿改善后出院。患者出院后定期门诊复查尿常规，均提示尿蛋白波动于（+++）~（++++），下肢浮肿情况反复，门诊医师建议入院行进一步诊治，故收入我科。发病以来，患者无关节疼痛，无皮肤红疹块，无光过敏，无雷诺氏现象。

入院症见：神清、精神疲倦，双下肢轻微浮肿，少许腰痛，口干，无头晕头痛，无恶寒发热，无鼻塞流涕，无咳嗽咯痰，无胸闷胸痛，无心慌心跳，无腹部不适，纳、眠一般，小便量少，尿中泡沫，无尿频尿急尿痛，大便调。

既往史：有高血压病史5个月，最高185/95mmHg，现服用缬沙坦胶囊80mg，1次/d，血压控制情况可；否认脑梗死等内科疾病病史；否认乙肝、结核等传染病病史；40年前曾大腿外伤，否认手术史及输血史。

过敏史：否认药物、食物及其他接触物过敏史。

查体：T 36.3℃　P 78次/min　R 20次/min　BP 123/63mmHg

患者神清，精神疲倦，营养良好，形体居中，查体合作，对答应题。全身皮肤及黏膜未见黄染，浅表淋巴结未触及肿大。头颅五官端正无畸形，瞳孔等大等圆，直径约3mm，对光反射灵敏，结膜无充血，耳鼻未见异常分泌物，口唇无发绀，咽充血（-），双侧扁桃体不大，颈软无抵抗，气管居中，甲状腺无肿大，未闻及血管杂音，颈静脉少许怒张。胸廓对称无畸形，双侧呼吸动度一致，叩诊呈清音，腹平软，无压痛及反跳痛，双肺呼吸音清，未闻及干、湿啰音，心前区无隆起，心界不大，心率78次/min，律齐，各瓣膜听诊区未闻及病理痛，肝脾肋下未及，麦氏征（-），墨菲征（-），肠鸣音正常。神经系统查体：生理反射存在，病理征未引出。舌淡暗，舌底脉络迂曲，苔白腻，脉沉细。

专科情况：双输尿管行程无压痛，双侧肋脊点、肋腰点无压痛，双肾区无叩击痛，双下肢轻度凹陷性浮肿。

辅助检查

（2011年11月16日我院）24小时尿蛋白定量：10 339mg/24h。

（2011年9月23日我院）尿常规：尿蛋白（++++），尿白细胞（+++），尿潜血（+）。

（2011年9月16日我院）尿常规：尿蛋白（++++），尿白细胞（+++），尿潜血（++），总白蛋白：50.3g/L。

（2011年9月7日我院）白蛋白29.1g/L。

（2011年8月31日我院）彩超：考虑髂外静脉及股总静脉瓣膜功能不全。右侧大隐静脉及小隐静脉内血流通畅。

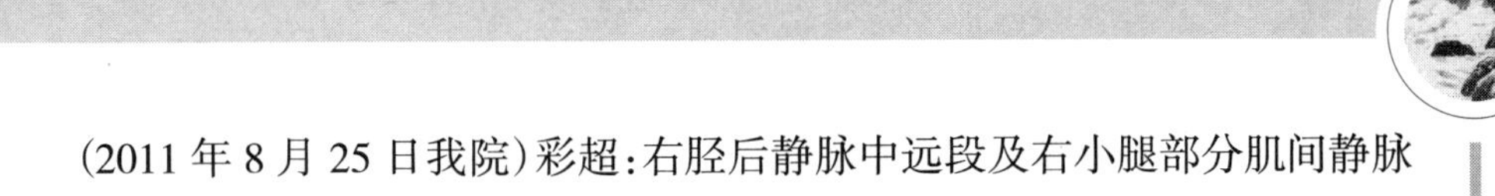

(2011年8月25日我院)彩超:右胫后静脉中远段及右小腿部分肌间静脉血栓形成。

(2011年8月1日我院)B超提示:前列腺增大,并见钙化灶。双肾、膀胱未见明显异常声像。

入院诊断

中医诊断

1. 尿浊(脾肾气虚,水湿瘀阻)。
2. 水肿(脾肾气虚,水湿瘀阻)。

西医诊断

1. 肾病综合征(Ⅱ期膜性肾病)。
2. 高血压3级(很高危组)。
3. 前列腺增生。

诊疗计划:

入院后予内科常规Ⅱ级护理,低盐优质蛋白饮食,测血压,记24小时尿量;西医予缬沙坦胶囊控制血压,阿司匹林肠溶片抗血小板聚集;中医方面,以"标本兼治"为则,以"补益脾肾,利水渗湿,活血化瘀"为法,予百令胶囊补益精气,疏血通活血化瘀。

请杨霓芝教授查房目的:评估病情,指导治疗。

1. 杨霓芝教授听取病例汇报后查看患者

中医四诊

望:神志清楚,精神疲倦,舌淡暗,舌底脉络迂曲,苔白腻。

闻:言语清晰,呼吸正常,未闻及特殊气味。

问:双下肢轻微浮肿,少许腰痛,口干,纳、眠一般,小便量少,尿中泡沫,大便调。

切:脉沉细。

体格检查阳性体征:双下肢轻度凹陷性浮肿。

病史同前,无特殊补充。

2. 杨霓芝教授查房后讨论病情

梁晖医师:患者为老年男性,起病缓慢,病程较长,症状以反复双下肢水肿、蛋白尿为主,无明显阳性体征,结合实验室检查,肾病综合征诊断明确,已于2011年8月16日于我院行肾穿刺活检术,病理结果提示符合Ⅱ期膜性肾病。请杨教授指导,西药方案如何选择?中医如何切入?

赵代鑫医师:患者病程长,近年反复出现蛋白尿、双下肢水肿、腹胀,结合

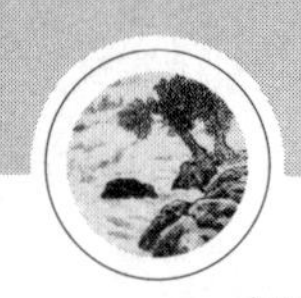

肾穿刺活检病理结果,原发性肾病综合征(Ⅱ期膜性肾病)诊断明确。目前西医暂予保守治疗,缬沙坦胶囊控制血压,阿司匹林肠溶片抗血小板聚集;中医方面,以“标本兼治”为则,以“补益脾肾,利水渗湿,活血化瘀”为法,予百令胶囊补益精气,疏血通活血化瘀,中药汤剂方选参芪地黄汤加减。

卢富华医师:结合患者目前症状、血白蛋白不低于20g/L的情况,患者可以应用ACEI/ARB治疗半年,病情不缓解甚至加重则需要免疫抑制疗法。患者目前已维持ARB治疗3个月,临床症状轻微,定期复查各实验室指标未见明显加重趋势,可给予继续维持。定期复查肾功能,尿蛋白定量,了解患者病情发展趋势,根据患者的病情走向给予正确的治疗。患者尿常规提示潜血阳性,且入院后查尿蛋白定量与患者门诊查尿蛋白定量存在明显差异,可予查左肾静脉B超排除胡桃夹现象。中医方面,同意目前辨证处方,请杨教授查房指导中医方面辨证治疗。

3. 杨霓芝教授总结病例特点 患者神清、精神疲倦,双下肢轻微浮肿,少许腰痛,口干,无头晕头痛,无恶寒发热,无鼻塞流涕,无咳嗽咯痰,无胸闷胸痛,无心慌心跳,无腹部不适,纳、眠一般,小便量少,尿中泡沫,无尿频尿急尿痛,大便调。查体:双下肢轻度凹陷性浮肿。辅助检查:(2011年11月16日)24小时尿蛋白定量10 339mg/24h。(2011年9月23日)尿常规:尿蛋白(++++),尿白细胞(+++),尿潜血(+)。

4. 辨病辨证分析

杨霓芝教授查房后指示如下:

西医诊断方面:患者发现肾病综合征已9个月余,已于我科行肾穿刺活检明确病理诊断,长期于我院门诊行中医辨证治疗,本入院实验室检查提示白蛋白24.5g/L,胆固醇6.06mmol/L,24小时尿蛋白定量5.7g/24h,血象正常,高血压控制情况良好,全身无明显不适,影像学提示无血栓形成,考虑中医治疗有效,可予继续维持。

中医诊断方面:患者疲倦乏力为脾肾气虚,气虚无以鼓动正气之象;双下肢浮肿为肾气不足,失于固涩,水湿下注,湿浊瘀阻之表现;口干为气虚不能输布津液上承之象;舌淡暗,舌底脉络迂曲,苔白,脉沉细符合脾肾气虚,水湿瘀阻之象。水肿乃因肺脾肾三脏对水液代谢失调,导致体内水湿滞留,泛溢肌肤,引起头面、四肢、腹部甚至全身浮肿的病证,严重者尚可伴有胸水、腹水。本病患者久病损及正气,脏腑亏虚,水肿以腰以下为主,反复消长,劳累后加重,同时症见疲倦、口干、大便干结、眠差,本虚与标实相互掺杂,相互影响。四诊合参,本病病位在下焦,病机为脾肾气虚,水湿瘀阻,病性属本虚标实。

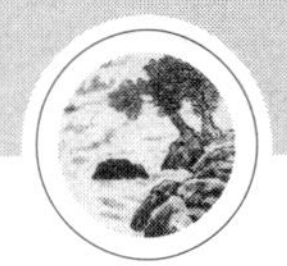

5. 诊断

中医诊断：尿浊（脾肾气虚，水湿瘀阻）；水肿（脾肾气虚，水湿瘀阻）。

西医诊断：肾病综合征（Ⅱ期膜性肾病）；高血压3级（很高危组）；前列腺增生。

6. 治疗

（1）西医治疗：予缬沙坦胶囊控制血压，阿司匹林肠溶片抗血小板聚集。

（2）中医治疗：以改善体质、提高患者免疫功能为切入点，治以标本兼治为则，以"补益脾肾，利水渗湿，活血化瘀"为法，中药汤剂可继续予参芪地黄汤加减，辅以百令胶囊补益精气，黄葵胶囊利湿化浊，疏血通活血化瘀。方药具体如下：

黄芪 30g	当归 15g	茯苓 20g	山药 15g
盐山萸肉 15g	牡丹皮 15g	泽兰 15g	党参 20g
菟丝子 15g	续断 15g	甘草 5g	石韦 15g

3剂，水煎服，每日1剂。

7. 病案分析 尿浊，是以小便混浊不清（其色或赤或白），状如米泔，排尿时并无淋沥涩痛为主要特征的疾患。根据小便混浊的颜色区别为两类：色白者，为白浊；色赤者，为赤浊。或将两者合称为赤白浊。杨教授认为尿浊是以小便混浊，白如泔浆，尿时无涩痛不利感为主症的疾患。病机为湿热下注，脾肾亏虚。多由过食肥甘厚腻食物，脾失健运，酿湿生热，或病后湿热余邪未清，蕴结下焦，清浊相混，而成尿浊。久延不愈，或屡经反复，湿热邪势虽衰，但精微下泄过多，导致脾肾两虚，脾虚中气下陷，肾虚固摄无权，封藏失职，病情更为缠绵。本病久则脾肾亏虚，多因湿热诱发或加重，属本虚标实之病，应标本兼顾，治疗上宜培补脾肾，固摄下元，同时清热利湿。水肿是由于多种原因导致体内水液潴留，泛滥肌肤，引起以眼睑、头面、四肢、腹背甚至全身浮肿为主要临床特征的一类病证。《黄帝内经》将水肿称为"水"。对其症状，《灵枢·水胀》曰："水始起也，目窠上微肿，如新卧起之状。"对其病因病机，《素问·水热穴论》指出："勇而劳甚，则肾汗出，肾汗出逢于风，内不得入于脏腑，外不得越于皮肤，客于玄府，行于皮里，传为胕肿。"《素问·至真要大论》又指出："诸湿肿满，皆属于脾。"明代张景岳发展了《黄帝内经》理论，进一步阐明水肿的病机，其在《景岳全书·肿胀》提出："凡水肿等证，乃肺脾肾三脏相干之病，盖水为至阴，故其本在肾；水化于气，故其标在肺；水惟畏土，故其制在脾。今肺虚则气不化精而化水，脾虚则土不制水而反克，肾虚则水无所主而妄行。"明代杨仁斋在《仁斋直指方·虚肿方论》创用活血利水法治疗瘀血水肿；清代唐容川

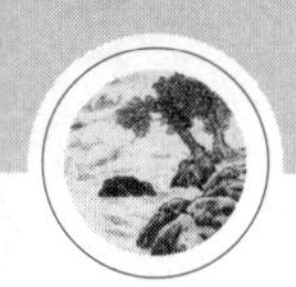

在《血证论·阴阳水火气血论》中提出“瘀血化水亦发水肿，是血病而兼水也”的病机理论，为临床采用活血化瘀法治疗水肿提供了依据。

患者发现肾病综合征已9个月余，已于我科行肾穿刺活检明确病理诊断，长期于我院门诊行中医辨证治疗，本次入院实验室检查提示白蛋白24.5g/L，胆固醇6.06mmol/L，24小时尿蛋白定量5.7g/24h，血象正常，高血压控制情况良好，全身无明显不适，影像学提示无血栓形成，考虑中医治疗有效，可予继续维持。患者疲倦乏力为脾肾气虚，气虚无以鼓动正气之征；双下肢浮肿为肾气不足，失于固涩，水湿下注，湿浊瘀阻之表现，口干欲饮为气虚不能输布津液上承之征，舌淡暗，舌底脉络迂曲，苔白，脉沉细符合脾肾气虚，水湿瘀阻之象，水肿乃因肺脾肾三脏对水液代谢失调，导致体内水湿滞留，泛溢肌肤，引起头面、四肢、腹部甚至全身浮肿的病症，严重者尚可伴有胸水、腹水。本病患者久病损及正气，脏腑亏虚，水肿以腰以下为主，反复消长，劳累后加重，同时症见疲倦、口干、大便干结、眠差，本虚与标实相互掺杂，相互影响。

参芪地黄汤出自清代沈金鳌《沈氏尊生书·杂病源流犀烛》，书中有记载：“大肠痈，溃后疼痛过甚，淋沥不已，则为气血大亏，须用峻补，宜参芪地黄汤。”“小肠痈，溃后疼痛，淋沥不已，必见诸虚证，宜参芪地黄汤。”参芪地黄汤药物组成为人参、黄芪、熟地黄、山茱萸、山药、茯苓、牡丹皮，即六味地黄汤去泽泻加人参、黄芪，原文中治疗气血虚损，因“精血同源”，故方中以六味地黄汤滋补肾精，加入人参、黄芪以增益气之力，为气阴双补的代表方剂。方中重用黄芪，加党参补气健脾，合六味地黄汤滋补肾阴，脾肾得补，正气得养，利于驱邪外出，正气恢复；又合菟丝子、续断补益肝肾，当归补血活血，扶助正气；泽兰利水消肿，石韦利尿通淋，佐以全蝎走窜祛湿，使邪气有所出路；以甘草调和诸药，兼补中焦制水湿。

西医方面，在治疗肾病综合征的过程中，针对大量蛋白尿、低蛋白血症常伴有高度水肿、高脂血症、高黏血症的特点，应从以下几个方面进行治疗：①减少蛋白尿的排出。西医学认为，肾上腺糖皮质激素、免疫抑制剂、血管紧张素转换酶抑制剂以及非甾体抗炎药对减少肾病综合征尿蛋白有一定疗效。②提高血浆白蛋白。尿中丢失白蛋白是引起低蛋白血症的主要原因，但与肾小管分解白蛋白能力增加以及胃肠吸收能力下降也有一定的关系。因此，不但要减少尿蛋白的排出，也必须增加蛋白的来源，以此来纠正低蛋白血症。③增加蛋白的摄入。对于肾功能正常的患者，应给予优质高蛋白饮食，如鸡蛋、瘦猪肉、鱼肉、牛奶等，每天蛋白质摄入量可达1~1.5kg/d，必要时临时静脉补充血浆白蛋白。

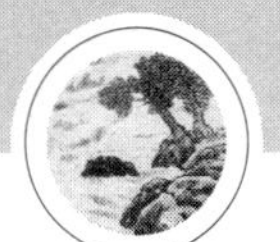

在膜性肾病的治疗上，需特别注意以下四个方面：①运用免疫抑制剂以延缓或阻止疾病中免疫因素介导的肾损害；②运用血管紧张素转化酶抑制剂（ACEI）和 / 或受体拮抗剂（ARB）以减少蛋白尿，保护肾功能；③治疗肾病综合征的并发症，如高脂血症及动静脉血栓形成；④尽量减少治疗的副作用。该患者已明确诊断为肾病综合征（膜性肾病），且病情反复，出院后需严格定期门诊复诊，观察其尿常规指标控制情况，而且需关注患者的肝功、凝血等指标，防止静脉血栓及低蛋白血症的出现。

二诊：2011 年 11 月 29 日。

患者服药后精神尚可，现无明显腰痛，双下肢浮肿已消退，少许口干口苦，纳、眠尚可，尿量较前增加，尿中泡沫较前缓解，大便调。舌淡暗，苔薄黄，脉沉细。辅助检查：尿常规：尿蛋白质（+++），尿潜血（++），尿白细胞（+++）。尿蛋白肌酐 2 项：尿蛋白 / 尿肌酐比值：3.46g/g，尿蛋白浓度：3 340.4mg/L，尿肌酐浓度：8 539μmol/L。24 小时尿蛋白排泄率：5.823mg/min，24 小时尿蛋白总量：8 385mg/24h，尿蛋白浓度：3 726.8mg/L，24 小时尿量：2 250ml/24h，左肾静脉（胡桃夹现象探查）未见明显异常。

杨霓芝教授查房后指示

患者服药后腰痛、水肿等症状明显缓解，疲倦减轻，尿中泡沫有所缓解，小便量增多，均为正气恢复，邪气得以祛除之佳兆。予调整中药，四诊合参，患者目前水肿已消退，少许口干苦，可于原方基础上去活血利水之泽兰，患者口干苦、苔黄，考虑水湿化热之象，可改菟丝子为芡实以加强健脾，土茯苓利湿热。具体方药如下：

黄芪 30g	当归 12g	土茯苓 20g	山药 15g
盐山萸肉 15g	牡丹皮 15g	党参 20g	续断 15g
甘草 5g	石韦 15g	芡实 15g	

3 剂，水煎服，每日 1 剂。

随访：后于门诊随诊，尿蛋白肌酐比波动于 0.5~1，病情稳定。

【总结】

1. 杨霓芝教授辨病思路 肾病患者以尿检发现蛋白尿异常为主要表现，蛋白尿增多临床多见尿中泡沫增多，多归属中医学“尿浊”范畴。尿浊是以小便混浊，白如泔浆，尿时无涩痛不利感为主症的疾患。病机为湿热下注，脾肾亏虚。多由过食肥甘厚腻食物，脾失健运，酿湿生热，或病后湿热余邪未清，蕴结下焦，清浊相混，而成尿浊。久延不愈，或屡经反复，湿热邪势虽衰，但精微

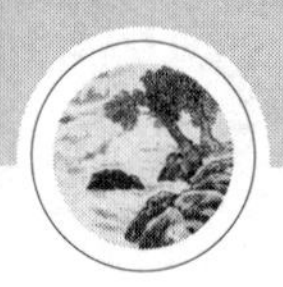

下泄过多，导致脾肾两虚，脾虚中气下陷，肾虚固摄无权，封藏失职，病情更为缠绵。本病久则脾肾亏虚，多因湿热诱发或加重，属本虚标实之病，应标本兼顾，治疗上宜培补脾肾，固摄下元，同时清热利湿。水肿是由于多种原因导致体内水液潴留，泛滥肌肤，引起以眼睑、头面、四肢、腹背甚至全身浮肿为主要临床特征的一类病证。《黄帝内经》将水肿称为"水"。对其症状，《灵枢·水胀》曰："水始起也，目窠上微肿，如新卧起之状。"

2. 杨霓芝教授辨证思路 膜性肾病临床上以水肿为主要特征，病机以脾肾两虚，尤其脾肾气（阳）不足为病变之本；标实以水湿、湿热、瘀血阻滞为主，病性为虚实夹杂。正如《黄帝内经》所言"诸湿肿满，皆属于脾"；《素问·水热穴论》"肾者，胃之关也，关门不利，故聚水而从其类也，上下溢于皮肤，故为胕肿"。

本病病因病机主要有以下几点：

(1) 湿邪浸淫：时令阴雨、居处湿地、涉水冒雨等致湿邪内侵，脾胃运化失司，不能升清降浊，水液泛于肌肤，而成水肿。

(2) 气滞血瘀：水湿内留，阻滞气机，或久病不愈，"久病入络"，"久病多瘀"，由气及血，均可伤及肾络。肾络不通，水道淤塞，开合不利，可致水气内停，发为水肿。

(3) 劳倦内伤或纵欲耗气伤精，累及脾肾，致精血亏乏，水湿内生，发为水肿。综上所述，水肿的发病都是外因通过内因而起作用的，主要影响脾、肾及三焦的气化功能，本病的基本病机为：脾肾虚为本，水湿、湿热及瘀血为标，标实中常以瘀血为著；因"虚"生"湿"、因"虚"生"瘀"，致"湿""瘀"夹杂，为膜性肾病反复发作，缠绵难愈的病理基础。

本病案患者为老年男性，因"尿中泡沫1年余，反复双下肢浮肿9个月余"入院，主要症见精神疲倦，双下肢轻微浮肿，少许腰痛，口干，中医诊断当属中医学"尿浊""水肿"的范畴。患者精神疲倦，脉沉细为脾肾气虚、形体失养之象；双下肢浮肿为脾肾气虚，运化水湿失调，水湿泛溢于下肢之象；口干为津液不能上养之象；小便量少为脾肾亏虚，下焦水液气化不利之象；久病、腰痛、舌暗、舌脉络迂曲为气虚，推动气血无力，气血停滞，瘀阻脉络之象；尿中泡沫为气虚固摄不利，精微外溢之象。舌淡暗，舌底脉络迂曲，苔白腻，脉沉细为脾肾气虚、水湿瘀阻之象。本病病位在脾肾，病机为脾肾气虚、水湿瘀阻，病性为本虚标实。综上，辨证为"脾肾气虚，水湿瘀阻"。

3. 杨霓芝教授施治思路 杨教授认为，膜性肾病的病机为本虚标实，以脾肾亏虚（气虚、阳虚）为本，水湿、湿热及瘀血为标，标实中尤其以瘀血为著，

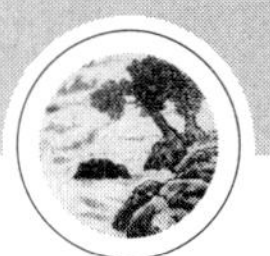

气虚、瘀血为本病最常见及关键的病理产物及致病因素。其中,湿热是主要的因素,湿热之邪的形成,多由过食肥甘厚腻食物,脾失健运,酿湿生热,或病后湿热余邪未清,蕴结下焦,清浊相混,而成尿浊。久延不愈,或屡经反复,湿热邪势虽衰,但精微下泄过多,导致脾肾两虚,脾虚中气下陷,肾虚固摄无权,封藏失职,病情更为缠绵。本病久则脾肾亏虚,多因湿热诱发或加重,属本虚标实之病,应标本兼顾,治疗上宜培补脾肾,固摄下元,同时清热利湿。综上,本病病性多为虚实夹杂,以脾肾两虚为本,水湿及瘀血为标,尤其以瘀血为著。本病初期,本虚多以脾肾肺气虚为主,继而出现水湿、瘀血内阻,加之服药所蓄药毒,耗气伤阴,久则出现脾肾阳虚、气阴两虚等证。上述证候可以单见,也可以兼具,也可以发生转化和演变。因本病病性为虚实夹杂,所以治疗多标本兼治。

"正气存内,邪不可干",该患者病程较久,缠绵难愈,正气不足必存,目前属虚实夹杂,以正气虚为本,邪气实为标,其中以脾肾气虚为本,水湿瘀阻为标。治疗当以扶正祛邪为主,扶正主要是扶助脾肾之气,祛邪主要是利水渗湿、利尿通淋,立法以补益脾肾,清利湿热,酌加活血化瘀之品。杨霓芝教授选用参芪地黄汤加减,方中用黄芪、党参补气健脾,合六味地黄汤滋补肾阴,又加利水、活血之药,全方补益脾肾,升清摄精,补而不滞,扶助正气,驱邪外出,疗效甚佳,体现了中医药辨证论治和选方用药的精髓。

特发性膜性肾病(IMN)患者的自然病程差异悬殊,通常表现为三种转归形式:即自发缓解、持续蛋白尿伴肾功能稳定、持续蛋白尿伴肾功能进行性减退。由于本病自然病程存在有完全相反的结局,且本病对药物治疗的敏感度不一,长期免疫抑制治疗带来的副作用也较大,因此如何选择最佳有效的治疗方案对原发性膜性肾病而言就特别有意义。

(1) 水湿浸渍

证候特点:多由下肢先肿,逐渐四肢浮肿,下肢为甚,按之没指,不易随复,身重困倦,纳少泛恶,小便短少,舌苔白腻,脉象濡缓。

治法:健脾化湿,行气利水。

推荐方剂:五皮饮合平胃散加减。

基本处方:桑白皮 15g,陈皮 10g,茯苓皮 30g,生姜皮 10g,苍术 10g,厚朴 10g,甘草 5g,加入生姜 2 片,干枣 2 枚。每日 1 剂,水煎服。

加减法:若肿甚而喘者,可加麻黄 9g、葶苈子 15g 以利水平喘。

(2) 瘀血内阻

证候特点:神疲乏力,面色黧黑,肌肤甲错,腰酸痛或刺痛,痛有定处,血尿

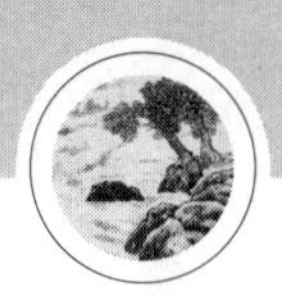

暗红，或夹血块，劳累后明显，夜尿频数，便溏，腹胀纳呆，口淡不渴，气损及阳者伴见形寒肢冷，渴不欲饮，舌红苔薄黄或少苔，舌边瘀紫，脉细数或沉涩；阴虚夹瘀者见尿色淡红或镜下血尿，血尿暗红，或夹血块，腰膝酸软无力刺痛，咽干痛不适，消瘦颧红，五心烦热，大便不畅，口干思饮，或渴不欲饮，舌红苔薄黄或少苔，舌边瘀紫，脉细数或沉涩。

治法：活血通络，补益脾肾或滋阴降火，凉血活血。

推荐方剂：桃红四物汤或血府逐瘀汤加减。

基本处方：桃仁 10g，红花 6g，当归 10g，白芍 15g，川芎 12g，熟地黄 15g，牛膝 15g。每日 1 剂，水煎服。

加减法：气阳虚夹瘀者，合参芪肾气汤加减，如黄芪 30g、党参 20g、山药 15g、茯苓 15g、熟附子（先煎）9g、淫羊藿 15g、芡实 20g，以益气温阳；阴虚夹瘀者，合知柏地黄汤加减，如熟地黄 15g、知母 10g、黄柏 10g、山药 15g、茯苓 15g、牡丹皮 15g，以滋阴清热。

（3）脾肾两虚，水湿瘀阻

证候特点：面浮足肿，反复消长，劳累后、午后加重，腹胀纳少，面色萎黄，神疲乏力，甚者形寒肢冷，腰膝酸软，尿少色清，大便或溏，舌质淡暗，舌苔白滑，脉细弱或结代。

治法：益气健脾补肾，利水消肿活血。

推荐方剂：实脾饮加减。

基本处方：黄芪 30g，白术 15g，茯苓 15g，桂枝 6g，大腹皮 12g，广木香（后下）12g，丹参 20g，益母草 15g，泽泻 15g，猪苓 18g，炒薏苡仁 20g，大枣 5 枚。每日 1 剂，水煎服。

加减法：形寒肢冷明显者加制附子 15g、干姜 15g、淫羊藿 15g 以温阳利水；尿蛋白多者加桑螵蛸 15g、金樱子 15g、何首乌 15g 以固涩精气；血清蛋白低下，水肿不退者加芡实 20g、菟丝子 15g 以补肾健脾填精，化气行水；瘀血明显者，可加川芎 10g、当归 9g、桃仁 10g、水蛭 9g 以活血化瘀。

（4）气阴两虚，水湿瘀阻

证候特点：倦怠乏力，少气懒言，五心烦热，盗汗，口燥咽干而饮水不多，水肿不甚，舌质暗红，舌底络脉迂曲，少苔，脉细数。

治法：益气养阴，活血利水。

推荐方剂：参芪地黄汤加减。

基本处方：党参 20g，黄芪 20g，生地黄 15g，山茱萸 15g，茯苓 30g，牡丹皮 10g，金樱子 15g，芡实 20g，玉米须 30g，丹参 20g，桃仁 10g，甘草 5g。每日 1 剂，

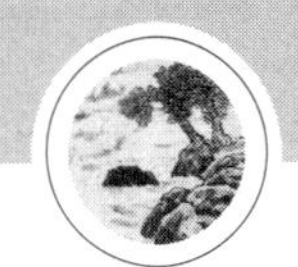

水煎服。

加减法：瘀血重者可加丹参 15g、三七粉（冲）6g 以活血通络；兼湿热者可加白花蛇舌草 15g、半枝莲 15g 以清热祛湿；尿少水肿明显者可加车前子 15g、生薏苡仁 20g 利水消肿。

(5) 中成药：

1）黄葵胶囊：功能清利湿热，解毒消肿，主治水肿病属湿热证者；每次 5 粒，每日 3 次；适用于膜性肾病者属湿热证者；4 周为 1 个疗程，可连续 3~6 个疗程。

2）雷公藤多苷片：功能祛风解毒、除湿消肿、舒筋通络，主治风湿热瘀、毒邪阻滞者；每次 10~20mg（1~2 片），每日 3 次；适用于膜性肾病大量蛋白者；4 周为 1 个疗程，可连续 3~6 个疗程。

3）昆仙胶囊：功能补肾通络，祛风除湿。主治风湿痹阻兼肾虚证。每次 2 粒，每日 3 次，饭后服用。适用于膜性肾病大量蛋白者；4 周为 1 个疗程，可连续 3~6 个疗程。

(6) 并发症的防治

1）感染：对于肾病综合征的患者，由于存在低蛋白血症，抵抗力下降，感染发生率高。在抗生素问世以前，细菌感染曾是肾病综合征患者的主要死因之一，严重的感染主要发生在儿童和老人，成年人较少见。尤其是糖皮质激素的使用，抑制机体的防御功能，可诱发感染或使体内潜在感染病灶扩散，病原体以真菌、结核菌、葡萄球菌、变形杆菌、铜绿假单胞菌和各种疱疹病毒为主。临床上常见的感染有原发性腹膜炎、蜂窝织炎、呼吸道感染和泌尿道感染。一旦感染诊断成立，应立即予以治疗。

中医中药可以通过健脾益肾、补气养血的方法，扶助机体的正气，可以明显改善患者的症状，提高机体免疫力，随着整体情况的好转，血浆蛋白自然就可以恢复到正常水平。这是中医的辨证论治在治疗疑难病中的优势的体现。多采用补气活血法，方用当归补血汤加减，常用药物有党参、黄芪、白术、茯苓、山药、芡实、续断、杜仲、女贞子等补气健脾益肾药，使肾气、肾阳得升，脾胃得健，吸收更多的水谷精微。还能改善患者的食欲，提高机体对蛋白质的摄入、吸收，以此来提高血浆白蛋白水平。同时建议患者配合饮食疗法，进食适量优质蛋白，如鸡蛋、牛肉、牛奶等易于吸收和利用的高蛋白食物，从而使患者的蛋白生化有源。

2）高凝状态和静脉血栓形成：肾病综合征存在高凝状态，促凝集和促凝血因子的增高，抗凝集和抗凝血因子的下降及纤维蛋白溶解机制的损害，是肾

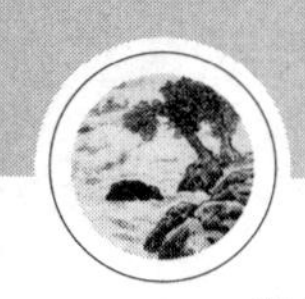

病综合征产生高凝状态的原因。抗生素、激素和利尿剂的应用为静脉血栓形成的加重因素，激素经凝血蛋白发挥作用，而利尿剂则使血液浓缩，血液黏滞度增加而导致静脉血栓形成。

中医学认为“久病入络”“久病必瘀”，清代著名医家王清任曰：“元气既虚，必不能达于血管，血管无气，必停留而瘀。”原发性肾病综合征患者存在严重的高凝状态，即血栓的出现。此时，可以采用中医活血化瘀的方法，根据患者病程、体质及凝血程度、辨证选用活血化瘀药进行治疗。如起病不久体质强者可选用三棱、莪术、水蛭、穿山甲等破血逐瘀的中药治疗；若病迁延，体质虚弱者可用当归、赤芍、丹参、泽兰、益母草、桃仁等养血化瘀药治疗。现代药理研究显示：活血化瘀之中药具有扩张血管，改善微循环，增加肾血流量，抑制血小板聚集，增加纤维蛋白溶解活性，抗缺血缺氧等作用。还宜适当加入大剂量补气、行气药，如黄芪、枳壳、陈皮、青皮等，以此达到气行则血行的目的。从而达到预防血栓形成的目的。

3）改善临床症状：水肿是肾病综合征常见症状，高度水肿可能进一步导致严重并发症，如心功能衰竭。所以通过中医药辨证论治，降低水肿和蛋白尿，从而改善临床症状。

水肿的基本病理变化为肺失通调，脾失传输，肾失开阖，三焦气化不利。《景岳全书·肿胀》篇指出：“凡水肿等证，乃肺、脾、肾三脏相干之病。”故多采用宣肺、健脾、温肾利水、疏利三焦之法治疗水肿。如病之初期的水肿，多采用宣肺行水、疏风清热作用的越婢加术汤加减；病之中期，多采用运脾化湿、温阳利水之实脾饮加减；后期多采用温肾助阳利水之真武汤、五苓散等方剂加减；水肿兼肾阴虚者，多用养阴利水之猪苓汤。肾病综合征患者临床表现以大量蛋白尿为主，治疗难度大，长期丢失大量蛋白，难免会对肾功能产生损害。中医学认为肾脏是先天之根本，五脏六腑之精藏于肾，长期肾病可耗伤肾气，造成肾气亏虚，精关不固，肾不藏精，造成精微乏源，湿浊内生，瘀血停滞，蛋白丢失。多采用补肾健脾益气的方法，中药常用女贞子、墨旱莲、覆盆子、茯苓、白术等。

4）提高临床疗效：对于原发性肾病综合征的初期患者，多采用中西医结合方法，给予激素治疗。糖皮质激素能有效抑制炎症反应、免疫反应、醛固酮和抗利尿激素分泌，影响肾小球基底膜通透性等综合作用发挥利尿、消除尿蛋白的疗效。对于难治性蛋白尿患者，除中药治疗外多加免疫抑制剂，如雷公藤多苷片、来氟米特、吗替麦考酚酯等。由于激素、免疫抑制剂等西药影响脾胃功能，以致脾胃失和，纳食减少，甚至恶心呕吐。此时多采用二陈汤、香砂六君

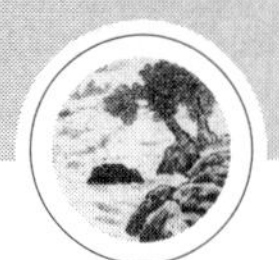

子汤之类的方剂加减治疗。这样既可以减少西药对胃肠道的不良反应，又能促进脾胃的运化功能。从而提高临床疗效。

5）预防复发：饮食上应进食清淡、易消化食物，大量蛋白尿患者应注意进优质蛋白饮食，如猪瘦肉、鱼、鸡瘦肉、牛肉等以补充蛋白的丢失。浮肿较重的患者应严格限制水分的摄入，量出为入。注意身心劳逸结合，增强机体免疫力，注意适当锻炼身体。患病期间注意防止感冒和疲劳，以免病情复发。中药予益气固表中药，如黄芪，防风等可防止外感，达到预防复发的目的。

（蔡 寸 李 璟 侯海晶）

主要参考文献

1. 左琪，包崑，杨霓芝．杨霓芝教授治疗特发性膜性肾病的经验［J］．中医药导报，2014，20（3）：8-11.

2. 杨霓芝，黄春林．泌尿科专病中医临床诊治［M］．2 版．北京：人民卫生出版社，2005.

3. 杨霓芝，毛炜．中西医结合肾脏病学研究新进展［M］．北京：人民卫生出版社，2017.

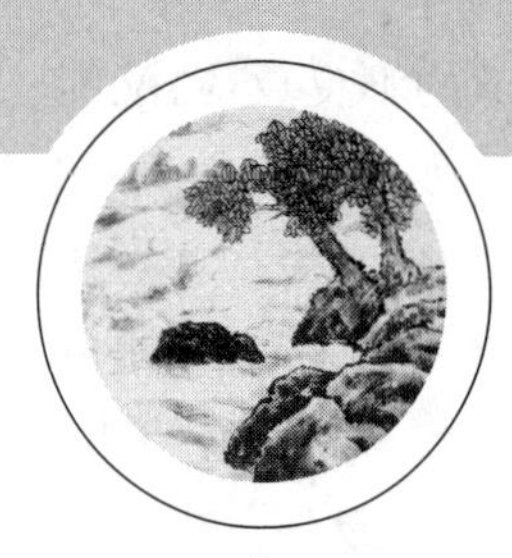

第五章 糖尿病肾病病案

【病案1】

一诊:2011年9月4日。

杨教授查房,参加人员有卢富华医师、赵代鑫医师、进修医师、实习医师、主管护师等。

主管医师汇报病史:

刘某,女,47岁。

因“多饮、多尿5年,伴双下肢浮肿7天”于2011年9月3日入院。

患者2006年开始出现多饮、多尿症状,无手抖、心慌等不适,患者未予重视及就诊。2011年8月28日患者无明显诱因下出现双下肢水肿及小便大量泡沫,疲倦,无胸闷气促,无恶心呕吐,无尿量减少,水肿逐渐加重,遂到当地门诊就诊,查血糖升高(具体不详),糖化血红蛋白10%,尿常规:尿蛋白(+++),考虑为“2型糖尿病,糖尿病肾病?”建议上级医院就诊,患者为求进一步诊治,今日于我院门诊就诊,由门诊拟“糖尿病肾病?”收住入院。

入院症见:患者神清,精神疲倦,视物模糊,口干欲饮,无胸闷心悸,活动后稍有气促,无恶心欲呕,下肢乏力、浮肿,无四肢麻木,纳、眠差,夜尿3次/晚,大便调。

既往史:高血压11年,最高血压达160/110mmHg,曾服酒石

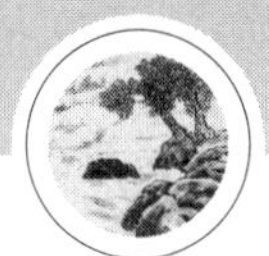

酸美托洛尔、利血平 2 年，期间血压控制正常，后自行停药，血压控制不详。否认肺结核、肝炎等传染病病史。否认手术史、重大外伤史。

过敏史：否认药物、食物及接触过敏史。

其他情况：出生并长期居住于广州，生活环境可，无疫区接触史；无特殊饮食嗜好，无烟酒等不良嗜好；14 岁初潮，月经规律，适龄婚育，育有 1 女，家人均体健。否认家族遗传病史。

查体：T 36.5℃　P 72 次 /min　R 21 次 /min　BP 170/116mmHg

精神清，发育正常，形体适中，自动体位，对答合理，查体合作。全身皮肤黏膜及巩膜无黄染，未见皮疹及出血点，四肢指甲半白，浅表淋巴结未触及肿大，头颅无畸形，颜面无浮肿，双瞳孔等大等圆，直径约 3.0mm，对光反应灵敏，耳鼻无异常，口唇色淡，咽充血（–），双侧扁桃体无肿大，颈软，无颈静脉怒张，气管居中，双甲状腺无肿大。胸廓对称无畸形，双侧呼吸运动度一致，叩诊呈清音，双肺呼吸音清，未闻及干、湿啰音，心前区无隆起，心界向左下扩大，心率 72 次 /min，律齐，各瓣膜听诊区未闻及明显病理性杂音，腹平软，无压痛、反跳痛，移动性浊音（+），肝脾肋下未及，肠鸣音正常，双肾区无叩击痛。脊柱四肢无畸形，双下肢中度水肿。神经系统检查：生理反射存在，病理反射未引出。

舌暗红，舌底络脉迂曲，苔薄黄微腻，脉沉细。

专科情况：双侧输尿管行程区无压痛，双侧肋脊点、肋腰点无压痛，双肾区无叩击痛，双下肢中度凹陷性浮肿。

辅助检查

（2011 年 8 月 31 日外院）糖化血红蛋白 10.7%；尿常规：尿蛋白（+++）。

（2011 年 9 月 4 日我院）尿常规：尿蛋白质（+）。生化：尿素氮 9.31mmol/L，肌酐 142μmol/L，总二氧化碳 34.1mmol/L，尿酸 862μmol/L，钾 2.68mmol/L，葡萄糖 6.35mmol/L。肝功：白蛋白 29.4g/L，总蛋白 55.4g/L。B 超：考虑胆囊泥沙样结石。肝脏、胰腺、脾脏未见明显异常。腹腔少量积液。双肾实质回声稍高。膀胱未见明显异常。肾上腺未见异常。心脏彩超：EF 29%，CO 4.1L/min，SV 45ml/bit，E/A>1。心脏考虑高血压并左室心肌病变（糖尿病影响？）表现；左心泵血功能较差；轻中度二漏主漏。

入院诊断

中医诊断：水肿（气阴两虚，水湿瘀阻）。

消渴（气阴两虚，水湿瘀阻）。

西医诊断：糖尿病性肾病（V期）；2 型糖尿病；高血压 2 级（很高危组）。

治疗计划：入院后予低脂优质蛋白糖尿病饮食，监测血压、血糖，记 24 小

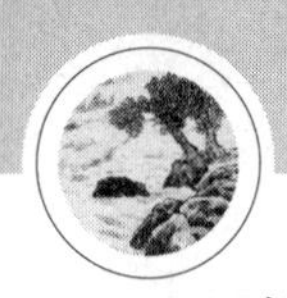

时尿量，测体重，持续尿量监测；予厄贝沙坦降压、降蛋白尿，呋塞米利尿消肿；中医方面，以“益气养阴，利湿活血化瘀”为法，予百令胶囊益气补肾，活血化瘀通络。

请杨霓芝教授查房目的：评估病情，明确诊断，指导治疗。

1. 杨霓芝教授听取病例汇报后查看患者

中医四诊

望：神志清楚，精神疲倦，形体中等，口唇色淡，舌暗红，舌底络脉迂曲，苔薄黄微腻。

闻：言语清晰，呼吸正常，未闻及特殊气味。

问：肢体乏力，双下肢浮肿未见缓解，无肢体麻木，视物模糊，口干欲饮，无胸闷心悸，活动后稍有气促，无恶心欲呕，纳、眠差，夜尿 3 次 / 晚，大便调。

切：肤温正常，脉沉细。

体格检查阳性体征：心前区无隆起，心界向左下扩大，心律齐，各瓣膜听诊区未闻及明显病理性杂音；腹平软，无压痛、反跳痛，移动性浊音（+），肝脾肋下未及，肠鸣音正常；双下肢中度水肿。

补充病史：病史同前，无特殊补充。

2. 杨霓芝教授查房后讨论病情

赵代鑫医师：患者为中年女性，既往高血压病史 11 年，最高达 160/110mmHg，曾服用酒石酸美托洛尔、利血平 2 年，后血压控制正常后自行停药，血压控制不详。5 年前患者开始出现多饮、多尿，患者未予重视及就诊，外院查血糖升高（具体不详），糖化血红蛋白 10%。现请杨教授查房，进一步明确本病的诊断，并解决患者治疗的难点和消渴并发症的治疗。

卢富华医师：中医水肿当与鼓胀相鉴别：水肿主要为肺、脾、肾功能失调，水湿泛溢肌肤。其浮肿多从眼睑开始，继而延及头面及肢体，或下肢先肿，后及全身，每见面色㿠白、腰酸倦怠等，多无腹胀及腹壁青筋暴露，伴有体内精微随小便漏出等表现，水肿较甚者亦可伴见腹水。而鼓胀主要为肝、脾、肾受损，气、血、水互结于腹中，以腹部胀大为主，四肢肿不甚明显。晚期可出现肢体浮肿，每兼见面色青晦，面颈部有血痣赤缕，胁下癥瘕坚硬，腹皮青筋暴露等。患者双下肢浮肿，无腹皮青筋暴露等，符合水肿。患者寻求中医治疗，请杨教授查房给予中医方面辨证治疗。

3. 杨霓芝教授总结病例特点 患者中年女性，多饮、多尿 5 年，伴双下肢浮肿，精神疲倦，视物模糊，口干欲饮，无胸闷心悸，活动后稍有气促，无恶心欲呕，下肢乏力、浮肿，无四肢麻木，纳、眠差，夜尿 3 次 / 晚，大便调。舌暗红，舌

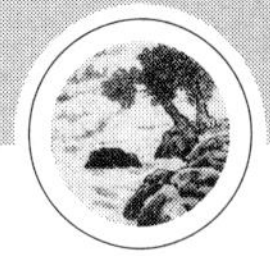

底络脉迂曲，苔薄黄微腻，脉沉细。

4. 辨病辨证分析　该患者以“多饮、多尿5年，伴双下肢浮肿7天”为主诉入院，无明显诱因下出现双下肢水肿及小便大量泡沫，疲倦，无胸闷气促，无尿量减少，中医辨病当属“水肿”“消渴”范畴。

肾为先天之本，主藏精，精化气，寓元阴元阳，肾精足则肾气充，肾精亏则肾气衰。机体生、长、壮、老、已的生命过程，均有赖于肾精和肾气。《景岳全书·肿胀》云：“凡水肿等证……其本在肾……其标在肺……其制在脾。”水肿的病位在肺、脾、肾，关键在肾。患者中年女性，年近七七，肾精渐亏，肾气渐虚，肾阴亏虚则虚火内生，上燔心肺则烦渴多饮；肾失濡养，开阖固摄失权，则水谷精微直趋下泄，随小便排出体外，则多尿及尿中大量泡沫。肾主水，肾气从阳则开，从阴则阖。精气不足，气化失司，水液输布不利，水湿下注，故见双下肢浮肿；水湿之邪凌心犯肺，则可出现活动后气促。神疲体倦为气虚，生化乏源，机体失养；久病，舌暗、舌底络脉迂曲为血瘀之象；舌暗红，舌底络脉迂曲，苔薄黄，脉沉细均为“气阴两虚，水湿瘀阻”之舌脉见证。综合上述分析，患者辨证属于气阴两虚，水湿瘀阻证，病性为本虚标实。

5. 诊断

中医诊断：水肿(气阴两虚，水湿瘀阻)；消渴(气阴两虚，水湿瘀阻)。

西医诊断：糖尿病性肾病(Ⅴ期)；2型糖尿病；高血压2级(很高危组)。

6. 治疗

(1) 中医以益气养阴，利湿活血化瘀为法，中药处方如下：

太子参 15g	黄芪 30g	茯苓皮 20g	山药 15g
盐山萸肉 10g	白术 15g	熟地黄 15g	泽兰 15g
桂枝 5g	赤芍 15g	泽泻 12g	猪苓 15g

6剂，水煎服，每日1剂。

(2) 西医方面：继续完善相关辅助检查明确诊断为主，暂予维持目前治疗方案；今日危急值回报提示血钾低，可给予静脉补钾，同时给予氯化钾口服液口服补钾，明日复查了解血钾情况。患者血糖升高，继续监测，尽早制定治疗方案；血压控制欠佳，考虑与患者容量负荷较重有关，暂予维持目前降压方案，继续给予呋塞米利尿消肿，减轻循环负荷。

7. 调护　杨教授认为消渴肾病生活调摄具有十分重要的意义，节制饮食具有基础治疗的重要作用，在保证机体合理需要的情况下，应限制粮食、油脂的摄入，忌食糖类，养成定时定量进餐的习惯。戒烟酒、浓茶及咖啡等。保持情志平和，生活起居规律。

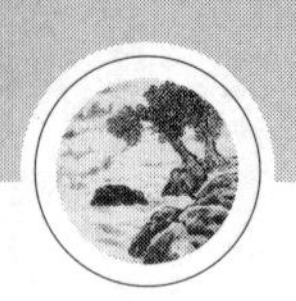

8. 病案分析 《诸病源候论》曰:“水病无不由脾肾虚所为,脾肾虚则水妄行,盈溢皮肤而令周身肿满。”糖尿病属中医学“消渴”范畴,又可分为上、中、下三消,《证治准绳·消瘅》篇说:“渴而多饮为上消;消谷善饥为中消;渴而便数有膏为下消。”其病因多为禀赋不足、饮食不节、情志失调、劳倦内伤等导致积热内蕴,化燥伤津,基本病机以阴虚为本,燥热为标,病变脏腑主要累及肺、胃、肾,尤以肾为关键。《石室秘录·四伤门》云:“消渴之证,虽分上、中、下,而以肾虚致渴,则无不同也。”消渴迁延日久,津亏气耗,伤及脾肾,可致气阴两虚。患者中年女性,年近七七,肾精渐亏,肾气渐虚,肾阴亏虚则虚火内生,上燔心肺则烦渴多饮;肾失濡养,开阖固摄失权,则水谷精微直趋下泄,随小便排出体外,则多尿及尿中大量泡沫。肾主水,肾气从阳则开,从阴则阖。精气不足,气化失司,水液输布不利,水湿下注,故见双下肢浮肿;水湿之邪凌心犯肺,则可出现活动后气促。神疲体倦为气虚,生化乏源,机体失养;久病,舌暗、舌底络脉迂曲为血瘀之象;舌暗红,舌底络脉迂曲,苔薄黄,脉沉细均为“气阴两虚,水湿瘀阻”之舌脉见证。综合上述分析,患者辨证属于气阴两虚,水湿瘀阻证,病性为本虚标实。

方中以太子参、黄芪健脾益气,白术健脾燥湿,既助太子参、黄芪补益脾胃之气,又增强脾之运化,更以白术苦燥之性,燥湿以利湿健脾,脾主运化水湿,脾胃既虚,湿浊易于停滞,以茯苓之味甘以健脾,淡以渗湿,白术、茯苓同用,共奏健脾除湿之功;熟地黄滋阴补肾,张介宾云熟地黄“能补五脏之真阴”,山萸肉补养肝肾,山药脾肾双补,熟地黄、山萸肉、山药三药相伍,补肝脾肾,即所谓“三阴并补”;以泽泻、猪苓之甘淡,直达肾与膀胱,利水渗湿;桂枝助阳化气以助利水;泽兰入脾经,芳香疏脾而行水消肿,血不利则为水,泽兰、赤芍同用,可治水瘀互结之水肿。

与其他肾脏病相比,糖尿病肾病肾衰竭进展速度更快。目前医学水平尚无特殊药物能够延缓病程进展,但经过积极的综合治疗,患者的临床症状、实验室检查仍可以有明显改善,生活质量得以提高。中医药综合疗法是采用内服外用、攻补兼施的方法,从多途径、多方面、多环节给药,从而提高治疗效果,有效地延缓进入肾衰和控制肾衰的进展。糖尿病患者一旦出现蛋白尿,提示病情已进入晚期,往往不可逆转,已失去最佳的治疗时机,因此杨霓芝教授对糖尿病肾病的诊断与治疗均强调一个“早”字,但由于多数早期糖尿病肾病患者没有肾脏症状而忽视了积极的治疗,延误了治疗时机,所以如何进行早期诊断是诊疗上的难点。因此,杨霓芝教授特别主张在早期糖尿病肾病即开始积极治疗包括精神调理,饮食调理,运动疗法,严格控制血糖及血压,及时采取中

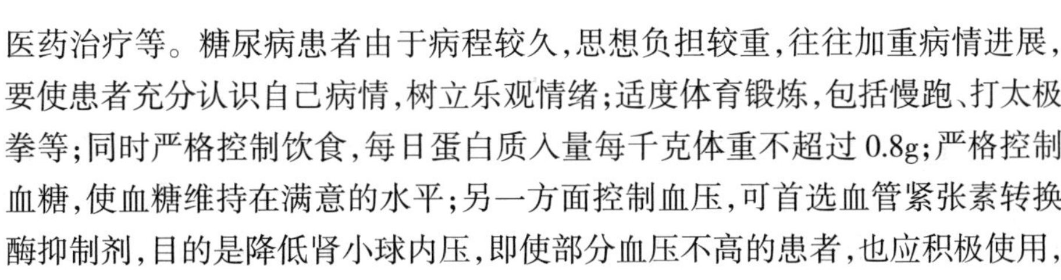

医药治疗等。糖尿病患者由于病程较久，思想负担较重，往往加重病情进展，要使患者充分认识自己病情，树立乐观情绪；适度体育锻炼，包括慢跑、打太极拳等；同时严格控制饮食，每日蛋白质入量每千克体重不超过0.8g；严格控制血糖，使血糖维持在满意的水平；另一方面控制血压，可首选血管紧张素转换酶抑制剂，目的是降低肾小球内压，即使部分血压不高的患者，也应积极使用，但同时要注意监测肾功能。

二诊：2011年9月10日。

患者服药后，水肿基本消退，尿量较前增加，疲倦缓解，仍口干，纳、眠一般，大便调。舌暗红，舌底络脉迂曲，苔薄黄微腻，脉沉细。查体：双下肢无水肿，余同前。血压：126~142/84~100mmHg，昨日四段血糖为：6.3mmol/L，13.9mmol/L，16.8mmol/L，17.8mmol/L。

辅助检查：生化：肌酐：140μmol/L，尿素氮：7.92mmol/L，总二氧化碳：33.5mmol/L，葡萄糖：7.87mmol/L。尿液肾功8项提示中大分子蛋白为主；风湿、免疫未见异常。胸片：肺未见异常；心影增大，左心室增大为主，请结合临床。腹部B超：考虑胆囊泥沙样结石；肝脏、胰腺、脾脏未见明显异常；腹腔少量积液；双肾实质回声稍高，膀胱未见明显异常。双肾动脉彩超：双肾动脉主干阻力指数增高，双肾内血流减少，请结合临床。心电图示：①窦性心律；②左心房异常；③左心室肥厚伴ST-T异常。

杨霓芝教授查房后指示：

(1) 诊断：患者自发病起尿量未见明显减少，无出血、梗阻等因素，结合患者血肌酐水平，考虑为慢性肾衰竭(代偿期)，予补充诊断；原发病方面，患者高血压、糖尿病病史，不排除高血压、糖尿病引起，结合患者B超提示双肾稍小、尿液肾功8项提示中大分子蛋白为主，考虑糖尿病肾病可能性大，待患者病情稳定后给予行眼底检查以进一步了解证实。

(2) 治疗

1) 现患者血压可，血糖仍较高，结合患者肾功能情况，予午餐前优泌乐4U控制血糖，继续监测血糖，及时调整方案；并嘱其注意高血压、糖尿病饮食。

2) 予调整中药：患者服药后，目前双下肢水肿已消退，疲倦减轻，小便量增多，仍口干，是正气恢复，邪气得以从小便而出之佳兆，中药可去利水之猪苓、泽泻，茯苓皮改为茯苓以防利水太过，耗伤阴液，具体处方如下：

太子参 15g	黄芪 30g	茯苓 20g	山药 15g
盐山萸肉 10g	白术 15g	熟地黄 15g	桂枝 5g
赤芍 15g	泽兰 15g		

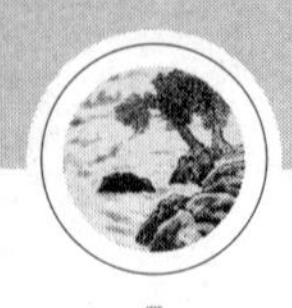

3剂,水煎服,每日1剂。

三诊:2011年9月18日。

患者精神可,视物稍模糊,无双下肢浮肿等不适,纳、眠可,二便调。舌暗红,舌底络脉迂曲,苔薄黄,脉沉细。查体同前,血压:130~138mmHg,9月17日五段血糖分别为:3.2mmol/L,9.7mmol/L,10.7mmol/L,9.3mmol/L,7.7mmol/L。

杨霓芝教授查房后指示:

(1) 患者症状缓解,血压、血糖控制平稳,前晚未进食,导致晨起空腹血糖较低,嘱其在晚上未进食的情况下无需注射胰岛素,以避免低血糖反应。予复查相关指标,出院后随访。

(2) 患者现水湿渐去,正气渐复,可予原方益气养阴,通阳利水化瘀,标本兼治,具体处方如下:

太子参 15g	黄芪 30g	茯苓 20g	山药 15g
生山萸肉 15g	白术 15g	熟地黄 15g	桂枝 5g
赤芍 15g	泽兰 15g		

3剂,水煎服,每日1剂。

随访:随访患者至今,精神尚可。血肌酐有缓慢上升趋势,波动于300~500μmol/L,水肿偶有反复,无需住院治疗。

【总结】

1. 杨霓芝教授辨病思路 “水肿”是由于多种原因导致体内水液潴留,泛溢肌肤,引起以眼睑、头面、四肢、腹背甚至全身浮肿为主要临床特征的一类病证。

关于“水肿”的历史沿革,《中医内科学》有较为详细的论述。《黄帝内经》将水肿称为“水”。对其症状也有较为详细的描述,《灵枢·水胀》曰:“水始起也,目窠上微肿,如新卧起之状。”并根据症状不同可分为风水、石水、涌水。关于水肿的病因病机,《素问·水热穴论》指出:“勇而劳甚,则肾汗出,肾汗出逢于风,内不得入于脏腑,外不得越于皮肤,客于玄府,行于皮里,传为胕肿。”“故其本在肾,其末在肺。”《素问·至真要大论》又指出:“诸湿肿满,皆属于脾。”《医学入门·水肿论阴阳》:“阳水多外因,涉水冒雨,或兼风寒暑气而见阳证;阴水多内因,饮水及茶酒过多,或饥饱劳役房欲而见阴证。”《灵枢·五癃津液别》:“虚故腰背痛而胫酸,阴阳气道不通,四海塞闭,三焦不泻,津液不化,水谷并行肠胃之中,别于回肠,留于下焦,不得渗膀胱,则下焦胀,水溢则为水胀。”

对水肿的治疗,《素问·汤液醪醴论》提出:“平治于权衡,去宛陈莝……开

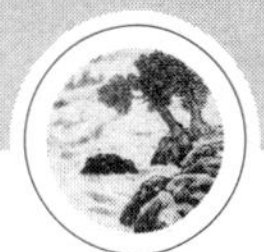

鬼门，洁净府”的治疗原则。汉代张仲景《金匮要略·水气病脉证并治》将水肿称为“水气病”，并以表里上下为纲将水肿分为风水、皮水、正水、石水、黄汗五种，并根据五脏发病的机制及证候不同将水肿分为心水、肝水、肺水、脾水以及肾水，并提出“诸有水者，腰以下肿，当利小便，腰以上肿，当发汗乃愈”的治疗原则。唐代孙思邈《备急千金要方·水肿》则首次提出了水肿需忌盐的观点。

水肿分阴水、阳水始于宋代，这为水肿病的辨证论证奠定了基础。明代张景岳发展了《黄帝内经》理论，进一步阐明水肿的病机，《景岳全书·肿胀》提出“凡水肿等证，乃肺、脾、肾三脏相干之病，盖水为至阴，故其本在肾；水化于气，故其标在肺；水惟畏土，故其制在脾。今肺虚则气不化精而化水，脾虚则土不制水而反克，肾虚则水无所主而妄行。”明代杨仁斋在《仁斋直指方·虚肿方论》首创活血利水法治疗瘀血水肿。清代唐容川在《血证论·阴阳水火气血论》中提出“瘀血化水亦发水肿，是血病而兼水也”的病机理论，为临床采用活血化瘀法治疗水肿提供了依据。

目前临床基本仍沿用阴水、阳水的分类方法。阳水多由风邪、疮毒、水湿引起。起病较急，每成于数日之间，肿多由面目开始，自上而下，继及全身，肿处皮肤崩急光亮，按之凹陷，旋即复起，兼有风寒、风热等表证，病在肺、脾，属表证、实证，一般病程较短。阴水多为饮食劳倦、先天或后天因素导致的脏腑亏损引起。起病缓慢，肿多由足踝开始，自下而上，继及全身，肿处皮肤松弛，按之凹陷不易恢复，甚则按之如泥，属里证、虚证或虚实夹杂证，病在脾、肾，一般病程较长。

消渴则是由于先天禀赋不足、饮食不节、情志失调、劳倦内伤等导致阴虚内热，表现以多饮、多食、多尿、乏力、消瘦或尿有甜味为主要症状的病证。在临床分类方面，明代戴思恭《证治要诀》明确提出上、中、下之分类，《证治准绳·消瘅》对三消的临床分类做了规定：“渴而多饮为上消(经谓膈消)，消谷善饥为中消(经谓消中)，渴而便数有膏为下消(经谓肾消)。”

中医古籍中虽没有糖尿病肾病水肿这一疾病名称，但是从其临床表现及发展机理来看，当属“消渴”“水肿”“眩晕”“虚劳”等范畴。中医对糖尿病肾病水肿病因病机的认识也由来已久，如《圣济总录》中记载：“消渴病久，肾气受伤，肾主水，肾气虚衰，气化失常，开阖不利，能为水肿。”《医宗金鉴·消渴》亦言消渴病“若不能食，湿多苔白滑者，病久则转变水肿，泄泻”。《杂病源流犀烛·三消源流》中也有“消渴后肿者”的记载，均指出了消渴病迁延日久，损伤脾肾，肾气(阳)亏虚，不能蒸腾气化，开阖失司，水液代谢失常，潴留体内，或脾气(阳)亏虚，运化失常，水液潴留，导致水肿的发生。久病入络，血行不畅，

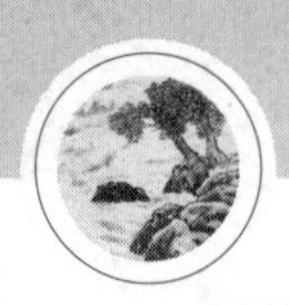

又可致血脉瘀滞。“血不利则为水”，最终使三焦不利，水道不通，导致水肿，正如清代唐容川《血证论》所言：“瘀血化水，亦发水肿。”若湿瘀胶结，则使病情更加复杂和缠绵难愈。因此，本病的发生，常以脾肾亏虚为本，血瘀水肿为标，属正虚邪实、本虚标实之证。

近年来中医药在防治糖尿病肾病水肿的发生和发展、延缓肾功能的进行性恶化方面，取得了较大的进展，人们针对其病因病机，从多角度、多方面探讨其治疗大法和方药，或益气、温阳、活血、排毒以利水，或多种治法并用以利水，扶正祛邪，标本兼顾，逐渐体现出了中医药治疗的优势。

2. 杨霓芝教授辨证思路 糖尿病肾病归属中医学“消渴”“水肿”“虚劳”“腰痛”等范畴。《外台秘要》引《古今录验》云：“渴而饮水多，小便数，无脂似麸片者，皆是消渴病也。”《诸病源候论》言：“消渴其久病变，或发痈疽，或成水疾。”究其病因病机，众多学者认为本病为本虚标实之证。病因多与先天禀赋不足、肾元亏虚、饮食不节、情志失调、劳欲过度等相关。

《诸病源候论》曰：“水病无不由脾肾虚所为，脾肾虚则水妄行，盈溢皮肤而令周身肿满。”《景岳全书·肿胀》云：“凡水肿等证……其本在肾……其标在肺……其制在脾。”水肿的病位在肺、脾、肾，关键在肾。糖尿病属中医学“消渴”范畴，又可分为上、中、下三消，《证治准绳·消瘅》篇说：“渴而多饮为上消；消谷善饥为中消；渴而便数有膏为下消。”其病因多为禀赋不足、饮食不节、情志失调、劳倦内伤等导致积热内蕴，化燥伤津，基本病机以阴虚为本，燥热为标，病变脏腑主要累及肺、胃、肾，尤以肾为关键。《石室秘录·四伤门》云“消渴之证，虽分上、中、下，而以肾虚致渴，则无不同也。”消渴迁延日久，津亏气耗，伤及脾肾，可致气阴两虚。在中医，虽然没有糖尿病肾病的名称，但按其发病机制、临床表现，隶属于“虚劳”“水肿”等范畴，其病本在肾，与脾关系密切，消渴从气阴两虚发展而来。《圣济总录》曰：“消渴日久，肾气受伤，肾主水，肾气虚衰，气化失常。开阖不利，水液流于体外而出现水肿。”肾虚封藏失职、气化不利，脾虚不运，不能升清散精，失于统摄，而致水液精微代谢失常，精微丢失出现蛋白尿。“久病必瘀”，糖尿病肾病主要以气阴两虚多见，大多夹瘀。

另外，中医药对于糖尿病的治疗优势并不完全表现在降低血糖的疗效上，其优势很大程度在于糖尿病并发症的防治方面，这一点为许多同仁所共识。有关研究也证实，糖尿病肾病常伴有高凝状态和高脂血症，是加重微血管病变、导致肾血管硬化的重要原因之一，临床遣方用药时应予重视。现代药理研究证明活血祛瘀中药能改善高凝状态，如三七、丹参、益母草、大黄、泽兰、水蛭、红花、当归、赤芍、桃仁等；具有降脂作用的中药有山楂、何首乌、女贞子、大

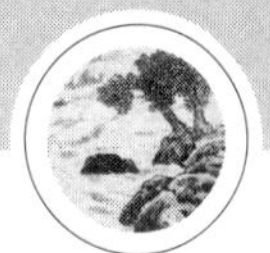

黄、虎杖、三七、蒲黄等，可结合临床具体情况，适当选用上述药物，可达到防凝、降脂、防治肾小球硬化的目的。早期糖尿病患者治疗不及时或失治、误治可进入临床期，尿常规检查发现蛋白尿，或出现肾病综合征，患者可表现为高度水肿、低蛋白血症、大量蛋白尿、高脂血症、高黏血症等，肾小球滤过率不断下降，此时如何控制病情进展尤为重要。针对此期患者，杨霓芝教授建议临床应立足于扶正祛邪并举，治疗予补肾健脾活血法为主，水肿患者配合淡渗利水，尤其强调扶正治疗，避免一味利尿，以免虚虚实实，难以奏效。同时配合西医的降糖、降压、利尿剂等治疗，以积极控制病程进展，延缓进入肾衰竭期。至终末期肾衰患者，由于患者高凝状态严重，加重血栓发生，加大肝素用量又导致出血等副作用，杨教授的经验主张采用益气活血中药，如黄芪、三七、丹参、川芎等配合以腹膜透析或血液透析以减轻透析作用，提高透析疗效及患者的生活质量。

在糖尿病肾病临证治疗上，杨霓芝教授倡导分型辨证与分期辨证相结合，疗效显著。糖尿病肾病的发生是由于消渴证迁延而致，杨霓芝教授认为其病机为燥热阴虚、日久耗气而致气阴两虚；病情发展则阴损及阳而见阴阳两虚，甚至出现阳衰浊毒瘀阻；而病变过程又每多夹瘀。故在辨证上可分燥热阴虚、气阴两虚、脾肾气（阳）虚、阳衰浊毒瘀阻四型，且每型与糖尿病肾病改变的各期相对应，以便临床施治。

(1) 燥热阴虚型：多见于糖尿病肾病Ⅰ期，即功能亢进期，主症：烦渴多饮，多食善饥，形体消瘦，舌尖边红，少苔，脉细数。

(2) 气阴亏虚型：相当于早期糖尿病期，即微量蛋白尿期。主症：口干舌燥，烦渴多饮，消瘦乏力，尿频清长，尿浊且甜，腰酸腿软，舌暗红，少苔，脉细数。

(3) 脾肾气（阳）虚型：多见于临床糖尿病肾病，即持续蛋白尿期。主症：小便频数或清长，浑浊如脂膏，面色㿠白，腰膝酸软，或少尿，肢体浮肿，舌淡胖，苔白黄相间，脉细带滑。

(4) 阳衰浊毒瘀阻：此型相当于糖尿病肾病终末期，即尿毒症期。此型最恶候，由于肾元虚衰，浊毒内停，耗气伤血，使气血阴阳俱虚，痰瘀互结，水湿浊毒停滞，甚至凌心射肺，上犯清阳，蒙闭清窍。主症：神疲乏力，胸闷憋气，纳呆呕吐，头晕目眩，面色黧黑，小便少，浑浊如脂膏，甚至尿频，腰酸膝软，浮肿阳痿，舌质淡胖，苔黄腻，脉滑数。

3. 杨霓芝教授施治思路 辨证论治，是中医学认识疾病和治疗疾病的基本原则，并贯穿于预防与康复等医疗保健实践的过程。证，是疾病过程中某一阶段或某一类型的病理概括，一般由一组相对固定的、由内在联系的、能揭示

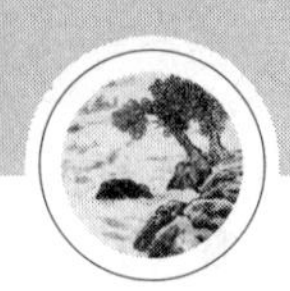

疾病某一阶段或某一类型病变本质的症状和体征构成。证是病机的外在反映，病机是证的内在本质。故证能揭示疾病变化的机理和发展趋势，可以作为遣方用药的依据。证具有时空性、动态性。证反映的是疾病的阶段性本质，例如肺痈的病理演变过程中，不同的病变阶段有不同的临床表现，可以出现不同的证，应当采取相应的治法对证而治。此外，证也可以反映不同疾病各异的本质，具有时空性，如感冒的各种类型：风寒、风热、风燥和暑湿等，均可出现在病变过程中的任一阶段。

因而既存在一种疾病可以出现多种病证的“同病异证”，也存在不同的疾病出现相同病证的“异病同证”。故在临证过程中，掌握同病异治和异病同治尤为重要。诚如此患者，虽患有水肿和消渴两种不同的疾病，但两者均出现“气阴两虚”的病机，故皆可采用益气养阴的治法。因此，中医学诊治疾病的着眼点是对证的辨析和因证施治，即所谓“证同治亦同，证异治亦异”，这便是中医辨证论治的精神实质。

《济生方·水肿门》载：“阴水为病，脉来沉迟，色多清白，不烦不渴，小便涩少而清，大府多泄……”杨霓芝教授认为慢性肾病所致水肿多为“阴水”，治疗上主张方精药简，以减轻肾脏负担。如糖尿病肾病、肾病综合征患者主要表现为中到重度水肿，腰以下为甚，按之没指，小便短少，舌淡苔白，脉沉细，常伴有腰膝酸软，神疲乏力，畏寒肢冷，纳少便溏等症状。其证多以脾肾阳虚为本，治宜温补脾肾，方用真武汤、肾气丸合五苓散、五皮散加减。或见胸闷脘痞，头困身重，烦热呕恶，小便短赤，苔黄脉数者，多为水湿郁久化热，治宜清利湿热，可加用三妙汤、三仁汤、八正散等。或见头晕耳鸣，咽干口燥，心烦失眠，舌红脉数者，多为阳损及阴，治宜滋阴降火，可加用二至丸、六味地黄丸等。或见水肿难愈，面色黧黑，爪甲无泽，口唇紫暗，舌暗脉涩者，多为久病入络，治宜活血化瘀，可加用失笑散、桃红四物汤等，或全身重度水肿，小便短少或尿闭，脘腹胀满，胸闷气喘，舌红，脉沉者，多为利尿无效而形气实、水湿壅盛三焦，宜急予攻逐水饮治其标，可加大黄等，同时，常佐以枳壳、陈皮、苍术等健脾行气之药，以助药物之吸收、气机之条畅，使补而不滞。总之，慢性肾病多属虚实夹杂之证，治疗宜扶正与祛邪兼顾，以健脾温肾为主，配合清热利湿、滋阴养血，活血祛瘀等法。

谨守病机，异病同治。虽然“水肿”与“消渴”疾病类型不同，但病位重心均在肾，或涉及脾、肺、胃、膀胱等脏腑，临床表现均以气虚与阴虚之象并见为特点，属气阴两虚之证，采用参芪地黄汤为主方治疗，充分体现出中医学谨守病机，异病同治的思想。

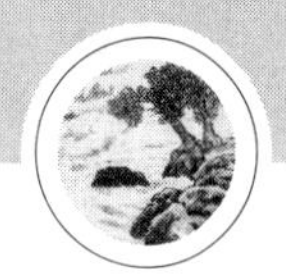

4. 杨霓芝教授治疗糖尿病肾病常用方药　杨教授在辨证上将消渴肾病分为燥热阴虚、气阴两虚、脾肾气(阳)虚、阳衰浊毒瘀阻四型,且每型与糖尿病肾病改变的各期相对应,以便临床施治。

(1) 燥热阴虚:治以养阴清热润燥,方用白虎人参汤加味。处方:石膏15g,知母15g,太子参15g,沙参15g,麦冬12g,生地黄12g,玄参15g,玉竹12g,天花粉15g,桃仁5g,毛冬青15g,大黄6g。每日1剂,水煎服。加减:口苦、大便干结者加大大黄用量至10g、黄芩15g、厚朴12g,以增加清热解毒之力;胃纳差、舌苔厚腻者,加苍术12g、藿香12g、薏苡仁18g,以健脾除湿、芳香化浊。

(2) 气阴两虚:治以益气养阴,方用生脉散合六味地黄汤加减。处方:太子参15g,麦冬15g,五味子12g,生地黄15g,山茱萸15g,山药15g,丹参20g,桃仁5g,黄精15g,泽兰15g。每日1剂,水煎服。加减:乏力明显者,加黄芪15g以加强益气之功;腰膝酸痛者可加杜仲15g、桑寄生15g以补肾壮腰;夜尿频多表现突出者,可加益智仁15g、乌药12g以暖肾固精缩尿;口干甚者可加天花粉15g、葛根15g以清热生津止渴。

(3) 脾肾气(阳)虚:治以健脾温肾利湿,方用《金匮要略》肾气丸加减。处方:熟附子(先煎)15g,肉桂(焗服)2g,山茱萸12g,山药15g,黄芪15g,白术15g,泽泻15g,茯苓15g,石韦15g,桃仁5g。加减:大便溏泻者,加炒扁豆15g、炒薏苡仁15g以益气健脾止泻;失眠者,加柏子仁12g、炒酸枣仁15g以养心安神;全身窜痛者,用鸡血藤30g、蜈蚣2条以通络活血;胸痹者,用丹参18g、降香12g以理气活血,通络止痛。

(4) 阳衰浊毒瘀阻:治以滋肾助阳,降浊化瘀,方用真武汤合二陈汤加减。处方:熟附子(先煎)15g,白术12g,茯苓20g,淫羊藿15g,陈皮6g,法半夏12g,大黄6g,桃仁5g,泽泻15g,何首乌15g,肉桂(焗服)2g,每日1剂,水煎服。加减:若肾气虚衰,阳不化气,水湿停聚,四肢肿甚,按之凹陷不起,心悸,头晕者,加白术15g、生姜15g以化气利水。若浊阴不降而见神倦头昏,思睡,恶心,甚至口中有尿味者,加枳实12g、石菖蒲10g以理气止呕。若瘀象较甚,肌肤甲错,面色黧黑者,加大黄6g、红花6g、丹参15g以活血化瘀。若见喘促,汗出,脉虚浮而散,上盛下虚,水邪射肺之证者,可加人参(另煎兑入)10g、蛤蚧1对、五味子15g以补肾纳气。若少尿,可加车前子15g、茯苓15g、大腹皮12g以活血利尿。若呕恶不能食者,加鲜生姜汁15g、鸡内金15g、砂仁6g、法半夏10g以开胃止呕。若皮肤瘙痒,可加地肤子12g、白鲜皮12g以祛风止痒。若肌酐、尿素氮增高者,可用中药灌肠治疗,促进毒素排出。糖尿病肾病发展到本期,病情严重多变,常须配合西药予降压、利尿、抗感染等。必要时须进行血液透析或腹膜

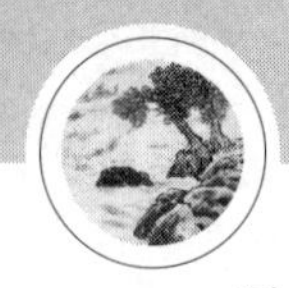

透析治疗。

患者消渴证迁延日久，病起初期，以燥热阴虚为主，病程迁延不愈，久则耗气出现气阴两虚；消渴日久，肾气损伤，肾主水，肾气虚衰，气化失常。开阖不利，水液流于体外而出现水肿；终成虚实夹杂之证，治当标本兼治，虚实兼顾，宜益气养阴，兼顾利湿活血化瘀。由于糖尿病患者一旦出现蛋白尿，提示病情已进入晚期，往往不可逆转，已失去最佳的治疗时机，因此杨霓芝教授对糖尿病肾病的诊断与治疗均强调一个"早"字，但由于多数早期糖尿病肾病患者没有肾脏症状而忽视了积极的治疗，延误了治疗时机，所以如何进行早期诊断是诊疗上的难点。因此，杨霓芝教授特别主张在早期糖尿病肾病即开始积极治疗包括精神调理，饮食调理，运动疗法，严格控制血糖及血压，及时采取中医药治疗等。糖尿病患者由于病程较久，思想负担较重，往往加重病情进展，要使患者充分认识自己病情，树立乐观情绪；适度体育锻炼，包括慢跑、打太极拳等；同时严格控制饮食，每日蛋白质摄入量每千克体重不超过 0.8g；严格控制血糖，使血糖维持在满意的水平；另一方面控制血压，可首选转换酶抑制剂，目的是降低肾小球内压，即使部分血压不高的患者，也应积极使用，但同时要注意监测肾功能。

（侯海晶　李　雯　赵代鑫）

【病案 2】

一诊：2013 年 12 月 27 日。

杨教授查房，参加人员有卢富华医师、侯海晶医师、苏镜旭医师、进修医师、实习医师、主管护师等。

主管医师汇报病史：

姚某，男，22 岁。

因"反复口干多饮 5 年，颜面下肢浮肿 1 周"于 2013 年 12 月 26 日入院。

患者 5 年前开始出现口干多饮，无明显多食善饥，无明显消瘦，无眼突、手抖等，患者及其家属未予注意；2008 年 3 月患者头部撞伤后四肢抽搐住某医院诊治，查血糖显著升高，查酮体阳性，诊断为"1 型糖尿病、糖尿病性酮症"，给予胰岛素降糖处理后酮体消除，口干多饮缓解，出院后予诺和灵 30R 皮下注射控制血糖。1 年前患者因肺部感染诱发糖尿病酮体症，在我院内分泌科住院，经抗感染补液消酮等处理后患者病情好转，血糖控制，遂出院。2013 年 8 月因右肱骨上端粉碎性骨折至我院芳村分院治疗，住院期间查尿常规：蛋

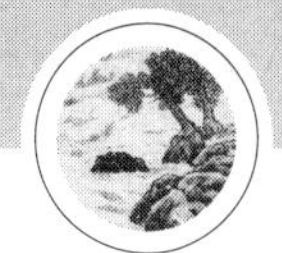

白尿(+++),尿潜血(+++);肾功能:肌酐:77μmol/L。10 月 9 日与 12 月 9 日患者因双眼视网膜脱落,至眼科医院分别先后行右眼左眼补膜手术,术后患者诉头面皮肤泛发红色皮疹伴瘙痒不适,颜面,下肢轻度浮肿。遂于昨日至我院皮肤科门诊就诊,门诊查尿常规:蛋白尿(+++),尿潜血(+++);肾功能:肌酐:102μmol/L,建议患者住院进一步系统诊疗,现患者为求进一步诊治。由门诊拟"1 型糖尿病性肾病、1 型糖尿病"收入我科,现使用诺和灵 30R 早餐前 14U,晚餐前 12U 皮下注射,阿卡波糖片每次 50mg,每日 3 次口服,自诉血糖控制可,发病以来体重无下降。

入院症见:神清,精神稍倦,面色皖白,怕冷,颜面下肢轻度浮肿,视物模糊,无恶寒发热,眠差,纳可,小便量可,多泡沫,夜尿 1~2 次,大便调。

既往史:2008 年 3 月,患者头部撞伤后四肢抽搐入住中山医院诊治,诊断为癫痫,给予德巴金治疗,未再发四肢抽搐,今年 1 月份已停药。2012 年 4 月因肺部感染诱发糖尿病酮症酸中毒于我院住院,期间发现甲状腺功能减退,住院期间因"肝脓肿",行肝脓肿穿刺抽吸并留置引流术;2013 年 7 月 30 日因"右肱骨上端粉碎性骨折"于我院芳村分院行右肱骨近端骨折开放性复位钢板螺钉内固定术,术后恢复良好;住院期间诊断为:左眼屈光不正,右眼玻璃体积血、双眼糖尿病性视网膜病变;否认高血压、冠心病、胃炎等其他内科病史,否认肝炎,肺结核等传染病史;否认其他外伤及手术史,否认输血史。

过敏史:否认药物及食物过敏史。

其他情况:出生生长于广州,出生时体重不详;平素生活居住条件可,无烟酒等不良嗜好,未婚未育;母亲患有 2 型糖尿病;否认家族遗传病史。

查体:T 36.5℃　P 92 次 /min　R 20 次 /min　BP 115/84mmHg

神志清楚,精神稍倦,发育正常,形体偏胖,自动体位,查体合作。全身皮肤黏膜无苍白无黄染,未见皮疹及出血点,全身浅表淋巴结未触及肿大。头面五官端正,眼睑稍浮肿,球结膜无充血,双瞳孔等大等圆,直径约 3mm,对光反射灵敏,耳鼻无异常,口唇无发绀,舌居中,咽充血,未见脓点,双扁桃体无肿大。颈软,颈静脉无怒张,气管居中。甲状腺未及肿大。胸廓对称无畸形,双肺呼吸音清,未闻及干、湿啰音。心界无扩大,心率 92 次 /min,心律齐,各瓣膜听诊区未闻及病理性杂音。腹软,全腹无压痛及反跳痛。脊柱无畸形,四肢张力、肌张力正常,生理反射存在,病理征无引出。

舌淡暗,舌底脉络迂曲,苔白微腻,脉沉细。

专科情况:身高 155cm,体重 55kg,BMI:22.9kg/m^2。双侧输尿管无压痛,双侧肋脊点、肋腰点无压痛,双肾区叩击痛(-),颜面、双下肢轻度浮肿。

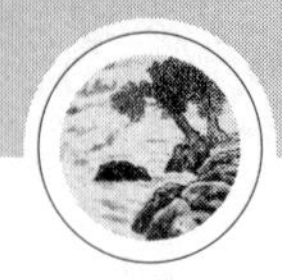

辅助检查

(2013 年 8 月我院芳村分院)心脏彩超:EF 75%,心脏结构及功能未见明显异常。

(2013 年 12 月 25 日本院)尿常规:尿潜血(+++);尿蛋白(+++)。肾功能:肌酐 102μmol/L。

入院诊断

中医诊断:①消渴肾病(脾肾阳虚,水湿瘀阻);②消渴(脾肾阳虚,水湿瘀阻)。

西医诊断:①1 型糖尿病性肾病;②1 型糖尿病;③1 型糖尿病性视网膜病变(双眼);④屈光不正(左眼);⑤甲状腺功能减退症(亚临床型);⑥继发性癫痫;⑦肱骨上端骨折[跌倒](骨折开放性复位内固定术后)。

治疗计划:入院予低盐低脂优质蛋白糖尿病饮食,监测血压、血糖,测体重,记 24 小时出入量;予完善相关检查。治疗上,西医方面,给予诺和灵 30R 皮下注射、阿卡波糖片口服控制血糖,甲钴胺注射液静滴营养神经,前列地尔注射液静推改善微循环。中医方面,以标本兼治为则,以"健脾益肾,温阳利水,活血祛瘀"为法,给予五苓胶囊口服利水消肿,三芪口服液口服益气活血,辅以中医特色疗法治疗,中药汤剂住院期间辨证施予。

请杨霓芝教授查房目的:指导中医治疗。

1. 杨霓芝教授听取病例汇报后查看患者

中医四诊

望:神志清楚,精神稍倦,面色㿠白,形体偏胖,舌淡暗,舌底脉络迂曲,苔白微腻。

闻:言语清晰,呼吸正常,未闻及特殊气味。

问:怕冷,颜面下肢轻度浮肿,视物模糊,无恶寒发热,眠差,纳可,小便量可,多泡沫,夜尿 1~2 次,大便调。

切:肤温正常,脉沉细。

体格检查阳性体征:眼睑稍浮肿;腹平软,无压痛、反跳痛,移动性浊音(+),肝脾肋下未及,肠鸣音正常;双下肢轻度水肿。

补充病史:病史同前,无特殊补充。

2. 杨霓芝教授查房后讨论病情

苏镜旭医师:患者青年男性,起病多年,消渴病多年日久,多次发生酮症酸中毒,目前自诉血糖控制尚可。请杨教授查房给予中医方面辨证治疗,并指导患者后续的防治。

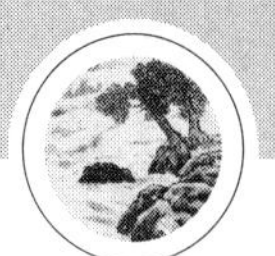

侯海晶医师：该患者此次因“反复口干多饮5年，颜面下肢浮肿1周”入院，小便量可，多泡沫，颜面，下肢轻度浮肿，“消渴肾病”诊断明确。现患者肾功能已经受损，如何延缓疾病进展，如何发挥中医药治疗的优势，请杨教授查房指导。

卢富华医师：糖尿病性肾病需与高血压肾病相鉴别：两者均可见小便泡沫，但高血压所致的肾病一般在15年以上，常先有心、脑血管损害的表现，早期以肾小管功能受损为主，蛋白尿少，而糖尿病肾病有糖尿病病史多年，多伴糖尿病视网膜病变，以肾小球硬化为主，临床期多有蛋白尿。肾活检可以明确诊断，可结合患者意愿行肾穿刺活检术。

糖尿病伴发肾病有以下几种情况必须行肾穿刺活检术：一是发现糖尿病史未超过5年；二是未伴发眼底病变者；三是肾小球源性血尿明显；四是急性肾损伤或急性起病的肾病综合征；五是大量蛋白尿血压正常；以上五点提示可能为糖尿病合并肾病，有明确的肾活检指征。本例患者结合其明确的糖尿病病史及视网膜病变，如排除其他继发性肾脏病，可明确诊断糖尿病肾病。中医药治疗糖尿病的优势并不完全表现在降低血糖的疗效上，其优势很大程度在于糖尿病并发症的防治方面，这一点为许多同仁所共识，现特请杨教授查房给予中医方面辨证治疗。

3. 杨霓芝教授总结病例特点　患者青年男性，反复口干多饮5年，伴颜面肢体浮肿，面色皖白，怕冷，形体偏胖，视物模糊，无恶寒发热，眠差，纳可，小便量可，多泡沫，夜尿1~2次，大便调。舌淡暗，舌底脉络迂曲，苔白微腻，脉沉细。

4. 辨病辨证分析　该患者因“反复口干多饮5年，颜面下肢浮肿1周”入院，小便量可，多泡沫，夜尿1~2次，颜面，下肢轻度浮肿，肾功能异常。中医诊断为当“消渴肾病”。

患者男性，面色皖白、疲倦，怕冷为脾肾阳气衰惫，机体失养之象；颜面下肢浮肿，一方面是肾阳不足，气化不利，另一方面因为肾脏虚弱不能主水，导致水饮泛滥皮肤之象；宋代杨士瀛《仁斋直指方·消渴》云：“肾水不竭，安有所谓渴哉。”指出了肾在本病中的地位，肾为水火之脏，肾中阴阳失调，水亏火散，均与消渴病的发生发展有很大的关系。眼睛者，肝之窍也，又受其余四脏之所养，以肝肾脾为主，肾气亏虚则肾精不能上养，且肾为肝母，肾弱则肝亦弱，精血化生不足，目睛失养，故视物模糊；小便泡沫为肾气不足，固摄不利，精微下注之象；眠差为心血瘀阻之象；舌淡为阳虚之象；苔白微腻、脉细为水湿之象；舌底脉络迂曲为血瘀之象。综合上述分析，患者辨证属于脾肾阳虚，水湿瘀阻；病位在脾、肾，病性属本虚标实。

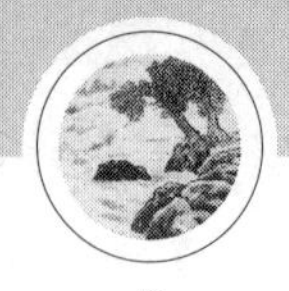

5. 诊断

中医诊断：消渴肾病（脾肾阳虚，水湿瘀阻）；消渴（脾肾阳虚，水湿瘀阻）。

西医诊断：1型糖尿病性肾病；1型糖尿病；1型糖尿病性视网膜病变（双眼）；屈光不正（左眼）；甲状腺功能减退症（亚临床型）；继发性癫痫；肱骨上端骨折（骨折开放性复位内固定术后）。

6. 治疗

⑴ 中医以健脾益肾，温阳利水，活血祛瘀为法，给予五苓胶囊口服利水消肿，三芪口服液口服益气活血，中药汤剂以肾气丸加减，具体处方如下：

党参 15g	茯苓 20g	黄芪 30g	炙甘草 15g
熟附子（先煎）10g	盐山萸肉 15g	山药 20g	牡丹皮 15g
泽泻 12g	桂枝 5g	补骨脂 15g	丹参 15g

每日1剂，水煎服。

⑵ 西医：患者1型糖尿病诊断明确，血糖监测提示血糖控制尚可，诺和锐30皮下注射、阿卡波糖片口服控制血糖，必要时将口服降糖药减量，并予以甲钴胺注射液静滴营养神经，前列地尔注射液静推改善微循环。针对患者蛋白尿、血肌酐升高，伴见双下肢浮肿，尿液肾功8项提示白蛋白尿为主，考虑糖尿病肾病可能性大，及时关注免疫相关指标回复以排查其他继发性肾脏病。患者血压监测提示血压偏高，予以加用缬沙坦胶囊、硝苯地平控释片口服控制血压。结合患者辅助检查回示，予钙尔奇补钙，碳酸氢钠片口服纠酸，复方α-酮酸片补充必需氨基酸，阿托伐他汀钙片调脂等治疗，并嘱双上肢禁留置针以保护血管。

7. 调护 杨教授认为消渴病早期发现，坚持治疗，生活规律，预后较好；若失治误治，病变累及多个脏腑，病变影响广泛，未及时医治或病情严重的患者，不仅病情反复发作，且会日渐加重，并发多种疾患。患者年轻，肾功能已受损，治疗必然是一个长期的过程，患者应该充分认识自己的病情，树立乐观情绪，坚持打持久战；适当锻炼，增强体质，起居规律，避免劳累。

8. 病案分析 肾在五脏中至关重要，在本病中，肾虚病机尤为突出。《金匮要略》主用八味肾气丸治消渴。《外台秘要》引近效李郎中之论，亦云：“三消者，本起肾虚……”提示消渴之本在肾虚。此外，肾虚的重要性，还不仅仅在于本脏自病，特别是与其他诸脏关系密切，可互相传变。如中、上二消病重伤肾，或肾水不济肺胃，都可能成为上、中、下三消合病。少数患者命门之火势微，肺胃虚冷亦间有所见。关于这一点，因其病机都与肾中水火阴阳失调有关。

选方中以八味肾气丸为底，去地黄之滋腻，以山药、山萸肉加补骨脂甘味

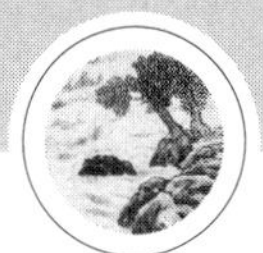

补肾气、酸味敛肾精，泽泻、茯苓、牡丹皮利水活血以祛肾邪，加丹参助活血化瘀，桂枝、附子性热可温补下焦肾气，且二药味辛，故桂枝可利水行瘀，附子可祛诸阴邪，味辛可助肝气调达，故上药合用，则肝肾同调，如此肝脏肾脏可治，肝调则气机调达，肾调则下焦水气有出路，再辅以党参、黄芪、炙甘草以健脾益气，令脾脏旺，则土可克水，令水气通条。

糖尿病肾病是由于糖尿病所致的肾脏疾病，其主要病理表现为肾小球系膜区增宽和肾小球毛细血管基底膜增厚，是糖尿病常见的慢性微血管并发症之一，15%~25% 的 1 型糖尿病和 30%~40% 的 2 型糖尿病将出现肾脏受累，是西方国家终末期肾脏病及肾脏替代治疗的首位病因，是我国继慢性肾小球疾病之后的第二位病因。目前西医治疗以改善生活方式，控制血糖、血压、血脂，避免加重因素，延缓疾病进展，肾移植，透析等为主。中医治疗方面，多从整体出发，提倡辨病与辨证相结合，综合治疗。糖尿病患者一旦出现蛋白尿，提示病情已进入晚期，往往不可逆转，已失去最佳的治疗时机。因此，糖尿病肾病的诊断与治疗均强调一个“早”字。但由于多数早期糖尿病肾病患者没有肾脏症状而忽视了积极的治疗，延误了治疗时机，所以进行早期诊断，截断病势至关重要。

二诊：2013 年 12 月 30 日。

患者昨日早餐后 2 小时血糖 3.1mmol/L，患者少许心慌、汗出，予高糖口服后上症缓解，复测血糖 4.2mmol/L。今早查房，患者神清，精神改善，面色㿠白，怕冷不明显，诉周身皮肤干燥、少许瘙痒，颜面、下肢轻度浮肿，视物模糊，左眼尤甚，无恶寒发热，无口干多饮，多食易饥，无眼突手抖，无头晕头痛，无胸闷胸痛，无心悸气促，无恶心呕吐，无腹痛腹泻，无肢端麻木，眠差，纳可，小便量可，多泡沫，夜尿 1~2 次，大便调。舌淡暗，舌底脉络迂曲，苔白微腻，脉沉细。查体：双侧输尿管行程区无压痛，双侧肋脊点、肋腰点无压痛，双肾区叩击痛（–），颜面、双下肢轻度浮肿。今晨血压 145/99mmHg，今晨空腹血糖 5.9mmol/L，昨日血压波动在 130~162/61~94mmHg，血糖波动在 3.1~9.4mmol/L。昨日 24 小时入量 1 250ml，出量 1 800ml。体重 55kg。

辅助检查：24 小时尿量 2 600ml/24h，尿蛋白浓度 3 193.1mg/L，24 小时尿蛋白总量 8 302mg/24h，24 小时尿蛋白排泄率 5.765mg/min。粪便常规、磷脂综合征 2 项、血管炎 3 项、自身免疫性抗体 12 项未见异常；心电图：正常心电图。

杨霓芝教授查房后指示：

(1) 患者大量蛋白尿，肌酐轻度升高，结合病史及入院后完善相关检查，排

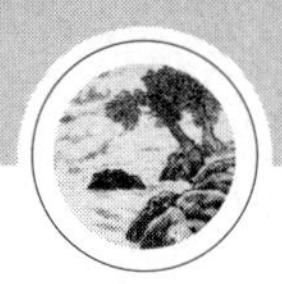

除其他继发性肾脏病，可明确诊断糖尿病肾病，目前血肌酐升高，分期为糖尿病肾病Ⅴ期。患者最终会进入终末期肾脏病，可能行血液透析治疗，嘱双上肢禁止留针，保护血管通路。目前治疗主要以降糖、降压护肾及降脂等治疗为主。

(2) 疏血通静滴以活血通络，改善循环。患者皮肤干燥，周身少许瘙痒，可予消炎止痒膏、肤必润对症处理。

(3) 患者年轻男性，先天不足，肾失固摄，肾中精微不断丢失，致使尿中蛋白增高，中药原方可去泽泻，加用菟丝子以补肾固精，具体处方如下：

党参 15g	茯苓 20g	黄芪 30g	炙甘草 5g
熟附子(先煎)10g	盐山萸肉 15g	山药 20g	牡丹皮 15g
菟丝子 15g	桂枝 5g	丹参 15g	补骨脂 15g

3 剂，水煎服，每日 1 剂。

现患者血糖、血压控制尚可，肾脏病方面控制良好，可予复查相关指标后予以出院。出院后，嘱其定期复查血常规、尿常规、肝功能、肾功能，动态监测血糖及血压情况，不适时随诊。嘱其注意避风寒，低盐低脂优质蛋白糖尿病饮食；定期肾内科门诊复诊。

随访：患者诊断为 1 型糖尿病，随访 2 年肾功能稳定，血糖控制可。

【总结】

1. 杨霓芝教授辨病思路 消渴是由于先天禀赋不足、饮食不节、情志失调、劳倦内伤等导致阴虚内热，表现以多饮、多食、多尿、乏力、消瘦或尿有甜味为主要症状的病证。在临床分类方面，明代戴思恭《证治要诀》明确提出上、中、下之分类，《证治准绳·消瘅》对三消的临床分类做了规定：“渴而多饮为上消(经谓膈消)，消谷善饥为中消(经谓消中)，渴而便数有膏为下消(经谓肾消)”。

关于“消渴病”的历史沿革，《中医内科学》有较为详细的论述。在世界医学史中，中医学对本病的认识最早，且论述甚详。消渴之名，首见于《素问·奇病论》，根据病机及症状的不同，《黄帝内经》还有消瘅、膈消、肺消、消中等名称的记载。

《黄帝内经》认为五脏虚弱，过食肥甘，情志失调是引起消渴的原因，而内热是其主要病机。《金匮要略》立专篇讨论，并最早提出治疗方药白虎加人参汤、肾气丸等。《诸病源候论·消渴候》论述其并发症说：“其病变多发痈疽。”《外台秘要·消中消暑肾消》引《古今录验》说：“渴而饮水多，小便数……甜者，皆是消渴病也。”又说“每发即小便至甜”；“焦枯消瘦”，对消渴的临床特点做了明确的论述。刘河间对其并发症做了进一步论述，《宣明论方·消渴总论》

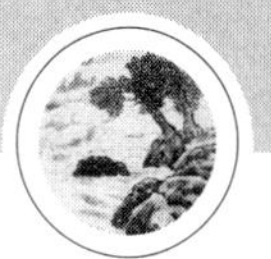

说消渴一证“可变为雀目或内障”,《儒门事亲·三消论》说“夫消渴者,多变聋盲、疮癣、痤疠之类”,“或蒸热虚汗,肺痿劳嗽”。明清及其之后,对消渴的治疗原则及方药,有了更为广泛深入的研究。

糖尿病肾病是西医学的疾病名,是由糖尿病并发而来。糖尿病是当前威胁全球人类健康的最重要的非传染性疾病之一,其中 20%~40% 会发生糖尿病肾病。糖尿病会损害众多器官,其中对肾脏损害最显著。一半以上的 2 型糖尿病患者和 1/3 的 1 型糖尿病患者会发生肾功能异常。糖尿病肾病是糖尿病常见的并发症之一,也是导致慢性肾衰竭的主要原因,其早期肾脏损害主要表现为高血糖引起的肾小球组织结构和滤过功能破坏,并可导致蛋白尿。糖尿病肾病是糖尿病常见的难治性并发症,早期表现为微量白蛋白尿,继之出现临床蛋白尿,最后进展为慢性肾功能不全,直至终末期肾损害的发生。

中医学并无“糖尿病肾病”病名,基于西医学对糖尿病肾病的认识,参考有关文献,根据糖尿病的临床表现可推测,其与古代的“消渴”相对应。古人将消渴又分为“消渴”“中消”“肾消”;也有分为“上消”“中消”“下消”,根据糖尿病肾病的临床表现,可见糖尿病肾病与中国古代的“肾消”及“下消”关系密切。《金匮要略》中主张用肾气丸治疗糖尿病肾病,该方中以“补、涩、通”三法,阴阳兼顾,开创了下消立法论治的先河。后又有隋唐时期的阿胶汤、黄芪汤、白茯苓丸等益气养血、阴阳兼补,明清医家在肾气丸的基础上创立了左归丸、右归丸、秘元煎,为糖尿病肾病的治疗提供了更多选择。

2. 杨霓芝教授辨证思路 杨霓芝教授认为,糖尿病肾病的发生是由于消渴证迁延而致,消渴证病机特点是阴虚燥热,以阴虚为本,燥热为标,且多夹瘀,易生变证。病起初期,以燥热阴虚为主,此时病位在肺胃;病程迁延不愈,久则耗气出现气阴两虚,此时病位主要在肝肾;病情发展,阴损及阳而成阴阳两虚,此时病位主要在脾肾;脾肾两虚则水湿停滞,泛滥于肌肤而见水肿,甚至阳气衰竭可见阳衰湿浊瘀阻之危候。故在中医证型上可分燥热阴虚、气阴两虚、脾肾气(阳)虚、阳衰浊毒瘀阻四型。

而根据西医学糖尿病肾病早期、临床期和终末期的辨证有明显侧重,与中医病机的演变有一定的相符之处。糖尿病肾病的分期辨证按三期三证来处理是可行的,即气阴两虚证大致相当于早期糖尿病肾病期,也就是微量蛋白尿期;阴阳两虚证大致相当于临床期糖尿病肾病,即持续蛋白尿期;而阳衰湿浊瘀阻证则相当于终末期糖尿病肾病,即尿毒症期。至于燥热阴虚证,尚未得到规律性的认识,但临床实践提示此证多出现在糖尿病肾病初期。鉴于此方法,可对糖尿病肾病的分期和辨证起到一种初筛的作用,再结合其他临床资料,可

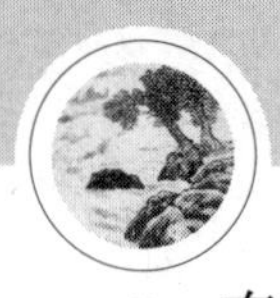

有针对性地进行中西医结合治疗。

患者男性，面色㿠白、疲倦，怕冷为脾肾阳气衰惫，机体失养之象；颜面下肢浮肿，一方面是肾阳不足，气化不利，另一方面因为肾脏虚弱不能主水，导致水饮泛滥皮肤之象；眼睛者，肝之窍也，又受其余四脏之所养，以肝肾脾为主，肾气亏虚则肾精不能上养，且肾为肝母，肾弱则肝亦弱，精血化生不足，目睛失养，故视物模糊；小便泡沫为肾气不足，固摄不利，精微下注之象；眠差为心血瘀阻之象；舌淡为阳虚之象；苔白微腻、脉细为水湿之象；舌底脉络迂曲为血瘀之象。

3. 杨霓芝教授施治思路 “正气存内，邪不可干；邪之所凑，其气必虚”，出自《黄帝内经·素问》。正气指人体的功能活动和抗病能力，是身体的守卫，是不得病的根本之所在。邪就是邪气，指的是致病能力、原因、条件等。

人的正气主要由精气等物质构成，《素问·金匮真言论》说“故藏于精者，春不病温”，可见对于精的保养十分重要，要藏精就要让精能正常生成，而且不能过多耗散。精的生成是要靠饮食水谷化生的气血不断来充养，精、气、血是可以相互化生的。《灵枢·五味》云：“谷不入，半日则气衰，一日则气少矣。”如果摄食不足，气血生化乏源，精就无法充足。气血要充足，首先要饮食有节，要避免过饥，同时也不能暴饮暴食，要均衡饮食，饮食亦不可偏嗜。气血的生成还有赖于脏腑功能的正常。气血要能充养精，还必须要求气血和顺，情志畅达。不正常的情志对气机有很大的影响，如怒则气上，喜则气缓，悲则气消，恐则气下，惊则气乱，思则气结。气机逆乱，气血津液不能正常运行，就会影响人体的健康。另一方面，要防止精的耗散，就不能过劳，包括劳心、劳神、劳身以及房劳，要做到“起居有常，不妄作劳”。概括起来说就如《素问·上古天真论》所说：“恬淡虚无，真气从之，精神内守，病安从来。”

杨教授认为肾脏病的发生多由正气亏虚，致外邪侵袭或邪实内生，缠绵不愈。正气亏虚为本，邪实为标，掌握了疾病的标本关系，才能准确地分清病证的主次先后与轻重缓急，从复杂的疾病矛盾中找出其主要矛盾或次要矛盾的主要方面，进而采取有针对性的治疗，以获得理想的治疗效果。因此，在复杂多变的病证中，或在疾病的危重阶段，就必须考虑治标治本的缓急先后。标本首见于《素问·标本病传论》。标本的概念是相对的，标本关系常用来概括说明事物的现象与本质，在中医学中常用来概括病变过程中矛盾的主次先后关系。本是事物的主要矛盾，标是事物的次要矛盾。标本是随着疾病发展变化的具体情况所指有所不同。标本是相对的，有条件的，不是绝对的。

急则治其标，一般适用于病情严重，在疾病过程中又出现某些急重症状的

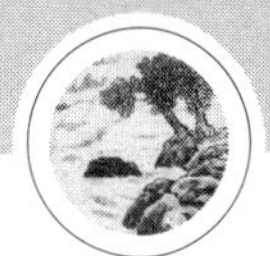

情况。此外，在先病为本而后病为标的关系中，有时候标病虽不甚急，但若不先治将影响本病整个治疗方案的实施，也当先治其标病。此患者在疾病过程中出现了上呼吸道感染，对于已有肾功能受损的慢性肾脏病患者来说，感染是一个极为不利的打击，可以使肾功能进一步下降，甚至加快进入终末期肾病。所谓疫毒伤人，来势凶猛，“缓者朝发夕死，重者顷刻而亡”。对于本病患者来说，在患者素体脾肾气虚，邪气入侵的情况下，一味地补脾益肾的话，势必会助长邪气，导致毁灭性的后果。可见，在临床实践中，区分标本缓急主次，有利于从复杂多变的疾病过程中抓住主要矛盾，最终达到治病求本的目的。

该患者病程日久，缠绵难愈，势必正气不足，目前属虚实夹杂，以正气虚为本，邪气实为标，其中以脾肾气虚为本，湿浊瘀阻为标。治疗当以扶正祛邪为主，扶正主要是扶助脾肾之气，祛邪主要是利湿祛浊化瘀。然而药物治疗只是其肾病防治中重要的一部分，如何充分发扬祖国预防医学中“未病先防，已病防变”的预防保健精神，减少如感染等外来之邪对患者的打击，延缓消渴肾病的进展，也许才是消渴肾病治疗的重要切入点。

由此患者病程亦提示，肾脏病的调摄对于其疾病的发展亦为重要，故“虚邪贼风，避之有时”亦尤为重要。古代深懂养生之道的人，对虚邪贼风、四时不正常的气候和有害于人体的外界致病因素及时避开，心情清静安闲，排除杂念妄想，以使真气顺畅，精神守持于体内，这样疾病就无从发生。中医这种既重视调养“精、气、神”，又积极防御外来邪气的认识，正是中医学预防保健的主导思想。这也是杨教授重点强调的对于肾脏病的防护的思想。

4. 杨霓芝教授治疗糖尿病肾病常用方药

(1) 常用药对——菟丝子、山萸肉：菟丝子性辛、甘、平，归肝、肾、脾经，善补肾益精，养肝明目，止泻安胎。临床中慢性肾脏病患者后期多出现肾虚腰痛、阳痿遗精、尿频、白浊、尿有余沥等肾虚精关不固之象，菟丝子辛以润燥，甘以补虚，为平补阴阳之品。现代研究表明菟丝子功效与归经相关，归肾经，增强肾脏的生理功能，可延缓衰老、抗骨质疏松、抗遗尿和具有性激素样作用，同时可增强机体免疫力。山茱萸性酸、涩、微温，归肝、肾经，善补益肝肾、收敛固涩。山茱萸其性温而不燥，补而不峻，补肝益肾，既能益精又可助阳，为中药中平补阴阳之要药。现代研究表明山茱萸可改善肾功能，改善肾脏病理变化，抑制肾组织转化生长因子(TGF-β)的表达，延缓肾小球硬化进程。杨教授在临床治疗过程中发现慢性肾脏病患者后期多出现肝肾阴虚，表现为头晕目眩，腰酸耳鸣，菟丝子、山茱萸两者均入肝肾之经，两者相须为用，可加强滋补肝肾之功，既可益精又可助阳，对于缓解肝肾阴虚患者腰酸耳鸣等症状效果明显。同时

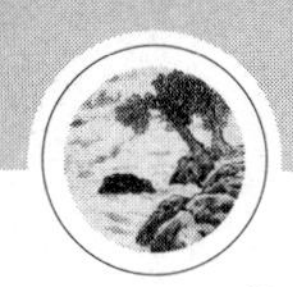

菟丝子、山茱萸均有收敛之功，肾炎患者尿蛋白属肾虚精关不固之象，菟丝子、山茱萸合用加强收敛固摄之功，可使蛋白尿得以改善。

(2) 常用药对——黄芪、三七：黄芪入脾、肺经，传统中医认为黄芪具有补气升阳、益卫固表、利水消肿、敛疮排毒、消肿生肌之功。杨教授认为慢性肾脏病患者病情迁延，脏腑亏虚，兼有外邪袭表，病情易反复，迁延难愈，因此扶助正气恰为黄芪主之。杨教授认为慢性肾脏病多迁延难愈，久病多虚，久病易多瘀，慢性肾脏病患者多出现"气虚血瘀"证型，并提出"益气活血法"治疗慢性肾脏病，气行则血行，黄芪配伍三七，便是益气健脾，活血化瘀的代表药对。黄芪补气，三七活血，两者相配伍使得气行则血行，活血不伤正，黄芪、三七配伍益气活血相得益彰。

(侯海晶　李　雯)

主要参考文献

1. 金晓，王文凤，杨霓芝．杨霓芝教授治疗慢性肾病药对应用经验撷菁[J]. 中国中西医结合肾病杂志，2015，16(9)：758-759.
2. 侯海晶，杨霓芝．杨霓芝治疗糖尿病肾病的经验[J]. 湖北中医杂志，2012，34(7)：24-25.
3. 王立新．杨霓芝主任医师治疗糖尿病肾病经验拾萃[J]. 中医药研究，2000，16(6)：36-37.
4. 梁志坚．糖尿病肾病中医古籍文献方药规律挖掘研究[D]. 广州：广州中医药大学，2014.
5. 张伟，陈素红，吕圭源．菟丝子功效性味归经与现代药理学的相关性研究[J]. 时珍国医国药，2010，21(4)：811.

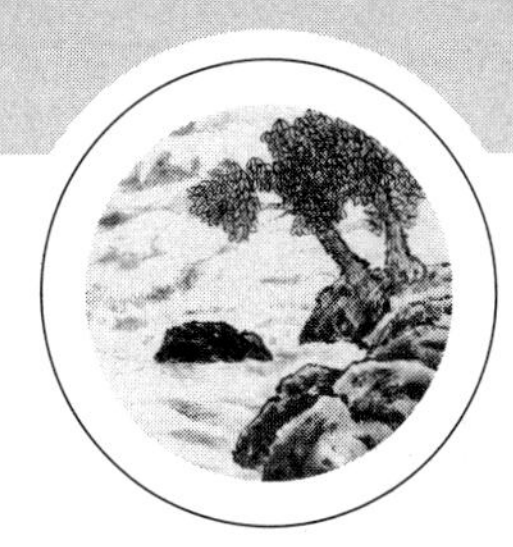

第六章 泌尿道感染病案

【病案1】慢性肾盂肾炎

一诊：2011年11月21日。

杨教授查房，参加人员有卢富华医师，侯海晶医师，苏镜旭医师、进修医师、实习医师、主管护师等。

主管医师汇报病史：

胡某，女，74岁。

因“反复尿频尿急33年，加重伴双下肢浮肿3天”于2011年11月19日入院。

患者于33年前无明显诱因下始出现尿频尿急尿痛不适，当时无发热恶寒，无腰背疼确，无颜面及双下肢浮肿，先后在当地卫生院及某三甲医院门诊就诊，考虑“肾盂肾炎”，予治疗后症状可好转(具体资料及药物不详)。后患者因尿频尿急尿痛反复发作，时伴颜面及双下肢浮肿，腰背疼痛。分别于1996、1997、1998、2007、2008、2010、2011年在我院就诊，多次查尿常规示蛋白尿(+)~(+++)、潜血(+)~(++)、白细胞(+)~(+++)，低渗尿，夜尿增多，2007年查双肾ECT提示总GFR：61.41ml/min，左肾30.4ml/min，右肾31.0ml/min，双肾功能轻度受损，肌酐升高达142μmol/L，明确诊断为“慢性肾盂肾炎慢性肾功能不全代偿期”，予抗感染，护肾及对症治疗后，病情好转出院，出院后，患者坚持于我院肾科门诊随

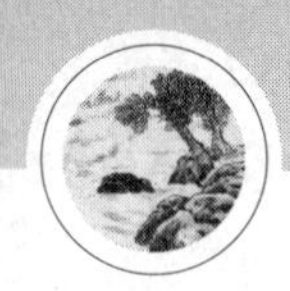

诊，坚持服用中药，病情控制可。2011 年 8 月患者因尿频尿急再发，伴双下肢浮肿，再次于我院芳村分院肾内科住院治疗，经综合治疗后，症状好转出院。3 天前，患者无明显诱因情况下再次出现尿频尿急，少许尿痛，伴腰酸痛，颜面及双下肢轻度浮肿，尿量尚可，遂于我院门诊就诊，尿常规提示尿蛋白:(+++)，尿白细胞:(+++)，尿潜血:(+)。为进一步系统治疗，由门诊拟“慢性肾盂肾炎”收入我科。

入院症见：神清，精神稍疲倦，尿频尿急明显，无尿痛，夜尿 3~5 次，尿色淡黄，颜面及双下肢轻度浮肿，时有胸闷气促，暂无胸痛，汗出较多，动则加剧，腰酸痛，口干口苦，左足第二趾畸形，纳、眠差，大便烂，2 次 /d。

既往史：高血压病史 1 年，血压最高 156/95mmHg，平素服用酒石酸美托洛尔降压治疗，自诉血压控制尚可；2010 年在我院住院期间曾诊断为“膝关节进行性变(右膝)，老年骨质疏松症、颈型颈椎病、骨质增生(胸腰椎)，老年性白内障(双眼)，肝囊肿，肝胆管内结石”；高脂血症病史多年，血脂控制不详；否认糖尿病等其余内科病史，否认肝炎、结核等传染病病史，否认输血、手术及外伤史。

过敏史：否认药物及食物过敏史。

其他情况：出生于广州，久居本地，生活条件可。不嗜烟酒。既往月经正常，现在已绝经。适龄结婚，有 1 女 4 子，配偶及子女均体健。否认家族遗传病史。

一般状况

T 36.1℃　P 61 次 /min　R 20 次 /min　BP 111/56mmHg

神志清楚，精神稍疲倦，发育正常，体型偏胖，自动体位，对答合理，查体合作。全身皮肤黏膜及巩膜无黄染，浅表淋巴结未触及肿大，头颅无畸形，颜面轻度浮肿，双侧瞳孔等大等圆，直径约 3mm，对光反射灵敏，耳鼻无异常，咽充血(-)，双侧扁桃体无肿大，颈软，无颈静脉怒张，气管居中，双甲状腺无肿大。胸廓对称无畸形，双侧呼吸动度一致，叩诊呈清音，双肺呼吸音清，未闻及干、湿啰音。心前区无隆起，心界正常，心率 61 次 /min，律齐，各瓣膜听诊区未闻及病理性杂音，腹部平软，全腹无压痛，反跳痛，移动性浊音(-)，肝脾肋下未及，肠鸣音正常。脊柱四肢无畸形，双下肢轻度凹陷性浮肿。神经系统检查：生理反射存在，病理反射未引出。舌淡暗，苔白，脉沉细缓。

专科情况：双肾区无叩击痛，双输尿管行程区无压痛，双侧肋脊点、肋腰点无压痛，颜面及双下肢轻度浮肿。

辅助检查

2011 年 11 月 17 日(我院)尿常规：尿蛋白(+++)，尿白细胞(+++)，尿潜血(+)。

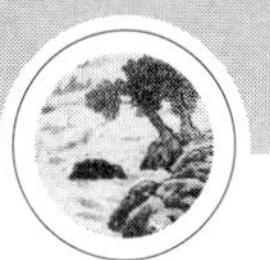

2011年8月(我院芳村分院肾内科)生化:Urea 8.64mmol/L,Cr 89μmol/L;BNP 421.5pg/ml;24小时尿蛋白排泄率无明显异常。胸片:①轻度肺淤血,双肺下叶慢性炎症(间质感染为主);②主动脉硬化,主动脉型心。心脏彩超:EF:69%,左房扩大,左室壁稍增厚,结合临床,考虑高血压所致心脏彩超改变,左室节段性室壁运动异常,考虑小范围心肌缺血,主动脉瓣、二尖期、三尖周轻度关闭不全,左室舒张功能减退,轻度肺动脉高压。

2011年6月22日(我院)心脏彩超:EF 65%,左室节运动异常,考虑小范围心肌缺血,主动脉瓣中度关闭不全,左室顺应性减退。动态心电图:①窦性心律;②频发性房性早搏,部分伴室差异性传导,部分成对及短阵性心动过速;③室性早搏;④T波改变;⑤未见发作性ST-T段改变。

入院诊断

中医诊断:淋证-劳淋(脾肾气虚,湿浊瘀阻证);慢性肾衰(脾肾气虚,湿浊瘀阻证)。

西医诊断:慢性肾盂肾炎;慢性肾脏病3期;慢性心力衰竭(高血压性心脏病,心功能3级);高血压1级(高危组);高脂血症;骨质疏松。

治疗计划:入院后予碳酸氢钠片口服碱化尿液,酒石酸美托洛尔降压,阿司匹林抗聚,泮托拉唑护胃,单硝酸异山梨酯片扩冠,阿托伐他汀降脂稳斑;中医方面以"健脾益肾,祛湿化浊,活血化瘀"为法,予成药尿感宁利尿通淋,百令胶囊益气补肾,金水宝胶囊补益肺肾,中药汤剂予五苓散和玉屏风散化裁。

查房目的:确定进一步中医治疗方案。

1. 杨霓芝教授听取病例汇报后查看患者

中医四诊

望:神清,精神稍疲倦,颜面及双下肢轻度浮肿,左足第二趾畸形,舌淡暗,苔白。

闻:言语清晰,呼吸急促,未闻及特殊气味。

问:尿频尿急明显,时有胸闷气促,暂无胸痛,汗出较多,动则加剧,腰酸痛,口干口苦,纳、眠差,大便烂,2次/d,夜尿3~5次,尿色淡黄。

切:肤温正常,双下肢轻度浮肿,脉沉细缓。

辅助检查:尿常规:白细胞计数6个/μl,红细胞计数2个/μl;肝功、凝血、粪便常规未见异常。

补充病史:病史同前,无特殊补充。

2. 杨霓芝教授查房后讨论病情

苏镜旭医师:患者老年女性,因"反复尿频尿急33年,加重伴双下肢浮肿

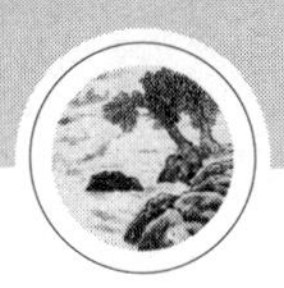

3天”入院，既往住院及门诊多次查尿常规提示：尿蛋白(+)~(+++)，潜血1~(++)，白细胞(+)~(+++)，伴有尿频尿急，腰酸痛等临床表现，目前西医诊断考虑慢性肾盂肾炎，请杨教授查房指导中西医治疗及调护。

侯海晶医师：此患者既往病史较多，且结合入院肾功能检查，符合慢性肾脏病3期诊断，对于慢性肾盂肾炎之抗感染治疗方面，要根据病原学依据指导用药，而且需要注意患者肾功能情况，慎用对肾功能有影响之药物，目前主要以中医药为主辨证施治。目前辨证为脾肾气虚，湿浊瘀阻证，予院内制剂尿感宁利尿通淋，汤剂以五苓散和玉屏风散化裁，具体方药如下，请杨教授查房指导优化中医治疗及调护。

桂枝6g　　茯苓15g　　泽泻12g　　猪苓15g
白术15g　　太子参20g　　五味子5g　　防风10g
黄芪30g

水煎服，每日1剂。

卢富华医师：此患者反复尿频尿急33年，近期加重，且既往慢性肾衰、心衰等基础病较多，目前慢性肾盂肾炎诊断可以明确，但是病原学诊断需要进一步完善，在中医诊断方面，存在“慢性肾衰”和“淋证”两个诊断，根据中医辨证的思维，目前异病同证，治疗方面，予异病同治，且“淋证”较“慢性肾衰”病情为急，治疗方面，当以“淋证”为主，不过需要考虑“慢性肾衰”这一基础病情，但患者同时有多汗等肺气虚损，肌表不固的兼证存在，在遣方用药方面，以五苓散为主，辅以玉屏风敛汗固表。请杨教授查房指导下一步中医治疗及调护。

3. 杨霓芝教授查房后指示

西医诊断方面，患者老年女性，反复尿频尿急，伴腰酸痛，尿痛等，尿常规提示尿路炎症，因此，尿路感染诊断可以明确，定位诊断方面，根据尿频尿急与腰酸痛相伴见，夜尿增多(肾小管功能损害)，目前考虑慢性肾盂肾炎，为进一步明确诊断，需要完善尿液病原学培养及肾脏超声检查或者静脉肾盂造影。其他方面，患者既往慢性肾脏病病史，根据肾功检查，慢性肾脏病3期诊断明确；高血压、心力衰竭等为可以根据病史及相关检查进一步评估病情。

中医诊断方面，根据患者反复的尿频尿急，伴有尿痛，“淋证”诊断可以明确，辨证分型方面，患者年老体弱，正气尤其是脾肾之气渐虚，精神疲倦为气虚之象；尿频尿急为肾气亏虚，膀胱气化不利，津液下趋之象；颜面及双下肢水肿为脾肾气虚，水液气化无权，泛溢肌肤所致；时有胸闷为水饮凌心之象；汗出多乃脾肾之气虚，累及肺金，导致肌表之气不固，津液外泄之象；腰酸痛为肾虚，水湿瘀阻，腰府失养之象；口干苦为肺脾肾气虚，气不化津，津不上承之象；纳

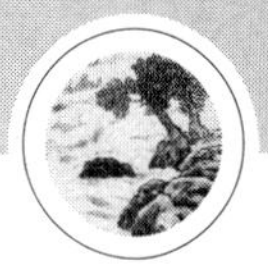

差为脾虚、水湿困脾之象；大便烂为脾肾气虚，水湿下趋大肠之象；舌暗红为瘀血之象，脉沉细缓为脾肾气虚，水湿内停之象。综合而言，本病病位在脾肾，病性为虚实夹杂，病机为脾肾气虚，水湿瘀阻，属于本虚标实之证。

4. 诊断

中医诊断：淋证——劳淋，证属脾肾气虚，湿热瘀阻。

西医诊断：慢性肾盂肾炎；慢性肾脏病3期；慢性心力衰竭（高血压性心脏病，心功能3级）；高血压1级，高危组；高脂血症；骨质疏松。

5. 治疗

（1）中医方面重点解决患者肾盂肾炎问题，以"健脾益肾，清热祛湿"为法，予成药尿感宁利尿通淋，目前患者湿浊之邪较重，予调整前方，原方改黄芪为五指毛桃，加荠菜、薏苡仁加强清热利湿，具体如下：

桂枝 6g　　茯苓 15g　　泽泻 12g　　猪苓 15g
白术 15g　　太子参 20g　　五味子 5g　　防风 10g
五指毛桃 30g　　荠菜 15g　　薏苡仁 30g

水煎服，每日1剂。

（2）西医予碳酸氢钠片口服碱化尿液，酒石酸美托洛尔降压，阿司匹林抗聚，泮托拉唑护胃，单硝酸异山梨酯片扩冠，阿托伐他汀降脂稳斑等基础疾病治疗。

6. 调护　建议患者清淡、低盐、低脂饮食，可适当多饮水，促进排尿，冲洗尿道，防止细菌在尿道中生长；同时患者体质较弱，嘱多休息，适当活动，避免寒凉、辛辣等刺激性食物，忌油腻等容易酿生湿热之品。

7. 病案分析　"慢性肾盂肾炎"多属于中医"淋证"范畴，在急性发作期，主要是下焦湿热，膀胱气化不利所致。西医学也证实，慢性肾盂肾炎的发生及发展，与膀胱输尿管反流及尿路梗阻关系密切，这两种环境均容易导致形成机体湿热的环境，湿热环境有助于病原菌的入侵和繁殖，使得病情迁延难治，难以根治，这也符合中医湿能敛邪的思想。慢性阶段，随着病情日久，久病入络，久病多血瘀，因此，慢性肾盂肾炎患者多伴有瘀血表现，瘀血的形成与湿热之邪长期困阻下焦相关，因湿热蕴结，导致气血运行不畅，血液瘀滞，且久病，热盛容易导致气血不足，气虚无力行血，导致瘀血内生。瘀血形成后，又可以与湿热交结，使得湿热之邪更加难以祛除，瘀血的表现，常见腰酸腰痛，且疼痛部位较固定，以夜间为重，舌质多见暗红，甚至紫，脉象多见涩脉。因此，益气活血在慢性肾盂肾炎的治疗过程中有重要的意义，可以作为慢性肾盂肾炎中医治疗的基本治法之一，贯穿在疾病治疗的始终。

"淋证"是指以小便频数短涩，淋沥刺痛，小腹拘急引痛为主症的病证。关

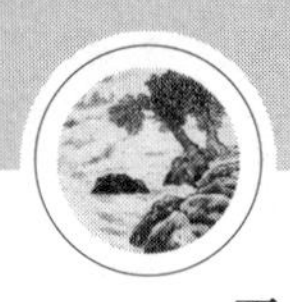

于"淋证"的历史沿革,《中医内科学》有较为详细的论述。首见于《黄帝内经·六元正纪大论》"二之气,阳气布,风乃行,春气以正,万物应荣,寒气时至,民乃和。其病淋,目瞑目赤,气郁于上而热",其主要是对于症状的描述。

将"淋"称作病,首见于汉代张仲景《伤寒杂病论》,其《金匮要略·五脏风寒积聚病脉证并治》篇中记载:"热在下焦者,则尿血,亦令淋秘不通"。总结淋病的病因为热,病位下焦,总的病机为热在下焦;在《金匮要略·消渴小便不利淋病脉证并治》中记载:"淋之为病,小便如粟状,小腹弦急,痛引脐中……淋家不可发汗,发汗则必便血。"将"淋"作为独立的疾病名称对待,并记载了相应的治法和方剂,提醒医者,淋病要慎用发汗的治疗方法,防止加重其津液的损耗。

隋代巢元方《诸病源候论·淋病诸候》:"诸淋者,由肾虚膀胱热故也。"总结出"淋病"主要病机为肾虚、膀胱热,指出病之本在肾,标在膀胱,性质为热,属于本虚标实之病。后世医家基本都是遵循这一病机理论。金元时期《丹溪心法·淋》强调淋证主要由热邪所致:"淋有五,皆属乎热。"明代《景岳全书·淋浊》在认同"淋之初病,则无不由乎热剧"的同时,提出"久服寒凉","淋久不止"有"中气下陷和命门不固之证",并提出治疗时"凡热者宜清,涩者宜利,下陷者宜升提,虚者宜补,阳气不固者温补命门",对淋证病因病机的认识更为全面,治疗方法也较为完善。

张锡纯《医学衷中参西录》记载"劳淋之证,因劳而成。其人或劳力过度,或劳心过度,或房劳过度,皆能暗生内热,耗散真阴。阴亏热炽,熏蒸膀胱,久而成淋,小便不能少忍,便后仍复欲便,常常作疼。故用滋补真阴之药为主,而少以补气之药佐之,又少加利小便之药作向导。然此证得之劳力者易治,得之劳心者难治,得之房劳者尤难治。又有思欲无穷,相火暗动而无所泄,积久而成淋者,宜以黄柏、知母以凉肾,泽泻、滑石以泻肾,其淋自愈。"

对于"淋证"的分类,《中藏经》主要分为冷、热、气、劳、膏、砂、虚、实八种;《诸病源候论》主要分为石淋、劳淋、血淋、气淋、膏淋五种;《备急千金要方》分为气淋、石淋、膏淋、劳淋、热淋五种。目前《中医内科学》教材基本是沿用了这样的分类。其中,起病急,症见发热,小便热赤,尿时热痛,小便频急症状为主为热淋;小便排出砂石,或尿道中积有砂石,致排尿时尿流突然中断,尿道窘迫疼痛,常致腰腹绞痛难忍者为石淋;小腹胀满明显,小便艰涩疼痛,尿后余沥不尽者为气淋;尿中带血或夹有血块,并有尿路疼痛者为血淋;淋证而见小便浑浊如米泔或滑腻如脂膏者为膏淋;久淋,小便淋沥不已,时作时止,遇劳即发者为劳淋。

该患者因"反复尿频尿急 33 年,加重伴双下肢浮肿 3 天"入院,无因劳累

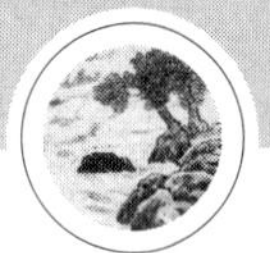

诱发，无血尿，无小腹拘急胀满，无尿中夹有砂石等，主要表现为尿频尿急明显，无尿痛，夜尿 3~5 次，尿色淡黄，颜面及双下肢轻度浮肿，腰酸痛，口干口苦，中医诊断为当“淋证，劳淋”。

对于“劳淋”发病，机体正气本虚是其根本，正气亏虚以脾肾为主，因脾为后天之本，主运化水液，脾失健运则水湿容易内生，水湿之邪为阴邪，有趋下、致病病程缠绵难愈、容易困阻阳气的特点；肾为后天之本，主气化，肾失气化之权，则水液代谢失常，容易水湿停留，困阻下焦；且脾肾亏虚，正气制邪无力，容易使得正虚邪恋，疾病反复，病情缠绵难治。脾肾亏虚是劳淋发病的基础，其中以脾肾气虚为基本病机，随着病情的不同，可有阳虚、阴虚的区别，同时可兼有其他相关脏腑；在致病因素方面，杨霓芝教授认为，劳淋作为淋证的一种，湿热之邪是基本的病理因素，随着病情的缠绵，多伴有瘀血阻滞的情况，因此，脾肾气虚，湿热瘀阻可为劳淋的基本病机，以脾肾气虚为本，湿热瘀阻为标，是本虚标实之证。

五苓散是张仲景《伤寒论》方，主治膀胱蓄水证、水逆证等，其主治病机为太阳表邪不解，内传于膀胱之腑，导致膀胱气化不利，水液内停，从而产生多种与水液内停紧密相关的病情。方以泽泻为君，利水渗湿，臣以茯苓、猪苓淡渗利水，佐白术健脾以治水液代谢之源，与茯苓同用，健脾、利水、化湿兼顾，佐桂枝以通阳化气。“膀胱者，州都之官，津液藏也，气化则能出”。在众多利水之药基础上，加桂枝以助气化，使邪气去而正气得复。玉屏风者，犹如屏风之防护作用，有抵御外邪入侵之用，黄芪固表，且与白术相配，扶助正气，防风者，防止风邪之侵入也，今患者气虚明显，但恐黄芪升发之性，以五指毛桃代之，加太子参健脾益气以固表；舌苔腻者，湿邪停滞之象，加薏苡仁以化湿，荠菜以清热通淋。对于该病例，虽诊断为淋证，辨证为脾肾气虚，湿热瘀阻证，但患者久病之本虚非一时所能解，遂以标证为主；虽有湿热，但清利湿热之药确少，该湿热者，湿与热合之邪，此有形与无形媾和，对于此，治疗当以解决其有形之邪为先，使得有形之邪随尿清除，而无形之热邪无所依附，利水渗湿以泻热，是为急则治标之方。

二诊：2011 年 11 月 25 日。

患者精神可，面色淡，少许胸闷、头晕，无胸痛、心悸等，颜面水肿消退，双下肢水肿减轻，出汗同前，尿频尿急减轻，夜尿多，尿色淡黄，口干苦，纳、眠一般，大便烂。舌暗红，苔黄腻，脉沉细迟。

辅助检查：中段尿培养提示大肠埃希菌，对左氧氟沙星、环丙沙星等敏感；血常规：WBC 7.42×10^9/L，Hb 108g/L；心酶、肌钙蛋白未见异常；心电图：窦性

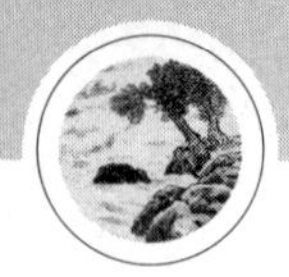

心动过缓。

杨霓芝教授查房后指示：

1. 根据药敏结果，予环丙沙星口服抗感染。

2. 中医方面，患者舌苔黄腻，予减桂枝，加泽泻增利水泄热之功，改太子参为党参益气健脾，并加石斛养胃，山楂和胃，黄柏清泄火热。

桂枝 6g	土茯苓 15g	猪苓 15g	白术 15g
党参 15g	防风 10g	五指毛桃 30g	荠菜 15g
薏苡仁 30g	石斛 15g	黄柏 10g	布渣叶 15g
山楂 5g			

水煎服，每日 1 剂。

随访：后于门诊复诊，感染发作次数明显减少，近年无复发，肾功能稳定。

【总结】

1. 杨霓芝教授辨病思路 慢性肾盂肾炎是一种上尿路感染，在病因病理及治疗上有其特殊性，中医虽没有慢性肾盂肾炎的病名，但是根据其中医症候特征，可以将其归结为"淋证""虚劳""腰痛"等范畴，可因"热淋""血淋""石淋"等多种淋证急性期发展而来。

该患者因"反复尿频尿急 33 年，加重伴双下肢浮肿 3 天"入院，入院症见神清，精神稍疲倦，尿频尿急明显，无尿痛，夜尿 3~5 次，尿色淡黄，颜面及双下肢轻度浮肿，时有胸闷气促，暂无胸痛，汗出较多，动则加剧，腰酸痛，口干口苦，左足第二趾畸形，纳、眠差，大便烂，2 次 /d。舌淡暗，苔白，脉沉细缓。结合尿常规等辅助检查及临床症状及体征，考虑慢性肾盂肾炎，患者虽有慢性肾衰基础病情，但综合而言，淋证为标为急，辨证方面，异病同证，脾肾气虚，湿浊瘀阻可以概括目前病情，并有突出现阶段主要矛盾的作用。

2. 杨霓芝教授辨证思路 杨教授认为，慢性肾盂肾炎多因湿热留恋下焦所致，湿热之邪是导致肾盂肾炎反复的主要外因，脾肾之气尤其是肾气虚是发病的内因，且久病多瘀，病程迁延，久病多虚，可见，脾肾亏虚、湿热留滞是本病的主要病因病机，病机错综复杂，邪正交争是疾病发展的核心，在病程中，既有正气的耗损，又有邪实蕴阻，正气不足包括气虚阴阳的亏虚，并以肾虚为主，邪实包括湿热、气滞、血瘀等，并以湿热为主要病因及病理因素。

该患者以反复尿频尿急为主，伴有腰痛、尿痛、疲倦等症，属于虚实夹杂之证，入院初诊时，患者尿路刺激症状明显，并伴有水肿、多汗等脾肾气虚，水湿瘀阻病情，治法以利水通淋为先，方以五苓散合玉屏风加减，二诊时，水肿较

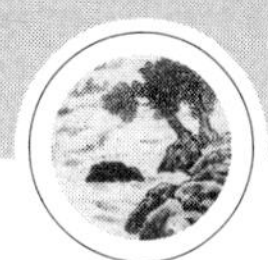

缓解，湿热表现逐渐明显，因此予五指毛桃易黄芪，加荠菜、薏苡仁加强清热利湿，三诊时，见舌苔黄腻等湿热病情，予减桂枝，加泽泻增利水泻热之功，改太子参为党参益气健脾，并加石斛养胃，山楂以和胃，黄柏清泄火热。

3. 杨霓芝教授施治思路　杨霓芝教授认为，慢性肾盂肾炎发病多见内外因相合而致病，外因主要以湿热为主，并且贯穿于疾病的始终，脾肾不足是疾病发展的内在因素。对于慢性肾盂肾炎的治疗，应当根据病情的不同阶段，采取相应的治疗措施。对于慢性基础的急性发作，可以参考急性肾盂肾炎治疗，慢性缓解期治疗主要以中医治疗为主，可以提高患者免疫力，防止疾病复发，进一步促进病情的痊愈，如果慢性肾盂肾炎长久不愈所致慢性肾衰，在治疗上，可以参考慢性肾衰的治疗原则及方法。对劳淋的西医学认识，认为反复发作存在正气虚损，全身及局部细胞免疫功能低下的病理变化，此是形成发作期病理变化的基础，部分淋证反复感染、迁延难愈的主要病因与细胞免疫功能低下有关，而扶助正气以提高免疫力是中医药辨证施治的优势所在。中药通过合理的配伍，其毒副作用较小，可以缓解和纠正抗菌药物引起的副作用，在选择抗生素治疗的同时选择中药治疗，可在不增加副作用的基础上，增加临床疗效，应用补益可以提高机体抗病能力和免疫功能，防止反复发作，有利于彻底治疗。中老年慢性尿路感染因其有反复发作，遇劳即发的特点，当属中医“劳淋”范畴。

杨教授强调其病机是本虚标实，本虚为脾肾亏虚、气血失调，邪实以湿热毒邪为主。故治宜扶正与祛邪并重。常用的扶正法包括健脾益肾、益气养血、滋养肾阴法；祛邪法包括清热利湿、疏肝解郁及活血化瘀法。老年人尿路感染之所以迁延难愈，主要因素在于正气虚弱，免疫功能低下，不能抵御细菌侵袭，所以在治疗上要正确运用扶正祛邪法则，或在扶正中兼顾祛邪，或在祛邪中不忘扶正。既要针对阴阳、气血、脏腑之寒热虚实，又要清除湿热毒邪，此乃邪去则正安，正胜则邪却。老年人处于“天癸竭、地道不通”“精少，肾脏衰”的特殊生理阶段，具有本虚的特征，故治疗过程中应以扶正为主，慎用破气、破血之品，不可因“炎”而滥用清热苦寒之剂而伤正气。

劳淋多属于本虚标实之证，本虚以肾虚为本，可兼见肺脾肝等脏，标实主要为湿热、气滞、瘀血等阻滞，临床治疗时要分清标本虚实、正虚邪实的主次缓急，分阶段针对性地治疗。急性发作期以祛邪为主，祛邪方面，主要可以分为解毒利湿、清热利湿、活血化瘀等，缓解期以扶助正气为主，主要可分为健脾补肾、益气养阴、温补脾肾等。

杨教授治疗老年尿路感染，证属脾肾气（阳）虚、气化无权的，常用补肾药

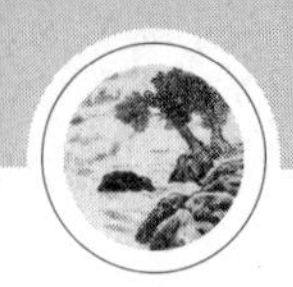

物有川续断、杜仲、牛膝、菟丝子、补骨脂、枸杞子、桑螵蛸、熟地黄、肉苁蓉、桑寄生等；常用的补气药物中，多选党参，党参合白术、茯苓、甘草为四君子汤，用于补气健脾，扶正御邪；滋阴药物中常用女贞子。女贞子性味甘苦凉，入肝肾经，滋补肝肾，强腰膝，清热明目为首选之药。《神农本草经》谓女贞子："主补中，安五脏，养精神，除百疾。"《本草正》："养阴气，平阴火，解烦热骨蒸，止虚汗，消渴，及淋浊，崩漏，便血，尿血，阴疮，痔漏疼痛。"女贞子配墨旱莲，养阴益精，滋阴而不滋腻，再加上蒲公英，则兼滋阴清热之功。疏肝解郁法常用药物有柴胡、郁金、川香附、枳壳、佛手、白芍、延胡索等。杨教授常用郁金以行气解郁，凉血破瘀。《本草备要》道："郁金行气，解郁，泄血，破瘀。凉心热，散肝郁。"郁金，入心、肺、肝经。《本草衍义补遗》说："治郁遏不能散。"李杲亦曰："郁金治阳毒入胃，下血频痛。"郁金与延胡索合用疏肝行气，温通止痛。正所谓《唐本草》：主血积，下气，生肌，止血，破恶血，血淋，尿血，金疮。清热利湿通淋法常用药物有萹蓄、瞿麦、土茯苓、蒲公英、金钱草、车前草、石韦、金银花、半枝莲等。其中石韦味苦，性甘、凉。入肺、膀胱经。利水通淋，清肺泄热。《日华子本草》曰石韦"治淋沥遗溺"。《名医别录》曰石韦"止烦下气，通膀胱满，补五劳，安五脏，去恶风，益精气"。故石韦合车前草、土茯苓，具有清热通淋，祛除尿路湿热之功效，可使湿热之邪从小便排出。

(1) 急性发作期

1) 膀胱湿热

主证：小便频急，尿道灼热涩痛，腰痛，伴恶寒发热，大便干，舌红，苔黄腻，脉滑数。

治法：清热利湿通淋。

方剂：八正散加减。

药物：车前草 12g，萹蓄 12g，瞿麦 12g，滑石 15g，大黄 6g，栀子 9g，甘草 6g，石韦 10g，白花蛇舌草 18g，珍珠草 18g，荠菜 15g。

加减法：大便秘结，腹胀者，可重用生大黄，加厚朴、枳实通腑泄热；伴见恶寒、口干苦呕者，可以合小柴胡汤和解少阳，湿热重者，可以减大黄，加生地黄、知母养阴清热，血尿者，可加大蓟、小蓟、白茅根清热凉血。

2) 肝郁气滞

主证：小便滞涩，淋沥不畅，少腹胀满，苔薄白，脉沉弦。

治法：利气疏导。

方剂：沉香散加减。

药物：沉香 6g，陈皮 6g，当归 12g，白芍 15g，石韦 10g，滑石 18g，冬葵子

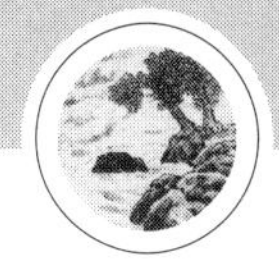

15g，王不留行 15g，甘草 6g。

加减法：胸胁胀满者，可加青皮、乌药、小茴香疏肝理气；日久气滞血瘀者，可加红花、赤芍、牛膝活血行瘀。

(2) 慢性缓解期

1) 脾肾气虚

主证：尿频，余溺不尽，少腹坠胀，遇劳则发，腰酸，神疲乏力，面足浮肿，面色苍白，舌淡，苔薄白，脉沉细。

治法：健脾益气，佐清热利湿。

方剂：无比山药丸加减。

药物：山药 15g，肉苁蓉 12g，生地黄 15g，山茱萸 12g，菟丝子 15g，黄精 15g，茯苓 15g，薏苡仁 15g，泽泻 12g，牛膝 15g，石韦 10g。

加减法：脾虚气陷者，可合补中益气汤；面色苍白、恶寒明显，舌淡苔白润者，可加熟附子、淫羊藿等温补肾阳；兼有瘀血者，可加桃仁、丹参、赤芍等活血化瘀；湿热明显者，可加珍珠草、土茯苓、蒲公英等清热利湿。

2) 肝肾阴虚

主证：尿频，腰酸乏力，低热，手足心热，口干咽燥，眠差多梦，舌红，苔薄黄，脉细数。

治法：滋养肝肾，佐清利湿热。

方剂：六味地黄汤加减。

药物：熟地黄 15g，山茱萸 12g，山药 15g，泽泻 12g，牡丹皮 12g，茯苓 15g，蒲公英 15g。

加减法：骨蒸潮热明显者，可加青蒿、地骨皮透热除蒸；五心烦热者，可加知母、黄柏；小便不利者，可加车前草等。

（胡天祥　侯海晶）

【病案 2】慢性膀胱炎

一诊：2017 年 10 月 25 日。

杨教授查房，参加人员有卢富华医师、彭钰医师、苏镜旭医师及进修医师、实习医师、主管护师等。

主管医师汇报病史：

林某，女，50 岁。

因“反复尿频、尿急、尿痛 3 个月，加重 10 余天”于 2017 年 10 月 25 日入院。

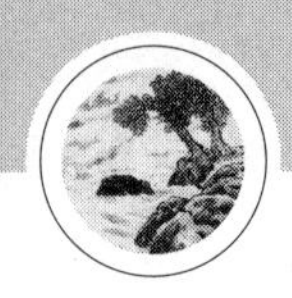

患者3个月前因劳累后出现尿频、尿急、尿痛，无发热恶寒，无腰酸腰痛，遂至我院门诊就诊，查尿常规提示：尿白细胞(++)，尿潜血(++)，尿蛋白质(+++)，门诊给予对症治疗后症状好转。10天前患者再次出现上述不适，至我院门诊查尿常规提示尿白细胞(++)，尿潜血(++)，尿蛋白质(+++)，中段尿细菌+药敏：草绿色链球菌，诊断为泌尿道感染，结合药敏给予头孢曲松抗感染治疗10天，抗感染治疗期间尿频、尿急、尿痛症状减轻，停药后再次出现尿急、尿痛等不适，现患者为求进一步诊治，由门诊拟"泌尿道感染"收入我科。

入院症见：患者神清，精神稍疲倦，无发热恶寒，无咳嗽咳痰，无胸闷心悸，口干口苦，纳、眠一般，尿频、尿急、尿痛，大便调。

既往史：2009年前因感冒后出现双下肢水肿，于我院查小便常规提示尿蛋白(+++)，红细胞(++)，白细胞(++)，后完善肾穿刺提示膜性肾病(不典型膜性肾病，乙肝相关肾炎可能较大)，曾服用雷公藤多苷片、昆仙胶囊、肾炎康复片，现已停用。高血压病史8年，最高收缩压达150mmHg左右，规律服用厄贝沙坦片，自诉血压控制尚可。既往乙型肝炎病史14年余，未系统治疗。否认糖尿病、冠心病等内科病史。否认结核等传染病史。否认其他手术、中毒及重大外伤史。

一般情况：

T 36.6℃ P 104次/min R 20次/min BP 157/95mmHg。

神清，精神稍倦，发育正常，营养中等，体型偏胖，语言流利，对答合理，查体合作。全身皮肤黏膜及巩膜无黄染，未见皮疹及出血点，浅表淋巴结未触及肿大。头颅五官无畸形，双瞳孔等大等圆，直径3.0mm，对光反应灵敏，听力正常，外耳道及鼻腔未见分泌物，口唇无发绀，咽充血(-)，双侧扁桃体无肿大，咽后壁未见淋巴滤泡。颈软，无颈静脉怒张，气管居中，甲状腺无肿大。胸廓对称无畸形，双侧呼吸动度一致，双侧语颤正常，双肺叩诊呈清音，听诊呼吸音清，双肺未闻及干、湿啰音。心前区无隆起，心界不大，心率104次/min，律齐，各瓣膜听诊区未闻及病理性杂音。腹平软，无压痛及反跳痛，肝脾肋下未及，墨菲征(-)，麦氏点压痛(-)，移动性浊音(-)，肝颈静脉回流征(-)，肠鸣音正常。脊柱四肢无畸形，四肢肌力、肌张力正常。神经系统检查：生理反射存在，病理反射未引出。舌暗红，苔黄腻，脉滑数。

专科情况：双侧输尿管行程无压痛，双侧肋脊点、肋腰点无压痛，双肾区叩击痛(-)，腹部移动性浊音(-)，双下肢无浮肿。

辅助检查

2017年9月29日我院尿常规：尿白细胞(++)，尿潜血(++)，尿蛋白(+++)。

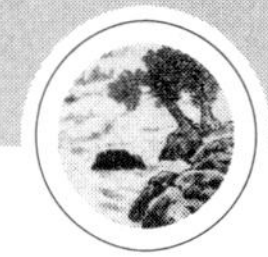

中段尿细菌 + 药敏：草绿色链球菌。

2017 年 10 月 19 日我院尿常规提示：尿白细胞(++)，尿潜血(++)，尿蛋白(++)。

入院诊断

中医诊断：淋证 - 劳淋(脾肾气虚，湿热瘀阻)。

西医诊断：泌尿道感染；膜性肾病(不典型膜性肾病，乙肝相关肾炎可能较大)；高血压 2 级(很高危组)；慢性乙型病毒性肝炎。

治疗计划：入院完善相关检查，查三大常规、生化 34 项、凝血 6 项，输血 4 项、肌钙蛋白、C 反应蛋白、降钙素、腹部彩超、泌尿系彩超、心脏彩超、妇科彩超、心电图、胸片了解患者一般情况。查肿瘤标志排查肿瘤，查中段尿细菌培养 + 药敏、支原体培养及药敏、衣原体检查了解患者病原学情况，查结核杆菌排除结核病史。治疗上，西医予碳酸氢钠片碱化尿液，厄贝沙坦片降压、控制蛋白尿，中医目前辨证为“脾肾气虚，湿热瘀阻”，以“健脾补肾，清热利湿活血”为法，配合艾灸、耳穴压豆治疗调节脏腑功能，尿感宁颗粒清热利尿通淋，住院期间中药汤剂辨证给予。

查房目的：慢性膀胱炎的中医治疗。

1. 杨霓芝教授听取病例汇报后查看患者

中医四诊

望：精神疲倦乏力，面色萎黄晦暗，舌暗红，苔黄腻。

闻：言语清晰，未闻及特殊气味。

问：尿频、尿急、尿痛，口干口苦。

切：双下肢无浮肿，脉滑。

补充病史：病史同前，无特殊补充。

2. 杨霓芝教授查房后讨论病情

苏镜旭医师：患者为年轻女性，反复尿频、尿急、尿痛 3 个月，近 10 余天出现加重，结合患者尿常规及尿液细菌培养结果，考虑为“泌尿道感染”，中医如何切入帮助患者尽快恢复，请杨教授查房指导。

彭钰医师：诊断方面，该患者为年轻女性，尿频、尿急 3 个月，近 10 天出现尿频、尿急加重，结合患者尿常规，考虑泌尿系感染，建议结合患者肾脏彩超等结果，进一步明确。中医治疗泌尿系感染，根据患者的四诊情况，考虑存在脾肾气虚兼有湿热瘀阻，治疗当以健脾补肾利湿清热活血为原则遣方用药。

卢富华医师：泌尿系感染是指病原体在尿路中生长繁殖，并侵犯泌尿道黏膜或组织而引起的炎症，是细菌感染中最常见的一种感染，尿路感染分为上尿

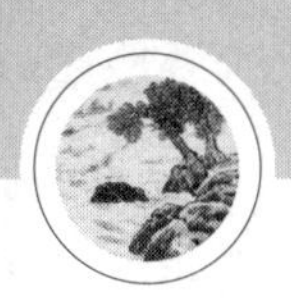

路感染和下尿路感染，上尿路感染指的是肾盂肾炎，下尿路感染包括尿道炎和膀胱炎。目前患者无发热，无肾区叩痛等指征，考虑下尿路感染可能性大，结合患者病史，考虑慢性下尿路感染可能性大，慢性下尿路感染指因热淋等迁延日久或反复发作，邪毒蕴结，气阴亏损，常因劳倦或外感而发。治疗方面，西医予碳酸氢钠片碱化尿液，中医方面，患者尿频、尿急，且结合患者口干、纳差等脾肾气虚湿热的情况，应考虑患者存在脾肾气虚湿热的情况，具体请杨教授给予中医方面辨证治疗。

3. 杨霓芝教授总结病例特点 患者神清，精神稍疲倦，无发热恶寒，无咳嗽咳痰，无胸闷心悸，口干口苦，纳、眠一般，尿频、尿急、尿痛，大便调。舌暗红，苔黄腻，脉滑。查体：双侧输尿管行程无压痛，双侧肋脊点、肋腰点无压痛，双肾区叩击痛(–)，腹部移动性浊音(–)，双下肢无浮肿。辅助检查：尿常规提示：尿白细胞(++)，尿潜血(++)，尿蛋白(++)。

西医诊断方面，该患者为年轻女性，尿频、尿急 3 个月，近 10 天出现尿频、尿急加重，结合患者尿常规及病原学检查，泌尿系感染诊断明确。

中医诊断方面，该患者尿频尿急病程长，近期加重，符合中医学“淋证 - 劳淋(病)”表现。劳淋由肾气不足而生，得膀胱湿热而发，即《诸病源候论》谓：“劳伤肾气而生热成淋也。”在肾气不足的基础上，湿热毒邪入侵，或下焦停蓄之湿热余邪，遇诱因而发，成为本病发作期之病源。临床多见小便频数、淋沥涩痛、欲止难止、小便黄赤、小腹拘急、灼热疼痛、心烦口渴、舌苔黄腻、脉象弦数，然又与热淋不同。即使在发作期仍有肾虚之征，常见腰膝酸软，头晕乏力等症。热淋为壮实之躯为湿热邪毒感染而成的正盛邪实之证。临证可见发热或发热恶寒等。热淋亦可反复发作，但绝无正虚之候，病程亦短，若旷日持久，反复发作，正气受损，遇劳即发，则可转为劳淋。因此，劳淋发作期与热淋应加以区别，外证虽似，病本则异，标同而本异。湿热邪毒之气乃发作期之病源，下窍前后二阴主司泄浊，常为湿热邪毒之所寄，尿道位居下焦，连同膀胱下窍，易感邪毒湿热之气，妇女又经常有胎产之事，加之房事不慎，更易蕴湿生热，罹患本病。如《证治准绳·淋》曰：“入房太甚，败精流入胞中。”

劳淋以反复发作为特征，复发之因除与下窍之邪毒及诱因外，关键在于肾气之不足，邪毒常寄于下窍，邪毒侵入膀胱，形成膀胱湿热之证，发为淋病。或形体劳苦，疲倦过度，耗伤肾气；或五志不节，忧思恼怒，气机不利，郁而生热；或寒暖失宜，感冒风寒，经并传腑；或居处冷湿，寒温不调，损伤下元；或房事不节，施泄无度，耗伤肾精；或饮食不节，过食肥甘辛辣，助湿生热，伤及脾肾，皆为诱发因素。古来虽有劳神者易患心劳、劳力者易患脾劳、房劳者易患肾劳的

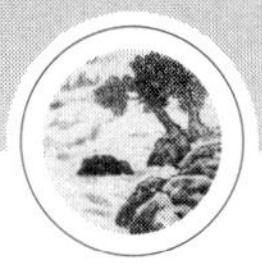

说法，然验之临证，未必如此拘泥，随患者素体及所患之淋不同，诸多诱因皆可诱发劳淋，但临床上以肾气不足者居多。劳淋以肾虚为本，肾气的盛衰决定着本病的转归，亦关系到变证的有无。治疗得当，肾气得复，膀胱气化通利，水道通畅，纵有湿热邪，亦不足为患，可正胜邪去，疾病向愈。若治疗失宜，肾气日渐不足，非但极易引起本病的反复发作，且易生他变。或肾气不足，开阖失职，封藏不固，精气下流而成尿浊或膏淋；或气化不利，水液内停，泛于肌肤，而为水肿；或邪热伤阴，肾阴不足，水不涵木，肝阳上亢，而成眩晕；或迁延日久，阴损及阳，肾阳衰微，气化无权，而成癃闭；或水湿不化，浊毒内生，泛于周身，发为呕恶，甚至神昏等危候。辨证方面，患者脾虚无以运化，故纳一般；肾虚膀胱气化不利，故见尿频、尿急；湿热内蕴，灼伤津液，故见口干口苦；舌暗红，苔黄腻，脉滑数，为脾肾气虚兼有湿热瘀血内阻的表现。综上所述，患者当属脾肾气虚，湿热瘀阻。

4. 诊断

中医诊断：淋证（劳淋，证属脾肾气虚，湿热瘀阻）。

西医诊断：泌尿道感染；膜性肾病（不典型膜性肾病，乙肝相关肾炎可能较大）；高血压 2 级（很高危组）；慢性乙型病毒性肝炎。

5. 治疗

(1) 中医目前辨证为“脾肾气虚，湿热瘀阻”，以“健脾补肾，清热利湿活血”为法，配合艾灸、耳穴压豆治疗调节脏腑功能，尿感宁颗粒清热利尿通淋，住院期间中药汤剂如下：

黄芪 15g　　黄精 15g　　贯众 15g　　车前草 15g
瞿麦 15g　　鱼腥草 15g　　桃仁 5g　　萹蓄 15g
甘草 3g

3 剂，水煎服，每日 1 剂。

(2) 西医予碳酸氢钠片碱化尿液，厄贝沙坦片降压、控制蛋白尿。

6. 调护

(1) 保持心情舒畅，解除紧张情绪，常能使病情减轻，复发减少，直至痊愈。

(2) 适当参加体育运动，如：气功、太极拳、快步走、慢跑等，增强体质，改善机体防御功能，从而减少细菌侵入机体的机会。

(3) 适当增加蔬菜、水果摄入量，可多食用具有“清利”作用的食物，如：绿豆、赤小豆、薏苡仁、丝瓜、西瓜、冬瓜等，更有助于预防与减少尿路感染。

(4) 避免穿过紧的衣裤，内衣内裤要选择棉织品。内裤应每天换洗，防止逆行性感染。

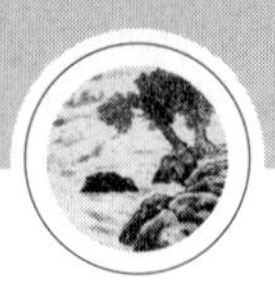

7. 病案分析 《素问玄机原病式·六气为病·热类》云："淋乃热客膀胱，郁结不能渗泄故也……热甚客于肾部，干于足厥阴之经，廷孔郁结极甚，而气血不能宣通，则痿痹而神无所用。"《丹溪心法·淋》中亦提到："淋有五，皆属乎热。"除此之外，湿毒之邪也是发病之关键因素。湿邪有内外之分，外湿多由气候潮湿、涉水淋雨或久居湿处等所致，湿性重浊下趋，故"伤于湿者，下先受之"，外湿之邪进入体内易损及肾与膀胱而发病。内湿多由脏腑功能失调，水液敷布失常而形成，以肾为主的肺、脾、肾三脏对水液的调控失职是内湿产生的主要因素，故"无湿不成淋"。毒邪在淋病的发生发展上亦具重要作用。毒邪入侵多从溺窍直犯膀胱与肾，也可先犯他脏、三焦和/或经络之通道侵入肾与膀胱，湿热毒邪蕴结下焦，发而为病。本病当以中医治疗为主，西医上，可予抗生素配合治疗。必要时行手术治疗。

二诊：2012年11月2日。

患者服药后仍疲倦，尿频、尿急、尿痛减轻，纳一般，眠可，大便可。舌暗红，苔黄腻，脉滑。查体：双侧输尿管行程无压痛，双侧肋脊点、肋腰点无压痛，双肾区叩击痛(-)，腹部移动性浊音(-)，双下肢无浮肿。

辅助检查：泌尿系彩超：双肾、膀胱未见异常声像。血常规、CRP未见异常。

杨霓芝教授查房后指示：

(1) 患者服药后尿频、尿痛、尿急有所缓解，是邪气得以从小便而出之佳兆。

(2) 予调整中药，现患者精神仍觉疲乏，当以振奋正气，治本以助正气抗邪，治疗上应注重脾肾之气的恢复。

予原方加党参，具体处方如下：

黄芪 15g	黄精 15g	党参 10g	贯众 15g
车前草 15g	瞿麦 15g	鱼腥草 15g	桃仁 5g
萹蓄 15g	甘草 3g		

3剂，水煎服，每日1剂。

随访：后于门诊继续中药治疗1个月，后未见复发。

【总结】

1. 杨霓芝教授辨病思路 本病属于中医学"淋证"范畴，因其有反复发作，遇劳即发的特点，当属中医"劳淋"范畴。杨霓芝教授强调其病机是本虚标实，本虚为脾肾亏虚，邪实以湿热毒邪为主，而气血瘀滞贯穿本病始末。内经提出"正气存内，邪不可干"，故正气亏虚是致病根本所在。

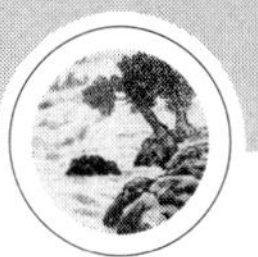

杨教授认为，淋证发病因素主要为热结下焦。《素问玄机原病式·六气为病·热类》云："淋乃热客膀胱，郁结不能渗泄故也……热甚客于肾部，干于足厥阴之经，廷孔郁结极甚，而气血不能宣通，则痿痹而神无所用。"《丹溪心法·淋》中亦提到："淋有五，皆属乎热。"除此之外，湿毒之邪也是发病之关键因素。湿邪有内外之分，外湿多由气候潮湿、涉水淋雨或久居湿处等所致，湿性重浊下趋，故"伤于湿者，下先受之"，外湿之邪进入体内易损及肾与膀胱而发病。内湿多由脏腑功能失调，水液敷布失常而形成，以肾为主的肺、脾、肾三脏对水液的调控失职是内湿产生的主要因素，故"无湿不成淋"。毒邪在淋病的发生发展上亦具重要作用。毒邪入侵多从溺窍直犯膀胱与肾，也可先犯它脏、三焦和/或经络之通道侵入肾与膀胱，湿热毒邪蕴结下焦，发而为病。

淋证与湿热毒邪蕴结是本病的关键，病位以肾与膀胱为中心。湿热毒邪入侵肾与膀胱，阻滞水道，有碍气化，气机不畅，瘀血内停。瘀血既是病理产物，又是致病因素，在淋证的发生发展中具有重要意义。淋证初期由于湿热毒邪的蕴结，导致气血瘀滞；病之后期，则因正气耗伤，气阴亏虚，气虚则血行无力，阴虚则血枯而浓，均可使血行不畅而形成瘀血。

该患者因"反复尿频、尿急、尿痛3个月，加重10余天"入院，因劳累诱发，无血尿，无小腹拘急胀满等，主要表现为尿频、尿急、尿痛等，中医诊断为当"淋证-劳淋"。

2. 杨霓芝教授辨证思路　《诸病源候论·诸淋病候》记载"诸淋者，由肾虚而膀胱热故也"，说明凡淋证均有肾虚及膀胱湿热的病理因素存在，病因与饮食不节、外感病邪、情志失调、劳倦过度等因素有关，上述病因可导致湿热壅结膀胱，膀胱气化不利；或肝失疏泄，膀胱气化不利；或脾肾亏虚，膀胱气化无权，故导致淋证。其病理基础是膀胱气化失调，其发病以脾虚、肾虚为主，气滞、湿热为标。

劳淋的病机以肾气不足为本，膀胱湿热为标，本虚标实，虚实错杂。在发作期和缓解期又各有特点，劳淋缓解期，继发作期之后，以肾气不足为主要病理变化。临床上可见腰酸重痛、膝软无力、头晕耳鸣、神疲倦怠、小腹不适、时有尿频、舌质淡、苔薄白、脉细弱，亦可兼五心烦热或手足不温等症。造成劳淋肾虚的原因是复杂的，或素体肾气不足，感染湿热邪毒更伤肾气，肾气愈虚；或热淋失治，损伤肾气转为劳淋。热淋乃体实之人为湿热邪毒感染而成正盛邪实，正邪交争的实证，治虽以祛邪为法，然尚需根据病情用药，以适度为佳。若治不得法，药力不足，湿证虽除余邪未尽，停蓄下焦，暗耗肾气，日久则可见肾虚之候。若清利太过，湿热虽去，但正气受伤，因苦寒清利，克伐肾气，必露肾

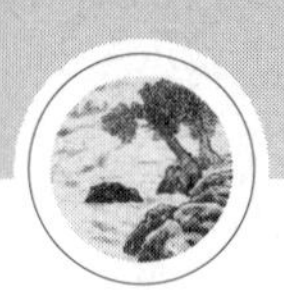

虚之征。《景岳全书》曰:"淋之初病则无不由乎热剧,无容辨矣。但有久服寒凉而不愈者,又有淋久不止及痛涩皆去,而膏液不已,淋如白浊者,此惟中气下陷及命门不固之证也。"或劳淋之发作期湿热邪毒伤肾。腑病及脏,肾脏受损,加之治疗失宜,邪气去,正气伤,肾气不足,必有见证;或缓解期摄食失宜,饮食、劳倦、居住不慎,复伤肾气,则加重肾气之不足,且缓解期多不加防治,而至肾虚愈甚。劳淋缓解期虽以肾气不足为主要表现,但多有余邪夹杂,常以湿热、瘀血为表现,邪少虚多。临证可见时有微热、心中烦闷、口干苦渴、小溲黄赤、少腹急满、舌质暗、有瘀斑、脉细涩等症。或由湿热邪毒感染,湿性黏滞,不易速去,停蓄下焦;或肾气不足,气化不行,湿浊内蕴;或久病入络,气机不畅,水道涩滞,气血瘀阻;或因虚致瘀,肾气不足,气化不利,瘀血阻络,残留之余邪常可在诱因引发下形成劳淋复发。劳淋由肾气不足而生,得膀胱湿热而发,即《诸病源候论》谓"劳伤肾气而生热成淋也。"在肾气不足的基础上,湿热毒邪入侵,或下焦停蓄之湿热余邪,遇诱因而发,成为本病发作期之病源。临床多见小便频数、淋沥涩痛、欲止难止、小便黄赤、小腹拘急、灼热疼痛、心烦口渴、舌苔黄腻、脉象弦数,然又与热淋不同。即使在发作期仍有肾虚之征,常见腰膝酸软,头晕乏力等症。热淋为壮实之躯为湿热邪毒感染而成的正盛邪实之证。临证可见发热或发热恶寒等。热淋亦可反复发作,但绝无正虚之候,病程亦短,若旷日持久,反复发作,正气受损,遇劳即发,则可转为劳淋。因此,劳淋发作期与热淋应加以区别,外证虽似,病本则异,标同而本异。湿热邪毒之气乃发作期之病源,下窍前后二阴主司泄浊,常为湿热邪毒之所寄,尿道位居下焦,连同膀胱下窍,易感邪毒湿热之气,妇女又经常有胎产之事,加之房事不慎,更易蕴湿生热,罹患本病。如《证治准绳·淋》曰:"入房太甚,败精流入胞中。"

3. 杨霓芝教授施治思路 本病属中医学"淋证"范围,临床可见膀胱湿热证、阴虚湿热证、脾肾两虚证、湿热内蕴证、肝郁气滞证等证型。根据"实则清利、虚则补益"的原则,可分别采用清热利湿通淋、滋阴清热、健脾益气,佐清热利湿、利气疏导等法治之。

杨教授主张,急性期以清热通淋、利水渗湿为治法;缓解期以扶正固本、补肾填精为治法,无论是在以祛邪为主的发作期,还是在以扶正为主的缓解期,均宜将清热利湿法贯穿于治疗的始终。在急性期多选用八正散加减,常用车前子、白茅根、荠菜、瞿麦等清热利湿通淋;慢性期选用补中益气汤或无比山药丸加减,在大队补益药中配伍一至两味清热利湿药,如鱼腥草、贯众、土茯苓等。若湿热表现以尿浊为主者,临床多选用石韦、萆薢、车前草等;若以尿血为主者,多选用车前子、白茅根、茜草根等。在用药上忌大量苦寒劫阴之品。在

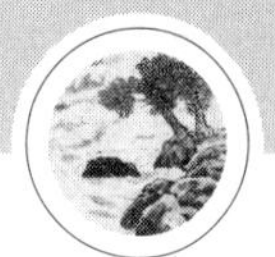

尿路感染中，湿热内积，阻碍气机，灼伤血络而成瘀，即朱丹溪所谓"湿热伤血""湿热熏蒸而为瘀"。病久则肾气虚衰，瘀血内停，肾络瘀阻，气机郁滞，则淋证迁延，反复不愈。杨教授在长期的临床实践中指出，气郁者理气、气虚气滞者补气行气并兼、瘀血阻滞者化瘀行血、热结伤血者清热凉血止血。临证常选用黄芪益气健脾，丹参、桃仁、红花、赤芍、当归、田七活血化瘀，郁金行气活血。肝郁气滞，以心烦、郁闷、情绪波动、尿频、尿急等症遇情志刺激则发作或加重，满闷或气窜疼痛为主症，治宜疏肝解郁，理气疏导；虚热阻遏气机，影响肝之疏泄可致肝郁气滞者，治宜滋阴清热，疏肝解郁，均可以逍遥散为底方辨证加减。本病患者因病情反复，缠绵难愈，故存在日久伤阴之阴虚内热之象。肝肾阴虚以尿频不畅，腰酸乏力，午后低热，手足烦热，口干咽燥，眠差多梦，苔薄黄，脉细数为主症者，治宜滋养肝肾，育阴利水，滋阴清热，方选二至丸合知柏地黄汤加减。应避免伤及胃气，不可苦寒、清利、活血太过，以免重伤肾气。本病病程较长，故须注意守方治疗，得效后坚持服药，方可取得较好的疗效。

《黄帝内经》有"中气不足，溲便为之变"，"邪之所凑，其气必虚"。杨教授认为，淋证发病因素主要为热结下焦。淋证初期由于湿热毒邪的蕴结，导致气血瘀滞；病之后期，则因正气耗伤，气阴亏虚，气虚则血行无力，阴虚则血枯而涩，均可使血行不畅而形成瘀血。急性期以清热通淋、利水渗湿为治法；缓解期以扶正固本、补肾填精为治法。杨教授主张，无论是在以祛邪为主的发作期，还是在以扶正为主的缓解期，均宜将清热利湿法贯穿于治疗的始终。本病患者因病情反复，缠绵难愈，故存在日久伤阴之阴虚内热之象。肝肾阴虚以尿频不畅、腰酸乏力、口干、大便秘结、苔薄黄、脉细为主症者，治宜益气养阴，清热利湿，活血化瘀，方选八正散辨证加减。方用北黄芪益气健脾，瞿麦、鱼腥草、贯众利水通淋，清热解毒凉血；辅以萹蓄、车前子清热利湿，利窍通淋；佐黄精以补肾，甘草梢和药缓急，止尿道涩痛。诸药合用，而有清热泻火，利水通淋之功。全方共奏益气养阴，清热利湿，活血化瘀之效，辨证理法得当，用药考究，故服用 1 剂后患者排尿不适症状有所好转，考虑仍有疲倦，故二诊在上方基础上加党参健脾，醒神益气。

（黄贵锐　胡天祥　卢富华）

主要参考文献

1. 杨霓芝，黄春林 . 泌尿科专病中医临床诊治[M]. 2 版 . 北京：人民卫生出版社，2005.
2. 杨霓芝，毛炜 . 中西医结合肾脏病学研究新进展[M]. 北京：人民卫生出版社，2017.

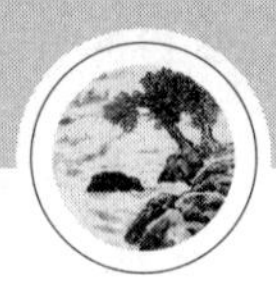

3. 韦芳宁,劳丽陶．杨霓芝教授治疗老年尿路感染经验临证拾零．中国中西医结合肾病杂志[J],2010,11(1):5-6.

4. 钟裕元,李会珍,谢怡堂,等．慢性肾盂肾炎的中西医结合治疗研究．吉林医学[J]. 2014(25):5705-5706.

5. 严旭东,黄超,杨玲．八味肾气丸合八正散加减对中老年反复发作性尿路感染的调节作用[J]. 中国实验方剂学杂志,2018,24(17):195-200.

6. 张力．辨证治疗复发性尿路感染气虚湿浊证患者的疗效观察[J]. 医疗装备,2018,31(10):109-110.

7. 李晓静,汪悦,吴勇俊,等．中医药治疗复杂性尿路感染研究进展[J]. 世界最新医学信息文摘,2018,18(43):105-106.

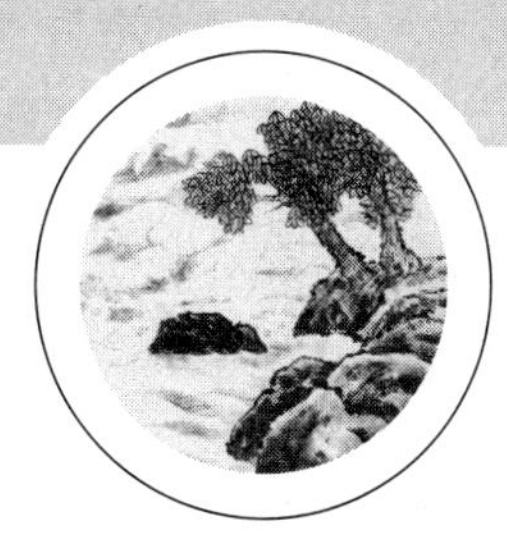

第七章
紫癜性肾炎病案

【病案】

一诊：2015 年 12 月 1 日。

杨教授查房，参加人员有卢富华医师、侯海晶医师、苏镜旭医师、进修医师、实习医师、主管护师等。

主管医师汇报病史：

麦某，女，71 岁。

因“反复双下肢浮肿 2 年余，加重 3 天”于 2015 年 11 月 30 日入院。

患者 2 年余前进食椰菜炒粉后四肢皮肤出现大片风团伴瘙痒，后可自行消退，并出现下肢皮肤瘀斑，压之不褪色，无腹痛腹泻，无关节肿痛，无发热等，当时患者未予以重视，瘀斑 3 天后完全消退，后出现双下肢浮肿，遂至我院住院治疗，诊断为“过敏性紫癜性肾炎；高血压 3 级（肾性高血压可能性大）”，予开瑞坦抗过敏及补钙、降低毛细血管通透性、调脂、纠酸、降血压等治疗后，症状改善出院，出院后间断门诊复诊，症状时有反复。多次查尿常规提示尿潜血（++）~（+++），尿红细胞镜检（+）~（++）。患者 3 天前因进食椰菜后出现发热伴全身散在红斑，小便呈茶色，双下肢浮肿加重，体温最高 37.5℃，至我院查尿常规：尿白细胞酯酶（+++），尿潜血（++++），尿蛋白质（++++），尿胆原（+），尿白细胞计数 300 个 /μl，尿红细胞

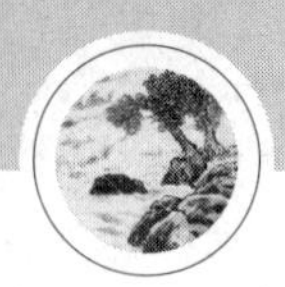

计数 2 500 个 /μl。自服抗过敏药后体温可降至正常，全身红斑自行消退，双下肢浮肿未见消退。

入院症见：患者神志清楚，精神疲倦，乏力，双下肢浮肿，全身皮肤未见红斑，无发热恶寒，无咽痛咳嗽，无胸闷气促，无恶心欲呕，纳差，眠可，尿量较少，大便偏烂，2~3 次 /d。

既往史：1967 年右肘关节脱臼行手法复位；1968 年于外院行阑尾切除术；2013 年 11 月我科住院期间诊断高血压，现未服用降压药，血压控制情况不详。否认糖尿病、心脏病等内科病史；否认肝炎、结核等传染病史；否认其他手术、外伤及输血史。

过敏史：青霉素、链霉素、磺胺类药物及海鲜、茄子、椰菜、花粉过敏。

其他情况：出生并长期居住于广州，无疫区接触史；无烟酒等不良嗜好；既往月经规律，51 岁绝经。适龄婚育，育有 1 女，家人均体健。否认家族遗传病史。

查体：T 36.5℃　P 88 次 /min　R 20 次 /min　BP 156/78mmHg

神志清楚，精神疲倦，形体偏瘦，发育正常，营养一般，自动体位，对答切题，查体合作。全身皮肤黏膜及巩膜无黄染，未见皮疹及出血点，浅表淋巴结未触及肿大，头颅无畸形，颜面无浮肿，双瞳孔等大等圆，直径约 2.5mm，对光反射灵敏，耳鼻无异常，口唇色淡，咽充血（-），双侧扁桃体无肿大，颈软，无颈静脉怒张，气管居中，双甲状腺无肿大。胸廓对称无畸形，双侧呼吸动度一致，叩诊呈清音，双肺呼吸音稍粗，未闻及明显干、湿啰音，心前区无隆起，心界不大，心率 88 次 /min，律齐，各瓣膜听诊区未闻及病理性杂音，腹软，无压痛、反跳痛，移动性浊音（-），肝脾肋下未及，肠鸣音（-），双肾区无叩击痛。脊柱四肢无畸形，双下肢中度水肿。右跟腱反射减弱，其他生理反射存在，病理反射未引出。

舌淡红，苔薄黄稍腻，脉弦细。

专科情况：双侧尿管行程无压痛，双侧肋脊点、肋腰点无压痛，双肾区无叩击痛，腹部移动性浊音（-），双下肢中度凹陷性水肿。

辅助检查

2013 年 11 月 27 日广州市珠海区社区医院：尿常规：潜血(+++)，蛋白(+++)。

2013 年 11 月 30 日我院：血常规：红细胞计数 3.12×10^{12}/L，血红蛋白 97g/L。尿常规：尿白细胞酯酶（+），尿潜血（+++），尿蛋白质（+），尿白细胞计数 46 个 /μl，尿红细胞计数 73 个 /μl。B 型钠尿肽 642.9pg/ml。C 反应蛋白 117mg/L。肝功：总蛋白（TP）54.8g/L，白蛋白（ALB）30.6g/L。肾功：肌酐 120μmol/L，尿素氮 22.08mmol/L，尿酸 621μmol/L。24 小时尿蛋白总量：281mg/24h。胸片：①左上

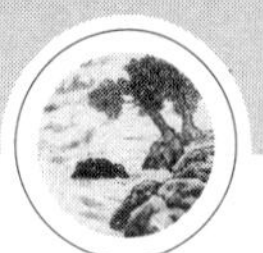

肺舌段及右肺中叶轻度感染，建议治疗后复查；②右上肺少许纤维；③左侧少量胸腔积液。泌尿系彩超：左肾少量积液。

2015 年 11 月 27 日我院：尿常规：尿白细胞酯酶（+++），尿潜血（++++），尿蛋白质（++++），尿胆原（+），尿白细胞计数 300 个 /μl，尿红细胞计数 2 500 个 /μl。

2015 年 11 月 30 日我院：肝功：前白蛋白（PA）33.71mg/L，TP 50.2g/L，ALB 27.8g/L。肾功：尿常规：尿白细胞计数 15.18 个 /μl，尿红细胞计数 164.0 个 /μl。胸片：①肺淤血、心影增大，注意心功能；②双侧少量胸腔积液；③右上肺少许纤维增殖灶；④左上肺舌段少许渗出灶，考虑为炎症。

入院诊断

中医诊断：水肿（脾肾气虚，湿热瘀阻）。

西医诊断：过敏性紫癜性肾炎；慢性肾脏病 3 期（急性加重）；肺部感染；高血压 3 级（很高危组）。

治疗计划：入院后予 Ⅰ 级护理，低盐低脂优质低蛋白饮食，测体重、血压，持续尿量监测；予缬沙坦氢氯噻嗪片控制血压，中医方面，以“益肾健脾，清热利湿活血”为法，予疏血通静滴活血，配合荞麦包外敷利水消肿。

请杨霓芝教授查房目的：评估病情，指导治疗。

1. 杨霓芝教授听取病例汇报后查看患者

中医四诊

望：神志清楚，精神疲倦，面色黧黑，形体偏瘦，舌淡红，苔薄黄稍腻。

闻：言语清晰，呼吸正常，未闻及特殊气味。

问：肢体乏力，双下肢浮肿未见缓解，少许胸闷气促，少许腹痛，无恶心欲呕，无发热恶寒，全身皮肤未见红斑，无咽痛咳嗽，纳呆，眠差，尿量较少，大便偏烂，3 次 /d。

切：肤温正常，脉弦细，尺脉弱。

体格检查阳性体征：双肺呼吸音稍粗，未闻及明显干、湿啰音；双下肢中度凹陷性水肿；右跟腱反射减弱，其他生理反射存在，病理反射未引出。

补充病史：病史同前，无特殊补充。

2. 杨霓芝教授查房后讨论病情

苏镜旭医师：患者为老年女性，每于服食过敏食物后病情诱发、加重、反复出现肾损害，结合临床及实验室检查，过敏性紫癜性肾炎诊断可成立，目前未行肾穿刺活检，病理诊断不明，西药方案如果选择？中医如何切入？请杨教授查房指导。

侯海晶医师：本病患者发病特点均为接触过敏原后出现肾损害，予抗过

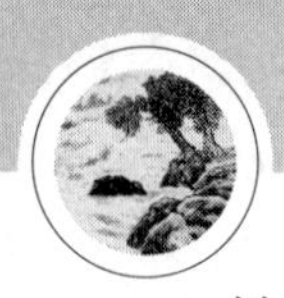

敏治疗后病情可缓解，过敏性紫癜性肾炎诊断可成立。本次发病以来出现大量蛋白尿、低蛋白血症，临床诊断肾病综合征，需要激素合免疫抑制剂治疗，现胸片提示感染，使用激素或免疫抑制剂可以加重感染，宜继续观察，对症处理。予中药扶正祛邪处理。

卢富华医师：过敏性紫癜性肾炎当与狼疮性肾炎相鉴别，两者都可有皮疹、关节痛和肾损害，但两者皮疹在形态和分布上均有显著区别，且狼疮的皮疹与进食致过敏食物无关。如能行肾穿刺活检术则可从病理方面明确诊断，免疫荧光检查方面过敏性紫癜性肾炎以 IgA 沉积为主，而狼疮性肾炎则呈现多种免疫球蛋白沉积，即“满堂亮”的特点。本病患者年纪偏大，可结合患者意愿行肾穿刺活检术。且患者自诉副作用大，要求纯中医治疗，请杨教授查房给予中医方面辨证治疗。

3. 杨霓芝教授总结病例特点

四诊合参：老年女性，反复浮肿 2 年余，面色黧黑，体倦乏力，纳呆，尿少，血尿，蛋白尿，大便烂，舌淡红，苔薄黄稍腻，脉弦细，尺脉弱。结合尿蛋白质(++++)，血清白蛋白 27.8g/L，建议完善检查：24 小时尿蛋白定量、血常规、肾穿刺活检术。

4. 辨病辨证分析 该患者因反复双下肢浮肿 2 年余，且因进食过敏食物诱发，出现双下肢浮肿及对称性皮下瘀斑，伴有血尿、蛋白尿，中医诊断当为“水肿”“紫癜”。

年老及久病正气耗损，体倦乏力、食欲欠振为中气不足，脾不健运之象；《景岳全书》中述及：“凡水肿等证，乃肺脾肾三脏相干之病。盖水为至阴，故其本在肾；水化于气，故其标在肺；水惟畏土，故其制在脾……”脾不健运，水液不循常道，溢于肌肤则成“水肿”。因进食过敏食物诱发，饮食不慎，伤于脾胃，脾不健运水湿内蕴，湿蕴化热，湿热毒邪内迫营血，扰动血脉，灼伤血络，迫血妄行，血溢肌肤，则见皮肤紫癜，首诊时患者皮下瘀斑已退，热毒渐去；湿热蕴结胃肠，热蒸肠道，功能亢奋，则见大便次数增多、质烂；湿热损及肾络，血溢于下，精微不固，则见血尿、蛋白尿。舌暗红为气虚夹瘀，苔薄黄稍腻为湿热表现，脉弦为脾虚湿热，细为不足之象。以上均符合脾肾气虚，湿热瘀阻之象。

5. 诊断

中医诊断：水肿(脾肾气虚，湿热瘀阻)；紫癜(脾肾气虚，湿热瘀阻)。

西医诊断：肾病综合征；过敏性紫癜性肾炎；慢性肾脏病 3 期(急性加重)；肺部感染；高血压 3 级(很高危组)。

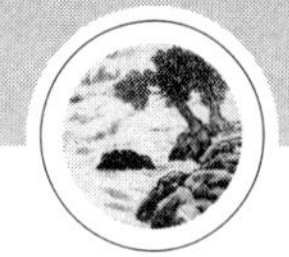

6. 治疗

(1) 中医以健脾补肾，祛湿清热活血为法，中药处方如下：

黄芪 30g　党参 20g　白术 15g　山药 15g　菟丝子 15g
茯苓 15g　泽泻 12g　丹参 15g　桃仁 5g　土茯苓 15g
泽兰 15

3 剂，水煎服，每日 1 剂。

(2) 西医予缬沙坦氢氯噻嗪片控制血压，必要时予利尿剂利尿。胸部 X 线提示肺部感染，现无咳嗽、发热，可暂予观察，暂不使用免疫抑制剂，必要时使用抗感染药物。

7. 调护　杨教授认为紫癜性肾炎反复发作与体质偏颇、生活习惯有关，因此首先应积极避免与过敏原、感染源等接触；注意保暖，防止感冒；适当劳作，增强体质，避免劳累，养其正气，则邪气不能扰。

8. 病案分析　本病之因多由外感邪毒或食异物所致。外感风寒、风热、湿热或时行邪毒，或食用动风之品，蕴而化热，热伏于血分，与血搏结，血分热盛，灼伤血络，迫血妄行。“阳络伤则血溢脉外”，渗于皮下则患者皮肤出现紫斑；“阴络伤则血渗于里”，则可见尿血。正如《景岳全书·血证》云：“血本阴精，不宜动也，而动则为病……盖动者多由于火，火盛则迫血妄行。”患者老年女性，年老体虚，过敏性紫癜性肾炎反复 2 年余，《景岳全书·血证》云：“血主营气，不宜损也，而损则为病……损者多由于气，气伤则血无以存。”久病正气耗损，中气不足，脾运不健，则体倦乏力、食欲欠振；因进食过敏食物诱发，饮食不慎，酿生湿热，风湿热毒内迫营血，扰动血脉，灼伤血络，迫血妄行，血溢肌肤，则见皮肤紫癜，首诊时患者皮下瘀斑已退，热毒渐去；湿热蕴结胃肠，热蒸肠道，功能亢奋，则见大便次数增多；湿热损及肾络，血溢于下，精微不固，则见血尿、蛋白尿。舌暗红为气虚夹瘀，苔薄黄稍腻为湿热表现，脉弦为脾虚湿热，细为不足之象。“离经之血必是瘀”，杨教授认为过敏性紫癜性肾炎所见的黏膜出血、尿血等也属于瘀血病证，加之疾病反复发作，久病必瘀，因此湿热瘀毒仍是贯穿过敏性紫癜性肾炎病程始终的重要病理因素。综合上述分析，热、瘀、虚，合而为病。患者辨证属于脾肾气虚，湿热瘀阻证。

方中以黄芪、党参、白术、山药益气健脾，促进生化之源；菟丝子补肾益精，脾肾得补，正气得养，利于抵御邪气；茯苓、薏苡仁健脾清热化湿；丹参、桃仁活血化瘀；少量大黄清热利湿解毒。

过敏性紫癜是以小血管炎为主要病理改变的全身性疾病，主要侵犯皮肤、胃肠道、关节和肾脏，其中肾脏病变概率可达 80%。由过敏性紫癜引发肾实质

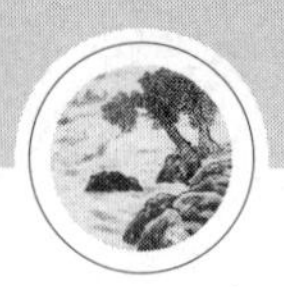

损害称为过敏性紫癜性肾炎，这是一种常见的继发性肾小球肾炎，可发生于任何年龄。过敏性紫癜性肾炎病症主要表现为血尿、蛋白尿，易导致慢性肾衰竭。当过敏性紫癜性肾炎患者表现为肾病综合征时要尽快行肾穿刺活检术明确病理分级，及时制订治疗方案以防延误诊治进而进展至慢性肾衰。建议患者行肾穿刺进一步明确病理分级，以指导进一步治疗。继续完善相关检查，排除肾穿刺禁忌证。

二诊：2015 年 12 月 4 日。

患者服药后疲倦缓解，少许乏力，双下肢浮肿较前减轻，少许口干，无胸痛气促，无腹胀腹痛，纳差，眠一般，小便可，大便干，2 次 /d。舌红，苔黄腻，脉弦细。

辅助检查：肾功：尿素氮 41.46mmol/L，肌酐 338.0μmol/L，总二氧化碳 18.9mmol/L，尿酸 796.0μmol/L。24 小时尿蛋白总量 197.0mg。自身免疫性抗体 12 项。磷脂综合征 2 项、中段尿培养、泌尿系彩超未见明显异常。

杨霓芝教授查房后指示：

(1) 自身免疫性抗体 12 项、磷脂综合征回复阴性，可排除系统性红斑狼疮。现查血肌酐明显升高，考虑急性肾损伤，予停用缬沙坦氢氯噻嗪片，改用硝苯地平控释片降压，防止血肌酐进一步升高，注意监测血压波动情况，适时调整降压药物；尿酸较高，予碳酸氢钠片碱化尿液，予复方 α- 酮酸片补充氨基酸、降尿素氮。现考虑患者急性肾损伤，且血压较高，血压控制不佳，加之患者精神疲惫，体质衰弱，暂不行肾穿刺。

(2) 患者服药后症状缓解，疲倦减轻，双下肢水肿缓解，是正气逐渐恢复，湿热得以从小便而出之佳兆。予调整中药，去泽兰。患者服药后大便偏干、口干，原方加有瓜石斛养阴清热、益胃生津，使利水不伤阴，加砂仁化湿开胃，以甘草调和诸药，又可以培补中焦土气以制水湿。具体处方如下：

黄芪 30g	党参 15g	白术 15g	山药 15g	菟丝子 15g
茯苓 15g	泽泻 12g	丹参 15g	桃仁 5g	土茯苓 15g
有瓜石斛 15g	砂仁(后下)5g	甘草 5g		

3 剂，水煎服，每日 1 剂。

三诊：2015 年 12 月 7 日。

患者服药后症状明显减轻，精神可，双下肢无水肿，无口干口苦、胸闷不适、腹胀腹痛等，胃纳改善，眠可，小便可，大便偏稀，2 次 /d。舌淡红，苔薄黄，脉弦细。今晨血压 153/84mmHg。

辅助检查：复查肾功：尿素氮 10.1mmol/L，肌酐 125.0μmol/L，尿酸 541μmol/L。

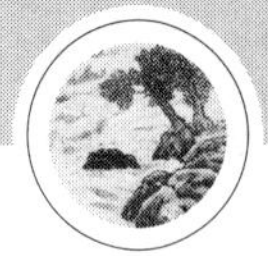

杨霓芝教授查房后指示：

(1) 患者今晨血压偏高，改硝苯地平控释片为30mg口服，每日2次，加用氢氯噻嗪片25mg口服，每日1次。症状缓解，予复查相关指标，出院后随访。

(2) 患者现正气逐渐恢复，已无下肢水肿，予原方去泽泻、茯苓，加陈皮理气健脾、燥湿化痰，加当归加强活血化瘀，余药同前，具体处方如下：

黄芪30g	党参15g	白术15g	山药15g
菟丝子15g	丹参15g	桃仁5g	有瓜石斛15g
砂仁(后下)5g	炙甘草5g	陈皮5g	当归10g

3剂，水煎服，每日1剂。

随访：患者出院后多次门诊复诊，未诉明显不适，血压控制在正常偏高水平，肌酐平稳，未见明显上升。2016年4月5日复查肌酐131.0μmol/L，尿酸451μmol/L，肝功未见明显异常，尿常规阴性。

【总结】

1. 杨霓芝教授辨病思路 中医学无紫癜性肾炎的名称，但从该病的主要临床表现来看，属中医学血证范畴，根据其临床表现，类似于中医学古籍记载的紫癜风、葡萄疫、斑毒、水肿、血尿、尿浊等病证。《圣济总录·诸风门》论曰："紫癜风之状，皮肤生紫点，搔之皮起而不痒疼是也。"首次提及紫癜的概念。如《医宗金鉴》说："皮肤出血曰肌衄"。《证治汇补》说："热则伤血，血热不散，里实表虚，出于肌肤而发斑。"《外科正宗》云："葡萄疫，其患多见于小儿，感受四时不正之气，郁于皮肤不散，结成大小青紫斑点，色若葡萄，发在遍身头面。"紫癜性肾炎多由于先天秉赋不足复感受风、热、毒、湿之邪内扰血络，络伤血溢所致，血溢于外发为紫斑，溢于内为尿血、便血，急性期多为实证，恢复期多虚实夹杂。

2. 杨霓芝教授辨证思路 紫癜性肾炎的发生主要是患者饮食辛辣、燥热、荤腥之品，或由于六淫之邪内扰血络，血分伏热，复感风邪而发病。杨教授对紫癜性肾炎的病因病机概括为"风热、瘀毒、本虚"，风热为外因，本虚为内因，瘀毒作为病理产物，又贯穿疾病的始终。《圣济总录·诸风门·紫癜风》载："论曰：紫癜风之状，皮肤生紫点，搔之皮起而不痒痛是也，此由风邪挟湿，客在腠理，荣卫壅滞，不得宣流，蕴瘀皮肤，致令色紫，故名紫癜风。"风热入里，化热成毒，热毒燔灼肝经，扰动血络，血热妄行，络脉灼伤而致瘀，瘀热互结，外溢肌肤，内迫胃肠，流注关节，扰及肾络导致疾病的发生。早期往往因表虚里实，热毒乘虚而入，外溢于肌肤而发紫癜，内渗于肾络而尿血不止；伴有吐、下血，属

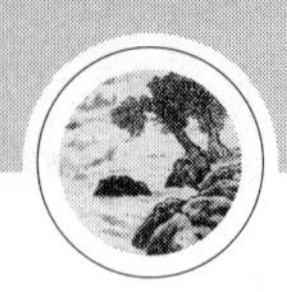

热属火。故早期证多属实热证。病情迁延不愈,热毒渐逝,火热之邪耗气伤阴,导致气阴两虚或失血过多而气血亏虚,以虚为要,后期多属虚证。《医宗金鉴》:“青紫斑点,其色反淡,久则令人虚羸。”提示本病发展到一定阶段,邪毒可以由阴分及气分,病证可由实证转化为虚证。病程由表入里、由阴及气的过程中,则虚实夹杂互见。杨霓芝教授强调本虚是疾病发生的内因,并且随着疾病的发展,会进一步导致人体正气的亏虚,从而使疾病缠绵难愈。

杨教授将紫癜性肾炎分为急性期和稳定期,从肺、肝、脾、肾四脏论治。急性期以肺经风热和肝经血热论治;稳定期则从气阴两虚论治。

(1) 肺经风热:疾病初起,发热或恶风寒,咽痛、咽痒,全身皮肤散在鲜红紫癜,以下肢多发,对称分布,或伴腹痛、尿血,舌红、苔薄黄,脉浮数。

(2) 肝经血热:皮肤明显鲜红色紫癜,伴口干、口苦,尿色深黄,或尿血、便血,舌红绛、苔黄,脉滑数。

(3) 气阴两虚:病程迁延,面色少华,心烦,口干,手足心热、气短神疲,腰酸腰痛,尿色混浊或多泡沫,舌淡红或淡暗、苔薄白,脉弦细或沉细。

3. 杨霓芝教授施治思路 本病乃风、湿、热邪侵袭人体,经脉气血痹阻,热伤血络,从而出现关节肿痛、肌衄等;久病必虚,久病必瘀,致疾病缠绵、反复发作。治疗时应辨别风、湿、热、虚、瘀孰轻孰重,病所及之脏腑,辨证治之。若单纯以血证治疗,见血止血,则难以收到满意的疗效。

(1) 辨证与辨病结合,临床与病理结合。紫癜性肾炎临床表现以血尿、蛋白尿最常见,常可见到单纯性血尿、单纯性蛋白尿、肾病综合征、急进性肾炎等不同的临床表现。杨教授在临床诊治过程中,常强调辨证与辨病结合,同时强调临床与病理相合,根据临床表现和肾脏病理的轻重,中西医结合,发挥综合治疗优势。

1) 孤立性血尿、蛋白尿:以单纯性血尿、蛋白尿为主要临床表现,蛋白尿定量较少(<1g/d),肾脏病理表现为轻度系膜增生或局灶增生改变为主的患者,杨教授强调以中医药治疗为主。根据紫癜性肾炎的热瘀毒虚病机,重视气虚血瘀病机在疾病发生发展过程中的关键作用,突出益气活血为治疗的基本方法。在临床辨证中,细辨是否夹有风、湿、热、毒的兼证,如兼有恶寒、发热、咽痛、脉浮等风热证时,宜加强疏风清热的治疗。

2) 肾病综合征、急进性肾炎:以大量蛋白尿、重度水肿为主要临床表现,或肾功能迅速恶化,伴少尿、血压升高的患者,病理常常以弥漫性系膜增生、局灶节段性硬化或新月体性肾炎为主要表现。针对此类患者的病理特点,杨教授强调治疗应中西医并用,在积极免疫抑制治疗的同时,发挥中医药减毒增效

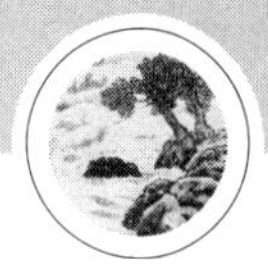

的作用。在激素、免疫抑制剂治疗的初期，中医药主要围绕激素或免疫抑制剂作用于人体后的副反应，如激素使用后食欲亢进、心烦、失眠等“阳亢”的表现，治以滋阴降火为法。如使用免疫抑制剂后表现食欲下降、恶心等消化道反应为主，治疗则以降逆和胃止呕为主。在病情进入相对稳定的阶段，激素或免疫抑制剂处于维持、减量的阶段，围绕疾病的易复发、蛋白尿的控制等进行治疗。如针对疾病的易复发，杨教授强调提高机体的免疫力，避免接触过敏原，避免感染。治以健脾益气，提高机体的抵抗力。

(2) 注重活血化瘀的应用：在疾病的发生发展过程中，最常见的表现为血尿，阴虚火旺及气不摄血既是引起出血的病理因素，又是出血所导致的结果，出血之后，离经之血蓄积体内而为瘀血，瘀血复又影响新血生长及运行，使出血反复难止。故活血化瘀止血的治疗原则应贯穿始终。杨教授结合西医学认识到过敏性紫癜是一种循环 IgA 免疫复合物介导的系统性小血管炎，血管内皮细胞损伤，内皮素分泌增多，肾血管收缩，肾血管阻力增加。活血化瘀的药物有以下作用：①解除平滑肌痉挛，减少血管阻力；②扩张血管，增加血流量；③对抗组织缺血及抗缺氧；④抑制血小板凝集，增加纤维蛋白溶解活性。因此，杨教授临床中强调活血化瘀治疗贯穿于紫癜性肾炎的始终。急性期以凉血化瘀为法，选用牡丹皮、赤芍、丹参、紫草、茜草等清热凉血药，能够抑制毛细血管的扩张、通透性的亢进、渗出及水肿，有抗炎作用；稳定期气虚为主，则采用益气活血，常选用黄芪、白术、三七、桃仁、红花等，增强机体的抗病能力，抗氧化、扩张血管，增加肾脏血流量，减少血栓形成；阴虚为主则养阴活血，选用鸡血藤、当归、墨旱莲等，促进造血功能、抗病毒、免疫调节、抗炎、抗氧化、镇静催眠等作用。杨教授在既往益气活血治疗慢性肾脏病的经验基础上，认为紫癜性肾炎病程缠绵，经常反复发作，因此，应强调益气活血同时兼顾。益气活血法不但可调整免疫功能，减少疾病的复发，而且益气活血法可以通过减少蛋白尿、改善血液流变学、降低血脂等机制，最终达到延缓肾脏纤维化进展的目的。

4. 杨霓芝教授治疗紫癜性肾炎常用方药 杨教授将紫癜性肾炎分为急性期和稳定期，从肺、肝、脾、肾四脏论治。急性期以肺经风热和肝经血热论治；稳定期则从气阴两虚论治：

(1) 肺经风热：方用银翘散合五味消毒饮加减。处方：金银花、连翘、黄芩、桔梗、牛蒡子、玄参、薄荷(后下)、蒲公英、牡丹皮各 15g，白茅根 15g，生甘草 5g。每天 1 剂，水煎服。

(2) 肝经血热：治以凉肝清热，解毒化瘀，方用犀角地黄汤(犀角用水牛角代)合二至丸加减。处方：水牛角(先煎)30g、白茅根、仙鹤草各 15g，桃仁 5g，

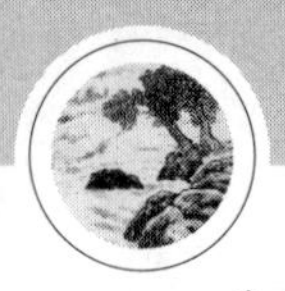

生地黄、牡丹皮、女贞子、墨旱莲、蒲公英各 15g,大黄、甘草各 5g。每天 1 剂,水煎服。

(3) 气阴两虚:治以健脾补肾,活血填精,方用参芪地黄汤合二至丸加减。处方:黄芪 15g,太子参、熟地黄、牡丹皮、山茱萸、茯苓各 15g,桃仁 5g,红花、炙甘草各 5g。偏脾气虚者加白术、党参、山药;偏肾阴虚者加女贞子、墨旱莲、何首乌、龟板。每天 1 剂,水煎服。

该患者年过七旬,疾病反复,正气渐耗,此虚实夹杂之证,治当虚实兼顾。入院时已无皮下瘀斑,但湿热未退。当调养先天后天之余,辅佐以清热利湿之品,使正气逐渐恢复,给邪气以出路,使邪不停留。同时,兼顾活血化瘀之法,以达到延缓肾脏纤维化进展的目的。紫癜性肾炎患者多为过敏体质,饮食稍有不慎则紫癜极易反复。因此,改善过敏体质必然是一个长期的过程,若疗效好,据证略做调整后继续守方 3~6 个月。打持久战,需守方以图缓功。此外,尽可能少食辛辣、鱼腥、燥热之品,一旦发病,绝对禁忌,才能控制紫癜复发,力求达到治愈或减轻肾脏病变之目的。

(侯海晶　叶美琴　许 苑)

主要参考文献

1. 徐达良,王云,杨巧芝,等．儿童过敏性紫癜性肾炎病理特点与临床表现相关性[J]. 中华实用儿科临床杂志,2015,30(21):1622-1625.
2. 刘睿,马路,贺发贵．成人过敏性紫癜性肾炎临床与病理分析[J]. 中国中西医结合肾病杂志,2015,16(11):979-981.

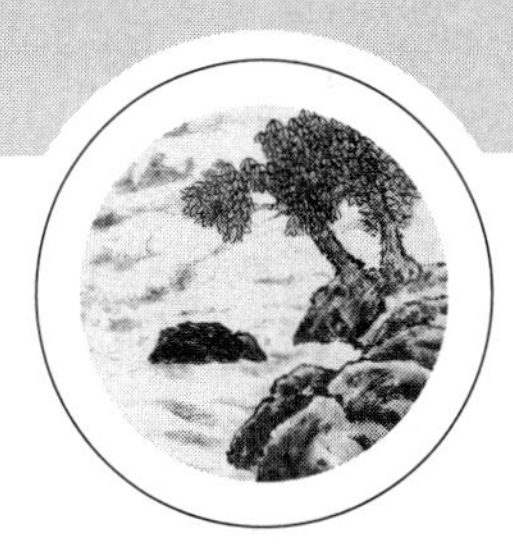

第八章 小动脉硬化性肾病病案

【病案】

一诊:2016 年 8 月 18 日。

杨教授查房,参加人员有卢富华医师、许苑医师、侯海晶医师、进修医师、实习医师、主管护师等。

主管医师汇报病史:

翁某,女,69 岁。

因“发现血肌酐升高 5 年余,尿频 3 年,疲乏 1 周”于 2016 年 8 月 16 日入院。

缘患者于5年余前因咳嗽于我院呼吸科住院,当时查血肌酐:195μmol/L,24 小时尿蛋白总量:353mg,尿常规:蛋白(+),尿葡萄糖(+++),当时无肢体浮肿,无腰酸痛,无尿量异常,考虑为“慢性肾脏病 3 期”,予护肾、降压等对症处理(具体不详),并建议肾病科随诊。出院后间断门诊复诊,2014 年 7 月—2016 年 3 月复查血肌酐波动于 155~230μmol/L,尿常规:尿葡萄糖:(+),尿蛋白(+)~(+++),尿潜血(+)。3 年前无明显诱因出现尿频,夜尿 7~8 次,无尿急痛,无腰酸痛,未系统诊治。近 1 周自觉疲乏明显,现为求进一步系统诊治,由门诊拟“慢性肾脏病 4 期”收入我科。

入院症见:神清,精神疲倦,乏力,小便 10 次 /d,夜尿 7~8 次,量多色清,尿中无夹泡沫,无尿急痛,无腰酸腰痛,无面浮肢肿,无

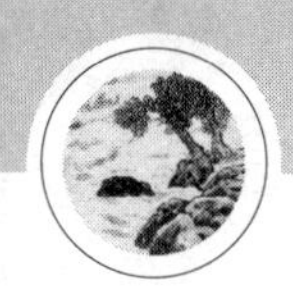

发热恶寒，无咳嗽咳痰，无头晕头痛，纳可，眠差，入睡困难，大便1~2日一行，质硬难解。

既往史：高血压病史20年余，最高达240/100mmHg，现服硝苯地平控释片、缬沙坦胶囊降压，血压控制不详。痛风性关节炎病史5年余，现服用非布司他降尿酸治疗，近1年无发作；10余年前脑梗死病史，间中服用阿司匹林抗聚，现无肢体偏瘫、麻木等；否认冠心病、血液病等内科病史；否认肝炎、结核等传染病史；2011年5月行左额脂肪瘤切除术；否认其他手术史、重大外伤及输血史。

过敏史：青霉素、密盖息、别嘌醇、左氧氟沙星过敏，否认其他药物、食物及接触过敏史。

其他情况：出生生长于原籍，居住环境可，无烟酒不良嗜好；否认疫水疫区接触史；既往月经正常，已绝经；适龄婚育，育有2子1女，家人均体健；否认家族遗传病史、恶性肿瘤病史。

查体：T 36.6℃　P 75次/min　R 20次/min　BP 160/96mmHg

神志清楚，精神疲倦，发育正常，形体适中，自动体位，对答合理，查体合作。全身皮肤黏膜及巩膜无黄染，未见皮疹及出血点，浅表淋巴结未触及肿大，头颅无畸形，颜面无浮肿，双瞳孔等大等圆，直径约3mm，对光反射灵敏，耳鼻无异常，口唇色淡，咽充血(-)，双侧扁桃体无肿大，颈软，无颈静脉怒张，气管居中，甲状腺无肿大。胸廓对称无畸形，双侧呼吸动度一致，叩诊呈清音，双肺呼吸音稍粗，未闻及明显干、湿啰音，心前区无隆起，心界向左下扩大，心率75次/min，律齐，各瓣膜听诊区未闻及病理性杂音，腹软，无压痛、反跳痛，移动性浊音(-)，肝脾肋下未及，肠鸣音(-)，双肾区无叩击痛。脊柱四肢无畸形，双下肢无水肿。神经系统检查：生理反射存在，病理反射未引出。

舌淡暗，苔黄腻，脉弦滑。

专科情况：双侧输尿管行程无压痛，双肋脊点、肋腰点压痛(-)，肾区叩击痛(-)，颜面及双下肢无浮肿。

辅助检查

2011年我院：血肌酐195μmol/L，24小时尿蛋白总量353mg，尿常规：蛋白(+)，尿葡萄糖(+++)。

2014年7月—2016年3月我院：血肌酐波动于155~230μmol/L，尿常规：尿葡萄糖(+)，尿蛋白(+)~(+++)，尿潜血(+)。

本次入院查：肾功能：血肌酐168.3μmol/L，尿酸591.1μmol/L；24小时尿蛋白总量933mg。

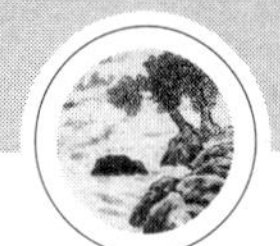

尿常规：潜血(-)，蛋白(+)，尿白细胞计数：11.9 个 /μl，尿白细胞酯酶(+)；尿蛋白 / 尿肌酐比值：1.28g/g；尿液肾功 8 项：尿免疫球蛋白 G：63.3mg/L，尿免疫球蛋白 κ 轻链：46.3mg/L，尿免疫球蛋白 λ 轻链：21.3mg/L，尿 β_2 微球蛋白：11.2mg/L，尿白蛋白：639.0mg/L，尿 α_1 微球蛋白：44.8mg/L，尿转铁蛋白：31.8mg/L；尿液渗透压测定：388.0mOsm/(kg·H_2O)；甲状旁腺激素：103.5pg/ml；血管炎 3 项、风湿三项、自身免疫性抗体 12 项、免疫 6 项、血轻链 2 项、肿瘤标志物、肝功、血钙、血磷未见异常。肾动脉彩超：右肾动脉血流阻力指数增高。泌尿系彩超：双肾实质回声稍增高，考虑肾功能损害声像。心脏彩超：左室壁稍增厚，结合临床，考虑高血压所致心脏超声改变。眼底检查：视网膜动脉硬化。

入院诊断

中医诊断：慢性肾衰(脾肾气虚，湿热瘀阻)。

西医诊断：慢性肾脏病 4 期；高血压 3 级(很高危组)；下肢动脉粥样硬化(双侧)；痛风性关节炎；腔隙性脑梗死(双侧基底节区、放射冠、半卵圆中心、双侧额顶叶及右侧颞叶深部白质、桥脑)；颈椎退行性病变；腰椎退行性病变。

治疗计划：入院后予低脂低盐优质低蛋白低嘌呤饮食；记 24 小时尿量；测体重，测血压。予硝苯地平控释片控制血压，阿司匹林抗聚，阿托伐他汀钙片调脂，兰索拉唑肠溶片护胃，碳酸氢钠片纠酸，复方 α- 酮酸片补充必需氨基酸，非布司他降尿酸，左卡尼汀注射液改善心肾代谢；中医方面，以标本兼治为则，以“健脾补肾，活血化瘀，清热祛湿”为法，予肾康注射液、尿毒清颗粒降浊利湿、活血化瘀，中药汤剂予补中益气汤加减。

请杨霓芝教授查房目的：明确诊断，评估病情，指导治疗。

1. 杨霓芝教授听取病例汇报后查看患者

中医四诊

望：神志清楚，精神疲倦，面色萎黄，形体居中，舌淡暗，苔黄腻。

闻：言语清晰，呼吸正常，未闻及特殊气味。

问：乏力，小便 10 次 /d，夜尿 7 次，量多色清，尿中无夹泡沫，无尿急痛，无腰酸腰痛，无面浮肢肿，无发热恶寒，无咳嗽咳痰，无头晕头痛，纳可，眠差，入睡困难，大便 1 次 /d。

切：肤温正常，脉弦滑，尺脉弱。

体格检查：右上肢肌力 5^- 级，余肢体肌力、肌张力正常，生理反射存在，病理反射未引出。

补充病史：病史同前，无特殊补充。

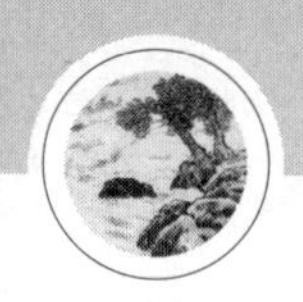

2. 杨霓芝教授查房后讨论病情

许苑医师:根据患者2011—2016年肾功能检查结果,患者慢性肾脏病4期诊断明确,但需进一步明确病因,原发性肾小球疾病、代谢病、副蛋白血症、高血压、药物等均可导致肾脏损害而逐渐发展至慢性肾衰。患者完善自身免疫性抗体、免疫、风湿、肿瘤、血管炎、血轻链均未见异常,暂可以排除风湿免疫、血管炎、副蛋白血症、肿瘤相关性肾损害,结合病史、症状及辅助检查,考虑小动脉硬化性肾病可能性大。

侯海晶医师:该患者有高血压病史20年余,最高达240/100mmHg,平素血压控制不详,入院后血压监测示血压仍高,予加氯沙坦钾片降压,有高血压性左心肥厚、轻度持续性蛋白尿,夜尿多,既往高尿酸血症、脑梗死病史,排除风湿免疫、血管炎、副蛋白血症、肿瘤相关性肾损害等,小动脉硬化性肾病诊断基本明确。本病的治疗目标是:保护残留肾单位,延缓肾损害进展;保护心脑血管,预防心脑血管意外。治疗原则基本与慢性肾脏病高血压治疗相同,注意控制血压达标,避免造成慢性肾脏病急剧恶化的危险因素,补充必需氨基酸、降尿酸治疗、预防糖尿病及预防感染等至关重要,同时,应及时控制慢性肾脏病的各种并发症,以延缓慢性肾脏病的进展。

卢富华医师:高血压性肾损害多见于50岁以上中老年患者,男性多于女性,有长期高血压病史。临床症状比病理改变出现晚,往往高血压持续10年以上才逐渐出现,常首先出现远端肾小管功能受损表现(如夜尿增多,尿比重及尿渗透压降低)及轻度蛋白尿,而后肾小球功能受损,常同时伴有高血压的其他靶器官损害(左心室肥厚、心力衰竭、脑梗死、视网膜病变等)。结合患者既往病史、相关实验室检查,考虑小动脉硬化性肾病。文献报道显示,中西医结合治疗本病具有明显优势,特请查房给予中医方面辨证治疗。

3. 杨霓芝教授总结病例特点 患者老年女性,现精神疲倦,面色萎黄,乏力,小便10次/d,夜尿7次,量多色清,尿中无夹泡沫,无尿急痛,无腰酸腰痛,无面浮肢肿,无发热恶寒,无咳嗽咳痰,无头晕头痛,纳可,眠差,入睡困难,大便1次/d。舌淡暗,苔黄腻,脉弦滑,尺脉弱。辅助检查:血肌酐:168.3μmol/L;24小时尿蛋白总量:933mg;尿液肾功8项:尿免疫球蛋白G:63.3mg/L,尿免疫球蛋白κ轻链:46.3mg/L,尿免疫球蛋白λ轻链:21.3mg/L,尿β_2微球蛋白:11.2mg/L,尿白蛋白:639.0mg/L,尿α_1微球蛋白:44.8mg/L,尿转铁蛋白:31.8mg/L;尿液渗透压测定:388.0mOsm/(kg·H_2O);血管炎3项、风湿三项、自身免疫性抗体12项、免疫6项、血轻链2项、肿瘤标志物、肝功、血钙、血磷正常。心脏彩超:左室壁稍增厚,结合临床,考虑高血压所致心脏超声改变。眼底检查:视网膜

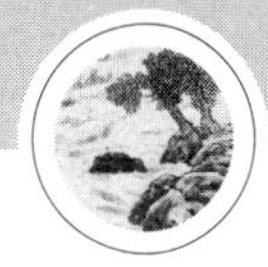

动脉硬化。

4. 辨病辨证分析 该患者因“发现血肌酐升高5年余，尿频3年，疲乏1周”入院，夜尿次数多量多，轻度蛋白尿，中医诊断当为“慢性肾衰”。

西医方面，高血压性肾损害的诊断主要基于临床表现做出，通常并不常规进行肾穿刺活检进行病理证实。当确诊高血压（SBP>140mmHg和/或DBP>90mmHg）的患者在疾病过程中出现持续性微量白蛋白尿或轻到中度蛋白尿，或出现肾小球功能损害（如血清肌酐升高）等临床特征时，应考虑高血压肾损害的诊断。若患者有高血压家族史（一级直系亲属）或其本人经超声心动或心电图检查证实存在左心室肥厚更支持诊断。该患者特点如下：①有明确和持续的高血压病史，病程长于10年；②尿液改变轻微，仅出现轻度蛋白尿；③肾功能损害进展缓慢；④伴随高血压视网膜病变，其他靶器官损害（左室肥厚、多次脑梗死病史），入院完善自身免疫性抗体、免疫、风湿、肿瘤、血管炎、血轻链均未见异常，排除了风湿、免疫、肿瘤、血管炎、副蛋白血症相关性肾损害，否认既往肾毒性物质暴露史、遗传或先天性肾脏病病史，考虑高血压性肾损害，可以诊断小动脉硬化性肾病。

患者年过七七，加之久病，脏腑精气渐衰，面色萎黄、疲倦乏力、肌力下降为中气不足，脾不健运之象；肾气虚失于固摄，则见尿频、夜尿多、量多色清；脾虚水谷精微不化，聚而为湿，湿蕴久化热，热扰心神，则眠差；肾气虚精微不固，则见蛋白尿；舌淡暗为气虚血瘀之象，苔黄腻为湿热蕴结中焦之象，脉弦滑主湿主热结，尺脉弱乃肾气虚之脉象。以上均符合脾肾气虚，湿热瘀阻之象。

5. 诊断

中医诊断：慢性肾衰（脾肾气虚，湿热瘀阻）。

西医诊断：慢性肾脏病4期；小动脉硬化性肾病；高血压3级（很高危组）；高血压性心脏病；下肢动脉粥样硬化（双侧）；痛风性关节炎；腔隙性脑梗死（双侧基底节区、放射冠、半卵圆中心、双侧额顶叶及右侧颞叶深部白质、桥脑）；颈椎退行性病变；腰椎退行性病变。

6. 治疗

(1) 中医以健脾补肾，活血化瘀，清热祛湿为法，予海昆肾喜胶囊化浊排毒，中药处方如下：

黄芪 15g	党参 15g	白术 15g	金樱子 15g
覆盆子 15g	菟丝子 10g	土茯苓 15g	桃仁 5g
丹参 15g	石韦 15g	桑螵蛸 15g	甘草 3g

3剂，水煎服，每日1剂。

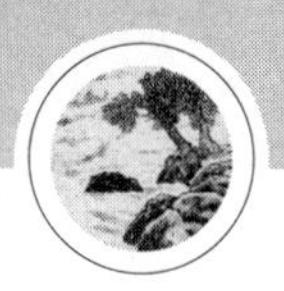

(2) 患者既往 3 次脑梗死病史，现查体见右上肢肌力 5^- 级，血脂稍高，予阿司匹林肠溶片抗血小板聚集，阿托伐他汀钙片调制稳斑。

7. 调护 杨教授认为体虚易感外邪，应注意避风寒，防外感；畅情志，保持乐观心态；低盐饮食，忌食肥甘厚味，优质低蛋白饮食；避免劳累，可适当参加太极拳、气功等，养其正气；以延缓肾功能下降。

8. 病案分析 患者老年女性，脏腑精气衰竭，肾中精气不足，加之平素饮食失节、劳逸失度伤及脾胃，脾肾气化不及，升清降浊的功能受到破坏，不能及时运化水液、浊毒、瘀血等病理产物，终致因虚致实，虚中夹实，以虚为本，以实为标的复杂状态。《脾胃论》指出："脾胃为血气阴阳之根蒂也。"脾胃气虚，水谷精微不化，肢体失养、肌肤失荣，则见面色萎黄、乏力；尿频、夜尿多、尿色清为肾气亏虚，肾失固摄，膀胱气化不利之象；肾中精气不足，心肾不交，则出现眠差、入睡困难；《张氏医通》谓："气与血两相维附，气不得血，则耗而无统；血不得气，则凝而不流。"患者脾肾气虚，血不得气，凝涩不流，则舌淡暗；脾胃气虚，水液失于运化，化生湿热，湿热阻滞中焦，则见舌苔黄腻；脉弦滑，尺脉弱乃脾肾气虚，湿热瘀阻之象。

方中以黄芪、党参、白术益气健脾，补益后天以培补先天；菟丝子补肾固精；金樱子、覆盆子、桑螵蛸益肾固精缩尿；桃仁、丹参活血化瘀；土茯苓、石韦清热祛湿；甘草补益中气，清热，调和诸药。

在我国，高血压的患病率总体呈上升趋势，据推算，我国现有高血压患者已超过 2 亿人。高血压持续 5~10 年，即可引起肾脏小动脉硬化、管壁增厚、管腔变窄，进而继发肾实质缺血性损害，导致良性小动脉性肾硬化症。我国一项针对终末期肾衰竭肾脏替代治疗患者的调查显示，良性小动脉性肾硬化症在终末期肾衰竭腹透及血透患者的病因中，分别占第 2 位(14.8%)及第 3 位(8.9%)，但是高血压对肾脏的危害性并没有得到充分重视。因此高血压所致小动脉硬化性肾病的防治迫在眉睫。

高血压性肾病发展缓慢，如能及早控制原发性高血压，则可以预防高血压性肾病发生，即使已经出现肾损害，严格控制血压达标，特别是选用具有降压依赖和非降压依赖双重作用的降压药 ACEI 及 ARB 可以阻止或延缓肾损害的进展。但西药在改善症状、改善肾功能及肾内凝血紊乱即瘀血证所致肾小球硬化和肾间质纤维化等病理改变方面则不如中药，因此对高血压性肾病，特别是已有明显蛋白尿及肾衰竭的患者，应采用中西医结合治疗方案。

二诊：2016 年 8 月 21 日。

患者服药后疲倦乏力改善，小便 7 次 /d，夜尿 4 次，量多色清，尿中无夹泡

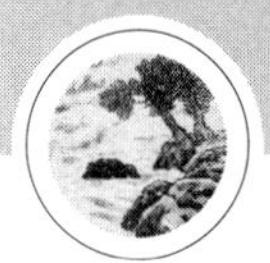

沫,无尿急痛,无腰酸腰痛,无面浮肢肿,无发热恶寒,无头晕头痛,纳可,眠欠佳,入睡困难,大便 1 次 /d。舌淡暗,苔黄微腻,脉弦滑,尺脉弱。

辅助检查:口服葡萄糖耐量试验(OGTT):葡萄糖(0h):6.29mmol/L,葡萄糖(2h):14.12mmol/L;胰岛素(0h):142pmol/L,胰岛素(2h):>2 008.50pmol/L。

杨霓芝教授查房后指示:

1. 患者疲倦乏力、夜尿多均较前改善,乃正气逐渐恢复之征兆,湿热之邪渐退之象,予补气药加量加强扶助正气,使正盛邪负,具体处方如下:

黄芪 20g	党参 20g	白术 15g	金樱子 15g
覆盆子 15g	菟丝子 10g	土茯苓 15g	桃仁 5g
丹参 15g	石韦 15g	桑螵蛸 15g	甘草 3g

3 剂,水煎服,每日 1 剂。

2. 患者完善 OGTT 检查提示糖负荷后 2 小时血糖高于 11.1mmol/L,予补充诊断:2 型糖尿病。糖尿病控制不佳可进展至糖尿病肾病,甚至慢性肾衰竭,早期发现早期干预对预防糖尿病性肾损害意义重大。现血糖监测示血糖控制尚可,嘱患者注意饮食控制、运动配合控制血糖,必要时药物干预。病情稳定,可出院继续随诊。

随访:患者出院后规律至杨教授门诊复诊,定期至我院住院复查,至 2018 年 1 月血肌酐波动于 160~222μmol/L,精神可,无明显疲倦乏力,眠可,夜尿逐渐减至 2 次左右。

【总结】

1. 杨霓芝教授辨病思路 良性小动脉性肾硬化中医无相应病名,据其临床演变过程,属中医学的“眩晕”“水肿”“关格”“慢性肾衰”等病范畴。

本病多因年老肾虚,久病、饮食劳倦伤及脾胃;精神紧张或情志不舒,肝阳上亢,“子病及母”,致肾中精气不足,阴阳偏衰。肾居下焦,司开阖,主二便,为封藏之本,精之所处。如《素问·上古天真论》云:“肾者主水,受五脏六腑之精而藏之。”张景岳云:“血者水谷之精也,源源而来。而实生化于脾,总统于心,藏受于肝,宣布于肺,施泄于肾。”又云:“命门为精血之海,脾胃为水谷之海。”阳不足则气化不行,开阖不利,水湿泛滥,肌肤悉肿;阴不足则水火不济,火炎烁金,肺气虚衰,不能输布精微、助肾摄纳,精微下注,出现蛋白尿,此皆肾脏不足之为害,故杨教授认为“补肾”应贯穿整个治疗过程。

该患者因“发现血肌酐升高 5 年余,尿频 3 年,疲乏 1 周”入院,主要表现为面色萎黄,精神疲倦,乏力,尿频、夜尿多,眠差,入睡困难等,中医诊断当为

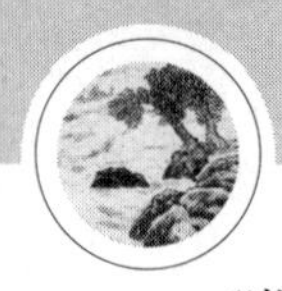

“慢性肾衰”。

2. 杨霓芝教授辨证思路 杨教授根据其临床实践，将本病分为高血压期、肾损害期、肾衰竭期三期。

(1) 高血压期

1) 肝肾阴虚型：本型多见于瘦削之人及情绪波动者，长期精神紧张或忧思恼怒，使肝失条达，肝气郁结，气郁化火伤阴，肝阴耗伤；或患者年高，肾阴亏虚，导致肝阴不足，形成肝肾阴虚，不能涵敛阳气，阳气亢逆上冲而血压升高。阴虚于下，故见口干、烦热、舌红、脉弦细；阳浮于上，故见眩晕、头痛、面色潮红。

2) 脾虚痰湿型：本型多见于肥胖之人与多食肥甘厚味者，患者饮食不节，肥甘厚味太过，损伤脾胃；或忧思劳倦伤脾，以致脾虚健运失职，聚湿生痰；或肝气郁结，木邪乘土，脾失健运，致使痰湿内生。痰性黏滞，致血涩不行，脑髓失养而头晕、头重，困倦乏力；痰湿中阻，故腹胀痞满、呕吐痰涎、舌淡苔腻、脉弦滑。

(2) 肾损害期：杨教授认为，本阶段主要病机是气虚血瘀，气虚责在脾肾两脏。肾虚气化不及，升清降浊的功能受到破坏；脾虚运化失调，气血生化乏源。以尿白蛋白排泄率异常，或以尿常规蛋白阳性、24 小时尿蛋白定量 >0.5g/24h，但肾功能正常为特点。

(3) 肾衰竭期：本期为肾功能不全期，以肾小球滤过率下降、血肌酐升高为特征。杨教授认为，该期以脾肾两虚、肾失所养为主要病机。且多伴邪实诸证，如湿浊、水气、血瘀及邪实热证。

杨教授认为，该期病位在脾、肾两脏，主证需分清气血阴阳虚损之别，早期多气虚，后期可出现阳虚或气阴两虚，病情最后多表现为阴阳两虚。兼夹证多水湿证，水湿不去而化浊则变为湿浊证，或水湿蕴久化热而成湿热证，最终湿浊久蕴成毒而演变为浊毒证，其中血瘀证可贯穿于病情始终。脾肾气虚多表现为倦怠乏力，气短懒言，易患感冒。脾肾阳虚多表现为纳少腹胀，形寒肢冷，面色白，腰膝酸冷，面浮肢肿，舌淡胖有齿印，脉沉迟。脾肾气阴两虚多表现为面色无华，气短乏力，腰膝酸软，皮肤干燥，大便干结，小便量少色黄，舌淡红，脉沉细。肝肾阴虚多表现为头痛头晕，口舌咽干，五心烦热，腰膝酸软，大便干结，舌红、少苔，脉沉细。阴阳两虚多表现为精神萎靡，极度乏力，头晕眼花，腰膝酸冷，大便稀溏，舌胖，脉沉细。

3. 杨霓芝教授施治思路 杨教授认为本病起病缓慢，病程较长，病机复杂，临床上治疗应慎守病机，辨证论治。

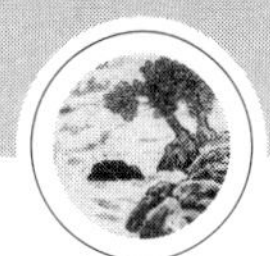

(1) 重视固本，强调补肾：肾居下焦，司开阖，主二便，为封藏之本，精之所处。肾中精气不足，阴阳偏衰，阳不足则气化不行，开阖不利，水湿泛滥，肌肤悉肿；阴不足则水火不济，火炎烁金，肺气虚衰，不能输精布众，助肾摄纳，精微物质下泄，出现蛋白尿，此皆肾脏不足之为害，故“补肾”应贯穿整个治疗过程。

(2) 补虚泻实，治痰为先：《丹溪心法》云“头眩，痰挟气虚并火……”，“无痰不作眩”。刘宗浓云：“眩晕乃上实下虚所致，所谓虚者，血与气也，所谓实者，痰涎风火也。”证之临床，因痰而致眩者颇为多见，故杨教授认为治疗当补虚泻实，“治痰为先”。

杨教授指出治痰必先顾及“脾、肝、肾”之功能，虚者补之，实者泻之，湿者利之，火者清之。

(3) 重视活血化瘀：痰多夹瘀，痰瘀相关：痰饮由水湿津液代谢障碍所形成，而瘀血则由气血失调导致血行不畅或血离经脉所酿成，古有“痰挟瘀血，遂成窠囊”，“瘀血既久，化为痰水”之说。今人有“痰瘀同源”“痰瘀相关”之妙论。痰滞日久，必致血瘀，瘀血内阻，久必生痰，痰瘀内阻，清阳不升，浊阴不降，清窍被蒙，发为“眩晕”；且痰瘀内停，三焦气化不利，水液代谢失常，溢于肌肤发为“水肿”。故杨教授提出在化湿祛痰的同时，应佐以活血化瘀之品，祛除留滞之邪，方使经络通畅，升降功能易于恢复。

因虚致瘀，虚瘀相系：虚性眩晕在老年人多见，因年老，肝肾亏损，气血虚衰；脾气虚损，气血生化乏源；阳气精华衰落，运血乏力，气血流通不畅，髓海失养，发为“眩晕”。气血不足，脉管不充，血行无力而成瘀；或脾肾气虚，气为血之帅，气行则血行，气停血瘀；且本病病程缠绵，“久病必瘀”“久病入络”。此时乃“因虚致瘀”，须在补法中伍以活血化瘀之品，以宣畅经络，助补药恢复脏腑之功，促进既停之瘀化解。

4. 杨霓芝教授治疗小动脉硬化性肾病常用方药

(1) 根据疾病分期遣方用药，随证加减。

1) 高血压期：肝肾阴虚型，治疗应以滋养肝肾、平肝潜阳为法，可选用杞菊地黄丸或天麻钩藤饮加减。滋养肝肾可用桑寄生、杜仲、生地黄、白芍、牛膝、枸杞子、龟板、何首乌；平肝潜阳可用天麻、钩藤、龙骨、代赭石等。脾虚痰湿型，治当以健脾化痰，佐以活血之法以利血脉。方用半夏白术天麻汤合桃红四物汤加减。

2) 肾损害期：肾气不固，治疗上以益气固肾为主，临床上可以七味都气丸加减，如气虚明显者可加用党参、黄芪、太子参等。尤其是黄芪，既有利水作用，又可减少甘温升火之弊，长期应用往往起到降低尿蛋白的作用。同时适当使

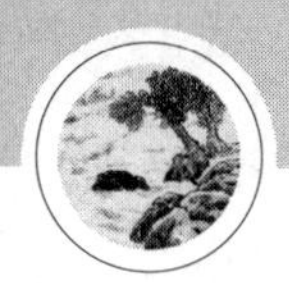

用固摄药，常用药有芡实、金樱子、益智仁、桑螵蛸、煅牡蛎等。

3）肾衰竭期：肾阳虚衰，治疗应温补肾阳，治以真武汤或桂附八味丸或右归丸加减，常用药物有淫羊藿、山茱萸、肉桂、巴戟天、何首乌等。脾肾气虚，治以益气健脾补肾，方用香砂六君子汤合二仙汤；脾肾阳虚，治以温补脾肾，方用实脾饮加减；脾肾气阴两虚，治以益气养阴，方用参芪地黄汤加减；肝肾阴虚，治以滋补肝肾，方用六味地黄汤加减；阴阳两虚，治以阴阳双补，方用肾气丸加减。

（2）补虚泻实，治痰为先：治痰之标：痰饮并存者，以健脾利湿、温化痰饮为法，予小半夏汤合苓桂术甘汤加减；风痰上扰者，以祛风化痰为法，予半夏白术天麻汤加减；湿痰积聚者，以健脾利湿为法，予导痰汤加减；痰火相搏者，以化痰降火为法，以黄连温胆汤加减；实痰蕴结者，以清热降火，逐瘀开结，予滚痰丸加减。

治痰之本：肾阴虚痰眩者，以滋阴补肾，化痰利湿为法，予六味地黄丸合二陈汤加减；肾阳虚痰眩者，以温阳补肾，化痰利湿为法，予金匮肾气丸合二陈汤加减；脾虚痰眩者，以健脾益气，祛湿化痰为法，予四君子汤合二陈汤加减。

（3）活血化瘀，贯穿始终：杨教授临床上活血化瘀药常选用桃仁、红花、益母草、丹参、泽兰、川芎、赤芍、郁金等。桃仁、红花性辛散温通；益母草具有辛开苦泄之功，既能活血化瘀，又能清热解毒，兼有通经利水之效；丹参性苦微寒，既能活血祛瘀，通利血脉，又能养血安神；泽兰活血化瘀，通利经脉，又能行水而不伤正；川芎行血中之气滞；赤芍味苦性微寒，清热凉血又长于化瘀；郁金活血化瘀，有芳香通气之效。

（左琪　黄金　卢富华）

主要参考文献

1. 王海燕．肾脏病学［M］．3 版．北京：人民卫生出版社，2008.
2. 关广聚．继发性肾脏病学［M］．北京：人民卫生出版社，2013.
3. 黎磊石，刘志红．原发性高血压的肾损害［J］．肾脏病与透析肾移植杂志，2004，13（4）：336-337.

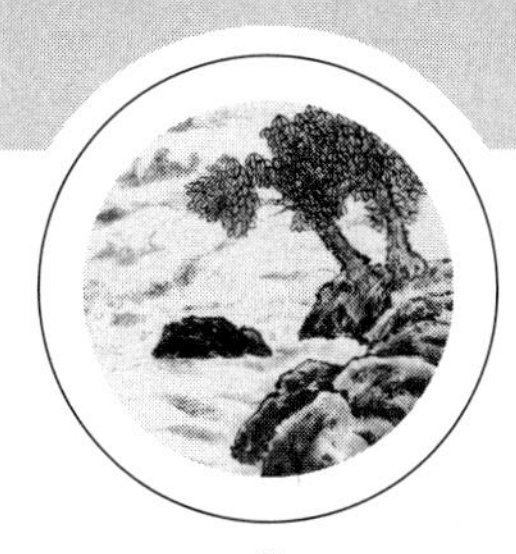

第九章 痛风性肾病病案

【病案】

一诊：2017年8月11日。

杨教授查房，参加人员有卢富华医师、许苑医师、陈国伟医师、进修医师、实习医师、主管护师等。

主管医师汇报病史：

李某，男，64岁。

因“反复关节红肿疼痛30年，发现肌酐升高1年”于2017年8月11日入院。

现病史：患者30年前无明显诱因下出现全身多发关节红肿疼痛，肤温升高，间断于当地诊所就诊，考虑痛风性关节炎、高尿酸血症，予对症处理后，症状反复发作。后逐渐出现四肢关节痛风石沉积。2016年4月因患者关节红肿疼痛再发，至佛山市中医院住院系统诊疗，完善相关检查，查肌酐约120μmol/L（具体未见检验单），予对症处理后症状缓解出院。2017年7月关节疼痛再次发作，至当地医院就诊，查生化：Cr 175μmol/L，UA 588μmol/L，TC 5.90mmol/L，TG 2.51mmol/L，予口服药物治疗后症状缓解。现患者为求进一步系统诊疗，由门诊拟“慢性肾脏病4期”收入我科。

入院症见：神清，精神疲倦，乏力，口干口苦，右膝关节肿痛，

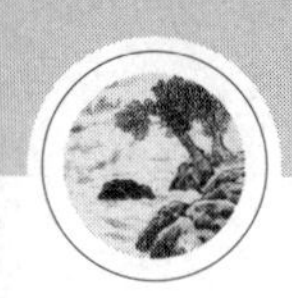

无头晕头痛，无恶心呕吐，腰酸腰痛，纳可，眠差，小便量可，夹泡沫，夜尿 3~4 次，大便调。

既往史：否认高血压、糖尿病、冠心病等其他内科病史，否认乙肝、肺结核等传染病病史：否认手术、外伤史以及输血史。

过敏史：否认药物、食物及接触过敏史。

其他情况：出生生长于原籍，生活及居住条件可，否认疫水接触及疫区居住史，否认烟酒等不良嗜好。婚育史：适龄婚育，育有 1 男 1 女。家族史：否认家族遗传病及肿瘤病史。

查体：T 36.6℃ P 90 次 /min R 20 次 /min BP 145/86mmHg

神志清楚，精神疲倦，发育正常，营养中等，体型中等，语言流利，对答合理，步行入院，自动体位，查体合作。全身皮肤黏膜及巩膜无黄染，颜面无浮肿，浅表淋巴结未触及肿大。头颅五官无畸形，双瞳孔等大等圆，直径 3.0mm，对光反应灵敏，听力正常，外耳道及鼻腔未见分泌物，口唇无发绀，咽充血（–），双侧扁桃体无肿大，咽后壁未见淋巴滤泡。颈软，无颈静脉怒张，气管居中，甲状腺无肿大。胸廓对称无畸形，双侧呼吸动度一致，双侧语颤正常，双肺叩诊呈清音，双肺呼吸音清，未闻及湿啰音。心前区无隆起，心界不大，心率 90 次 /min，律齐，各瓣膜听诊区未闻及病理性杂音。全腹软，全腹无压痛、反跳痛，肝脾肋下未及，墨菲征（–），麦氏点压痛（–），移动性浊音（–），肝颈静脉回流征（–），肠鸣音正常。四肢关节可见多发痛风石沉积，脊柱四肢无畸形，四肢肌力、肌张力正常。神经系统检查：生理反射存在，病理反射未引出。

舌淡暗，苔黄微腻，脉弦滑。

专科情况：双输尿管行程无压痛，双侧肋脊点、肋腰点无压痛，双肾区叩击痛（–），双下肢无浮肿。四肢关节可见多处痛风石沉积。

辅助检查

（2017 年 7 月乐东黎族自治县第二人民医院）生化：Cr：175μmol/L，UA：588μmol/L，TC：5.90mmol/L，TG：2.51mmol/L。

入院后相关检查：血常规：WBC 7.27×10^9/L，Hb 89g/L，RBC 4.39×10^{12}/L，PLT 297×10^9/L。凝血：D-Dimer 2.97mg/LFEU，FIB 4.42g/L。血脂：TG 2.99mmol/L。UA 556μmol/L。肾功：Cr 161μmol/L。C 反应蛋白 10.99mg/L。尿常规、粪便常规、肝功能、心酶、血糖、离子、CEA、AFP、CA199 未见明显异常。尿液肾功 8 项：α_1-MU 16.3mg/L，β_2-Mg 2.87mg/L，κapU 10.2mg/L。N- 乙酰 -B-D- 氨基葡萄糖苷酶 7.51U/L。尿液渗量测定(渗透压) 374.0mOsm/(kg·H_2O)。尿蛋白 / 肌酐比值：0.13。胸片：右肺中叶团片影，建议 CT 检查。心电图：①窦性心律；②PR 间期

延长。腹部彩超：脂肪肝声像；胆囊多发结石声像；副脾；脾脏、胰腺未见明显异常。泌尿系彩超：双肾实质弥漫性改变，符合痛风肾声像；双肾集合系统回声增强，内未见明确强回声团，建议必要时进一步检查；左肾小囊肿；前列腺稍大并腺内钙化灶。

入院诊断

中医诊断：①痹证（脾肾气虚，湿热瘀阻）；②慢性肾衰（脾肾气虚，湿热瘀阻）。

西医诊断：①痛风性关节炎；②慢性肾脏病4期；③尿酸性肾病；④高尿酸血症；⑤高脂血症。

治疗计划：入院后予Ⅰ级护理，低脂优质低蛋白低嘌呤饮食，测血压，记24小时尿量，持续尿量监测；予复方α-酮酸片补充必需氨基酸，碳酸氢钠片纠酸，非布司他片降尿酸，中医以标本兼治为则，以“健脾补肾，清热利湿，活血化瘀”为法，予肾康注射液补肾活血，尿毒清颗粒护肾排毒，配合耳穴压豆、四黄水蜜外敷、艾灸等中医特色治疗，住院期间中药汤剂辨证给予。

请杨霓芝教授查房目的：评估病情，指导治疗。

1. 杨霓芝教授听取病例汇报后查看患者

中医四诊

望：神志清楚，精神疲倦，表情无特殊；面色如常有光泽，未见黄染、潮红等，未见特殊病容；发育正常，营养中等，形体正常；自动体位，查体合作，反应灵敏；舌淡暗，苔黄微腻。

闻：语言流利，呼吸正常，未闻及咳嗽、呃逆、哮鸣、呻吟等，未闻及特殊气味。

问：乏力，口干口苦，右膝关节肿痛，无头晕头痛，无恶心呕吐，腰酸腰痛，纳可，眠差，小便量可，夹泡沫，夜尿3~4次，大便调。

切：肤温正常，双下肢无浮肿，脉弦滑。

体格检查阳性体征：四肢关节可见多发痛风石沉积。

补充病史：病史同前，无特殊补充。

2. 杨霓芝教授查房后讨论病情

陈国伟医师：患者为老年男性，反复关节红肿疼痛，血肌酐升高1年，考虑为慢性肾衰，近期血肌酐161μmol/L，根据血肌酐水平及CKD-EPI公式计算，eGFR<30ml/min，符合慢性肾脏病4期诊断，原发病方面，患者痛风性关节炎、高尿酸血症多年，考虑尿酸性肾损害可能，目前西药方案如何选择？中医如何切入？请杨教授查房指导。

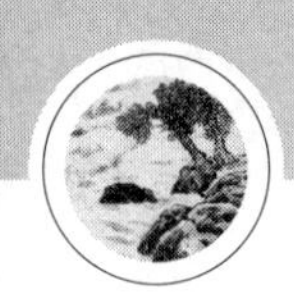

许苑医师：患者为老年男性，结合现病史及辅助检查，目前痛风性关节炎、慢性肾脏病4期诊断明确，且伴血肌酐升高，泌尿系彩超提示双肾符合痛风肾声像，结合患者痛风性关节炎病史30余年，考虑慢性尿酸性肾病可能性大。尽管肾活检可证实尿酸性肾病肾髓质中有尿酸盐结晶，但慢性尿酸盐肾病的临床表现不具有特异性：肾功能受损、尿沉渣无明显异常、轻微蛋白尿以及血清尿酸盐浓度通常高于根据肾功能损伤程度预期的尿酸盐浓度。因此，很难将慢性尿酸盐性肾病和可发生于高尿酸血症患者（如高血压和糖尿病）的多种其他原因造成的肾损伤区别开来。但在临床研究中发现慢性尿酸盐肾病主要见于过去的痛风石性痛风患者。然而，目前认为该病并不常见，并且有人认为不能在没有肾活检的情况下根据临床情况做出诊断。

卢富华医师：尿酸性肾病分为急性尿酸性肾病、慢性尿酸盐肾病以及家族性青少年高尿酸性肾病，急性尿酸性肾病和慢性尿酸盐肾病是不常见的肾脏疾病，前者与不解离的尿酸结晶沉积在肾小管有关，而后者则与尿酸单钠盐沉积在肾间质有关。急性尿酸性肾病的特征是由尿酸沉积在肾小管中引起的急性少尿或者无尿性肾衰竭。这种疾病通常是由淋巴瘤、白血病或骨髓增殖性疾病患者中尿酸生成和排泄过多所致，特别是在放疗或化疗引起快速的细胞溶解后。慢性尿酸盐肾病的临床特征不具有特异性：肾功能损伤、尿沉渣无明显异常、轻微蛋白尿以及血清尿酸盐浓度通常高于根据肾功能损伤程度预期的尿酸盐浓度。家族性青少年高尿酸性肾病（亦称肾髓质囊性病Ⅱ型）是一种常染色体显性遗传病，其特征是在疾病早期出现高尿酸血症和痛风，并有进行性肾损害。结合本患者，考虑慢性尿酸盐肾病可能性大，既往无高血压及糖尿病病史，明确诊断需肾穿刺病理诊断，但肾脏穿刺病理诊断对指导临床治疗意义小，且患者肾脏穿刺意愿不明，考虑可暂予慢性肾脏病一体化综合治疗。

3. 杨霓芝教授总结病例特点 四诊合参：患者老年男性，以“反复关节红肿疼痛30年，发现肌酐升高1年”为主诉入院，以疲倦乏力、口干口苦，右膝关节肿痛，腰酸腰痛，纳可，眠差，小便量可，夹有泡沫，夜尿频，大便调为主要症状，舌淡暗，苔黄微腻，脉弦滑。结合辅助检查：生化：UA 556μmol/L。肾功：Cr 161μmol/L。肾脏彩超：双肾实质弥漫性改变，符合痛风肾声像，双肾集合系统回声增强，内未见明确强回声团，建议必要时进一步检查，前列腺稍大并腺内钙化灶。建议完善检查：自身免疫性抗体、免疫、血管炎、抗中性粒细胞胞浆抗体（ANCA）等指标，以排除继发性肾小球肾病。

4. 辨病辨证分析 患者老年男性，因反复关节红肿疼痛30余年，发现肌

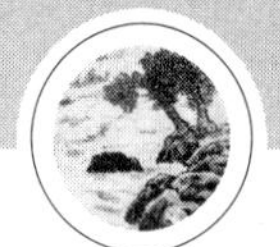

酐升高1年入院，周身痛风性结石沉积，四诊合参，当属于中医学“痹证”“慢性肾衰”范畴。

患者年老，久病正气亏虚，先天及后天之本不足，所谓“正气存内，邪不可干”，现正气亏虚，故邪气有可乘之机，故风寒湿热邪侵袭机体，加之患者平素恣食肥甘厚腻之品，脾运失健，湿热痰浊内生，风寒湿热之邪阻痹经络关节，影响气血津液的运行，则血滞而为瘀，《素问·痹论》:“所谓痹者，各以其时重感于风寒湿之气也。”“风寒湿三气杂至，合而为痹也，其风气胜者为行痹，寒气胜者为痛痹，湿气胜者为着痹也。”汉代张仲景在《金匮要略·中风历节病脉证并治》另立历节病，认为“病历节，不可屈伸”，元代朱丹溪则立“痛风”一名，对后世影响很大，张景岳《景岳全书·痹》认为痹证虽以风寒湿合痹为原则，但须分为阳证、热证，阳证即是热痹，“有寒者宜从温热，有火者宜从清凉”，叶天士对于久痹不愈者，有“久病入络”之说；故结合此患者，精神疲倦、乏力、腰酸腰痛为脾气亏虚，机体失于濡养、肾气不足，肢体筋脉失于支撑之象；右膝关节肿痛为湿热瘀邪痹阻于右侧经络关节，不通则痛之象；口干为脾气虚衰，津液不能上承之象；口苦为脾胃湿热，热气蒸腾之象；小便中夹有泡沫为脾虚不能升清，肾气虚不固守，精微下注之象；舌淡暗，苔黄微腻，脉弦滑为脾肾气虚，湿热瘀阻之舌脉象；综上所述，本病病机为脾肾气虚，湿热瘀阻，病位初在肌表经络，久则深入筋骨，病及脾肾两脏，病性属本虚标实。

5. 诊断

中医诊断:①痹证(脾肾气虚，湿热瘀阻)；②慢性肾衰(脾肾气虚，湿热瘀阻)。

西医诊断:①痛风性关节炎；②慢性肾脏病4期；③尿酸性肾病；④高尿酸血症；⑤高脂血症。

6. 治疗

中医:健脾补肾，清热利湿，活血化瘀为法。

中药处方如下:

黄芪 30g	苍术 9g	生地黄 15g	制何首乌 10g
关黄柏 12g	牛膝 9g	土茯苓 30g	忍冬藤 15g
薏苡仁 20g	赤芍 12g	泽兰 15g	甘草 5g
豨莶草 12g			

3剂，水煎服，每日1剂。

西医方面予复方α-酮酸片补充必需氨基酸，碳酸氢钠片纠酸，非布司他片降尿酸，生化提示血脂偏高、肝脏B超提示脂肪肝，故予阿托伐他汀钙片降

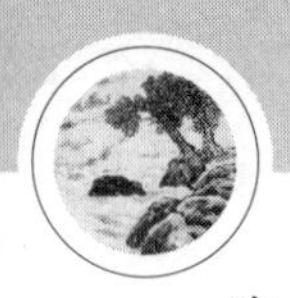

脂。建议患者行肾脏穿刺明确病理诊断,患者及家属考虑后表示暂不同意;中医方面,予肾康注射液补肾活血,尿毒清颗粒护肾排毒,配合耳穴压豆、四黄水蜜外敷、艾灸等中医特色治疗。

7. 调护 杨教授强调休息,尤其在急性痛风发作期间,应及时卧床休息,限制活动,待症状缓解后可稍加活动;患者血肌酐升高,故应向患者宣教低盐低脂优质蛋白饮食,忌烟酒,少食海鲜、动物内脏、浓汤等高嘌呤饮食,注意休息,避免使用肾毒性药物。

8. 病案分析 随着人民生活水平的提高和饮食结构的改变,我国高尿酸血症、尿酸性肾病的发生率正逐年升高。慢性高尿酸性肾病在临床上发病比较隐匿,不一定有痛风发作病史,如不做血尿酸检查极易漏诊。尿酸性肾病最早期主要以肾间质损害为主,首先表现为肾小管浓缩功能下降,出现多尿、夜尿,尿比重降低,尿常规大多正常,可以间歇性出现小量蛋白尿和镜下血尿,随着病情的进展,可以出现持续性尿蛋白,但一般不会出现大量蛋白尿,后期出现肾小球滤过率下降,血肌酐、尿素增高,发展为慢性肾衰竭。对原发性尿酸性肾病,必须降尿酸治疗。尿酸已成为CKD进展的独立危险因素,因此对CKD中继发性高尿酸血症也应采取积极的降尿酸治疗。

关于西药治疗尿酸性肾病主要有:①降尿酸药物:别嘌呤醇,非布司他,苯溴马隆;②尿酸性肾病伴高血压患者,可选氯沙坦降压的同时还可降尿酸;③尿酸性肾病合并糖尿病患者可选择罗格列酮。

尿酸性肾病在古代中医文献中无明确的病名记载,但从其主要临床表现看,应属于中医学“腰痛”“石淋”“水肿”“痹证”“历节”“痛风”和“肾劳”等范畴。尿酸性肾病的临床表现比较复杂,很难用一个中医病名统括起来,所以应根据不同发展阶段的主要矛盾来灵活掌握。患者周身关节疼痛30余年,伴血肌酐升高1年余,综合考虑,属于中医学“痹证”范畴。痹证是由于人体正气不足,寒、湿、热等外邪袭入,闭阻经络,气血运行不畅所致的以肢体关节、肌肉、筋骨疼痛、酸楚、麻木、重着、肿胀、关节屈伸不利,甚至关节僵硬、畸形或累及脏腑等特征为主表现的一类病证的总称。

关于痹证的病因病机

(1) 感受外邪:如《素问·痹论》论病因说“所谓痹者,各以其时,重感于风寒湿之气也”,同时还指出“不与风寒湿气合,故不为痹”。《诸病源候论·风痹候》称:“痹者,风寒湿三气杂至,合而成痹,其状肌肉顽厚,或疼痛,由人体虚,腠理开,故受风邪也。”《诸病源候论·风湿痹候》认为风湿痹病因为“由血气虚,则受风湿,而成此病”。《丹溪心法》提出了“风湿与痰饮流注经络而痛”,

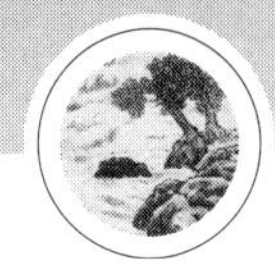

丰富了痹病的病机理论。

(2) 肝肾亏虚：正气不足是痹证发生的内在因素，其病变脏腑主要责之于肾、肝、脾。痹证日久，病在筋骨，因肝藏血、主筋，肾藏精、主骨，精血互生，肝肾同源，肝肾亏虚，精血不足，筋骨失养，腠理空虚才易感受风寒湿邪，因此，肝肾亏虚是形成痹证的首要条件。本病多发生于中年以后，《黄帝内经》有"男子七八，女子六七，虚衰之象渐显"，"肝气衰，筋不能动"，"肾脏衰，形体皆极"等描述；《医精经义》称"肾藏精，精生髓，髓生骨，故骨者肾之所主也；髓者，肾精所生，精足则髓足，髓足者则骨强"；《素问·长刺节论》曰"病在骨，骨重不可举，骨髓酸痛，寒气至，名曰骨痹"。华佗《中藏经·论骨痹》中说："骨痹者，乃嗜欲不节，伤于肾也。"王肯堂亦指出"痹病有风、有湿、有寒、有热……皆标也；肾虚，其本也"。说明肝肾亏虚是自然产生的生理性衰退，可导致筋骨不健，从而使风、寒、湿邪易于入侵引发本病。年老体衰、嗜欲不节等是导致肝肾亏虚的主要病因，认为痹证"久病及肾"。

(3) 脾胃虚弱：脾胃虚弱，饮食不节，过食肥甘，或因嗜酒或寒凉偏嗜，会使脾胃功能失职，生寒生湿生热，邪气留滞于肢体关节而发为痹证。《素问·痹论》记载："其客于六腑者何也……此亦其食饮居处，为其病本也，六腑亦各有俞，风寒湿气中其俞，而食饮应之。"脾胃为后天之本，气血生化之源，当素体脾胃功能不足或饮食因素、情志因素影响了脾胃功能时，使脾胃的运化功能降低，生成气血不足，可以导致卫气虚弱，卫外功能失职，易感受风寒湿邪而发为痹证。当脾的运化水湿功能失职时，就会产生湿邪和痰邪，内湿产生，容易招致外湿，两湿相合发为痹证。痰邪产生后，在机体内无处不到，流窜经络，阻滞气机，与其他因素相合也会发为痹证。

(4) 血瘀：痹证初期，风寒湿热邪侵入人体，机体气血的运行必然会受到影响，使血脉凝滞，出现气滞血瘀的病机，瘀血产生后，又会作为病理产物留滞于机体而不去，重新作为一种致病因素作用于机体出现疼痛，痛有定处，舌质紫暗等症状表现。痹证日久入络，瘀血会更为明显。针对本患者，老年男性，肝肾不足，脾肾亏虚为本，湿热瘀阻于关节及脏腑，故精神疲倦、全身乏力乃脾虚气血生化乏源，脾主四肢肌肉，濡养不足，肾主骨，肾虚骨髓生成不足之象；反复关节红肿热痛 30 余年为湿热瘀血痹阻于经络，经络不通，不通则痛之象，久病成瘀，湿性缠绵，湿热交炽，瘀血又成为病理产物，是引起反复发作的重要原因。口干口苦为脾虚运化水液功能失调，水湿阻滞中焦，郁而化热之象；小便中夹有泡沫为久病及脏腑，久病及肾，脾虚精微生成不足，升清功能失调，肾虚固守精关不力，精微从小便而出之象；舌淡暗，苔黄微腻，脉弦滑为脾肾气虚，

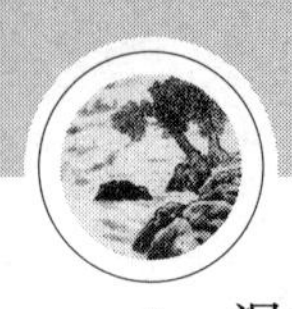

湿热瘀阻之舌脉象。因此本病属本虚标实，病位在脾肾，与肝相关，病机为脾肾气虚，湿热瘀阻，治法为健脾补肾，清热利湿，活血化瘀，在疾病的发展过程中，湿、痰、瘀可成为本病反复发作、加重病情的病理产物。

方药中以黄芪为君，黄芪可收健脾益气之效，苍术与薏苡仁健脾祛湿，薏苡仁与土茯苓合用清热利湿，黄柏与忍冬藤合用清热解毒，赤芍、泽兰凉血活血，与生地黄合用补血活血不伤血，与牛膝合用补肝肾益精血；制何首乌补肝肾、强关节，豨莶草祛风湿，利关节，甘草可健脾气，亦可调和诸药，故诸药联用，共收健脾补肾，清热利湿，活血化瘀之功效，配伍合理，显之有效。

二诊：2017 年 8 月 21 日。

患者神清，精神可，右膝、右肘关节无明显肿痛，口干口苦减轻，纳、眠可，小便量可，少许泡沫，大便稍干结。舌淡暗，苔黄微腻，脉弦滑。查体同前。

辅助检查：8 月 20 日复查 24 小时尿酸浓度 712μmol/L，24 小时尿尿酸总量 1 175μmol/24h。肾功 4 项：Cr 150μmol/L，UA 456μmol/L。离子未见明显异常。胃肠镜病理：(升结肠)锯齿状腺瘤，局灶上皮轻度不典型增生。(乙状结肠)低级别肠上皮内瘤变(管状腺瘤，上皮轻度 - 中度不典型增生)。

杨霓芝教授查房后指示：

(1) 肾病方面：患者经治疗后，血肌酐及血尿酸较前下降，现患者一般情况好转，肢体关节无明显疼痛，小便量可，可继续予目前慢性肾脏一体化治疗。

(2) 胃肠方面：病理诊断提示升结肠锯齿状腺瘤，乙状结肠低级别肠上皮内瘤变，嘱患者定期复查。

(3) 中医方面：患者右侧膝关节、肘关节已无红肿热痛，口干口苦减轻，故更改用药如下：

黄芪(北芪)30g	党参(熟党参)20g	白术 12g
山药(怀山药)15g	茯苓(云苓)15g	薏苡仁 20g
菟丝子(盐菟丝子)12g	丹参 15g	泽兰 12g
茵陈(绵茵陈)15g	炒蒲黄 9g	大黄炭 20g
土茯苓 30g	炙甘草 5g	

共 7 剂，水煎服，日 1 剂。

分析：患者右膝关节及肘关节已无明显红肿热痛，说明其热、瘀已明显减轻，经络阻碍不通减少，急性期已过，缓解期可稍增加健脾补肾之力，故在原方基础上增加党参、白术、山药、茯苓增强健脾益气之力，加菟丝子平补肾阴肾阳之气；减赤芍过于寒凉之药，增丹参，丹参一味，功同四物，可增加养血活血不伤血之力；患者诉几日大便不通，故加大黄炭，一来增加通便之力，二来增加活

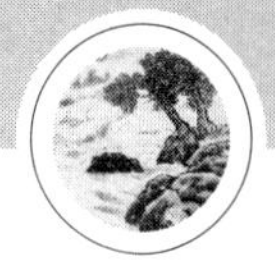

血之功；另增绵茵陈、炒蒲黄收缓缓清热利湿之功效。

随访：后续随访患者，复查血尿酸波动于300μmol/L左右，痛风未再发作，血肌酐稳定于200μmol/L左右，嘱患者少食高嘌呤食物，注意生活起居，规律肾病专科随诊。

【总结】

1. 杨霓芝教授辨病思路 病名认识：急性痛风性关节炎属于中医学痹证的范畴，在古籍中，痛风一词最早见于梁代陶弘景《名医别录》："独活，微温，无毒，主治诸贼风，百节痛风无久新者。"后世金元四大家之一的朱丹溪创立"痛风"病名，在其《格致余论·痛风论》云："彼痛风者，大率因血受热，已自沸腾，其后或涉冷水，或立湿地，或扇取凉，或卧当风，寒凉外搏，热血得寒，汗浊凝涩，所以作痛，夜则痛甚，行于阴也。"古代中医学之痛风与现代西医学之痛风有一定区别，中医学之痛风是广义的痹证，而西医学之痛风则是指嘌呤代谢紊乱引起高尿酸血症的痛风性关节炎及其并发症，所以病名虽同，概念则异。

2. 杨霓芝教授辨证思路 杨教授认为本病为正虚邪实、虚实夹杂之证。急性发作期以湿热、寒湿、瘀血为主，亦有病久脾肾亏虚、正虚复感于邪而发病者，以关节疾病明显，或伴有全身症状为主。稳定期表现正虚邪恋，以脾肾气虚为主，可有肝肾阴虚的表现。病变初期在关节经络，后期则伤及肾脏，既可表现为肾虚内热，砂石阻滞，又可表现为肾气亏损，封藏失职，甚至脾肾两亏，水湿内停，而见水肿；湿浊留滞中、下焦而见呕吐、少尿，呈"关格"之危证。

(1) 分期论治：杨教授按痛风性肾病的临床表现分为三个阶段，急性发作期、好转缓解期、恢复期。并根据每期特点行中医辨病辨证治疗，临床疗效卓著。

1) 急性发作期：也即痛风性肾病急性发作，临床表现为关节疼痛，局部灼热红肿，痛有定处，困倦乏力，间有蛋白尿、血尿，轻度浮肿，腰酸疼痛，小便灼热淋漓不尽，尿中有时夹有砂石，甚则肉眼血尿，可伴恶寒发热，口苦咽干，舌质红，苔黄腻，脉滑数。患者急性期多表现为湿热痹痛，当急则治其标，治拟清热利湿活血，临床常选用四妙汤加桃红四物汤。

基本方如下：当归12g，生地黄15g，白芍15g，川芎9g，桃仁5g，红花5g，苍术9g，川黄柏12g，川牛膝15g，威灵仙9g，元胡9g。如尿中有砂石，可加用石韦、海金沙、鸡内金、金钱草等；若关节肿痛甚，则加海风藤12g、羌活9g、独活9g、络石藤12g以通络止痛；血尿者加白茅根15g、大蓟15g、小蓟9g，以凉血止血。

2) 好转缓解期：痛风性肾病发作期经治疗后症状有所好转，病情有所减

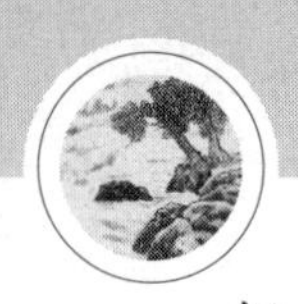

轻，但是实邪未清，虚象已显，临床证候特点：关节疼痛不显，腰膝酸软，夜尿清长，颜面或下肢浮肿，面色萎黄，神疲乏力，口稍苦，舌质淡胖，苔白腻或黄腻，脉沉缓。辨证为脾肾亏虚，湿郁化热，兼有瘀血。治拟温补脾肾，祛湿清热兼以活血。代表方剂：济生肾气丸加减。

基本方：熟附子（先煎）10g，桂枝 5g，川牛膝 15g，车前子（包煎）15g，薏苡仁 20g，白术 15g，红花 5g，盐山萸肉 15g，茯苓 15g，熟地黄 15g，甘草 5g，赤芍 15g。若有口苦、尿黄等热象，可加用黄柏、绵茵陈、土茯苓等清热祛湿药。

3）缓解期：痛风缓解期，患者病情尚稳定，无关节红肿疼痛等痛风急性发作的表现，这时实邪不明显，以正气亏虚为主，临床表现为轻症疲倦，体力欠佳，关节酸软，可予肾气丸加黄芪、补骨脂、续断等益气益肾之品。痛风性肾病出现肾衰竭者，可能表现为神情淡漠或烦躁不安，口中尿臭，胸闷腹胀，大便溏薄或秘结，心悸气喘，面浮尿少，畏寒肢冷，恶心呕吐，得食更甚，舌淡胖、苔白腻，脉沉弦。常见于病变后期，多表现为脾肾阳虚，阳气虚弱，气机不能及时疏导、转输和运化，使湿浊、瘀血、溺毒等在体内停留，导致因虚致实，故缓解期以补虚扶正为主，兼以祛邪。治拟温阳泄浊，补益脾肾。代表方剂：温脾汤合真武汤加减。基本方：熟附子（先煎）10g，大黄（后下）5g，法半夏 15g，厚朴 15g，白芍 15g，紫苏叶 10g，党参 15g，白术 15g，茯苓 15g，陈皮 5g。若神志淡漠，加石菖蒲 10g、郁金 10g，以化湿开窍。若畏寒重，可加淫羊藿加强益阳之效。

(2) 痹证的相关中医认识：痹证在临床上可以分为风痹（行痹）、寒痹（痛痹）、湿痹（着痹）、热痹。

行痹：痛无定处，游走不定，关节屈伸不利，恶风发热。

痛痹：疼痛剧烈、关节屈伸不利、肿胀变形等功能障碍，遇寒疼痛加重。

着痹：肢体重着，酸痛或肿胀，痛有定处，活动不便，肌肤麻木。

热痹：关节红肿热痛，得冷稍舒，痛不可触，这是痹证的初始阶段或急性发作期，相当于西医学的急性风湿热。

病久不去，又感受邪气，就会发展为五脏痹，形成肺痹证、脾痹证、心痹证、肝痹证、肾痹证。

痹证病因病机复杂，症状表现多而冗杂，临床上其实不可拘泥于以上几个证型分类，可从痹证的病因、病位和病性着手，病因多为感邪、情志、饮食、年高或先天禀赋不足；病位责之于肝、脾、肾，血气精，筋肉骨；病性责之于虚实，实为风寒湿热、气滞血瘀痰阻，虚为气血精亏。痹证证型或实或虚，或虚实夹杂，总不会出于此。临床应用可随症状表现、病因、病程，患者情况等随机辨证，治疗时“实者泻之，虚者补之”，不必拘泥于某一或几个特定证型。

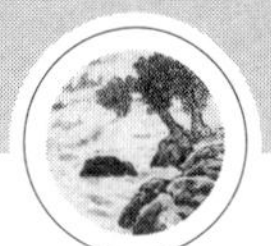

该患者年过六旬，疾病反复，正气渐耗，此虚实夹杂之证，治当虚实兼顾。入院时疲倦乏力，正气亏虚，伴有关节肿痛，考虑湿热标实。治疗上，标本兼治，补虚扶正的同时，清利湿热，使正气逐渐恢复，给邪气以出路，使邪不停留，做到补虚不留邪，祛邪不伤正。同时，兼顾活血化瘀之法，久病缠绵，久病必瘀，故适当予活血化瘀之品。该病病史较长，故急性症状改善后，继续服药治疗，缓缓图之，先后天之气渐渐得复，从而减少痛风的反复发作频次。此外，尽可能少食高嘌呤之品，平素生活调护，避免局部肢体受凉诱发痛风，从而使病情得以控制。

3. 杨霓芝教授治疗痛风性肾病常用药对

(1) 百合、山慈菇：百合味甘，性寒，归心、肺经。可养阴润肺。山慈菇味甘、微辛，性凉，归肝、脾经。有清热解毒、化痰散结之功。两药均为寒凉性药品，山慈菇的药性寒凉，清热燥湿散痰之力强。百合虽为甘寒之品，但具有养阴之功，可防山慈菇伤阴，两药合用以清热解毒燥湿，为痛风急性期基本药对。具有清热解毒功效的中药不仅能抗菌、抗病毒，更能拮抗炎性细胞因子、抗氧自由基损伤和保护机体组织细胞。山慈菇清热解毒，消肿散结化痰，有迅速消除关节肿痛的作用。百合有清热养阴之功效，而且现代药理研究亦证实，百合、山慈菇等有秋水仙碱样作用，能抑制白细胞趋化，从而减轻痛风性关节炎的炎症。

(2) 土茯苓、薏苡仁：土茯苓能降泄浊毒，通利关节。薏苡仁有健脾渗湿、除痹止泻、清热排脓之功。两药甘淡渗湿，清热力较弱，而降泄浊毒，通利关节之力专，为慢性期降尿酸药对。痛风的慢性期治疗以扶正祛邪，攻补兼施为法。土茯苓降浊解毒利湿，疏经通络；薏苡仁健脾益胃，补肺清热，祛风胜湿；两药同属清热化湿药物，合用降泄浊毒，通利关节。现代药学研究表明，清化湿热药大多含甾体皂苷，能抑制炎性介质释放和白细胞趋化，从而起到消炎止痛作用；且化湿利湿药多为碱性，可碱化尿液，改善人体内环境，同时可能通过抑制肾小管再吸收功能而有较强的利尿和加快尿中成分排泄的作用。亦有临床报道秦皮和土茯苓具有一定的协同降低尿酸作用，同时薏苡仁通过利尿而具有降尿酸的作用，故三药合用可增加尿酸的排泄。

(3) 菟丝子、女贞子：菟丝子能滋补肝肾，固精。女贞子能滋养肝肾、强健筋骨、乌须黑发。两药合用以增强滋养肝肾之功。痛风若反复发作不能控制，可发展为痛风性肾病，导致肾功能不全，则蛋白等精微物质从尿中排出，气虚阴虚之证显现。上述两药相须为用，补益滋养肝肾。有研究证实，氧自由基在各种肾病发展过程中起重要作用，而加重氧化应激反应可使肾功能恶化。女

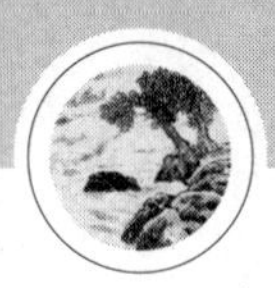

贞子多糖和菟丝子多糖联用有显著的协同抗氧化作用,从而起到抗炎及减少尿蛋白排出的作用。

(4) 黄芪、淫羊藿:黄芪为升阳补气之圣药。生品入药,具有升发之性,既能升阳举陷,又能温分肉,实腠理,补肺气,泻阴火。炙品入药,可补中气,益元气,温三焦,壮脾阳,利水消肿,生血生肌,排脓内托。淫羊藿有补肾壮阳、祛风除湿功效。两药相须为用,脾肾并补。痛风性肾病多为脾肾两虚,浊毒痰瘀内阻,淫羊藿及黄芪相配伍可大补肾之阳气,并有除湿之功。现代药理实验研究表明,黄芪可调节机体免疫功能,并可诱导肝细胞生长因子的产生,促使细胞外基质降解,起到抗肾纤维化作用。淫羊藿可减轻肾脏组织学改变,减少系膜外基质的产生,延缓肾小球的硬化,抑制肾小管萎缩和间质纤维化,从而改善临床症状和肾功能,减少 24 小时尿蛋白定量,延缓肾小球硬化的发生,稳定或逆转肾损害。

(5) 急性痛风性关节炎的其他中医治疗

1) 针灸治疗:针灸治疗急性痛风性关节炎,在辨证论治的基础上,以针刺与刺络放血治疗为主,取穴多以局部围刺和循经取穴,主穴取受累关节局部瘀阻比较明显的络脉(阿是穴)及足三里、阴陵泉、筑宾、支沟、内庭、陷谷、三阴交治疗,《素问·血气形志》曰:"凡治病必先去其血,乃去其所苦。"其治疗操作简便,镇痛效果明显,针灸过程中不良反应少,安全性较高,并且迅速改善局部的症状,治疗急性痛风性关节炎有着一定的优势。

2) 中药外敷治疗:在临床上,使用金黄散、四黄散、双柏散或联合新癀片外敷均有良好的疗效。

(侯海晶　陈国伟　许　苑)

主要参考文献

1. 王跃旗,王义军,王磊,等.急性痛风性关节炎的中医研究进展[J].环球中医药,2012(11):873-877.
2. 黄春林,朱晓新.中药药理与临床手册[M].北京:人民卫生出版社,2006.

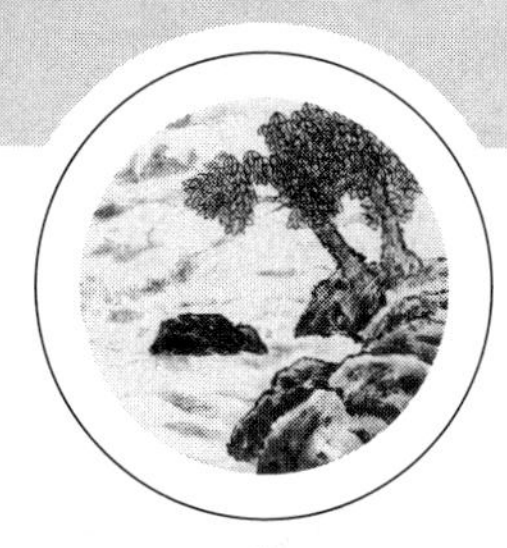

第十章
淀粉样变肾病病案

【病案1】

一诊:2014年12月11日。

杨教授查房,参加人员有刘旭生医师、侯海晶医师、彭钰医师、苏镜旭医师、进修医师、实习医师、主管护师等。

苏镜旭医师汇报病史:

马某,男,59岁。

因“反复胸闷气促伴双下肢浮肿5个月余”于2014年12月9日入院。

缘患者于2014年6月开始出现胸闷气促,夜间阵发性呼吸困难,自诉步行至2楼开始气促明显,伴双下肢轻度浮肿,无咳嗽咳痰,无发热,无胸痛,无颜面浮肿,无泡沫尿等,至外院呼吸科住院,诊断为“①肺炎;②阻塞性睡眠呼吸暂停综合征;③高尿酸血症;④胆囊息肉”,予抗感染、止咳化痰等治疗后(具体不详)症状好转出院,出院后症状时有反复。2014年10月再次因胸闷气促伴肢肿至外院心脏科住院,行冠脉造影示冠脉血管未见狭窄,心脏彩超:EF 60%,双房扩大,左室壁增厚,不除外限制型心肌病可能,诊断为“①心肌病(限制型心肌病未排除);②低蛋白血症”,予对症治疗后(具体不详)症状好转出院,出院后服用复方丹参滴丸等药。11月21日患者因“突发胸闷伴头晕、大汗2.5小

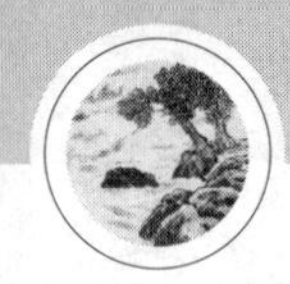

时”由 120 送至南方医科大学珠江医院，当时伴有意识障碍，测 HR 50 次 /min，BP 90/70mmHg，后意识逐渐转清，考虑为“①心律失常；②低血压；③急性心力衰竭；④肾病综合征；⑤M 蛋白血症”，予阿托品控制心率、多巴胺升压、抗心衰、利尿等处理后(具体不详)，12 月 7 日症状改善出院。出院后肢肿逐渐加重，遂由门诊拟“肾病综合征”收入我科进一步诊治。

入院症见：患者神清，精神疲倦，乏力，双下肢浮肿，少许胸闷气促，半坐卧位，无腹胀腹痛，无发热咳嗽，无胸痛及肩背放射痛，无头晕头痛，口干苦，纳、眠差，小便量可，夹泡沫，大便调。

既往史：否认糖尿病、高血压等内科病史；否认肝炎、结核等传染病史；否认手术、外伤及输血史。

过敏史：否认药物、食物及接触过敏史。

其他情况：出生、生长于原籍；否认疫水疫区接触史；吸烟 40 年，1 包 /d，现已戒；否认酗酒不良嗜好。适龄婚育，家人均体健；否认家族遗传病病史。

查体：T 36.2℃　P 114 次 /min　R 20 次 /min　BP 121/84mmHg

神志清楚，精神疲倦，发育正常，形体中等，自动体位，对答合理，查体合作。全身皮肤黏膜及巩膜无黄染，未见皮疹及出血点，浅表淋巴结未触及肿大，头颅无畸形，颜面无浮肿，双瞳孔等大等圆，直径约 3mm，对光反射灵敏，耳鼻无异常，口唇色红，咽无充血，双侧扁桃体无肿大，颈软，无颈静脉怒张，气管居中，甲状腺无肿大。胸廓对称无畸形，双侧呼吸动度一致，叩诊呈清音，双肺呼吸音粗，未闻及明显干、湿啰音，心前区无隆起，心界稍向左扩大，心率 114 次 /min，律齐，各瓣膜听诊区未闻及病理性杂音，腹软，无压痛、反跳痛，移动性浊音(–)，肝脾肋下未及，肠鸣音正常。脊柱四肢无畸形，四肢肌力、肌张力正常。双下肢重度浮肿。神经系统检查：生理反射存在，病理反射未引出。

舌紫暗，舌下络脉迂曲，苔黄微腻，脉弦数。

专科情况：双侧输尿管行程无压痛，双侧肋脊点、肋腰点无压痛，双肾区叩击痛(–)，腹部移动性浊音(–)，颜面无浮肿，双下肢重度凹陷性水肿。

辅助检查

2014 年 10 月广东省人民医院：心脏彩超示 EF 60%，双房扩大，左室壁增厚，不除外限制型心肌病可能，轻 - 中度二尖瓣反流，中度三尖瓣反流，中度肺动脉高压，少量心包积液。白蛋白 23.7g/L；总胆固醇 6.46mmol/L，低密度脂蛋白 4.45mmol/L；尿蛋白(+++)。

2014 年 11 月珠江医院：白蛋白 22.2g/L；总胆固醇 8.09mmol/L，甘油三酯

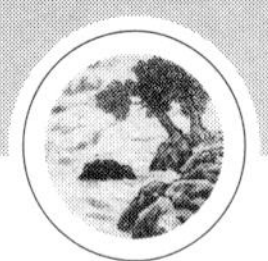

1.69mmol/L；血肌酐 86μmol/L，尿酸 512μmol/L；尿蛋白（+++）；24 小时尿蛋白定量 7 641mg/24h；尿蛋白肌酐比 910mg/mmol；尿蛋白电泳：混合性蛋白尿，白蛋白 80.4%，β-1 微蛋白 7.4%，血清蛋白固定电泳：Ig-G-LAM 型 M 蛋白血症；尿 κ 轻链 11.9mg/L，尿 λ 轻链 9.14mg/L；血 β_2 微球蛋白 2.83mg/L，血 κ 轻链 1.13g/L，血 λ 轻链 3.26g/L，免疫球蛋白 G13.6g/L，免疫球蛋白 A0.60g/L，免疫球蛋白 M0.67g/L；抗心磷脂 IgA 抗体、抗心磷脂 IgM 抗体、抗心磷脂 IgG 抗体、自身免疫性抗体 12 项、肿瘤标志物均未见异常。心电图：交界性心律。心脏彩超：EF 55%~60%，双房腔增大，左室肥厚，二尖瓣、三尖瓣轻 - 中度反流，右房底部心包壁层增厚，回声增强，心包积液（少至中量）。骨髓报告：骨髓增生活跃，粒系增生活跃，NAP 积分增高，细胞内外铁减少，偶见幼浆细胞。骨髓病理诊断：骨髓组织增生低下，未见肿瘤。

本次入院查凝血：FIB 6.2g/L，D- 二聚体 3 320μg/L；生化：TCO_2 29.2mmol/L，Cr 75μmol/L；肝功：ALB 22.3g/L；血脂：TC 5.98mmol/L，LDL-C 4.65mmol/L；BNP 1 990.5pg/ml；尿常规：尿蛋白（+++）；24 小时尿蛋白定量 4 483mg/24h；尿蛋白肌酐比 3.66g/g；尿液肾功 8 项：尿免疫球蛋白 G 18.3mg/L，尿免疫球蛋白 κ 轻链 7.12mg/L，尿免疫球蛋白 λ 轻链 3.74mg/L，κ/λ 比值 1.9，尿 β_2 微球蛋白 <211mg/L，尿白蛋白 1 480mg/L，尿 α_1 微球蛋白 13.9mg/L，尿 α_2 巨球蛋白 <2.3mg/L，尿转铁蛋白 106mg/L；血管炎三项、自身免疫性抗体 12 项、风湿三项未见异常。泌尿系 B 超：双肾囊肿，前列腺钙化灶，膀胱未见异常。心脏彩超：EF 62%，左房扩大，左室壁增厚，室间隔搏幅稍减低，主动脉瓣少量反流，二尖瓣、三尖瓣中量反流，轻度肺动脉高压，少量心包积液，主动脉硬化。

入院诊断

中医诊断：水肿（脾肾气虚，湿热瘀阻）。

西医诊断：肾病综合征（淀粉样变肾损害？）；限制型心肌病（淀粉样变心脏损害？）；肺动脉高压（中度）等。

治疗计划：入院后予Ⅰ级护理，下书面病重通知，遥测心电监测，测血压，记 24 小时尿量，测体重，低盐低脂优质蛋白饮食。西医予注射用托拉塞米利尿对症治疗；中医以“标本兼治”为则，以“补益脾肾，清热利湿化浊兼以活血”为法，予金水宝胶囊、益肾化湿颗粒益肾利湿化浊。

请杨霓芝教授查房目的：明确诊断，指导治疗。

1. 杨霓芝教授听取病例汇报后查看患者

中医四诊

望：神志清楚，精神疲倦，面色㿠白，形体中等，舌紫暗，舌下络脉迂曲，苔

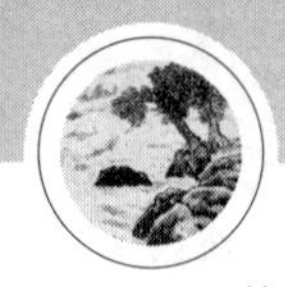

黄微腻。

闻:言语清晰,呼吸正常,未闻及特殊气味。

问:乏力,双下肢水肿,少许胸闷气促,口干苦,无胸痛及肩背放射痛,无腹胀腹痛,无发热咳嗽,无头晕头痛,纳、眠差,小便量可,夹泡沫,大便调。

切:肤温正常,脉弦数。

体格检查阳性体征:心前区无隆起,心界稍向左扩大,心率 114 次 /min,律齐,各瓣膜听诊区未闻及病理性杂音;双下肢重度凹陷性水肿。

补充病史:病史同前,无特殊补充。

2. 杨霓芝教授查房后讨论病情

彭钰医师:根据外院检查结果,患者肾病综合征诊断明确,但需进一步明确病因,除外先天遗传性疾病及全身系统疾病导致的继发性肾病综合征,才能诊断为原发性肾病综合征。导致肾病综合征的全身系统性疾病有很多,常见的系统性疾病所致的肾病综合征主要有:①过敏性紫癜性肾炎;②狼疮性肾炎;③糖尿病肾病;④肾淀粉样变性病;⑤骨髓瘤肾损害。根据患者外院查尿 κ 轻链 11.9mg/L,尿 λ 轻链 9.14mg/L,血清蛋白固定电泳提示 Ig-G-LAM 型 M 蛋白血症,自身免疫性抗体 12 项、血管炎、输血 8 项未见异常,骨髓穿刺病理报告及 PET-CT 未见恶性肿瘤,否认既往糖尿病、高血压等病史,目前考虑肾淀粉样变可能性大,需完善肾穿刺活检明确病理类型,以进一步明确诊断。

侯海晶医师:淀粉样变性是由于蛋白折叠异常而导致不可溶的纤维性淀粉样物质沉积于器官或组织的细胞外区所引起的一组疾病,在肾脏病中相对少见,一般占全部肾活检患者的 0.5%~1.0%,主要临床特点是:中老年起病,多表现为肾病综合征,血尿不突出,治疗反应差,易发展为肾功能不全及多系统受累、皮疹、肝脾大、胃肠道功能异常、心肌肥厚、低血压等。淀粉样变性病分为原发性、继发性两种,前者病因不明,主要侵犯心、肾、消化道、皮肤及神经;后者常继发于慢性化脓性感染及恶性肿瘤等,主要侵犯肾、肝、脾。其中绝大多数为原发性,即轻链蛋白沉积型(AL)形成,AL 是最常见也是预后最差的淀粉样变性。当淀粉样物质在心肌内沉积,影响心肌细胞代谢、钙离子转运、受体调节的改变和细胞水肿等病变后,就形成了心脏淀粉样变性,主要临床表现为:①早期为心脏舒张功能障碍;②限制型心肌病;③难治性心律失常;④肺动脉高压和肺心病;⑤特征性心电图:标准肢体导联低电压、胸前导联 R 波递增不良(类似前间壁心肌梗死恢复期波形)、常伴有房颤和传导阻滞;⑥特征性超声心动图:心室壁和室间隔明显对称性肥厚,左室心腔正常或缩小,左室舒张功能减退;合并有心肌特征性回声增强(颗粒状闪烁样表现);此外还可有心房

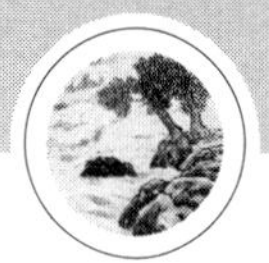

扩大;瓣膜增厚或反流;心包积液;晚期有充盈压增高的限制性表现。结合患者外院多次心脏彩超检查及心电图结果,目前心脏淀粉样变性可能性大。

刘旭生医师:患者病情复杂,首发症状以胸闷气促为主要表现,同时上述医师意见,目前轻链淀粉样变性的基础治疗有:①硼替佐米 + 地塞米松(BD);②自体干细胞移植(ASCT);③ASCT+BD;④血液净化配合化疗:高截留量滤器(清除分子量 5 万 ~6 万 Da,轻链一般在 2.5 万 ~5 万 Da)。淀粉样变性容易引起多系统损害,结合患者病情,目前已侵犯了心、肾等多脏器,病情较重,注意追踪肾穿刺病理报告,待病理结果回复后,应请血液科、心脏科、病理科等多科室会诊,协商制定治疗方案。目前治疗可考虑中医药保守治疗,观察尿蛋白及心脏相关指标变化。

3. 杨霓芝教授总结病例特点 患者中老年男性,精神疲倦,面色㿠白,乏力,双下肢浮肿,少许胸闷气促,口干苦,无胸痛及肩背放射痛,无腹胀腹痛,无发热咳嗽,无头晕头痛,纳、眠差,小便量可,夹泡沫,大便调。舌紫暗,舌下络脉迂曲,苔黄微腻,脉弦数。辅助检查:FIB 6.2g/L,D- 二聚体 3 320μg/L;ALB 22.3g/L;TC 5.98mmol/L,LDL-C 4.65mmol/L;BNP 1 990.5pg/ml;Tnl-Ultra 0.176μg/L;尿蛋白(+++);24 小时尿蛋白定量 4 483mg/24h;尿蛋白肌酐比 3.66g/g;κ/λ 比值 1.9;泌尿系 B 超示双肾囊肿。心脏彩超示 EF62%,左房扩大,左室壁增厚。

4. 辨病辨证分析 该患者反复胸闷气促伴双下肢浮肿 5 个月余,现双下肢重度浮肿,伴有蛋白尿,中医诊断当为“水肿”。

患者先天禀赋不足或后天失养,脏腑虚损,加之久病正气亏虚,肺虚气机升降失调,气不化精而化水,脾虚则土不制水而反克,肾虚则水无所主而妄行,水凌心肺,肺气上逆、心阳不振,则见胸闷气促;水湿下注则见双下肢浮肿;脾主四肢,疲倦乏力为脾肾气虚,肢体失养之象;水湿蕴久化热,热伤津液,湿热阻滞中焦,津液无以上承,故见口干苦;《灵枢·口问》云:“中气不足,溲便为之变。”肾气充足,精关固涩,蛋白尿不现。反之,若肾气虚损,则封藏失职,固精无权,精随尿出则病。《素问·六节藏象论》:“肾者,主蛰,封藏之本,精之处也。”肾虚精微流失,脾不升清,精微下注,见尿夹泡沫、蛋白尿。舌紫暗主血瘀,舌下络脉迂曲乃瘀阻脉络,苔微黄腻为湿热舌象,脉弦主瘀血,数主热。综上分析,患者辨证属脾肾气虚,湿热瘀阻。

5. 诊断

中医诊断:水肿(脾肾气虚,湿热瘀阻)。

西医诊断:肾病综合征(淀粉样变肾损害?);限制型心肌病(淀粉样变心脏

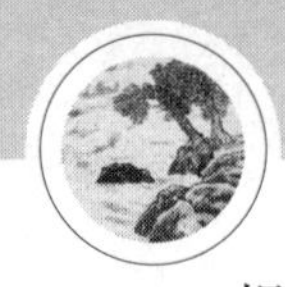

损害？)；肺动脉高压(中度)。

淀粉样变性是一种起病隐匿，表现多样的多系统累及疾病，早期病死率高，早期诊断及评估至关重要，注意追踪肾穿刺病理报告，尽早诊断，及时干预。患者入院后小便量可，血压偏低，予停用利尿剂；予低流量给氧改善胸闷气促症状。

患者中老年男性，目前临床肾病综合征诊断明确，结合实验室检查合并单克隆免疫球蛋白血症，合并不伴高血压的左室壁增厚，故考虑肾淀粉样变可能性大，但肾穿刺病理结果未回，诊断尚未明确。

6. 治疗 以中医药治疗为主。中医以健脾补肾，活血利水，清热祛湿为法，中药处方如下：

黄芪 30g	当归 15g	茯苓皮 20g	白花蛇舌草 15g
猪苓 15g	泽泻 12g	桂枝 5g	桃仁 5g
陈皮 5g	白术 20g	甘草 3g	

3 剂，水煎服，浓煎至 150ml，每日 1 剂。

7. 调护 “邪之所凑，其气必虚”，故注意避风寒、调饮食；注意保暖，防止感冒；避免劳累，养其正气，则邪气不能扰。

8. 病案分析 《素问·至真要大论》指出：“诸湿肿满，皆属于脾。”《医门法律·水肿》：“经谓二阳结谓之消，三阴结谓之水……三阴者，手足太阴脾肺二脏也。胃为水谷之海，水病莫不本之于胃，经乃以之属脾肺者，何耶？使足太阴脾，足以转输水精于上，手太阴肺足以通调水道于下，海不扬波矣。惟脾肺二脏之气，结而不行，后乃胃中之水日蓄，浸灌表里，无所不到也；是则脾肺之权，可不伸耶。然其权尤重于肾。肾者，胃之关也。肾司开阖，肾气从阳则开，阳太盛则关门大开，水直下而为消；肾气从阴则阖，阴太盛则关门常阖，水不通而为肿。经又以肾本肺标，相输俱受为言，然则水病，以脾肺肾为三纲矣。”患者反复胸闷气促伴双下肢浮肿 5 个月余，其病位广泛，病机复杂，症状多端，从而给本病的诊治带来较大难度，容易误诊。发挥中医辨证论治特点，四诊合参，首当辨清病因病机，分清本虚标实。面色㿠白主气虚，脾气亏虚，肢体失养，则见疲倦乏力；肺脾肾三脏气虚，肺失通调水道，脾失运化水液，肾失蒸化，水液不归正化，聚而为湿，湿注下焦，则有双下肢浮肿；胸闷气促乃水凌心肺，肺失宣降之象；湿郁久化热，湿热互结于中焦，煎灼津液，则见口干苦；脾虚失于运化，加之湿热阻滞中焦，则见纳差、苔黄微腻；眠差为肾虚水扰心神，心肾不交之象；肾虚失于固摄，水谷精微随小便流失，表现为尿夹泡沫；《素问·通评虚实论》云“精气夺则虚”，如此循环往复，气虚愈重。“久病多瘀”“久病入络”，舌

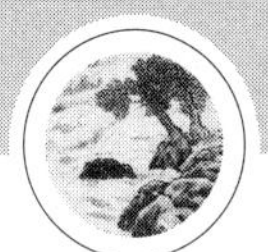

紫暗，舌下络脉迂曲均为血瘀之象，《血证论·瘀血》："血积既久，亦能化为痰水。"瘀血阻滞脉络，水道不通，水湿、湿热愈重；中气不足，木克土亦可见弦脉，数脉主热证。综合上述分析，气虚为本，水湿、湿热、瘀血为标，患者辨证属脾肾气虚，湿热瘀阻证。

方中君药以黄芪补益脾肾之气，白术健脾以运化水湿，当归、桃仁活血化瘀兼补血，茯苓皮、猪苓、泽泻利水渗湿，桂枝温阳化气以利水，陈皮健脾和胃，白花蛇舌草清热祛湿，使以甘草调和诸药，又可培补中气以制水。诸药相伍，共奏健脾补肾，活血利水，清热祛湿之功。

二诊：2014年12月15日。

患者服药后，双下肢浮肿基本消退，暂无胸闷，疲倦缓解，口干苦改善，纳、眠一般，小便色黄澄清，无血块，泡沫较前减少，大便正常。舌紫暗，舌下络脉迂曲，苔微黄腻，脉沉涩。

辅助检查：肾穿刺病理：疑诊为早期淀粉样变性肾小球病，建议待电镜检查进一步证实。

杨霓芝教授查房后指示：

(1) 患者肾穿刺病理提示疑诊为早期淀粉样变性肾小球病，目前考虑淀粉样变肾损害可能性大，待电镜检查进一步证实，注意待电镜结果回复，予完善血液科会诊，协助诊治。

(2) 患者服药后疲倦缓解，双下肢浮肿基本消退是正气渐复，水湿得以运化之佳兆。本病病程漫长，属本虚标实之证，治疗以扶正祛邪为基本原则不变，扶正以益气为先导，祛邪当以活血利水为基础，兼以清热祛湿为法。患者正气渐复，泻实可加强，原方加丹参以活血补血之力，余药同前，具体方药如下：

黄芪 30g	当归 15g	茯苓皮 20g	白花蛇舌草 15g
猪苓 15g	泽泻 15g	桂枝 5g	桃仁 5g
陈皮 5g	白术 20g	甘草 3g	丹参 15g

3剂，水煎服，煎至150ml，每日1剂。

随访：患者服药后疲倦明显改善，诉时有胸闷，其余无明显不适，病情稳定，后患者出院后于血液科专科就诊治疗。

【总结】

1. 杨霓芝教授辨病思路　水肿是由于多种原因导致体内水液潴留，泛滥肌肤，引起以眼睑、头面、四肢、腹背甚至全身浮肿为主要临床特征的一类病证。关于"水肿"的历史沿革，《中医内科学》有较为详细的论述。

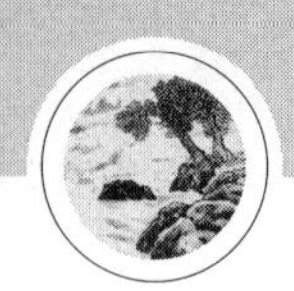

《黄帝内经》将水肿称为"水"。对其症状，《灵枢·水胀》曰："水始起也，目窠上微肿，如新卧起之状。"并根据症状不同分为风水、石水、涌水。对其病因病机，《素问·水热穴论》指出："勇而劳甚，则肾汗出，肾汗出逢于风，内不得入于脏腑，外不得越于皮肤，客于玄府，行于皮里，传为胕肿。""故其本在肾，其末在肺。"《素问·至真要大论》又指出："诸湿肿满，皆属于脾。"清代唐容川在《血证论·阴阳水火气血论》中提出："瘀血化水亦发水肿，是血病而兼水也。"本病是以脾肾为病变中心，广泛涉及肺、心、肝、三焦诸脏，病机复杂，变化多端，临床诊治有一定难度。本虚是疾病的主因，首先，因虚发病，因虚致实，水湿、湿热、瘀血内生，即临床上淀粉样物质的形成是因虚而导致的脏腑功能失调所产生的病理产物，其又可作为新的致病因素而反作用于脏腑，进一步导致脏腑结构和功能的失常。其次，病因虚而发展，由于脏腑亏虚，气化失常，水湿、湿热、瘀血留滞，即淀粉样物质在体内日益增多，正气愈虚，使病情渐趋加重。

淀粉样变性的本质是一种蛋白构象病。错误折叠的蛋白无法正常溶解，在细胞外聚集形成不溶性的纤维丝，沉积在除了脑室膜之外的任何组织，损伤组织结构并进一步导致脏器功能的受损，可累及肾脏、心脏、胃肠道等全身多器官系统功能障碍。

西医方面，目前淀粉样变肾损害尚无法治愈，自体造血干细胞移植仍是治疗首选，新型药物开拓了治疗方向，硼替佐米 + 环磷酰胺 + 地塞米松（BCD）方案的经典地位正在被挑战。随着对疾病病理生理的不断探索，相信将促进新药的产生以实现对疾病发展过程中各个阶段的全程治疗。中医方面，在目前西医治疗尚无突破的情况下，根据本病的临床特点，采取辨证论治的原则进行治疗，的确可取得一定的效果。

2. 杨霓芝教授辨证思路 杨教授认为本病本虚标实，病位在脾肾，以气虚为主，夹湿、热、瘀。湿热交杂，缠绵难去，煎灼津液，血液黏稠而瘀滞不行，"载气者血也，载血者气也"，"气运乎血，血本随气以周流，气凝则血亦凝矣"，"元气既虚，必不能达于血管，血管无气，必停留而瘀"，"久病入络"，"久病必瘀"，离经之血阻于脉外，新血化生失常，气机运行受阻又加重本病，由此看，瘀血为本病的病理产物和致病因素。杨老认为湿热、瘀血是本病迁延不愈的重要因素。

杨教授根据临证经验将本病概括为以下常见证：

（1）脾肾气虚，湿热瘀阻：面浮肢肿，面色萎黄，甚则㿠白，疲倦乏力，胸闷脘痞，心悸气促，腰酸软痛或刺痛，口干苦，纳呆，小便短少，大便溏，舌体大，舌暗或有瘀点瘀斑，苔黄腻，脉沉弦数。治宜：健脾补肾，活血化瘀，清热利湿。

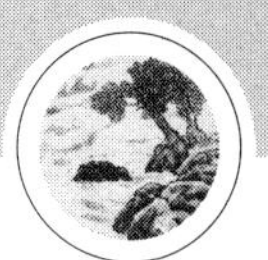

⑵ 脾肾气虚，水湿瘀阻：面浮肢肿，面色㿠白，疲倦乏力，胸闷脘痞，心悸气促，腰酸软痛或刺痛，口黏腻，纳呆，小便短少，大便黏滞，舌体大，舌暗或有瘀点瘀斑，苔白厚腻，脉沉弦细。治宜：健脾补肾，活血利水。

3. 杨霓芝教授施治思路 本病乃因禀赋不足或久病体虚，气虚而水湿、湿热内生，瘀血阻滞，病变累及多脏腑，杨教授认为临证应衷中参西，根据病所及之脏腑，辨证治之。

⑴ 衷中参西，辨证与辨病结合：肾淀粉样变是指多种原因诱导的以特异性糖蛋白-淀粉样蛋白在肾脏沉积而引起的肾脏病理改变，临床主要表现为蛋白尿或肾病综合征，常伴有多脏器损害，后期肾功能可迅速恶化导致肾衰竭，预后甚差，多发于40岁以上患者，男性多于女性。杨教授在临床诊治过程中，常强调辨证与辨病结合，同时强调临床与病理相合，根据临床表现和肾脏病理的分期，中西医结合，发挥综合治疗优势。

⑵ 益气活血法贯穿始终："益气活血法"是指治疗中既要注重补气，也要注重活血化瘀，立足于气虚血瘀，同时兼顾湿热、湿浊、浊毒等兼杂之症，力求达到机体气血阴阳的平衡。杨教授认为淀粉样变肾损害患者病性属本虚标实，以脾肾亏虚(气虚、阳虚)为本，水湿、湿热及瘀血为标，标实中尤其以瘀血为著，气虚、瘀血为本病最常见及关键的病理产物及致病因素。杨教授主张治疗本病时需"益气"与"活血"并举，并贯穿本病治疗始终，使脾肾之气得补，中焦得充，精微得固，气得到生化之源，气盛推动有力，水湿得化生，同时辅以活血化瘀，使瘀血得以化生，脉络得以通畅，使得"气行血行""气行水化"。

《日华子本草》云："黄芪，助气壮筋骨，长肉，补血，破瘕癖"，现代药理研究表明，黄芪含有氨基酸、微量元素、多糖、黄酮及黄酮类似物等多种生物活性成分，具有免疫调节、清除自由基、降低尿蛋白、增加蛋白质净合成、调节血脂代谢、改善血液流变学、抗纤维化等作用。黄芪一味兼具益气健脾补肾、活血化瘀的功效，故杨教授选黄芪为主药治疗本病，取其补气兼活血之功。本病病程较久，正气渐虚，杨教授主张活血之品以轻缓之剂为宜，慎用峻猛、破血之品，以免伤及正气，常选活血药有丹参、桃仁、三七、当归、泽兰等植物类中药。

4. 杨霓芝教授治疗淀粉样变肾损害常用方药 杨教授辨证选方遵循"益气活血"中心思路，多以益气健脾补肾活血为治疗大法，兼配伍清热利湿化浊之品。常益气活血以当归补血汤为基础，利水消肿以五苓散为主方。

金元时期李东垣所创制的"当归补血汤"，其中黄芪、当归比例为5∶1。黄芪补脾肾之气、益肺气，是气中之要药，当归善补阴血，为血分之要药，两者联用可起到气血双补的功效，"以无形之气，补有形之血"。杨教授临证中遵原

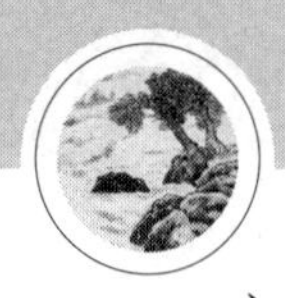

方方意，重用黄芪以补气，《丹溪心法·水肿》："水肿因脾虚不能制水，水渍妄行，当以参术补脾，使脾气得实，则自健运，自能升降，运动其枢机，则水自行。"

根据导致瘀血原因选用活血化瘀之品，如气虚血瘀者，黄芪配三七；血瘀致虚者，黄芪配当归、丹参；血瘀、大便硬结，黄芪配桃仁；血瘀兼水湿重者，黄芪配泽兰等。

五苓散最早见于《伤寒杂病论》，功效在于利水渗湿、温阳化气。方中重用泽泻为君利水祛湿兼以清热；猪苓、茯苓淡渗利水；白术健脾燥湿，既可化水为津，又可输布津液，如《证治汇补·水肿》治水肿"宜调中健脾，脾气实，自能升降运行，则水湿自除，此治其本也"。桂枝则温阳化气，助膀胱气化，协渗利药以布津行水。现代药理研究认为，茯苓、猪苓、泽泻均具有良好的利尿作用，白术可提升人体免疫力，桂枝能够增加肾血流量，改善肾脏血液循环。

该患者反复胸闷气促伴双下肢浮肿，病程日久，加之蛋白尿流出，《素问·通评虚实论》云："精气夺则虚。"正气渐耗，此虚实夹杂之证，治当扶正祛邪兼顾。入院以胸闷气促、水肿、舌紫暗，舌下络脉曲张为主要表现，气虚血瘀明显，治疗当以益气活血为主，随症兼以清热利湿法，体现了中医药整体观念、辨证论治的特点。

（左琪　黄金　卢富华）

【病案2】

一诊：2015年10月15日。

杨教授查房，参加人员有卢富华医师、高燕翔医师、侯海晶医师、胡晓璇医师、进修医师、实习医师、主管护师等。

主管医师汇报病史：

龙某，女，53岁。

因"反复乏力伴活动后气促近1年，双下肢浮肿5个月余"于2015年10月8日入院。

患者近1年来无明显诱因始出现乏力、活动后气促，经休息后症状可缓解，后活动后气促渐明显，并出现双下肢浮肿，上楼梯后站立不稳，无胸闷胸痛，无头晕头痛，无恶心呕吐，无腹胀腹痛等不适，2015年5月至广东省人民医院住院，查血白蛋白17.17g/L，24小时尿蛋白定量波动于3.2~4.3g/24h，予行腹壁皮肤脂肪活检提示：免疫荧光：IgA、IgG、IgM、C1q、C3、C4阴性，刚果红染色(–)，诊断：未见淀粉样物质沉积证据。3次行骨髓穿刺＋活检术，骨髓病理：

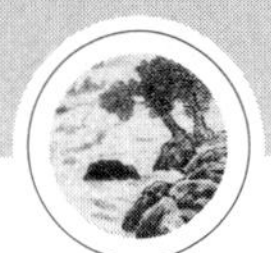

骨髓增生稍活跃，浆细胞波动于2.0%~5.0%，偶见分类不明细胞和吞噬现象，请结合临床。骨髓活检病理：骨髓增生低下，粒红比例减小至正常波动。血液免疫固定电泳未见异常。血清游离轻链λ：59.9mg/L，κ：8.68mg/L，尿液游离轻链λ：45.9mg/L，κ：66.8mg/L。于2015年5月19日行肾穿刺，病理：刚果红染色（+），符合淀粉样变肾损害。诊断：淀粉样变肾损害。会诊阅片肾活检病理结果如下：刚果红染色（+），氧化刚果红（+），κ（–），λ（+）。AA（–）。故诊断方面考虑符合淀粉样变肾损害，AL型。明确诊断后予"泼尼松15mg每日1次+沙利度胺100mg每晚1次"控制疾病，联合ARB类药物控制尿蛋白，华法林抗凝及降脂护胃等治疗，后患者病情稍好转出院。出院后患者继续口服上述药物，定期门诊随诊治疗。2个月前患者因症状无明显改善停药，于当地医院予中草药治疗，双下肢浮肿、纳差、乏力、活动后气促症状仍反复。现患者为求进一步诊治，拟"淀粉样变肾损害"收入我科。

入院症见：神清，精神疲倦，双下肢浮肿，活动后气促，纳差，乏力，畏寒，无胸闷胸痛，无头晕头痛，无恶心呕吐，无腹痛腹泻，无发热恶寒，无咳嗽咯痰，眠差，小便可，尿中夹泡沫，长期便秘，7~10日一行。

既往史：22年前因宫外孕于当地医院行手术治疗（具体不详）。否认高血压、糖尿病、冠心病等重大病史；否认肝炎、结核等传染病史；否认重大外伤史，有输血史，否认输血不良反应。

过敏史：否认药物、食物及接触过敏史。

其他情况：出生、生长于原籍；否认烟酒等不良嗜好。既往月经正常，50岁绝经。适龄婚育，育有1子1女。其父亲高血压病史，母亲"肺部肿瘤"病史（具体不详），已病逝，其一弟有糖尿病病史，否认其他家族遗传病病史。

查体：T 36.8℃　P 80次/min　R 20次/min　BP 90/62mmHg

神志清，精神疲倦，情绪紧张，发育正常，形体适中，自动体位，对答合理，查体合作。全身皮肤黏膜及巩膜无黄染，未见皮疹及出血点，浅表淋巴结未触及肿大，头颅无畸形，颜面无浮肿，双瞳孔等大等圆，直径约3mm，对光反射灵敏，耳鼻无异常，口唇色淡，咽充血（–），双侧扁桃体无肿大，颈软，无颈静脉怒张，气管居中，甲状腺无肿大。胸廓对称无畸形，双侧呼吸动度一致，叩诊呈清音，双肺呼吸音清，未闻及明显干、湿啰音，心前区无隆起，心界不大，心率80次/min，律齐，各瓣膜听诊区未闻及病理性杂音，腹软，无压痛、反跳痛，移动性浊音（–），肝脾肋下未及，肠鸣音（–），双肾区无叩击痛。脊柱四肢无畸形，双下肢无水肿。神经系统检查：生理反射存在，病理反射未引出。

舌淡暗，苔黄微腻，脉沉细。

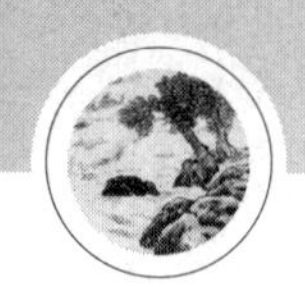

专科情况：双侧输尿管行程无压痛，双肋脊点、肋腰点压痛（-），肾区叩击痛（-），双下肢中度凹陷性浮肿。

辅助检查

2015 年 5 月广东省人民医院：Hb 122g/L；ALB 17.17g/L；TC 0.87mmol/L，TG 1.96 mmol/L；肾功未见异常；24 小时尿蛋白定量 3 210.30~4 314.90g/24h；尿本周蛋白定性试验阴性。心电图：陈旧性下壁、前间壁心肌梗死，ST-T 改变。心脏彩超：EF 56%，左室壁增厚，心肌回声增强，注意心肌淀粉样变，左室收缩功能正常低值范围，左室舒张功能减退，轻度二尖瓣反流，轻度主动脉瓣反流，少量心包积液。泌尿系彩超：双肾未见明显异常。皮肤脂肪组织病理：未见明确淀粉样物质沉积。骨髓涂片：骨髓增生尚活跃，浆细胞占 4%。骨髓病理：骨髓增生较低下，脂肪细胞约占髓腔面积的 65%；粒红比例大致正常，均以中晚幼阶段为主；巨核细胞不少，形态未见异常。Ag（-），Fe（-）。肾穿刺病理：肾穿刺组织可见 6 个肾小球。六胺银及 PAS：毛细血管基底膜节段性可见睫毛状结构。部分肾小球节段性系膜区呈无细胞性轻度增宽，足细胞及内皮细胞无明显增生。节段性毛细血管袢结节状增宽。Masson：肾小球局灶节段性系膜区及基底膜均质无结构的物质沉积。HE 染色：肾小球系膜区及基底膜可见嗜伊红的均质无结构的团块状物质沉积。肾小管、肾间质及动脉壁灶性均质无结构的团块物质沉积。刚果红染色示（+），肾小球系膜区及基底膜、动脉壁、间质，团块状。免疫荧光：IgG1（-），IgG4（-）。HBcAg（-），HBeAg（-）。κ（-），λ（-）。特殊染色：油红 O 染色（-）。病理诊断：符合淀粉样变性肾病。血清免疫蛋白电泳：各泳道均未发现异常单克隆条带。

2015 年 5 月 26 日广州金域医学检验中心会诊阅片，肾脏病理结果：肾穿刺组织可见 7 个肾小球，其中 1 个肾小球球性硬化。肾小球系膜区有较多粉染的均质无结构物质沉积，使部分肾小球系膜区增宽呈结节硬化样改变，小球基底膜出现节段性睫毛样变化，毛细血管襻受压，壁层上皮细胞无增生，未见新月体形成，肾小球球囊周有轻度纤维化。肾小管上皮细胞空泡及颗粒变性，小灶状萎缩（萎缩面积约 5%），肾间质小灶状炎症细胞浸润，小动脉壁增厚，可见粉染的蛋白样物沉积，管腔狭窄。免疫荧光：IgG 阴性，IgM 阴性，C3 阴性，C1q 阴性。特殊染色：刚果红染色（+），氧化刚果红（+），免疫荧光：κ（-），λ（+）。AA（-）。故诊断方面考虑符合淀粉样变肾损害，AL 型。

入院诊断

中医诊断：水肿（脾肾阳虚，湿热瘀阻）。

西医诊断：淀粉样变肾损害（AL 型）；淀粉样变心脏损害。

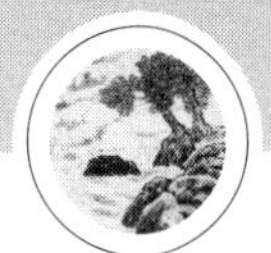

治疗计划：入院后予优质低蛋白饮食，记 24 小时尿量，测体重，持续尿量监测；暂予中医治疗为主，以标本兼治为则，以“温补脾肾，清热利湿，活血化瘀”为法，予三芪口服液益气扶正，加味阳和汤颗粒剂温阳益气活血，中药汤剂予柴胡加龙骨牡蛎汤加减。

请杨霓芝教授查房目的：评估病情，指导治疗。

1. 杨霓芝教授听取病例汇报后查看患者

中医四诊

望：神志清楚，精神疲倦，面色黄白，形体偏瘦，舌淡暗，苔黄微腻。

闻：言语清晰，呼吸正常，未闻及特殊气味。

问：乏力，双下肢浮肿，活动后气促，畏寒，无胸闷胸痛，无发热恶寒，无咳嗽咯痰，无头晕头痛，无恶心呕吐，无腹痛腹泻，纳、眠差，小便可，尿中夹泡沫，长期便秘，7~10 日一行。

切：肤温正常，脉沉细。

体格检查阳性体征：双下肢中度凹陷性水肿。

补充病史：病史同前，无特殊补充。

2. 杨霓芝教授查房后讨论病情

胡晓璇医师：该患者符合肾病综合征“三高一低”诊断标准，结合血液免疫固定电泳、血尿游离轻链 κ、λ 的检测、肾活检病理、皮肤脂肪活检病理、骨髓病理、骨髓活检病理等，淀粉样肾损害诊断明确。现患者西医方面予降脂、补钙、抗抑郁、抗凝、护胃、抗感染、扩冠等治疗，现患者便秘、不寐、畏寒症状改善，但仍乏力、纳差明显，现就中医进一步辨证治疗进行讨论。

侯海晶医师：患者目前西医诊断明确，该病西医治疗效果欠佳，可充分发挥中医药特色治疗。现主症见：疲倦乏力、纳差、便秘、尿频，胸闷刺痛，腰酸背痛，舌暗红，苔黄微腻，脉沉细。四诊合参，以中气不足为主，兼腰酸、尿频之肾气虚，胸闷刺痛之瘀血症，故辨证为“脾肾气虚血瘀”，可选补中益气汤加减。

高燕翔医师：患者症见疲乏、纳差（有食欲，难进食，食后无腹胀），便秘（稀便、臭秽），小便稍黄、浑浊、排尿通畅，夜尿 2 次，寐差（凌晨 2~3 时入睡，5 时易醒），口干，饮水不多，喜热饮，日间汗少，恶风寒，夜间盗汗，后背凉为甚，手足四逆，易生气急躁，胸闷气促，面色㿠白，言语无力，舌暗红，苔黄微腻，脉沉细，左关脉弦明显，四诊合参，病因为：寒邪（内虚寒）、湿浊、水饮、郁（气分），涉及三阴。病机：太阴夹湿升降不运，厥阴气机郁滞，少阴虚寒。考虑目前病机的主要矛盾是厥阴气机郁滞，治疗上应予开解气机、去水饮在前，温太阴、少阴固本

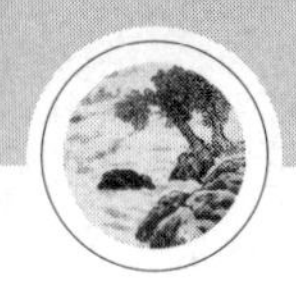

在后,选方柴胡桂枝干姜汤合苓桂术甘汤加减。

卢富华医师:结合患者症状、舌苔、脉象,病属水肿,病性属本虚标实,病位在脾肾,涉及肝,病机为脾肾阳虚,上热下寒(虚阳上浮),水湿瘀阻,肝郁脾虚。刘玉宁教授等认为淀粉样变性肾病的病机关乎虚、水、痰、瘀四大方面,其中虚是疾病的主因,且以气虚为多见;陈以平教授等认为其病位以脾肾为中心,而广涉肺、肝、心及三焦诸脏。水、痰、瘀是因虚产生的病理产物,辨证多见痰瘀交阻证、脾肾气虚证、肾阴亏虚证、气阴两虚证。拟予补阳、潜阳为主,佐以健脾疏肝,活血化瘀,润肠通便,方予潜阳丹、真武汤、大黄附子汤加减,中成药续予加味阳和汤颗粒温阳益气活血。

3. 杨霓芝教授总结病例特点 患者中年女性,因"反复乏力伴活动后气促近1年,双下肢浮肿5个月余"入院,现面色㿠白,神清,精神疲倦,乏力,胸闷刺痛,活动后气促,双下肢轻度浮肿,时有腰酸腰痛,稍畏寒,纳、眠差,小便可,尿中夹泡沫,大便暂未解。长期便秘,7~10日一行。舌暗红,苔黄微腻,脉沉细,尺脉弱。结合西医学检查:肝功:白蛋白:20.4g/L;24小时尿蛋白:2 344mg。肾脏穿刺病理诊断:考虑符合淀粉样变肾损害,AL型。

4. 辨病辨证分析 该患者因"反复乏力伴活动后气促近1年,双下肢浮肿5个月余"入院,症见乏力、胸闷气促、双下肢浮肿、腰酸痛为主,中医诊断当为"水肿"。

面色㿠白、疲倦乏力、纳差、畏寒为气虚甚,中气不足,脾失健运之象;腰酸痛为肾气虚之象;气虚气机升降失司,则见活动后气促;久病正气渐耗伤,脾虚则土不制水而反克,肾虚则水无所主而妄行,水湿下注则见双下肢浮肿;肾虚精微流失,脾不升清,精微下注,见尿夹泡沫;水凌心肺,肺气上逆、心阳不振,则见活动后气促;胸闷刺痛、舌暗红为气虚夹瘀,苔黄微腻为湿热表现,脉沉细,尺脉弱为不足之象。以上均符合脾肾阳虚,湿热瘀阻之象。

5. 诊断

中医诊断:水肿(脾肾阳虚,湿热瘀阻)。

西医诊断:淀粉样变肾损害(AL型);淀粉样变心脏损害。

6. 治疗 中医以温补脾肾,活血化瘀,清热利湿为法,中药汤剂予以补中益气汤加减,方药如下:

黄芪 15g	党参 20g	白术 15g	当归 10g
炙甘草 5g	砂仁(后下)10g	柴胡 15g	菟丝子 15g
盐山萸肉 15g	肉苁蓉 10g	桃仁 5g	丹参 15g
当归 10g	茯神 15g	黄芩 5g	

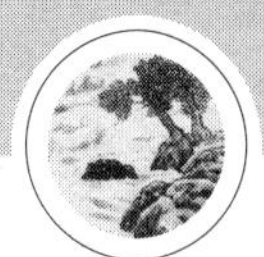

3 剂，水煎服，每日 1 剂。

7. 调护 杨教授认为正气亏虚易感外邪气，因此嘱患者注意避免与过敏原、感染源等接触，避风寒、调饮食；注意保暖，防止感冒；避免劳累，养其正气，则邪气不能扰。

8. 病案分析 杨教授认为，本病病位主要在脾肾，久可涉及心、肺、肝及三焦诸脏腑，病机属本虚标实，本虚以脾肾亏虚为主，包括气虚、阳虚，标实多为水湿、湿热、瘀血三大方面，病之初期实多虚少，后期虚多实少，疾病进展可至脾肾衰败、升降出入悖逆之关格重证。

患者女性，久病正气渐耗伤，脾虚则土不制水而反克，肾虚则水无所主而妄行，水湿下注则见双下肢浮肿；《灵枢·口问》云："中气不足，溲便为之变。"肾气充足，精关固涩，蛋白尿不现。反之，若肾气虚损，则封藏失职，固精无权，精随尿出则病。《素问·六节藏象论》："肾者，主蛰，封藏之本，精之处也。"肾虚精微流失，脾不升清，精微下注，见尿夹泡沫；水凌心肺，肺气上逆、心阳不振，则见活动后气促；脾主运化，脾气虚则胃纳差；脾主四肢，乏力为脾肾气虚，肢体失养之象；大肠为传导之官，脾胃升降失调、肺失宣降均可影响大肠传化糟粕而表现为大便秘结。舌暗主血瘀，舌红、苔微黄腻为湿热舌象，脉沉主里证虚证，细脉、尺脉弱为不足之象。综上分析，患者辨证属脾肾气虚，湿热瘀阻。而湿热、瘀血为疾病反复、进展的关键因素。

《黄帝内经》曰：劳者温之，损者温之。方中以黄芪、党参、白术健脾益气，菟丝子、盐山萸肉温肾填精，脾肾得补，正气渐复；当归、丹参补血活血，桃仁活血化瘀、润肠通便，茯神利水渗湿兼安神，黄芩清湿热，砂仁醒脾和胃、防滋补碍胃，肉苁蓉补肾润肠，大枣、炙甘草补中，兼调和诸药。

轻链型肾淀粉样变（AL）是最常见的淀粉样变，年发病率为每百万人中八至十人，不治疗的生存期不超过 3 年。轻链型淀粉样蛋白沉积的组织和器官主要有心、肾、胃肠道、周围和中枢神经系统，随着沉积的加重会进行性损伤这些器官的结构和功能，最终导致多器官功能衰竭。国内研究显示，此病占肾病综合征的 2.7%，占 45~59 岁和老年（≥60 岁）肾病综合征的 6.6% 和 7.9%。肾损害可为首发，表现不同程度的肾小球源性蛋白尿，24 小时尿蛋白定量平均为 6.4g/24h，76.7% 的患者表现为肾病综合征，18.6% 的患者在确诊时具有不同程度的肾功能异常，少数患者血肌酐浓度超过 265μmol/L。近年来对 AL 型淀粉样变的治疗上除传统的马法兰、地塞米松等方案外，沙利度胺、来那度胺及硼替佐米等新型化疗药物也取得了良好的治疗效果，但药物不良反应不容忽视。所以中医药辨证治疗意义重大。

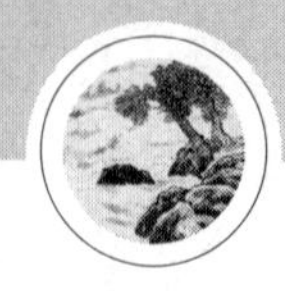

二诊:2015年10月19日。

患者服药后,疲倦乏力、畏寒较前改善,双下肢轻度浮肿,活动后少许气促,无胸闷痛,时腰酸腰痛,纳一般,眠可,小便可,尿中夹泡沫,大便已解。舌淡暗,苔黄微腻,脉沉细。

辅助检查:心脏彩超示EF 48%,左房稍大,左室壁及右室壁明显增厚,主动脉瓣少量反流,二尖瓣少量反流,三尖瓣少量反流,左室收缩功能减低,左室舒张功能减退,少量心包积液。泌尿系彩超:双肾、膀胱未见明显异常声像。

杨霓芝教授查房后指示:

1. 患者现无胸闷痛,予停用单硝酸异山梨酯片。

2. 患者服药后疲倦乏力、畏寒较前改善,是正气逐渐恢复之象,仍双下肢轻度浮肿,气虚无力运化水湿,患者舌暗,血不利则为水,补气不可废,予调整中药,原方加泽兰以活血利水,具体方药如下:

黄芪 15g	党参 20g	白术 15g	当归 10g
炙甘草 5g	砂仁(后下)10g	柴胡 15g	菟丝子 15g
盐山萸肉 15g	肉苁蓉 10g	桃仁 5g	丹参 15g
当归 10g	茯神 15g	黄芩 5g	泽兰 15g

3剂,水煎服,每日1剂。

随访:患者二诊服药后精神疲倦乏力明显改善,双下肢轻度浮肿,无气促,纳一般,稍畏寒,四肢温,无胸闷胸痛,眠可,小便调。经治疗后,患者临床症状改善,一般情况可,予安排出院,后续门诊复诊治疗1年,病情稳定。

【总结】

1. 杨霓芝教授辨病思路 中医历代古籍中无“淀粉样变肾损害”“肾脏淀粉样变”“淀粉样变”等病名记载。蛋白尿是肾脏淀粉样变最常见、最早出现的临床表现,可逐渐出现尿夹泡沫、水肿,日久累及五脏六腑,则各见相应脏腑损害。根据淀粉样变肾损害临床表现,当属中医之“虚劳、水肿、尿浊、积聚”等范畴,乃先天禀赋不足,久病体虚或年老体衰,脏腑虚损,尤其脾肾先后天不足,气化失司,水湿内生,湿郁久化热,湿热内生,水湿、湿热、瘀血互结,内积脏腑,外溢肌肤,阻于脉道,壅塞三焦,气化不畅,三者积聚之处可出现脏腑和组织形质的改变,如巨舌症,心、肝、脾、肾肿大等,使得临床表现复杂变化多端。

该患者因“反复乏力伴活动后气促近1年,双下肢浮肿5个月余”入院,主要表现为双下肢浮肿,尿中夹泡沫,活动后气促,纳差乏力,畏寒等,中医诊断当为“水肿(病)”。

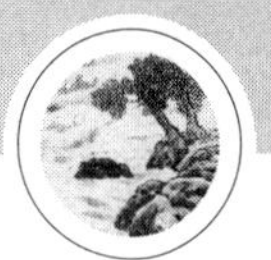

2. 杨霓芝教授辨证思路 《景岳全书·肿胀》提出："凡水肿等证，乃肺脾肾三脏相干之病。盖水为至阴，故其本在肾；水化于气，故其标在肺；水唯畏土，故其制在脾。今肺虚则气不化精而化水，脾虚则土不制水而反克，肾虚则水无所主而妄行。"《灵枢·口问》云："中气不足，溲便为之变。"故杨教授认为，本病病变以脾肾为中心，而涉及肺、心、肝及三焦诸脏腑。病机乃本虚标实，本虚以脾肾亏虚（气虚、阳虚）为主，标实为水湿、湿热、瘀血，病之初期实多虚少，后期虚多实少，正不胜邪逐渐出现脾肾衰败、升降出入悖逆之关格重证。

《脾胃论·脾胃盛衰论》云："百病皆由脾胃衰而生也。"脾胃气虚是疾病发展的决定因素，《素问·至真要大论》说："诸湿肿满，皆属于脾。"脾胃气虚，水液失于运化，停聚为水湿，水湿蕴久化热，则湿热内生；《素问·水热穴论》云："肾者，胃之关也，关门不利，故聚水而从其类也。上下溢于皮肤，故为胕肿。胕肿者，聚水而生病也。"可见，肾主水功能失司，亦可导致水湿、湿热内生。《张氏医通》谓："气与血两相维附，气不得血，则耗而无统；血不得气，则凝而不流。"《读医随笔·虚实补泻论》曰："叶天士谓久病必治络，其所谓病久气血推行不利，血络之中，必有瘀凝，故致病气缠延不去，疏其血络则病气可尽也。"气虚无以行血，血滞为瘀亦发为本病。

杨教授认为，本病错综复杂，水湿、湿热、瘀血可贯穿于疾病始终，既是主要病理产物，又是疾病加重和诱发因素。临证中，需要详尽四诊合参，把握病机，辨清虚实、邪正关系，辨证补不足，损有余。

3. 杨霓芝教授施治思路 《黄帝内经》云："人之所有者，血与气耳。"指出了气与血乃是人之根本。王清任在《医林改错》中云："元气既虚，必不能达于血管，血管无气，必停留而瘀。"《金匮要略·水气病脉证并治》曾云："血不利则为水。"肾淀粉样变是指多种原因诱导的特异性糖蛋白——淀粉样蛋白在肾脏沉积而引起的肾脏病理改变，属于中医"积聚"之范畴，因此杨教授主张治疗本病时需"益气"与"活血"，中焦得充，精微得固，水谷精微、水液得于运化，同时辅以活血化瘀，使得脉络通畅，即"气行血行""气行水化"。

《证治汇补·水肿》认为治水肿之大法，"宜调中健脾，脾气实，自能升降运行，则水湿自除，此治其本也。"《丹溪心法·水肿》："水肿因脾虚不能制水，水渍妄行，当以参术补脾，使脾气得实，则自健运，自能升降，运动其枢机，则水自行。"又《素问·三部九候论》提出"虚则补之"，故以补中益气汤为主方加减补益中气，使得"四季脾旺不受邪"。

《素问·至真要大论》云："谨察阴阳所在而调之，以平为期。"杨教授在临床施治中，强调辨清邪正盛衰，补不足，损有余，调整阴阳，以平为期。久病宜

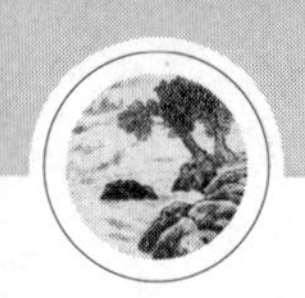

缓图，不可峻攻峻补，遣方用药力求轻缓，注意灵活应用中药汤剂、中成药等各种剂型，汤药一般不超过12味，每味药量为15g左右，以防重味重量败胃伤正助邪。正如李东垣云："治慢性病如理丝，缓则可清其绪，急则愈坚其结。若病缓而药重，真气不能运行而药尽化为痰，就如同胶多不黏之谓也。"

4. 杨霓芝教授治疗淀粉样变肾损害常用方药

(1) 益气重用黄芪：黄芪性甘，微温，归肺、脾经，《日华子本草》云"黄芪，助气壮筋骨，长肉，补血，破瘕癖"；《名医别录》认为其"无毒，逐五脏间恶血，补丈夫虚损，五劳羸瘦，腹痛泄利，益气，利阴气"，即黄芪有益气健脾、补虚生肌、"破瘕癖"的功效；王好古《汤液本草》中记载："黄芪，治气虚盗汗并自汗，即皮表之药；又治肤痛，则表药可知；又治咯血，柔脾胃，是为中州药也；又治伤寒尺脉不至，又补肾脏元气，为里药。是上、中、下、内、外三焦之药。"即黄芪是里药，不只补脾肺气，还补肾脏元气。甄权在《药性论》中记载："黄芪其补肾者，气为水母也。"现代药理研究表明，黄芪含有氨基酸、微量元素、多糖、黄酮及黄酮类似物等多种生物活性成分，具有免疫调节、清除自由基、降低尿蛋白、增加蛋白质净合成、调节血脂代谢、改善血液流变学、抗纤维化等作用。

(2) 善用益气活血药对

1) 黄芪、党参配当归：党参其性平，味甘、微酸，归脾、肺经，《本草从新》记载："党参，补中益气、和脾胃、除烦渴。中气微弱，用以调补，甚为平妥。"当归味甘辛苦；性温，归肝、心、脾经。明代张介宾撰《本草正》谓："当归，其味甘而重，故专能补血，其气轻而辛，故又能行血，补中有动，行中有补，诚血中之气药，亦血中之圣药也。大约佐之以补则补，故能养营养血，补气生精，安五脏，强形体，益神志，凡有形虚损之病，无所不宜。"《本草新编》谓："当归，味甘辛，气温，可升可降，阳中之阴，无毒。虽有上下之分，而补血则一。入心、脾、肝三脏。但其性甚动，入之补气药中则补气，入之补血药中则补血，无定功也。"《得配本草》有云："上党参，得黄芪实卫，配石莲止痢，君当归活血，佐枣仁补心。"

2) 黄芪配三七：三七性甘、微苦，温，归肝、胃经。《药性蒙求》记载："三七，味甘苦同人参，故人并称曰参三七，去瘀损，止吐衄，补而不峻。"《本草纲目拾遗》云："人参补气第一，三七补血第一，味同而功亦等，故称人参三七，为中药之最珍贵者。"黄芪和三七配伍是益气活血法的代表，据此原理杨教授制成三芪口服液（黄芪、三七等，广东中医院院内制剂），研究表明该药在抑制肾小球系膜细胞增生、减少尿蛋白方面效果显著。基于此，杨教授常辨证基础上选取黄芪、三七药对，及三芪口服液益气活血。

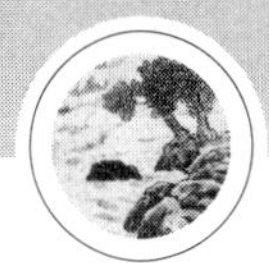

3）丹参配泽兰：丹参入心、肝经。《本草便读》："丹参，功同四物，能去瘀以生新……善疗风而散结，性平和而走血……味甘苦以调经。"杨教授认为慢性肾脏病患者后期多会出现血瘀之象，瘀血阻滞则血络受损，可导致清浊不分，从而出现蛋白尿，因此丹参配泽兰加强活血化瘀之功同时也可改善血络受损之象，从而在改善血瘀同时降低蛋白尿。现代研究亦表明丹参可调节缺血性肾损伤再灌注后肾功能的恢复，同时保护肾功能免受损害。泽兰入肝、脾经，擅活血调经，利水消肿，本品辛散苦泄温通，行而不峻，擅活血调经。现代药理研究表明泽兰具有改善血液流变学，抑制血小板凝集从而抗血栓形成，改善微循环的功效。

4）菟丝子配金樱子：菟丝子，性味甘，温，归肝、肾、脾经，功能主治滋补肝肾，固精缩尿，安胎，明目，止泻。用于阳痿遗精，尿有余沥，遗尿尿频，腰膝酸软，目昏耳鸣，肾虚胎漏，胎动不安，脾肾虚泻；《神农本草经》："主续绝伤，补不足，益气力，肥健人，久服明目。"《药性论》："治男子女人虚冷，添精益髓，去腰疼膝冷，又主消渴热中。"《本草汇言》："菟丝子，补肾养肝，温脾助胃之药也。但补而不峻，温而不燥，故入肾经，虚可以补，实可以利，寒可以温，热可以凉，湿可以燥，燥可以润。"金樱子性味酸、甘、涩，平，归肾、膀胱、大肠经，功能主治固精缩尿，涩肠止泻。用于遗精滑精，遗尿尿频，崩漏带下，久泻久痢。《本草新编》："金樱子，世人竞采以涩精，谁知精滑非止涩之药可止也。遗精梦遗之症，皆尿窍闭而精窍开，不兼用利水之药以开尿窍，而仅用涩精之味以固精门，故愈涩而愈遗也。"二药味甘性温或平，补而不峻，温而不燥，且补中兼敛，对肾虚精微不固，二药合用既可补肾固本，又可酸涩收敛，达标本兼顾之效。现代研究表明菟丝子功效与归经相关，归肾经，增强肾脏的生理功能，可延缓衰老、抗骨质疏松、抗遗尿和具有性激素样作用，同时可增强机体免疫力。杨教授在临床治疗过程中菟丝子、金樱子两者相须为用，既可益精又可助阳，亦可收敛固摄，可使蛋白尿得以改善。

该患者疾病反复，正气渐耗，此虚实夹杂之证，治当虚实兼顾。入院后以肾损害相关症状如乏力、双下肢浮肿、尿夹泡沫为主，西医保守治疗联合中医药调护为主，当调养先天后天之余，辅佐以清热利湿之品，使正气逐渐恢复，给邪气以出路，使邪不停留。同时，兼顾活血化瘀之法，以达到延缓肾功能进展的目的。

（左琪　黄金）

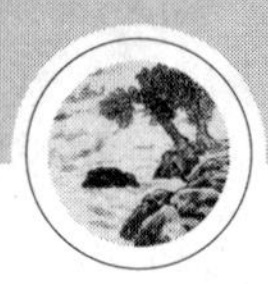

主要参考文献

1. 杨海俊,杨小梅,张小玉,等. 肾淀粉样变的中西医治疗进展[J]. 河南中医,2010,30(1):103-105.

2. 焦志娜,张昱. 黄芪治疗肾脏病机理研究进展[J]. 中国中医药现代远程教育,2012,10(22):155-157.

3. 熊开旺,林生庚,钟铃,等. 复方五苓散治疗早期糖尿病肾病水肿的临床疗效观察[J]. 临床和实验医学杂志,2011,10(13):1023-1024.

4. 焦志娜,张昱. 黄芪治疗肾脏病机理研究进展[J]. 中国中医药现代远程教育,2012,10(22):155-157.

5. 钟丹,杨霓芝,赵代鑫,等. 中药复方通脉口服液配伍前后对肾小球系膜细胞增殖的影响[J]. 实用中医内科杂志,2007,21(3):21-23.

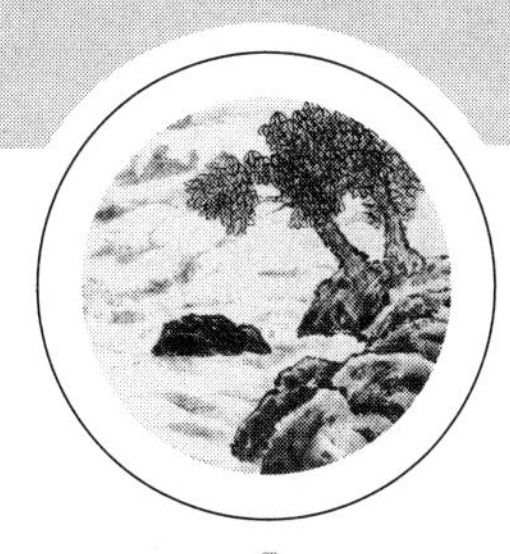

第十一章 多囊肾病案

【病案】

一诊:2013年3月28日。

杨教授查房,参加人员有王立新医师、黄璟医师、林俊杰医师、进修医师、实习医师、主管护师等。

主管医师汇报病史:

麦某,女,65岁。

因“反复肉眼血尿23年,再发4天”于2013年3月26日入院。

缘患者23年前无明显诱因下出现肉眼血尿,伴尿频尿急,无发热恶寒,无腰痛,遂至我科住院,诊断为多囊肾,经治疗后(具体不详),患者症状好转出院。1990—1992年,患者间断出现肉眼血尿,发作次数较频,每次发作于当地诊所予静滴抗生素、止血等治疗后肉眼血尿消失;1992—1998年,患者血尿情况控制尚可,1999年、2013年肉眼血尿各发作1次,予消炎等治疗后症状可缓解。2013年当地医院查血肌酐升高为110μmol/L,诊断为“①多囊肾慢性肾衰竭CKD3期;②多囊肝”。4天前肉眼血尿再发,无尿频尿急尿痛,无发热恶寒腰痛,自服西立欣(头孢呋辛酯)后症状无明显缓解,遂至我院门诊就诊,查尿常规示:尿红细胞(++++),尿白细胞(+),PRO(++++),BLD(++++),LEU(+),建议患者住院进一步诊疗,现患者为求进一步系统诊疗,由门诊拟“多囊肾”收入

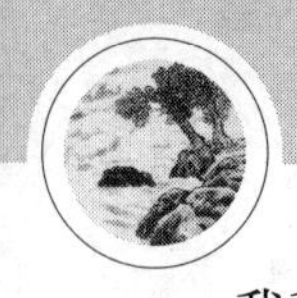

我科。

入院症见：患者神清，精神疲倦，乏力，少许头晕，无发热咳嗽，无胸闷心悸，无口干口苦，无恶心呕吐，无腹痛腹泻，无腰酸腰痛，双下肢无浮肿，纳可，眠差，肉眼血尿，无尿频急痛，大便尚调。

既往史：1990 年发现血压升高，最高达 180/100mmHg，现服用盐酸贝那普利片控制血压，服药欠规律，血压控制情况不详；3 年前芳村精神病医院诊断为"抑郁症"；双肾多发结石病史；否认糖尿病、冠心病等重大内科疾病病史；否认肝炎、结核等传染病史；否认外伤、输血、中毒及手术史。

过敏史：否认药物、食物及接触过敏史。

其他情况：出生并长期生长在原籍，生活工作条件尚可，否认疫区旅居史，无烟酒等不良嗜好。适龄婚育，育有 1 女，多囊肾病史。母亲、外婆、舅、姨均因多囊肾过世，3 个弟弟均有多囊肾病史，否认其他家族遗传病病史。

查体：T 36.5℃　P 72 次 /min　R 19 次 /min　BP 124/70mmHg

神志清，精神疲倦，发育正常，形体适中，自动体位，对答合理，查体合作。全身皮肤黏膜及巩膜无黄染，未见皮疹及出血点，浅表淋巴结未触及肿大，头颅无畸形，颜面无浮肿，双瞳孔等大等圆，直径约 2.5mm，对光反射灵敏，耳鼻无异常，口唇色淡，咽充血（–），双侧扁桃体无肿大，颈软，无颈静脉怒张，气管居中，甲状腺无肿大。胸廓对称无畸形，双侧呼吸动度一致，叩诊呈清音，双肺呼吸音清，未闻及明显干、湿啰音，心前区无隆起，心界不大，心率 72 次 /min，律齐，各瓣膜听诊区未闻及病理性杂音，腹软，无压痛、反跳痛，移动性浊音(–)，肝脾肋下未及，肠鸣音(–)，双肾区无叩击痛。脊柱四肢无畸形，双下肢无水肿。神经系统检查：生理反射存在，病理反射未引出。

舌淡暗，舌底脉络迂曲，苔稍黄腻，脉沉细。

专科情况：腹软，腹部可扪及肿大肾脏，质韧，无压痛，双侧肾区叩击痛（–），双侧肋脊点、肋腰点无压痛，双侧输尿管行经区无压痛；颜面及双下肢无浮肿。

辅助检查

2013 年 3 月 11 日外院：腹部 + 泌尿系 B 超示肝多发大小不等囊肿，考虑多囊肝改变；双侧多囊肾声像图，双肾结石。余未见明显异常声像。

2013 年 3 月 25 日我院：尿红细胞（++++），尿白细胞（+），PRO（++++），BLD（++++），LEU（+）。

本次入院查尿常规：尿红细胞计数：6 个 /μl，尿白细胞计数：16 个 /μl，

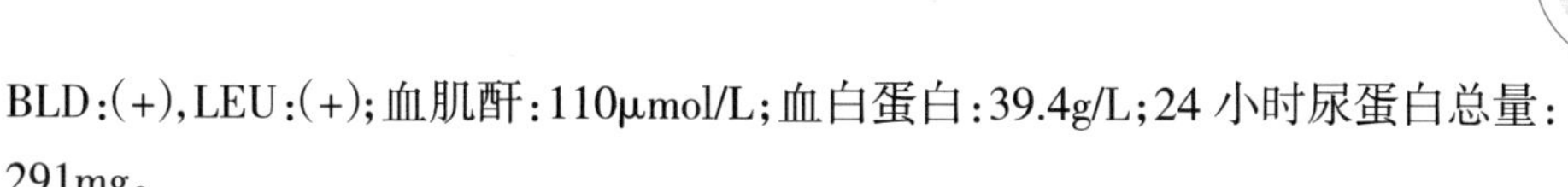

BLD:(+),LEU:(+);血肌酐:110μmol/L;血白蛋白:39.4g/L;24 小时尿蛋白总量:291mg。

入院诊断

中医诊断:尿血(脾肾气虚,湿热瘀阻)。

西医诊断:①多囊肾;②肾性高血压;③多囊肝;④肾结石(双肾)。

治疗计划:入院后予低盐优质蛋白饮食,测血压,持续尿量监测;予氨甲环酸氯化钠静滴止血,贝那普利口服降压护肾,碳酸氢钠片口服纠酸。中医以标本兼治为则,以补益脾肾,清热利湿,化瘀止血为法,予金水宝胶囊口服益气扶正,中药汤剂予四君子汤加减。

请杨霓芝教授查房目的:评估病情,指导治疗。

1. 杨霓芝教授听取病例汇报后查看患者

中医四诊

望:神志清楚,精神稍疲倦,面色苍黄,形体适中,舌淡暗,舌底脉络迂曲,苔稍黄腻。

闻:言语清晰,呼吸正常,未闻及特殊气味。

问:乏力,少许头晕,无发热咳嗽,无胸闷心悸,无口干口苦,无恶心呕吐,无腹痛腹泻,无腰酸腰痛,双下肢无浮肿,纳可,眠差,小便淡黄澄清,无尿频急痛,大便尚调。

切:肤温正常,脉沉细,尺脉弱。

体格检查阳性体征:无。

补充病史:病史同前,无特殊补充。

2. 杨霓芝教授查房后讨论病情

林俊杰医师:患者老年女性,家族多囊肾异常病史,结合临床及实验室检查,多囊肾诊断明确,反复因泌尿道感染而诱发肉眼血尿,中医如何切入?请杨教授查房指导。

黄璟医师:常染色体显性遗传性多囊肾(ADPKD)患者常在 40 岁以后出现症状,临床上常表现为:腰背和上腹部胀痛、高血压、血尿、腹部包块、尿路感染、肾绞痛,可合并尿路结石,以及多囊肝、多囊脾、颅内动脉瘤等。该患者约 42 岁出现肉眼血尿、高血压、尿路感染,平素未规律服药、监测血压,而降血压是目前最有效治疗手段,尽可能在疾病早期降压,可减缓囊肿对机体影响、减少心血管的受累,入院血压仍高,已予盐酸贝那普利片、苯磺酸氨氯地平片强化降压,现血压控制可;中医四诊合参,辨证为“脾肾气虚,湿热瘀阻”,以“补益脾肾,清热利湿,凉血化瘀止血”为法,拟四君子汤加减。

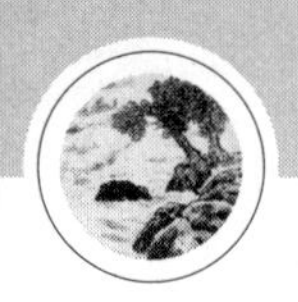

王立新医师:多囊肾病至今尚无特效的治疗药物。目前主要措施仍是缓解疾病症状,控制并发症,缓解病情发展,保护患者的肾功能,提高患者的生活质量。本病约30%~50%患者有肉眼血尿或镜下血尿,多为自发性,或发生于剧烈运动、结石、感染或癌变。考虑患者本次出现血尿可能因囊肿壁血管破裂导致,经对症止血后尿液转澄清,可停药物止血治疗,现血肌酐稍高,考虑存在早期肾损害,予护肾、纠酸处理;另外发挥中医药优势,辨证论治,调整阴阳,特请杨教授查房给予中医方面辨证治疗。

3. 杨霓芝教授总结病例特点 患者老年女性,反复肉眼血尿23年,精神稍疲倦,面色苍黄,乏力,少许头晕,眠差,小便淡黄澄清,舌淡暗,舌底络脉迂曲,苔稍黄腻,脉沉细,尺脉弱。腹部+泌尿系B超:肝多发大小不等囊肿,考虑多囊肝改变;双侧多囊肾声像图,双肾结石。我院尿常规:尿红细胞(++++),尿白细胞(+),PRO(++++),BLD(++++),LEU(+)。

4. 辨病辨证分析 该患者因"反复肉眼血尿23年,再发4天"入院,主要表现为肉眼血尿、乏力等,中医诊断当为"尿血"。

面色苍黄乃脾胃亏虚,水谷精微不化,颜面肌肤失荣之象;精神疲倦,乏力为脾气亏虚,肢体失养之象;湿热熏蒸,瘀血阻络,故见头晕;初诊时肉眼血尿为湿热下注,灼伤肾络之象。邪之所凑,其气必虚,缘患者素体脾肾气虚,水谷精微不化,津液输布失司,水液不归正化而内生湿热,或湿热外邪侵袭,相合为病。舌淡暗,舌底脉络迂曲为气虚血瘀,苔稍黄腻为湿热蕴结之象,沉脉主里证,细脉、尺脉弱主肾精气不足。综上所述,患者辨证属脾肾气虚,湿热瘀阻。

5. 诊断

中医诊断:尿血(脾肾气虚,湿热瘀阻)。

西医诊断:①多囊肾;②慢性肾脏病3期;③肾性高血压;④多囊肝;⑤肾结石(双肾)。

6. 治疗 中医以健脾益肾,清热利湿,活血化瘀为法,中药处方如下:

黄芪 15g	党参 15g	白术 15g	茯苓 15g
菟丝子 10g	制何首乌 15g	丹参 15g	桃仁 5g
白茅根 15g	茜草根 15g	石韦 15g	甘草 6g

2剂,水煎服,每日1剂。

患者入院查尿常规示尿白细胞计数:16个/μl,现无发热腰痛,无尿频急痛等不适,既往反复泌尿道感染病史,注意关注中段尿培养结果,排查感染,指导

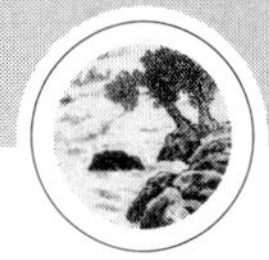

制订治疗方案。

7. 调护 注意休息,低盐优质低蛋白饮食,忌烟、巧克力、茶及含咖啡、乙醇饮料。剧烈运动碰撞或压迫亦可导致增大的囊肿破裂出血,应注意避免剧烈运动,尤其保护腰腹部;平素注意个人卫生,避免泌尿道感染。

8. 病案分析 杨教授认为,本病病位在脾肾,以气虚、阴虚为主,夹湿、热、瘀,病性属本虚标实。病机不外气虚失摄、血溢脉外,阴虚火旺、迫血妄行,湿热煎灼、络损血溢,瘀阻脉络、血不循经四大类。如《景岳全书·血证》云:“血本阴精,不宜动也,而动则为病……盖动者多由于火,火盛则迫血妄行;损者多由于气,气伤则血无以存。”《医学衷中参西录·理血论》指出:“中气虚弱,不能摄血,又秉命门相火衰弱,乏吸摄之力,以致肾脏不能封固,血随小便而出也。”而“久病入络”,“久病必瘀”,离经之血阻于脉外,新血化生失常,气机运行受阻又可加重本病。患者面色苍黄、疲倦、乏力为脾气亏虚,肢体失养、肌肤失荣之象;湿热熏蒸,瘀血阻络,故见头晕;初肉眼血尿,后为浓茶色尿,为湿热下注,肾络受损之象;舌淡暗,舌底脉络迂曲为气虚血瘀,苔稍黄腻为湿热蕴结之象,沉脉主里证,细脉、尺脉弱主肾精气不足。以上症状均属脾肾气虚,湿热瘀阻之征象。

方中黄芪、党参健脾益气,菟丝子、制何首乌补肾填精;白术、茯苓健脾祛湿,培补后天以资先天之气;茜草根、白茅根清热利尿、凉血止血;丹参、桃仁活血化瘀;石韦清利湿热;甘草补中益气,调和诸药。

多囊肾(PKD)系肾脏的皮质和髓质出现无数囊肿的一种遗传性肾脏疾病,按遗传方式分为二型:①常染色体显性遗传性多囊肾(ADPKD),此型一般到成年才出现症状,可生存到老龄阶段,故又称成人型;②常染色体隐性遗传性多囊肾(ARPKD),一般在婴儿即表现明显,又称婴儿型,患儿多在出生后不久死亡。

目前西医学对多囊肾的治疗方法与药物亦不断推陈出新,有药物治疗、手术治疗、基因治疗、肾脏替代治疗等方法,但仍未找到确切有效治疗方法,对患者的治疗仍以对症治疗为主。

(1) 药物治疗:临床目前控制血压的一线治疗主要为限盐饮食联合肾素-血管紧张素-醛固酮系统(RAAS)阻断剂,但 RAAS 阻断剂对 ADPKD 患者的 eGFR 下降无显著获益。血尿和囊肿出血则使用抗纤维蛋白溶解剂氨甲环酸治疗,但尚缺乏对照研究结果。随着 ADPKD 分子发病机制和病理生理研究的不断深入,越来越多新型药物开发、研究,如:①抑制细胞增殖药物:西罗莫司

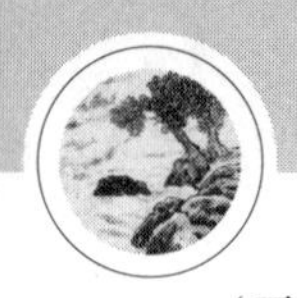

(雷帕霉素)、细胞周期依赖性蛋白激酶抑制剂;②囊液分泌抑制剂:血管升压素V2受体拮抗剂(VPV2RA)、生长抑素及其类似物(兰瑞肽、奥曲肽),但这些药物疗效仍主要处于动物试验数据,缺乏临床研究数据证实,包括如过氧化物酶体增殖物激活受体 γ2(PPAR-γ2)激动剂、酪氨酸激酶抑制剂;中药类的雷公藤提取物;他汀类降脂药、降糖药、抗炎药及抗肿瘤药等尚需更多的随机对照临床研究加以评价。

(2) 手术治疗:目前主要通过带蒂大网膜填塞囊腔术、超声引导下注射消痔灵、内引流联合去顶减压术等减小囊腔,降低压力。对于肾脏巨大者,选择腹腔镜下或开放性肾切除术。

(3) 基因治疗:基因治疗是遗传性疾病最理想的治疗方法,但对于PKD基因治疗面临相当大的障碍,目前还不是一种现实可行的方法。

(4) 肾脏替代治疗:对于进展至终末期肾脏病(ESRD)的常染色体隐性遗传性多囊肾(ARPKD)患者,肾移植是肾替代治疗的最佳选择。如不能肾移植,多采用血液透析。

二诊:2013年3月30日。

患者服药后无明显头晕,疲倦乏力稍改善,尿色淡黄,无尿频急痛等,纳可,眠欠佳,大便可。舌淡暗,舌底络脉迂曲,苔微黄腻,脉沉细,尺脉弱。

辅助检查:中段尿细菌培养未见异常。

杨霓芝教授查房后指示:

(1) 患者疲倦乏力改善乃正气渐复之征兆,但舌苔微黄腻,湿热之邪尚未尽去,不可专于峻补,恐炉烟虽熄、灰中有火,故当以标本兼治为则,扶正祛邪并举,黄芪、党参加量扶助正气,患者眠欠佳,予原方加夜交藤交通心肾,具体处方如下:

黄芪 20g　　党参 20g　　白术 15g　　茯苓 15g
菟丝子 10g　　制何首乌 15g　　丹参 15g　　桃仁 5g
白茅根 15g　　茜草根 15g　　石韦 15g　　甘草 6g
夜交藤 15g

3剂,水煎服,每日1剂。

(2) 中段尿细菌培养未见异常,可排除泌尿道感染,以中药汤剂治疗为主。注意定期复查彩超,监测囊肿情况,必要时予介入治疗。现患者症状缓解,予复查相关尿常规,出院后随访。

随访:患者出院后规律至杨教授门诊复诊,疲倦乏力基本消失,面

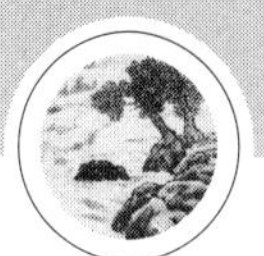

色转稍红润，2013 年、2014 年无再发肉眼血尿，至 2015 年血肌酐波动于 113~142μmol/L，2015 年因泌尿道感染再发肉眼血尿 1 次在我科住院，经抗感染及中药汤剂口服治疗，肉眼血尿消失、尿潜血阴性后出院，门诊随诊。

【总结】

1. 杨霓芝教授辨病思路 中医古籍中无“多囊肾”这一病名，临床根据不同的症状，如血尿、腰痛、季肋部疼痛、腹痛、胃肠道症状、夜尿、排尿困难、尿频等，可将其归属为中医学之“尿血”“腰痛”“积聚”“肾积”“肾胀”等范畴。

《灵枢·胀论》云：“肾胀者，腹满引背，央央然腰髀痛。”《脉经·平五脏积聚脉证》曰：“诊得肾积脉沉而急，苦脊与腰相引痛，饥则见，饱则减，少腹里急，口干，咽肿伤烂，目肮肮，骨中寒，主髓厥，善忘，其色黑。”《诸病源候论》曰：“积聚者，由阴阳不和，脏腑虚弱，受于风邪，搏于脏腑之气所为也。”杨老认为本病本虚标实，病位在脾肾，以气虚、阴虚为主，夹湿、热、瘀。脾肾气虚，水液代谢失调，水谷精微不化而聚为湿，湿久蕴化热，湿热交杂，缠绵难去，煎灼津液，阴虚血液黏稠，“元气既虚，必不能达于血管，血管无气，必停留而瘀”，“久病入络”，“久病必瘀”，离经之血阻于脉外，新血化生失常，气机运行受阻又可加重本病，由此看，瘀血既是本病的病理产物，又是致病因素。

2. 杨霓芝教授辨证思路 《黄帝内经》曰：“正气存内，邪不可干。”《素问·评热病论》曰：“邪之所凑，其气必虚。”先天禀赋薄弱、精气不足，后天失节、情志失调，久病劳倦，正气亏虚，易受六淫之邪外袭，致气血阴阳平衡失调，则发为本病。脾肾气虚，水液代谢失调，水谷精微不化而聚为湿，湿久蕴化热，湿热交杂，缠绵难去，煎灼津液，阴虚血液黏稠，加之气虚无以运血，久则停留为瘀，新血不生，气机受阻，瘀血是为本病的病理产物和致病因素。杨老认为湿热、瘀血是尿血反复，迁延不愈的重要因素。尿血常见证型如下：

(1) 脾肾气虚，湿热瘀阻证：症见倦怠乏力，少气懒言，平素易感冒，腰膝酸(软)痛，自汗，口干，纳呆，小便黄，夜尿多，大便溏滞，舌淡暗，或有瘀点瘀斑，或有舌下络脉曲张，苔黄腻，脉沉细，尺脉弱。

(2) 气阴两虚，湿热瘀阻证：症见疲倦乏力，平素易感冒，腰膝酸(软)痛，口干口苦，五心烦热，自汗或盗汗，咳嗽咳黏痰，纳呆，眠差，小便黄，大便黏滞不畅，舌淡暗或暗红，可有瘀点瘀斑，或见舌下络脉曲张，苔黄，脉细或脉细数。

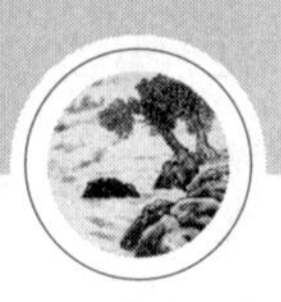

3. 杨霓芝教授施治思路 多囊肾作为基因突变的遗传性疾病，西医至今仍无确切的药物或者方法进行根治，关键在于治疗其并发症，缓解病情发展，保护患者的肾功能，提高患者的生活质量。中医学凭借"整体观念""辨证论治"特点，在治疗多囊肾病中发挥着越来越大的优势，在临床辨证论治中每获良效。

(1) 益气活血，以平为期：《素问·评热病论》曰"邪之所凑，其气必虚"，"久病入络"，"久病多瘀"。《普济方》曰："人之一身不离乎气血，凡病经多日疗治不痊，须当为之调血。"故杨教授提出以"益气活血法"为本病治疗大法。

益气活血基本方：黄芪、党参或太子参，白术，茯苓，桃仁，甘草。益气以黄芪、党参、白术为主药，甚者，加菟丝子、盐山萸肉；活血加丹参、泽兰、元胡等；阴虚、血虚明显者，加干地黄、二至丸、白芍、当归、黄精、制何首乌等；热盛者，加白茅根、茜草、小蓟，其中湿热内盛者，加泽兰、土茯苓、白花蛇舌草、车前草；外感湿热者，加金银花、鱼腥草、板蓝根、蒲公英等。

《素问·至真要大论》云："谨察阴阳所在而调之，以平为期。"故杨教授强调调整阴阳，以平为期。久病宜缓图，不可峻攻峻补，遣方用药力求轻缓，注意灵活应用中药汤剂、中成药等各种剂型，汤药一般不超过 12 味，每味药量为 15g 左右，以防重味重量败胃伤正助邪。正如李东垣云："治慢性病如理丝，缓则可清其绪，急则愈坚其结。若病缓而药重，真气不能运行而药尽化为痰，就如同胶多不粘之谓也。"

(2) 凉血活血，止血不留瘀：凉血止血药物性多寒凉，而血受寒易凝结成块，故杨教授主张既要凉血止血，又要活血化瘀，或凉血止血药配伍活血化瘀药，或选用兼具凉血止血化瘀功效之品，以防寒凉太过，而生"血遇寒则凝"之弊。常用药对为白茅根、茜草。《本草正义》："白茅根，寒凉而味甚甘，能清血分之热而不伤于燥，又不黏腻，故凉血而不虑其积瘀。"加之其性寒降，入膀胱经，能清热利尿，导热下行，故对湿热下注之尿血尤为适宜。茜草擅走血分，既能凉血止血，又能活血行血，对于血热兼瘀之尿血尤为适宜。杨教授认为临床中血尿患者多因火热灼伤脉络或火旺迫血妄行而致血溢脉外，或虚火或实火，均以凉血止血为法，白茅根、茜草两者相辅相成，既能凉血止血，又可活血化瘀，共奏止血不留瘀，瘀去新血生之效。

对热盛而血尿严重者，急则治其标，酌情可加小蓟加强凉血止血利尿，但小蓟味苦、甘，凉，《本草经疏》言不利于胃弱泄泻及血虚极、脾胃弱不思饮食

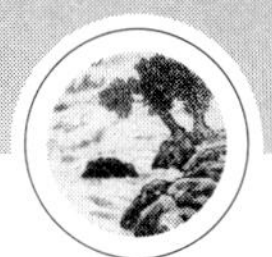

之证。《本草汇言》言不利于气虚。血尿患者多久病气虚，故小蓟应慎用且不宜久用，恐苦寒败胃伤正。

(3) 未病先防，既病防变，瘥后防复：杨教授秉承“未病先防，既病防变，瘥后防复”治未病思想，尤其注意叮嘱患者日常应注意清淡饮食，避免食辛辣、煎炸之物，避风寒，畅情志，劳逸合度，避免使用肾毒性药物等预防尿血复发或加重。对于血尿消失的患者，恐邪未尽去，正气待复，不可懈怠大意，继扶正固本，缓慢减药停药。

尿血呈慢性病程，久病正衰，易感外邪而发生上呼吸道感染、肺部感染、泌尿道感染等疾病。对于无发热、咽痛、咳嗽等外感症状的患者，杨教授多配合中成药三芪口服液（广东省中医院防治慢性肾炎院内制剂，主要成分为黄芪、三七等）口服，临床研究证实其能明显改善患者的临床症状和体征，面色苍白、神疲乏力减轻，腰膝酸软缓解，食欲增加，感冒次数减少等。实验研究则发现其可以调整免疫功能，改善血液流变学，降低血脂，减轻肾脏病理损害及延缓肾小球硬化。

4. 杨霓芝教授治疗尿血常用方药

(1) 脾肾气虚，湿热瘀阻证：常用主方：黄芪、党参、白术、茯苓、白茅根、茜草根、小蓟、桃仁、泽兰、甘草。

(2) 气阴两虚，湿热瘀阻证：常用主方：太子参、女贞子、墨旱莲、生地黄、白术、茯苓、白茅根、茜草根、小蓟、丹参、甘草。

(3) 益气活血基本方：黄芪、党参或太子参，白术，茯苓，桃仁，甘草。益气以黄芪、党参、白术为主药，甚者，加菟丝子、盐山萸肉；活血加丹参、泽兰、元胡等；阴虚、血虚明显者，加干地黄、二至丸、白芍、当归、黄精、制何首乌等；热盛者，加白茅根、茜草、小蓟，其中湿热内盛者，加石韦、土茯苓、白花蛇舌草、车前草；外感湿热者，加金银花、鱼腥草、板蓝根、蒲公英等。

（左琪　黄金）

主要参考文献

1. 李顺民．实用肾病临床手册[M]. 北京：中国中医药出版社，2014.
2. 王鹏飞，侯绍瑜，夏永强，等．带蒂大网膜填塞囊腔术治疗成人多囊肾[J]. 徐州医学院学报，2006，26(4)：329-331.
3. 朱先存，左鲁生，南苏虹，等．超声引导下注射消痔灵治疗多囊肝多囊肾的价值[J]. 实用

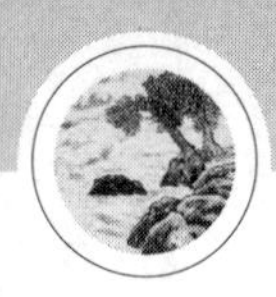

全科医学,2006,4(4):141-142.

4. 吴岱宗,何艳军,阮俊娇.内引流联合去顶减压治疗成人多囊肾[J].中国现代手术学杂志,2006,10(2):141-142.

5. 戴兵,刘亚伟,梅长林.多囊肾病实验及治疗进展[J].中华肾脏病杂志,2006,22(11):713-716.

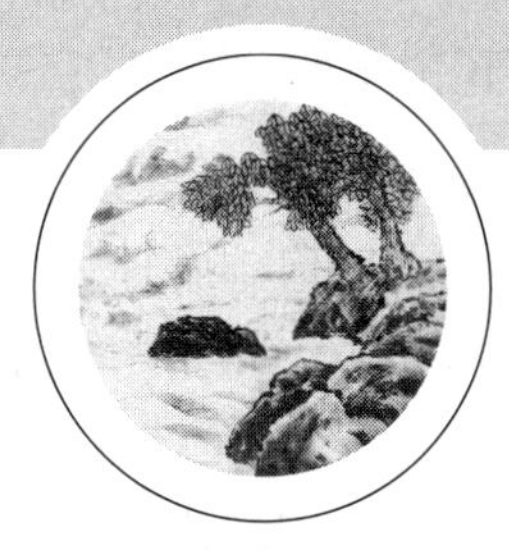

第十二章 肾结石病案

【病案】

一诊:2012 年 11 月 1 日。

杨教授查房,参加人员有卢富华医师、赵代鑫医师、姚耿圳医师、进修医师、实习医师、主管护师等。

主管医师汇报病史:

陈某,女,70 岁。

因“反复腰痛、下腹不适 10 余年,加重 1 天”于 2012 年 11 月 1 日入院。

患者 10 余年前(1997 年左右)无明显诱因下出现腰痛、下腹部不适,伴发热,无腹泻、心悸、胸闷痛、气促、咳嗽咯痰等,自服退热止痛药后症状缓解不明显,遂至附近医院就诊,行 B 超等相关检查后诊断为“肾结石,泌尿系感染”,予以抗感染治疗后症状缓解,不久后上症再发,遂至广东省人民医院住院诊疗,住院期间予以行左肾结石取石术及抗感染等,后症状缓解。第 2 年再次至广东省人民医院行右肾结石取石术,术程顺利,此后腰痛、下腹不适等症状未发作。至 2000 年左右患者出现腰痛、下腹不适,发热,尿频尿急尿痛等症状,至外院诊断为“肾结石,泌尿系感染”,予以微创取石术(具体不详)及抗感染治疗后症状缓解。但此后多次因腰痛、下腹不适、发热、尿频、尿急、尿痛等多种症状住院诊疗,均

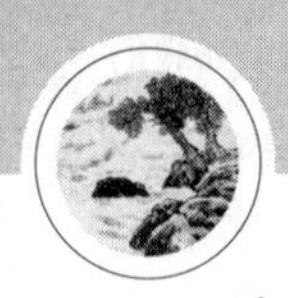

诊断为“泌尿系感染”“肾结石”等，予以抗感染治疗后症状可缓解。2012 年 9 月因“下腹不适伴尿频尿急尿痛”于珠海区第一人民医院治疗效果欠佳而入住我科治疗，查尿常规：LEU（+++），BLD（+++），PRO（+），NIT（+），尿白细胞计数 944 个 /μl，尿红细胞计数 44 个 /μl。中段尿细菌培养：大肠埃希菌。泌尿系统 B 超示双肾多发结石[右肾数个，较大约 11mm × 7mm（下部），左肾多个，较大范围约 20mm × 9mm（中部）]。诊断为：泌尿系感染，肾结石。予以中药辨证施治及西医对症处理后症状缓解出院。昨日无明显诱因下再次出现腰痛、下腹不适，无发热恶寒，无咳嗽咯痰，无胸闷胸痛气促等，因惧怕病情加重而候床于今日住院治疗。9 年前至外院门诊检查随机血糖为 19mmol/L，诊断为“2 型糖尿病”，平素口服阿卡波糖片、格列喹酮片控制血糖，自诉血糖控制为空腹血糖 5~7mmol/L，餐后血糖 6~9mmol/L，2 年来逐渐出现视物模糊，时有肢体末端麻木、疼痛。2012 年 8 月 10 日测量血压升高，最高血压为 160/81mmHg，门诊诊断为“高血压 2 级（极高危组），服用酒石酸美托洛尔控制血压，自诉血压控制尚可。

入院症见：患者神清，疲倦乏力，下腹部不适感，时有胸闷心悸，无胸痛气促，偶有头晕，口苦口干，无腹泻，腰酸痛，纳、眠差，夜尿 3~5 次，小便频，无尿痛尿急，大便调。

既往史：既往风湿性心脏病病史 30 余年，20 年前外院诊断为心房颤动，至今服用地高辛 0.125mg，每日 1 次，华法林 5mg，每晚 1 次，酒石酸美托洛尔 12.5mg，每日 1 次；2012 年 7 月于外院住院期间诊断为腰椎间盘突出并狭窄；患者曾因停用华法林后出现右上肢血栓形成并栓塞，于外院行血栓取出术，术后未遗留肢体活动障碍等异常，现右上肢活动基本正常。否认结核等传染病史，否认重大外伤输血史，否认其他手术史。

查体：T 36.7℃　P 82 次 /min　R 20 次 /min　BP 138/78mmHg

神志清，精神稍疲倦，发育正常，形体适中，自动体位，对答合理，查体合作。全身皮肤黏膜及巩膜无黄染，未见皮疹及出血点，浅表淋巴结未触及肿大，头颅无畸形，双瞳孔等大等圆，对光反射灵敏，耳鼻无异常，咽充血（–），双侧扁桃体无肿大，颈软，无颈静脉怒张，气管居中，双甲状腺无肿大。胸廓对称无畸形，双侧呼吸动度一致，叩诊呈清音，双肺呼吸音清，未闻及干、湿啰音，心前区无隆起，心界稍增大，心率 86 次 /min，律绝对不齐，二尖瓣瓣膜听诊区可闻及舒张期杂音，余听诊区未闻及明显病理性杂音，双侧腰部可见 2 条约为 10cm 手术瘢痕，腹部柔软，下腹部轻压痛，无反跳痛，移动性浊音（–），肝脾肋下未及，肠鸣音 5 次 /min，双肾区无叩击痛。脊柱四肢无畸形，双下肢无水肿。神经系

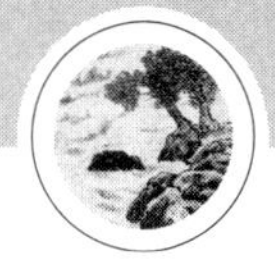

统检查生理反射存在，病理反射未引出。

舌暗红，舌底络脉迂曲，苔黄微腻，脉沉细结。

专科情况：双侧输尿管行程无压痛，双侧肋脊点、肋腰点无压痛，双肾区叩击痛，颜面四肢无浮肿。

辅助检查

（2012 年 7 月 23 日外院）尿常规：尿白细胞（+++），24 小时尿微量白蛋白 135.2mg/24h，GLU 7.19mmol/L；查泌尿系 B 超提示未见膀胱明显异常。腹部 B 超：①胆囊结石；②肾结石。

（2012 年 9 月我院）UA 444μmol/L，HDL-C 0.66mmol/L，TC 2.98mmol/L，LDL-C 2.07mmol/L，HbA1 8.3%，HbA1c 6.6%。尿常规：LEU（+++），BLD（+++），PRO（+），NIT（+），24 小时尿蛋白定量 283mg/24h。泌尿系 B 超：①左肾囊肿声像；②双肾结石，左肾多发；③左肾少量积液；④膀胱未见异常声像。

入院诊断

中医诊断：淋证 - 石淋（脾肾气虚，湿热瘀阻）；心悸（脾肾气虚，湿热瘀阻）。

西医诊断：肾结石（双肾）；心房颤动（伴长 R-R 间歇）；风湿性心脏病（心功能 2 级）；高血压（2 级极高危组）；高血压性心脏病；胆囊结石；2 型糖尿病。

治疗计划：入院完善相关检查，予查血型、两大常规，肝功、肾功、血脂、离子、凝血、D- 二聚体、胸片等了解患者一般情况，查 CRP、ESR、降钙素酶原了解炎症情况，查心酶、肌钙、心电图及动态心电图、心脏彩超了解患者心脏结构、功能及心电情况。完善泌尿系 B 超了解双肾情况，查 24 小时尿蛋白定量了解尿液情况，查糖化血红蛋白了解近期血糖控制情况；查地高辛血药浓度评估地高辛服药情况。治疗上，西医予酒石酸美托洛尔控制血压，地高辛控制心室率，阿卡波糖片及格列喹酮片控制血糖，华法林抗凝。中医方面，治以“益气健脾补肾，清热利湿活血”为法，三芪口服液及静滴参芪扶正注射液以益气，配合沐足方改善患者睡眠情况，雷火灸温通经络，中药汤剂辨证给予。

查房目的：泌尿系结石的中医治疗。

1. 杨霓芝教授听取病例汇报后查看患者

中医四诊

望：精神疲倦乏力，舌暗红，舌底络脉迂曲，苔黄微腻，脉沉细结。

闻：言语清晰，未闻及特殊气味。

问：下腹部不适感，时有胸闷心悸，无胸痛气促，偶有头晕，口苦口干，无腹泻，腰酸痛，纳、眠差，夜尿 3~5 次，小便频，无尿痛尿急，大便调。

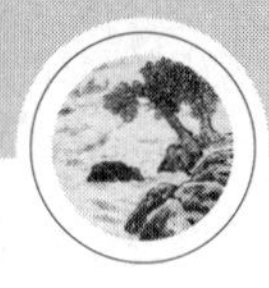

切：双下肢无浮肿，脉滑。

体格检查：双侧输尿管行程无压痛，双侧肋脊点、肋腰点无压痛，双肾区叩击痛，颜面四肢无浮肿。

补充病史：病史同前，无特殊补充。

2. 杨霓芝教授查房后讨论病情

姚耿圳医师：患者为老年女性，反复腰痛、下腹不适 10 余年，加重 1 天，结合患者既往彩超结果，考虑为"肾结石"可能性大，中医如何切入帮助患者免于手术的痛苦，请杨教授查房指导。

赵代鑫医师：诊断方面，该患者为老年女性，肾结石病史，反复下腹不适，结合患者尿常规，考虑泌尿系感染可能性大，建议结合患者肾脏彩超等结果，进一步明确。中医治疗泌尿系感染，根据患者的四诊情况，考虑存在脾肾气虚兼有湿热瘀阻，治疗当以健脾补肾利湿清热活血为原则遣方用药。

卢富华医师：肾结石是临床常见病、多发病，目前西药药物较少，常以对症治疗为主，近几年虽有体外震波碎石及一些非开放性手术取石等微创疗法的应用，使很多原需手术治疗的患者免除了手术的痛苦，但从中医角度讲，其治只能治标，难以达到治本的目的，而且有一定的适应证，对肾脏有一定损伤。尽管体外震波碎石等给患者带来了福音，减少了创伤，但其碎石后的排石及预防结石复发尚需药物的配合，中医药排石以其独特的优势，恰能担此重任，可望相得益彰。治疗方面以中医治疗为主，中医方面治以"益气健脾补肾，清热利湿活血"为法，三芪口服液及静滴参芪扶正注射液以益气，配合沐足方改善患者睡眠情况，雷火灸温通经络，中药汤剂辨证给予。具体治疗请杨教授查房给予中医方面辨证治疗。

3. 杨霓芝教授总结病例特点　患者神清，疲倦乏力，下腹部不适感，时有胸闷心悸，无胸痛气促，偶有头晕，口苦口干，无腹泻，腰酸痛，纳、眠差，夜尿3~5 次，小便频，无尿痛尿急，大便调。舌暗红，舌底络脉迂曲，苔黄微腻，脉沉细结。查体：双侧输尿管行程无压痛，双侧肋脊点、肋腰点无压痛，双肾区叩击痛，颜面四肢无浮肿。辅助检查：2012 年 7 月 23 日外院尿常规：尿白细胞(+++)，24 小时微量白蛋白 135.2mg/24h，GLU 7.19mmol/L；查泌尿系 B 超提示未见膀胱明显异常。腹部 B 超：①胆囊结石；②肾结石。2012 年 9 月我院泌尿系 B 超：①左肾囊肿声像；②双肾结石，左肾多发；③左肾少量积液；④膀胱未见异常声像。

4. 辨病辨证分析　中医学认为，结石的形成与脾肾有关。脾主运化，肾

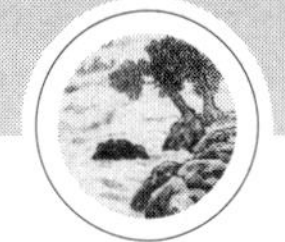

司二便，膀胱的排泄，靠肾阳的气化，肾虚则气化失常，湿热蕴结，蒸熬日久，则尿中杂质结成砂石。肾结石，病位在肾，主证腰痛、腰酸，病机以肾虚为本，砂石内结为标，兼夹湿热、气滞、血瘀为病，属虚实夹杂之证。辨证应明标本，辨缓急。发作时以结石为本，梗阻、感染、出血为标，急则治其标；缓解时以肾虚为本，湿热瘀滞为标，缓则治其本或标本兼顾。同时应注意到病证之间的转化，如在腰痛的基础上，可发展为石淋、热淋、血淋。热淋可诱发石淋或转为血淋，所谓血淋者，是热淋之甚者。证型方面，患者下腹部不适，腰酸痛，纳差为脾肾气虚无力的表现，脾虚无以运化，则出现纳差；肾虚则腰府空虚，故现舌暗红，舌底络脉迂曲，苔黄微腻，脉沉细结，为脾肾气虚兼有湿热瘀血内阻的表现。所以患者证型当属脾肾气虚，湿热瘀阻。

西医诊断方面，该患者为老年女性，主诉因“反复腰痛、下腹不适 10 余年，加重 1 天”入院，查体双肾叩击痛(+)，影像学检查提示双肾结石，考虑肾结石伴感染诊断明确。

中医诊断方面，该患者表现为尿频、尿急等症状，结合患者既往彩超结果，诊断为中医的“淋证 - 石淋”。

5. 诊断

中医诊断：淋证 - 石淋（病）。

中医证型：脾肾气虚，湿热瘀阻。

西医诊断：肾结石（双肾）；心房颤动（伴长 R-R 间歇）；风湿性心脏病（心功能 2 级）；高血压（2 级极高危组）；高血压性心脏病；胆囊结石；2 型糖尿病。

6. 治疗 目前以中医治疗为主，中医辨证为“脾肾气虚，湿热瘀阻”，以“补肾健脾，清利湿热”为法，配合艾灸、耳穴压豆治疗调节脏腑功能，尿感宁颗粒清热利尿通淋，住院期间中药汤剂如下：

黄芪 30g	白术 20g	杜仲 15g	菟丝子 20g
金钱草 20g	石韦 15g	乌药 15g	鸡内金 15g
茯苓皮 30g	三七粉（冲服）3g	甘草 10g	

水煎服，每日 1 剂。

7. 调护

(1) 多饮水：多饮水会使尿液得到稀释，草酸和钙离子的浓度降低，从而避免草酸盐结石的形成。推荐每天的液体摄入量在 2 500ml 以上；晚上睡觉前以及夜间饮水，可避免夜间尿液发生浓缩。

(2) 少食富含草酸盐的食物：如菠菜、甜菜、芹菜、芦笋、土豆、番茄、红茶、可可等，以减少尿中结石形成的成分。

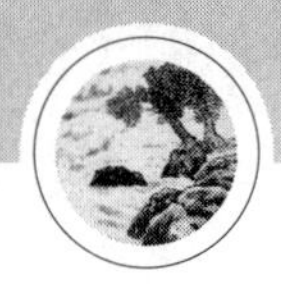

(3) 慎食高嘌呤类食物：因嘌呤的代谢产物是尿酸，尿酸可促使尿中草酸盐的沉淀。故慎食如动物内脏、海鲜食品、酒（特别是啤酒）等高嘌呤食物。

(4) 低糖或无糖饮食：高糖的摄入会使尿中的钙离子浓度、草酸含量以及尿的酸度增加，从而增大患肾结石的机会。

(5) 睡前慎喝牛奶：睡眠后尿量会减少、浓缩，尿中各种有形物质会增加，由于牛奶中含钙较多，在饮用牛奶后 2~3 小时，正是钙通过肾脏排泄的高峰时间，通过肾脏的钙在短时间内骤然增多，易形成结石。

8. 病案分析　《诸病源候论》记载"诸淋者，由肾虚而膀胱热故也"，指出淋症的内在因素是肾虚，膀胱有热。《医宗金鉴》认为"石淋"是由膀胱湿热煎炼而成。陈正平认为肾结石病位在肾，病机以肾虚为本，砂石内结为标，兼夹湿热、气滞、血瘀为病，属虚实夹杂之证。治疗当以益肾为主，结合清利湿热、行气化瘀、通淋排石等法。

二诊：2012 年 11 月 4 日。

患者服药后仍疲倦，乏力，下腹部不适感较前减轻，尿频减轻，无尿痛尿急，纳差，眠可，大便可。舌暗红，舌底络脉迂曲，苔黄微腻，脉沉细结。

辅助检查：泌尿系彩超：双肾结石，左肾多发。右肾囊肿声像。左肾少量积液。膀胱未见明显异常声像。

杨霓芝教授查房后指示：

(1) 患者服药后尿频有所缓解，服药后小便量增多，是邪气得以从小便而出之佳兆。

(2) 予调整中药，现患者邪气得水路而出，但精神仍觉疲乏，乏力，纳差，当以振奋正气，治本以助正气抗邪，治疗上应注重脾肾之气的恢复，肾为先天，靠后天脾土滋养，单纯补肾，不如健脾以资肾，培补后天以养先天。

予补中益气汤加强健脾益气之药，原方加党参加强益气之功，葛根升清，陈皮醒脾，具体处方如下：

黄芪 30g	白术 20g	党参 10g	葛根 15g
陈皮 5g	杜仲 15g	菟丝子 12g	金钱草 20g
石韦 15g	乌药 15g	鸡内金 15g	茯苓皮 30g
三七粉（冲服）3g	甘草 10g		

水煎服，每日 1 剂。

三诊：2012 年 11 月 6 日。

患者服药后症状明显减轻，疲倦乏力较前改善，尿频减轻，无尿急，大便可，2~3 次 /d，纳、眠可，口不干不苦。舌暗红，伴齿痕，苔薄黄，脉沉细。

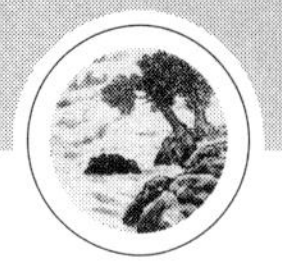

辅助检查

尿常规：潜血(+)，白细胞酯酶(+++)。肾功能：尿素氮 8.9mmol/L，肌酐 461μmol/L。

杨霓芝教授查房后指示：

(1) 患者症状缓解，予复查相关指标；出院后随访。

(2) 患者现邪气逐渐驱除，正气逐渐恢复，予调整原方中三七易为桃仁加强活血，茯苓皮改为茯苓加强健脾之功，具体处方如下：

黄芪 30g	白术 20g	党参 10g	葛根 15g
陈皮 5g	杜仲 15g	菟丝子 12g	金钱草 20g
石韦 15g	乌药 15g	鸡内金 15g	茯苓 30g
桃仁 5g	甘草 5g		

水煎服，每日 1 剂。

随访：随访 2 年，间断服用中药治疗，排尿无不适。

【总结】

肾结石属于中医学中的"石淋"范畴。人体内水液的生成与正常代谢，离不开膀胱的气化作用，即《黄帝内经》中所说的："膀胱者，州都之官，津液藏焉，气化则能出矣。"而膀胱的气化作用又取决于肾气的功能。肾气充足则膀胱气化功能正常；反之，肾气虚惫则膀胱气化功能失司，从而影响尿液的生成与排泄。故石淋的形成，与肾、膀胱关系密切。中医认为，石淋多由于肾气不足，湿热蕴结，注于下焦，煎熬尿液，尿中杂质结成砂石。病变日久，结石瘀阻尿络，气滞血瘀，尿流不畅，杂质沉积，进一步形成砂石，而且不通则痛，引发腰腹疼痛；结石损伤脉络，导致尿血。故肾结石是以肾虚为本，湿热瘀滞为标。本病发病早期以实证表现为主，后期以虚实夹杂表现为主。一般演变规律多为湿热邪蕴结下焦或邪气化火，移热于肾，日久伤及肾阴，阴损及阳，或过用清利之品，损伤阳气，肾阳虚不能温煦脾阳，使脾肾两虚，出现正虚邪实。如瘀血、砂石之邪阻塞日久，会导致肾失气化而发生水肿、癃闭或关格。

方中以黄芪健脾益气，善入脾胃，更有利尿之效，白术归脾、胃经，益气健脾，杜仲补肾强腰，有扶正固本之效，乌药行气止痛，菟丝子补肾填精，补肾助气化，脾肾得补，正气得养，气化得行，利于正气祛邪外出，利于正气恢复；茯苓皮利尿化湿，佐以金钱草利尿通淋，清热解毒，石韦利尿通淋，凉血止血，鸡内金入膀胱经，有化坚消石之功。佐以乌药理气，三七活血化瘀，使气机条畅，湿热黏滞之邪和湿瘀之邪不致缠绵，使之以甘草调和诸药，又可以培补中焦土气

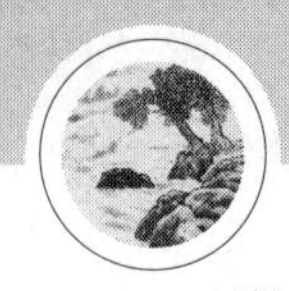

以制水湿。

1. 杨霓芝教授辨病思路 “淋”之名，首见于《黄帝内经》，淋证为小便淋沥不畅或闭阻不通之病证。在较早的古医书中“淋”与“癃”的意义大致相同，都指小便困难，并伴小腹急痛的症状或病证。“石癃”之名见于《五十二病方》，《神农本草经》最早记载“石淋”之病名。此后巢元方在《诸病源候论》中对石淋有反复论述。“石淋”又有“沙淋”“砂淋”“沙石淋”等不同称谓，大致出现在唐宋时期。据现存文献记载，“沙淋”于最早出现，见诸《证类本草·萱草根》，引自唐代陈藏器的《本草拾遗》。“砂石淋”或“沙石淋”之病名见于北宋的《圣济总录》。早期，沙、石并提并无区分，南宋杨士瀛提出：沙淋凝脂而易散，石淋结块而难消。至清代，沈金鳌提出“轻则为沙，重则为石”的说法。一般来讲，“石淋”的别名为“沙淋”。但偶有例外，载于清代萧埙《女科经纶》的“血沙淋”则与“石淋”无关。

该患者因“反复腰痛、下腹不适 10 余年”入院，彩超结果提示肾结石，无因劳累诱发，无血尿，无小腹拘急胀满，无尿急、尿痛等，主要表现为尿频等，中医诊断为“淋证 - 石淋”。

2. 杨霓芝教授辨证思路 杨霓芝教授认为，肾结石属中医学石淋范畴。人体水液的正常代谢，离不开膀胱的气化功能，即所谓“气化则能出矣”。而膀胱的气化功能强弱又取决于肾，肾气充足则膀胱气化功能正常，水湿适时排出，《丹溪心法》提到：“诸淋所发，皆肾虚而膀胱湿热也。肾主水，水结则化为石，肾为热所乘，热则成淋。”肾气虚则膀胱气化功能失司，影响尿液排泄，久蕴而化热，煎熬水液，日积月累，聚为砂石。正如隋代巢元方《诸病源候论·石淋候》所谓，且其往往病程较长，结石瘀结尿路，郁滞不得下泄，致气血运行不畅，气滞血瘀，壅遏不通，不通则痛，故有久病入络致瘀之说，杨霓芝教授认为，肾为先天之本，乃后天之本脾胃滋养，故肾气充足，以脾气充足健运为基础，石淋之形成，与脾胃亏虚有关，故肾结石是以脾肾气虚为本，湿热瘀滞为标的本虚标实之证。

患者年老久病，精神疲倦为气虚之象，下腹不适为湿热阻滞下焦，气机不畅，尿频为湿热下注膀胱之证，腰酸痛为肾虚腰府失养之象，纳差为脾虚失运之象，舌暗红，舌底络脉曲张，苔黄微腻，脉沉细结，均为脾肾气虚，湿热瘀阻之象。

3. 杨霓芝教授施治思路 中医临床施治的过程，是“审症求因”到“辨证论治”的过程。中医治疗疾病的方法多样，有内治、外治、药物、针刺、灸、导引

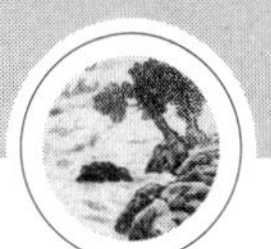

等，根据其功效的不同主要有八法。对于复杂的疾病，中医多以多种治法合用，组成复方，综合治疗。

中医临床的灵活性就在于可以根据疾病的轻重缓解来选择不同有效灵活的方药，抓住主要矛盾或者矛盾的主要方面，解决主要矛盾或者矛盾的主要方面。例如在《金匮要略》记载："问曰：病有急当救里救表者，何谓也？师曰：病，医下之，续得下利清谷不止，身体疼痛者，急当救里；后身体疼痛，清便自调者，急当救表也。夫病痼疾加以卒病，当先治其卒病，后乃治其痼疾也。师曰：五藏病各有所得者愈，五藏病各有所恶，各随其所不喜者为病。病者素不应食，而反暴思之，必发热也。夫诸病在藏，欲攻之，当随其所得而攻之，如渴者，与猪苓汤，余皆仿此。"

"正气存内，邪不可干"，该患者病程较久，缠绵难愈，正气不足必存，目前属虚实夹杂，以正气虚为本，邪气实为标，其中以脾肾气虚为本，湿热瘀阻为标。治疗当以扶正祛邪为主，扶正主要是扶助脾肾之气，祛邪主要是利尿通淋，立法以补肾健脾，清利湿热，酌加活血之品。

尿路结石以下焦湿热为根本病机，或夹血瘀；湿为阴邪，久则损伤脾肾阳气，或热灼阴伤，而表现出气虚或阴虚的临床症状。故治疗当按不同的临床表现和不同的阶段进行。症之早期多属实证，治疗应以实则治标为原则，以清热利湿，通淋排石，活血化瘀为法；病之后期则属虚实夹杂之证，治疗应以标本兼治为原则，在利湿清热通淋的同时，或补脾益肾，或滋阴清热以奏其功。对于直径小于 0.8cm 的结石可行中医辨证治疗。

(1) 下焦湿热

证候特点：腰部胀痛，牵引少腹，涉及外阴，尿中时夹砂石，小便短数，灼热刺痛，色黄或血尿，或有寒热、口苦、呕恶、汗出。舌红，苔黄腻，脉弦数。

治法：清热利湿，通淋排石。

推荐方剂：石韦散加减。

基本处方：金钱草 30g，车前草 15g，滑石（先煎）30g，石韦 15g，海金沙 15g，冬葵子 15g，鸡内金 15g，乌药 12g，牛膝 12g，木香（后下）15g。每日 1 剂，水煎服。

加减法：若腰腹酸痛甚者，加白芍 15g、甘草 5g 缓急止痛；若血尿明显者，加白茅根 20g、小蓟 20g、藕节 20g 等清热凉血；尿道灼热涩痛者，加蒲公英 20g、荠菜 20g、虎杖 30g 以清热利湿通淋。

(2) 湿热夹瘀

证候特点：腰酸胀痛或刺痛，小腹胀满隐痛，痛处固定，小便淋沥不畅，尿

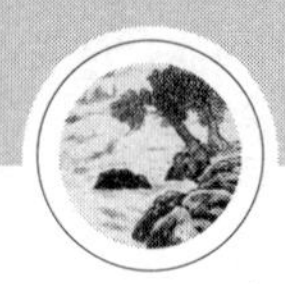

色深红时夹砂石或夹有瘀块。舌质紫暗或有瘀点，苔黄，脉弦涩。

治法：清热利湿活血通淋。

推荐方剂：石韦散合失笑散加减。

基本处方：金钱草 30g，石韦 15g，海金沙 15g，琥珀末（冲服）3g，红花 6g，赤芍 15g，王不留行 15g，牛膝 15g，车前草 15g，蒲黄（包煎）15g，五灵脂 12g，冬葵子 15g，滑石（先煎）20g。每日 1 剂，水煎服。

加减法：若兼见头晕气短、四肢乏力、脉细弱等脾虚气弱者，可加党参 15g、黄芪 30g 以补脾，利于排石；若低热、心烦舌红、脉细数者加生地黄 15g、女贞子 15g、知母 15g、黄柏 12g 等以滋阴降火；若腰腹胀痛明显者，加青皮 12g、陈皮 9g、厚朴 12g、乌药 15g 以行气除胀止痛；若结石固结久不移动而体质较强者，可加穿山甲 15g、皂角刺 15g、浮海石 15g、桃仁 12g 以通关散结排石。

(3) 气虚湿热

证候特点：腰脊酸痛，神疲乏力，小便艰涩，时有中断或夹砂石，脘腹胀闷，纳呆或便溏，舌淡红，苔白腻，脉细弱。

治法：健脾补肾，利湿通淋。

推荐方剂：四君子汤合石韦散加减。

基本处方：黄芪 30g，白术 15g，茯苓 15g，杜仲 15g，车前草 15g，怀牛膝 15g，海金沙 15g，冬葵子 15g，石韦 15g，党参 15g，鸡内金 15g，甘草 5g。每日 1 剂，水煎服。

加减法：若兼见畏寒肢冷、夜尿频数等肾阳虚表现者，可加肉桂（焗服）1.5g、淫羊藿 15g 以温阳益气；腰腹胀痛明显者，加厚朴 15g、木香（后下）12g 以行气止痛；若血瘀之象明显，加桃仁 5g、赤芍 10g、蒲黄 10g 以活血化瘀。

(4) 阴虚湿热

证候特点：腰酸耳鸣，头晕目眩，面色潮红，五心烦热，口干，小便艰涩，尿中时夹砂石，舌红少苔，脉细数。

治法：滋阴降火，通淋排石。

推荐方剂：六味地黄汤合石韦散加减。

基本处方：生地黄 15g，女贞子 15g，山药 15g，泽泻 15g，茯苓 15g，牛膝 12g，海金沙 15g，琥珀末（冲服）3g，石韦 15g，冬葵子 15g，黄柏 10g。每日 1 剂，水煎服。

加减法：血尿明显者，加白茅根 20g、小蓟 15g、藕节 20g、墨旱莲 18g 等凉血止血；若兼见神倦乏力、便溏纳呆等气虚表现者，加黄芪 30g、党参 15g

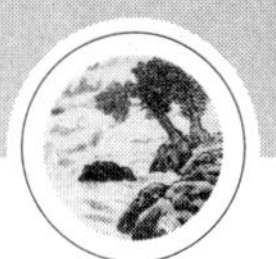

以益气通淋；若血瘀之象明显，加桃仁 12g、赤芍 15g、蒲黄(包煎)8g 以活血化瘀。

（黄贵锐　胡天祥　卢富华）

主要参考文献

1. 杨霓芝，黄春林．泌尿科专病中医临床诊治[M]. 2 版．北京：人民卫生出版社，2005.
2. 李洪武．肾结石的中医诊治综述[J]. 医学信息旬刊，2011，24(4)：1684-1684.
3. 杨霓芝，毛炜．中西医结合肾脏病学研究新进展[M]. 北京：人民卫生出版社，2017.

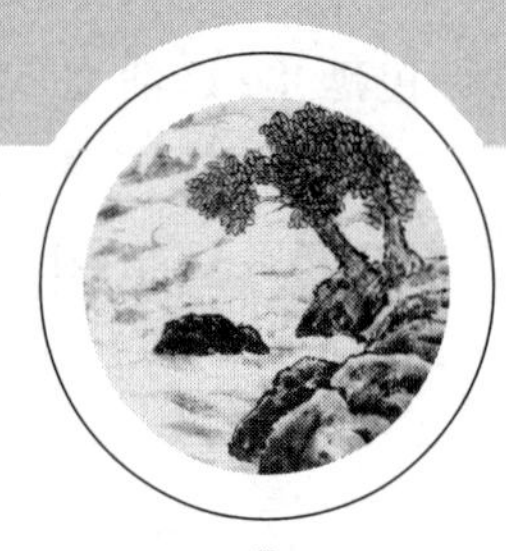

第十三章 抗肾小球基底膜抗体肾炎病案

【病案】

一诊:2016 年 12 月 1 日。

杨教授查房,参加人员有卢富华医师、侯海晶医师、胡晓璇医师、进修医师、实习医师、主管护师等。

主管医师汇报病史:

刘某,女,60 岁。

因“反复肉眼血尿 4 个月余”于 2016 年 11 月 30 日入院。

现病史:2016 年 7 月患者无明显诱因出现肉眼血尿,茶色,伴尿频,下腹部闷痛,无尿痛,在当地诊所口服药物治疗(具体用药不详),症状改善,患者未予重视,未系统诊治。2016 年 10 月 25 日出现呕吐 3 次,非喷射状,无头晕头痛,至当地某医院就诊,测血压 154/92mmHg,尿常规:尿蛋白(++)、尿红细胞(++)、尿白细胞(+),血肌酐 208μmol/L、血红蛋白 113g/L;胃肠镜提示慢性胃炎、升结肠息肉(已电切);肾脏彩超:双肾大小正常,左肾小囊肿。肿瘤标志物正常,诊断为 CKD3 期,予尿毒清、金水宝、氨氯地平口服,自觉无明显改善。10 月 28 日转至某三甲医院就诊,查尿蛋白肌酐比 1 170mg/g,尿畸形红细胞 / 正形红细胞 20 000/0,尿常规:尿蛋白(+),尿颗粒管型(++),尿白细胞(+++);抗中性粒细胞胞浆抗体组合、抗核抗体、风湿 3 项阴性,补体 C3 1.25g/L、C4 0.38g/L,免疫

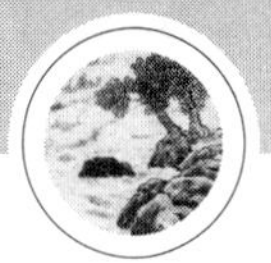

电泳试验阴性，乙肝表面抗原阴性，肾脏彩超：左肾大小 10.1cm × 5.2cm，肾皮质厚 1.2cm，右肾大小 10.1cm × 4.2cm，肾皮质厚 1.3cm。予尿毒清、盐酸贝那普利片、复方 α- 酮酸片等口服，并建议住院行肾活检。现为求进一步治疗来我院，由门诊拟“慢性肾脏病 3 期”收入我科。

入院症见：神清，精神疲倦，无发热恶寒，无头晕头痛，口干口苦，腹胀痛，纳、眠一般，多梦，小便频，暂无肉眼血尿，大便可。舌淡暗，苔薄白，脉弦细。

既往史：2016 年 10 月行升结肠息肉电切术。否认糖尿病、冠心病等其他内科病史，否认肝炎、结核等传染病史，否认其他手术、重大外伤、输血史。

过敏史：否认药物、食物及接触过敏史。

其他情况：出生于并长期居住原籍，无疫水接触史；无烟酒等不良嗜好；既往月经规律，28 天一潮，已绝经，已婚育，家人均体健。否认家族性遗传病病史。

查体：T 36.3℃　P 69 次 /min　R 20 次 /min　BP 183/96mmHg

神清，精神稍疲倦，发育正常，形体偏瘦，自动体位，对答合理，查体合作。全身皮肤黏膜及巩膜无黄染，浅表淋巴结未触及肿大，头颅无畸形，颜面无浮肿，双瞳孔等大等圆，对光反应灵敏，耳鼻无异常，咽充血（–），双侧扁桃体无肿大，颈软，无颈静脉怒张，气管居中，双甲状腺无肿大。胸廓对称无畸形，双侧呼吸动度一致，叩诊呈清音，双肺呼吸音清，未闻及干、湿啰音，心前区无隆起，心界不大，心率 69 次 /min，律齐，各瓣膜听诊区未闻及病理性杂音，腹平软，全腹无压痛、反跳痛，移动性浊音（–），肝脾肋下未及，肠鸣音正常。脊柱四肢无畸形，双下肢无浮肿。神经系统检查：生理反射存在，病理反射未引出。舌淡暗，苔薄白，脉弦。

专科情况：双侧输尿管行程无压痛，肋脊点、肋腰点无压痛，肾区无叩击痛，移动性浊音（–），双下肢无浮肿。

辅助检查

（2016 年 10 月 25 日）尿常规：蛋白（++）、红细胞（++）、白细胞（+），血肌酐 208μmol/L、血红蛋白 113g/L，胃肠镜提示慢性胃炎、升结肠息肉，肾脏彩超：双肾大小正常，左肾小囊肿。

（2016 年 10 月 28 日）查尿蛋白肌酐比 1 170mg/g，尿畸形红细胞 / 正形红细胞：280 000/0，尿蛋白（+），颗粒管型（++），白细胞（+++），ANCA 组合、抗核抗体、风湿阴性，补体 C3 1.25g/L、C4 0.38g/L，免疫电泳实验阴性，乙肝五项阴性，肾脏彩超：左肾大小 10.1cm × 5.2cm，厚 1.2cm，右肾大小 10.1cm × 4.2cm，厚 1.3cm。

入院后相关检查：血常规：WBC 5.73 × 10^9/L，NEUT% 73.7%，Hb 99g/L，

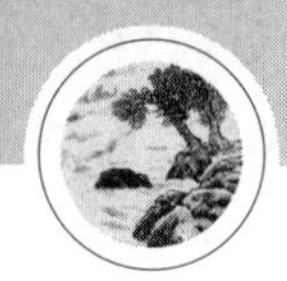

PLT 200×10^9/L，凝血：FIB 5.34g/L，DD-Dimer 0.58mg/L FEU，尿常规：尿白细胞计数 95 个 /μl，尿红细胞计数 302.9 个 /μl，尿蛋白(+++)；生化：Cr 304μmol/L，UA 404μmol/L；尿 RBC 位相：尿红细胞总数 304 000 个 /ml；肝功 8 项：ALB 29.9g/L。血脂 4 项、输血 4 项未见异常。ABO 血型：A 型；RhD 血型：阳性(+)。心电图：①窦性心律；②T 波稍高尖。胸片：心肺未见病变。泌尿系彩超：双肾实质稍增高，请结合临床。膀胱未见明显异常。腹部彩超：肝实质回声稍增粗，未见明显占位病变。胆囊、胰腺、脾脏未见明显异常声像。

入院诊断

中医诊断：尿血(脾肾气虚血瘀)。

西医诊断：①慢性肾炎综合征；②高血压 3 级(很高危组)；③慢性胃炎；④升结肠息肉(电切术后)。

诊疗计划：入院后予Ⅱ级护理，低盐优质低蛋白饮食，测体重、血压，持续尿量监测；拟排除禁忌证后行肾穿刺活检术；予盐酸贝那普利片、硝苯地平控释片降压，碳酸氢钠片纠酸，静滴左卡尼汀改善心肾代谢，中医方面，以“健脾补肾，活血化瘀”为法，予三芪口服液益气活血，金水宝补肾固摄，尿毒清通腑泄浊，配合耳穴压豆刺激耳穴改善诸证。

请杨霓芝教授查房目的：明确诊断，指导治疗。

1. 杨霓芝教授听取病例汇报后查看患者

中医四诊

望：神志清楚，精神疲倦，形体偏瘦，腹满，舌淡暗，苔薄白。

闻：言语清晰，呼吸正常，未闻及特殊气味。

问：肢体乏力，口干口苦，腹胀痛，纳呆，眠一般，多梦，小便频，无尿急尿痛，暂无肉眼血尿，大便调。

切：肤温正常，脉弦，尺脉弱。

体格检查阳性体征：无特殊阳性体征；其他生理反射存在，病理反射未引出。

补充病史：患者反复肉眼血尿伴见腹痛，无尿频急痛。无咳嗽咯血，无特殊用药史。

2. 杨霓芝教授查房后讨论病情

胡晓璇医师：患者中老年女性，以肉眼血尿发病，后尿检提示血尿、蛋白尿阳性，血压升高，符合慢性肾炎综合征临床特点，发病 >3 个月，慢性肾炎综合征诊断可明确。患者 1 个月前第一次正式就诊并完善相关检查，发现血肌酐升高 1 个月余，目前血肌酐升高为疾病急性期或慢性演变？因患者既往无肾

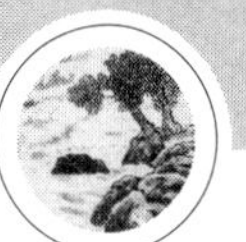

病基础，肾功能水平急慢性待排。考虑患者慢性肾炎综合征合并血肌酐升高，存在肾穿刺活检指征，但目前血肌酐达 200μmol/L，肾穿刺出血风险高，肾活检指征如何把握？治疗方面，患者目前肉眼血尿、肾功能异常、疲倦乏力、纳呆、尿频、腹胀痛等症状明显。是否可以针对症状予中医药治疗改善患者症状，减轻患者病痛？请杨教授查房指导。

侯海晶医师：患者中老年女性，目前慢性肾衰竭、慢性肾炎综合征诊断明确；且伴血肌酐升高，为明确原发病，需进一步行肾穿刺活检术。患者双肾 B 超大小正常，肾皮质厚度 >1cm，但考虑患者血肌酐升高，出血风险高，建议肾穿刺活检术过程中小心操作，避免多次穿刺，减少出血风险。术后嘱患者卧床休息，并予止血处理。患者临床以血尿为主要表现，原发病不排除有 IgA 肾病可能，继发性肾脏病方面当注意 ANCA 相关性血管炎与肺出血肾炎综合征，抗肾小球基底膜抗体病等，需进一步完善相关检查以协助诊断。中医方面，患者老年女性，临床以血尿为主要表现，且反复发作，病机主要为气不摄血，久病离经之血成瘀，故为气虚血瘀之证，当益气活血止血为要。

卢富华医师：慢性肾炎综合征当与肾病综合征相鉴别，一般肾炎综合征常见血尿、蛋白尿，或伴血压升高，一般蛋白尿水平 <3.5g/24h；而肾病综合征一般以大量蛋白尿漏出为主，尿蛋白 >3.5g/24h，伴浮肿、高脂血症、低蛋白血症，符合“三高一低”临床特点。两者一般经临床采集可鉴别明确，但两者均为临床综合征，需进一步完善肾穿刺活检术明确病理诊断。中医方面，患者以血尿、肌酐升高为主诉，属尿血范畴，当属“血证 - 尿血”范畴，以无痛性尿中带血为症状，中医内科学上，尿血辨证分：①下焦湿热证，以小蓟饮子为代表方；②肾虚火旺证，以知柏地黄丸为代表方；③脾不统血证，以归脾汤为代表方；④肾气不固证，以无比山药丸为代表方。

3. 杨霓芝教授总结病例特点

四诊合参：中老年女性，以发现肉眼血尿 4 个月余，血肌酐升高 1 个月为主诉，面色㿠白，疲倦乏力，口干口苦，腹胀痛，纳、眠一般，夜梦多，小便频，大便调。舌淡暗，苔薄白，脉弦尺弱。结合患者尿常规：尿白细胞计数 95 个 /μl，尿红细胞计数 302.9 个 /μl，尿蛋白（+++）；Cr：304μmol/L。建议完善相关检查：24 小时尿蛋白定量以及自身免疫性抗体、免疫、血管炎、ANCA 等排除继发性肾小球肾炎等检查，必要时行肾穿刺活检术明确病理诊断。

4. 辨病辨证分析　该患者因反复肉眼血尿 4 个月余入院，出现蛋白尿，四诊合参，当属于中医学“尿血”范畴；患者为老年女性，先天及后天之本不足，加之久病必虚，故精神疲倦，纳差，腹部胀满为脾气不足，运化不及，气虚使得

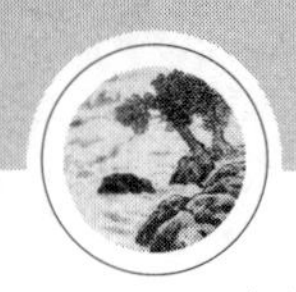

气滞之象；然在《素问》："人之所有者，血与气耳。"在气与血的关系上有"气为血之帅，血为气之母"之说。气为血之帅是指气能生血、气能摄血、气能行血三方面。所谓"久病入络"，"久病入血"，故气虚使得行血之力不足而血瘀，摄血之力不及而血溢脉外，故腹痛为气虚气滞血瘀、不通则痛、不荣则痛之象；血尿为血溢脉外之象，小便色淡红无热象；脾气虚精微化生减少，另外，脾气虚失于升清，精微下注，肾气虚失于封藏，《素问》载："清气在下，则生飧泄。浊气在上，则生䐜胀。"故蛋白尿为脾虚生化不足、升清不及、肾气失于封藏之象；口干口苦为津液失于濡养之象；多梦为血不养心之象；舌淡暗，苔白，脉弦为脾肾气虚血瘀舌脉之象。以上均为脾肾气虚血瘀之象，病性属本虚标实，病位在脾肾。

5. 诊断

中医诊断：尿血（脾肾气虚血瘀）。

西医诊断：①慢性肾炎综合征；②高血压3级（很高危组）；③慢性胃炎；④升结肠息肉（电切术后）。

6. 治疗 中医以健脾补肾活血为法，中药处方如下：

党参（熟党参）15g	黄芪（北芪）30g	白术 15g
茯苓（云苓）15g	山药（怀山药）15g	菟丝子（盐菟丝）15g
芡实（芡实）15g	丹参 15g	三七片（田七片）10g
白芷 10g	白芍 15g	

目前考虑患者为慢性肾炎综合征，为明确诊断，排除禁忌证后拟行肾穿刺活检术。西医治疗方面，予控制血压、纠正酸中毒等对症处理。中医方面，除中药汤剂治疗外，可予三芪口服液益气活血，减轻肾炎纤维化情况；金水宝补肾填精，控制蛋白尿；尿毒清通腑泄浊，清除毒素，降低血肌酐。并发挥中医特色，可予耳穴压豆、穴位刺激等配合治疗。

7. 调护 杨教授认为，肾炎患者抵抗力下降，宜增强体质，预防感冒，避免过度劳累；目前血肌酐升高，嘱低盐优质蛋白饮食，忌烟酒，少食海鲜、动物内脏、浓汤等高嘌呤饮食，注意休息，避免使用肾毒性药物。

8. 病案分析 目前患者以肉眼血尿为主诉，属"尿血"范畴。"尿血"属中医血证范畴，素体亏虚，外感热邪或湿热伤及下部脉络，或情志过极，郁而化火，伤及气津，或过食辛燥滋腻之品，湿热内生，伤及脾胃，或久病之后，气虚不摄，阴虚火旺，瘀阻脉络，血不循经等均可导致血尿。因此血证的治疗原则为治火、治气、治血三方面。治火：实火当清热泻火，虚火当滋阴降火；治气：《医贯·血症论》："血随乎气，治血必先理气。"实气当清气降气，虚证当补气益气。

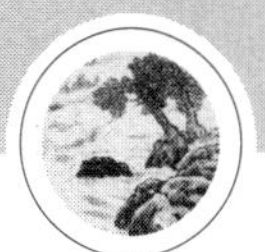

治血:《血证论·吐血》:"存得一分血,便保得一分命。"其中包括凉血止血、收敛止血或祛瘀止血的方药选择。针对此病,患者久病正气不足,中气亏损,累及肾脏,故其病位主要在脾肾,以气虚为本,但在气和血的关系上,古文中记载"载气者血也,载血者气也","气运乎血,血本随气以周流,气凝则血亦凝矣","元气既虚,必不能达于血管,血管无气,必停留而瘀","久病入络","久病必瘀",离经之血阻于脉外,新血化生失常,气机运行受阻又加重本病,由此看,瘀血为本病的病理产物和致病因素,因此患者血尿为气不摄血、气虚不行血,血溢脉外之象;蛋白尿(尿中夹有泡沫)为脾虚升清不及,肾虚不能固摄之象;腹闷痛为气虚气滞血瘀之象;多梦为累及肝肾,肝肾阴虚之象,舌淡暗为气虚血瘀之舌象;苔白为气虚中有湿象,湿浊不重;脉弦为气滞血瘀之象;因此本病本虚标实,疾病发展过程中可夹湿、热、瘀,湿热和瘀血则是血尿反复、加重病情的重要因素。综上所述,患者主要病位在脾肾,累及肝,病机为脾肾气虚血瘀,病性为本虚标实。

方药以党参、黄芪、茯苓、白术、山药等五味共奏益气健脾,促进生化之源;黄芪及茯苓两者健脾益气,兼利水祛湿消肿之力;黄芪兼固护卫气;丹参、三七活血化瘀不伤血;菟丝子平补肾阴肾阳;白芷与芡实燥湿健脾,白芍敛阴,诸药合用,可健脾补肾活血,兼有燥湿之用。

二诊:2016年12月8日。

患者神清,精神较前好转,仍诉下腹胀痛,少许口干口苦,小便色淡红,无尿频尿急尿痛,胃纳差,眠一般,多梦,大便调。舌淡暗,苔薄白,脉弦。今晨血压121/70mmHg。查体:双下肢无浮肿,余基本同前。

辅助检查:妇科彩超:子宫萎缩,双侧附件区未见明显占位病变。尿液衣原体抗原检测:阴性。中段尿支原体培养+药敏:阴性;中段尿细菌培养+药敏定量:无菌生长;急诊生化:Cr 293μmol/L,Urea 12.5mmol/L,Glu 8.21mmol/L;血管炎3项:抗肾小球基底膜抗体Anti-GBM定量89.4U/ml;免疫6项未见异常。肾穿刺病理:①组织学特征符合增生硬化性肾小球病的损伤模式[细胞性新月体(1/6),局灶节段性硬化(4/6)],伴IgG线状肾小球基底膜沉积;②重度肾间质-肾小管损害(亚急性-慢性)。

杨霓芝教授查房后指示:

1. 患者入院后完善相关检查,血管炎提示抗GBM抗体阳性,且结合肾穿刺病理提示抗肾小球基底膜抗体肾病(抗GBM抗体病)。抗GBM抗体病是一种自身免疫性疾病,发病急,进展快,若未能及时治疗则预后差。患者首先产生作用于基底膜型胶原3链上的非胶原区域的自身抗体激活补体引发中性粒

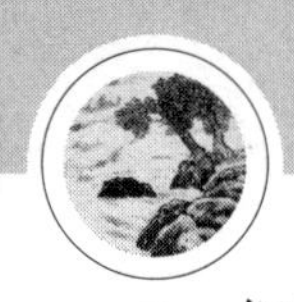

细胞依赖的炎症反应。本病是以急进性肾炎、肺出血、抗 GBM 抗体阳性为特征的器官特异性疾病。抗 GBM 抗体病临床表现多为急进性肾炎综合征，短期内达到少尿、无尿、肾功能迅速恶化。数周内或数月内达到尿毒症水平，部分患者可出现肺出血。诊断为抗基底膜抗体(Goodpasture)综合征。该病的诊断标准为在血清或肾组织中检测到抗 GBM 抗体。肾活检免疫荧光见到 IgG 沿 GBM 线样沉积是抗 GBM 抗体病的特征性表现。多数患者伴有 C3 沿 GBM 呈线样或颗粒样沉积。光镜下多表现为新月体性肾炎。抗 GBM 抗体病可同时伴发其他免疫复合物介导的疾病，如膜性肾病、紫癜相关性肾炎、膜增生性肾小球肾炎等。本患者血清提示抗 GBM 抗体阳性、肾脏病理可见 IgG 线状肾小球基底膜沉积。目前诊断明确，本患者以出现血尿、蛋白尿、血肌酐升高为临床特点，临床与病理相符合，本病原发病诊断可明确为抗肾小球基底膜肾炎，本病起病急，病情恶化快，故宜中西医结合治疗。

根据目前循证证据，抗 GBM 抗体病的首选治疗为强化血浆置换联合泼尼松和环磷酰胺治疗。血浆置换能除去循环中的抗 GBM 抗体和其他炎症介质，而免疫抑制剂能最大程度地减少新抗体的形成。本患者目前全身炎症活动不明显，仅以肾损害为主，可予激素联合环磷酰胺抑制免疫，减少新抗体形成。若治疗过程患者出现病情进展或炎症活动明显，必要时行血浆置换祛除体内已形成的抗 GBM 抗体及其他炎症介质。本患者血肌酐目前偏高，在使用激素及环磷酰胺过程，注意监测肾功能情况，并减少免疫抑制剂副作用，发挥中医药治疗特色，为免疫方案保驾护航，发挥增效减毒作用。

2. 患者服药后症状缓解，疲倦减轻，血肌酐有所下降，是正气逐渐恢复，但患者诉下腹胀痛、小便淡红，无尿频尿急尿痛，考虑脾虚三焦失调，水湿化热阻滞，以中下焦湿热为主。故予调整中药，上方以健脾补气为主，目前疲倦减轻，考虑脾虚好转，中药拟方可减轻健脾益气之力，保留党参、白术健脾益气；患者现以小便淡红、下腹胀痛等下焦湿热证为主，当以清热凉血活血，补肾阴为主，取二至丸墨旱莲、女贞子二味固护肾阴；方药以党参、干姜、炙甘草、白术温中益气健脾，促进生化之源；女贞子、墨旱莲擅补肝肾之阴，同时凉血止血；白茅根在《本草正义》为“寒凉而味甚甘，能清血分之热而不伤于燥，又不黏腻，故凉血而不虑其积瘀，以主吐衄呕血，泄降火逆，其效甚捷”；小蓟、仙鹤草、藕节几者合用，既可凉血止血，又行血活血，且可避免干姜过于温燥伤血分。具体处方如下：

党参(熟党参)30g	干姜 12g	炙甘草 5g
白术 15g	女贞子(盐女贞)15g	旱莲草(墨旱莲)15g

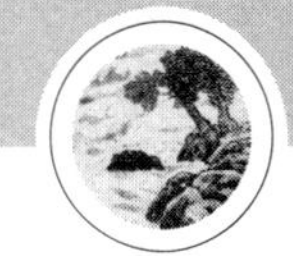

仙鹤草 15g　　小蓟 15g　　藕节 20g
白茅根 15g

30 剂，水煎煮，每日 1 剂。

病情稳定，出院继续随访。

【总结】

1. 杨霓芝教授辨病思路　抗基底膜肾炎中医无相应病名，根据其临床表现属中医学“尿血”“关格”“慢性肾衰”等病范畴。其中本病血尿症状突出。

传统中医学无肾小球性血尿、慢性肾小球肾炎、抗基底膜抗体肾病的名称，根据患者的临床表现及检查结果，我们将其归为“尿血”“血证”范畴。本疾病因为素体亏虚，外感热邪或湿热伤及下部脉络，或情志过极，郁而化火，伤及气津，或过食辛燥滋腻之品，湿热内生，伤及脾胃，或久病之后，气虚不摄，阴虚火旺，瘀阻脉络，血不循经等均可导致血尿。杨老认为本病本虚标实，病位在脾肾，以气虚、阴虚为主，夹湿、热、瘀。湿热交杂，缠绵难去，煎灼津液，血液黏稠而瘀滞不行，“载气者血也，载血者气也”，“气运乎血，血本随气以周流，气凝则血亦凝矣”，“元气既虚，必不能达于血管，血管无气，必停留而瘀”，“久病入络”，“久病必瘀”，离经之血阻于脉外，新血化生失常，气机运行受阻又加重本病，由此看，瘀血为本病的病理产物和致病因素。杨老认为湿热、瘀血是血尿反复，迁延不愈的重要因素。

2. 杨霓芝教授辨证思路　按照发病特点，将血尿分为急性期、慢性迁延期和缓解期，常见证型分为气阴两虚、湿热瘀阻和脾肾气虚、湿热瘀阻。

(1) 脾肾气虚、湿热瘀阻证：常见少气懒言，肢体困倦，或伴多汗，口干，纳呆，腹胀满，腰膝酸痛，小便黄，夜尿频，大便溏或干，舌淡有瘀斑，或伴舌下络脉曲张，苔黄，脉细等。常用主方：黄芪、熟地黄、党参、白术、白茅根、茜草根、丹参、泽兰、桃仁、炙甘草。

(2) 气阴两虚，湿热瘀阻证：常见症状包括疲倦乏力，易感冒，五心烦热，口干，咳嗽痰黏，腰膝酸痛，饥不欲食，眠差，小便黄，大便干，舌红少津，有瘀斑，或舌下络脉曲张，苔黄，脉细或脉细数。常用主方：太子参、女贞子、墨旱莲、白茅根、茜草根、丹参、炙甘草。加减：外感湿热明显者，加蒲公英、鱼腥草等；脾气虚者，加黄芪、白术、茯苓等；肾气虚明显者，加盐山茱肉、菟丝子等；湿热重者，加白花蛇舌草、白茅根、茜草根、土茯苓等；阴虚者，加白芍、麦冬、石斛、百合等；瘀血重者，加三七、泽兰、红花等；血尿明显者，加小蓟。

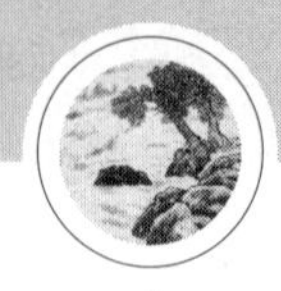

3. 杨霓芝教授肾小球性血尿用药特点

(1) 肾小球性血尿在本虚基础上，由湿、热、瘀致病，治疗过程中容易反复，治疗周期较长，因此，用药当平和，调和阴阳，不可过于燥热或清利，以免加重阴虚或气虚。

(2) 处方精简，君臣佐使合理搭配，避免予患者过多肾脏负担。

(3) 因人而异，肾小球血尿患者发病年龄不限，因此在用药方面需要在疾病共性上依据患者实际情况加减，如年老体弱者，药物力求平缓，剂量宜小，年轻力壮者，药物剂量可加大，素体阴虚者，用药不宜过燥，易伤津液，素体脾虚者，不宜过于滋腻，阻碍脾气运化，血尿明显者，不可过于收涩，加重瘀血。

(4) 杨教授秉承"未病先防，既病防变，瘥后防复"的理念，嘱调整生活习惯，健康饮食预防血尿发生，早期治疗，对于缓解期者，则增强免疫力，避免感染。

4. 杨霓芝教授治疗肾炎综合征常用药对经验

(1) 丹参、何首乌：两药合用能起到补肾活血功效。糖尿病肾病患者多病久本虚入络，何首乌善补以守为主，丹参善行以走为用，二药合用，一守一走，相互制约，相互为用，益肾平肝补虚同时又能活血祛瘀通络，对肾虚血瘀证者尤为适用。

(2) 黄精、白术：两药合用能脾肾并补，黄精一药能滋补肺脾肾三脏之阴，现代药理研究有延缓衰老功效；白术补脾益气，且能燥湿，同时可防黄精滋腻碍脾。

(3) 丹参、泽兰：《本草便读》载："丹参，功同四物，能去瘀以生新……善疗风而散结，性平和而走血……味甘苦以调经。"杨教授认为慢性肾脏病患者后期多会出现血瘀之象，瘀血阻滞则血络受损，可导致清浊不分，从而出现蛋白尿，因此丹参配泽兰加强活血化瘀之功，同时也可改善血络受损之象，从而在改善血瘀同时降低蛋白尿。

(4) 黄芪、三七：传统中医认为黄芪具有补气升阳、益卫固表、利水消肿、敛疮排毒、消肿生肌之功，而杨教授认为慢性肾脏病患者病情迁延，脏腑亏虚，兼有外邪袭表，病情易反复，迁延难愈，因此扶助正气恰为黄芪主之。杨教授认为慢性肾脏病多迁延难愈，久病多虚，久病易多瘀，慢性肾脏病患者多出现"气虚血瘀"证型，并提出"益气活血法"治疗慢性肾脏病，气行则血行，黄芪、三七分别是益气健脾和活血化瘀的代表药，其中根据杨老"益气活血"理论制成的三芪口服液在临床上也得到了很好的应用。黄芪补气，三七活血，两者相配伍，使得气行则血行，活血不伤正，黄芪、三七配伍益气活血相得益

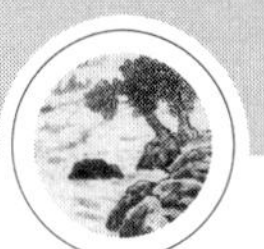

彰,杨教授在临证过程中运用“益气活血法”治疗慢性肾脏病临床取得良好疗效。

5. 杨霓芝教授应用“益气活血法”对肾小球硬化的干预作用 本病病理表现肾小球硬化及间质纤维化,这是进入终末期肾脏病的必见的病理表现,也是肾小球疾病走向肾衰竭的必经之路,阻断或改善局灶性肾小球硬化的进展、小管间质纤维化可以有效延缓肾功能恶化。

(1) 中医古典医籍并无关于肾小球硬化的记载,根据其临床表现应分属于中医的水肿、虚劳、腰痛、眩晕等病的范畴。杨老从事中医肾病临床工作几十余年,因此在中医理论的指导下,以慢性肾炎气虚血瘀型为主进行了研究,通过大量的临床实践总结出益气活血法可防治肾小球硬化。

(2) 从慢性肾炎的临床表现如水肿、蛋白尿、血尿入手。

水肿:慢性肾炎的水肿和肺脾肾三脏的功能失调有着密切的关系,肺气虚失于宣通,脾气虚失于运化水液,肾阳气虚不能主水、化气,都会导致三焦水道壅滞,水液泛溢肌肤而发为水肿。如《黄帝内经》载“肾病者,腹大胫肿”,“诸湿肿满,皆属于脾”。同时,气、血、水三者互相影响,气能行血,气虚则血行不畅,血能病水,水能病血。如《金匮要略》:“血不利则为水。”《血证论》:“水病则累血。”水化在于气,气行则水行,如明代张景岳:“凡治肿者,必先治水,制水者必先治气。”所以在治水的同时加入补气行气之品。

蛋白尿:蛋白是人体内的精微物质,由脾所化生,由肾封藏。脾气虚精微化生减少,另外,脾气虚失于升清,精微下注,肾气虚失于封藏,导致蛋白尿的生成。此时我们应重在补益脾肾之气。

血尿:脾肾气虚,脾不统血,血不归经,而致血尿经久不愈。但在出血的同时必有瘀滞,在补气的同时要佐以活血化瘀之品,而不必用炭类中药止血。

杨老从大量的临床实践中认识到瘀血是肾脏病发展过程中不可忽视的一个重要因素,影响疾病的转归,本着“血不利则为水”,“水病则累血”的理论,瘀血会进一步影响体内的水液代谢,反过来,水液代谢的失调又会加重体内的瘀血情况,两者形成恶性循环,加重病情。肾小球在解剖形态学上本身就是一个血管球,且慢性肾炎肾小球病变过程中存在凝血、纤溶障碍、血液流变学异常及微循环障碍。所以临证时在辨证论治的基础上,多佐以活血化瘀之品。对于难治性肾病,蛋白尿经久不消的,加大活血化瘀药的用量,临证往往收到良好的疗效。

(3) 中医理论上气血两者的关系

中医讲气与血是人体内的两大类基本物质。如《黄帝内经》:“人之所有者,

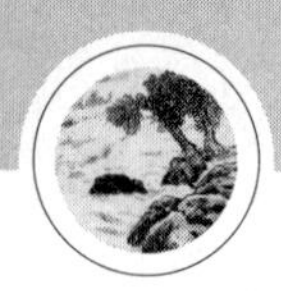

血与气耳。”在气与血的关系上有“气为血之帅，血为气之母”之说。气为血之帅是指气能生血、气能摄血、气能行血三方面。如《血证论·阴阳水火气血论》：“运血者，即是气。”因此，气的充盛，气机调畅是血液运行得以保证的重要条件。血为气之母指血能养气血能载气。气要存在于血中，依赖于血液的运行而运行到周身发挥作用。总之，血属阴，气属阳，气血调和生命活动才得以正常运行。益气活血为针对气虚和血瘀证而采取的两种治疗方法，切合了中医气血关系的理论，通过益气可以生血、摄血、行血，配合活血从而祛除瘀血，使瘀血去，新血生，血液得以正常地运行于周身，同时，血能载气，使所补之气也能运行周身发挥其防御、固摄、推动、调控等功能，形成一种良性循环。

(4) 临床应用

1) 益气活血，行气利水：气虚血瘀则气机受阻，脏腑气化功能受损，故使水津失布，或聚而成湿，或停而为饮，形成气虚血瘀兼夹水湿等病证。《医贬》云：“气、血、水三者，病常相因。”《血证论》指出“血与水本不相离”，“病血者未尝不病水，病水者，未尝不病血”，“瘀血化水，亦发水肿”。水饮内停，则气虚血瘀之证难以纠正。所以对这类证候，在益气活血的基础上必须兼顾气、血、水。

2) 益气活血，泻浊蠲毒：脾肾气化不及，升清降浊的功能受到破坏，不能及时运化水液、浊毒、瘀血等病理产物，于是造成因虚致实，虚中夹实，以虚为本，以实为标的复杂状态。其中毒邪是慢性肾衰竭病程中的重要病理因素之一，毒邪表现有热毒、瘀毒、浊毒、溺毒等形式，毒邪蕴结于肾，可使病情反复或加重，甚至危及生命，因此，脾肾不足，浊毒瘀阻是慢性肾衰竭的主要病理基础。故此，对于此类患者，在内服益气活血方药的基础上，综合运用结肠透析、药浴、沐足等疗法以祛除体内浊毒。

3) 益气活血，温补脾肾：气虚进一步发展则为阳虚，阳虚则生内寒。而血得温则行，遇寒即凝，正如《素问·调经论》所云：“寒独留，则血凝泣，凝则脉不通。”因此，对于慢性肾病虚寒内生之患者，应在益气活血的基础上侧重温补脾肾之阳，重用淫羊藿、仙茅、熟附子、肉桂等。

（侯海晶　胡晓璇　王立新）

主要参考文献

1. 单婧，胡瑞海，黄志芳，等．以腹胀为首发症状的抗肾小球基底膜抗体病合并 IgA 肾病 1 例[J]. 人民军医，2018，61(3)：265-266.

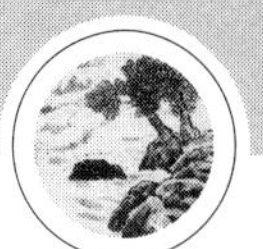

2. 苏琼,王立新,杨霓芝. 杨霓芝教授治疗肾小球性血尿的经验浅探[J]. 四川中医,2017,35(4):23-25.

3. 杨霓芝,朴胜华,王立新,等. 益气活血法对肾小球硬化的干预作用[J]. 辽宁中医杂志,2007,34(5):568-569.

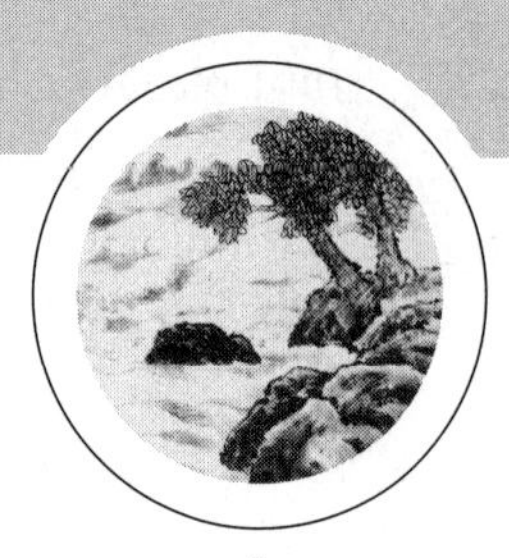

第十四章 肥胖相关性肾病病案

【病案】

一诊:2014 年 8 月 28 日。

杨教授查房,参加人员有卢富华医师、侯海晶医师、苏镜旭医师、胡晓璇医师、陈国伟医师、进修医师、实习医师、主管护师等。

主管医师汇报病史:

方某,男,26 岁。

因“反复疲倦、夜间呼吸困难 2 年余”于 2014 年 8 月 22 日入院。

缘患者 2012 年初无明显诱因下开始出现睡眠中因胸闷憋屈,呼吸困难而醒来,醒来加深呼吸后胸闷憋屈症状可缓解,无头晕头痛,无恶心呕吐,无肢体麻木,无腹痛腹泻,未到医院就诊,未服用任何药物治疗,2 年间反复发作,症状缓解不明显,现为求进一步系统诊治,由门诊拟“睡眠呼吸暂停?”收入我科。

入院症见:神清,精神稍倦,白天易睡,打鼾,时有夜间憋醒,偶有胸闷,无头痛头晕,无恶心呕吐,无咳嗽咳痰,无腹痛腹泻,双下肢无浮肿,纳可,眠一般,二便调。

既往史:否认高血压、糖尿病、冠心病、肾病等病史,否认肝炎、肺结核等传染病病史,否认手术、外伤及输血史。

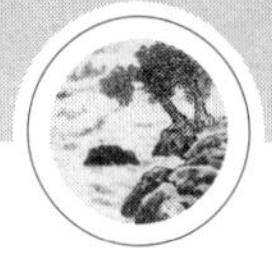

过敏史：否认药物、食物及接触过敏史。

其他情况：出生生长于广东省揭阳市惠来县，居住环境可，否认疫源地旅游及家禽接触史。每天吸烟约1包，无酗酒史，平素进食肥甘厚腻之品较多，已婚已育，育有1男。家人及子女均体健。否认家族遗传病病史。

查体：T 36.5℃ P 89次/min R 20次/min BP 122/78mmHg

神清，精神疲倦，易睡，发育正常，营养中等，形体肥胖，自动体位，对答合理，查体合作。全身皮肤黏膜无黄染，未见皮疹及出血点，浅表淋巴结未触及肿大，头颈无畸形，巩膜无黄染，双瞳孔等大等圆，直径约0.25cm，对光反应灵敏，耳鼻无异常，口唇不发绀，双侧扁桃体Ⅱ度肿大，颈软，无颈静脉怒张，气管居中，甲状腺不大。桶状胸，双侧呼吸动度一致，叩诊呈清音，双肺呼吸音清，未闻及干、湿啰音。心前区无隆起，心尖搏动无弥散，未触及震颤，心界无扩大，心率89次/min，律齐，各瓣膜听诊区未闻及病理性杂音。蛙状腹，腹软，全腹无压痛及反跳痛，肝脾肋下未及，肝肾区无叩击痛，肠鸣音正常。脊柱四肢无畸形，双下肢无浮肿，四肢肌力、肌张力正常。神经系统查体：生理反射存在，病理反射未引出。

舌质淡胖，苔黄厚腻，脉细。

专科情况：身高：173cm，体重：125kg，桶状胸，双侧呼吸动度一致，叩诊呈清音，双肺呼吸音清，未闻及干、湿啰音，双侧尿管行程无压痛，双侧肋脊点、肋腰点无压痛，双肾区无叩击痛，腹部移动性浊音（-），双下肢无浮肿。

辅助检查：入院后完善相关检查。血常规：白细胞计数 $14.35 \times 10^9/L$，中性粒细胞计数 $8.98 \times 10^9/L$，淋巴细胞计数 $4.21 \times 10^9/L$，单核细胞计数 $0.73 \times 10^9/L$，红细胞计数 $6.54 \times 10^{12}/L$，血红蛋白190.0g/L。乙肝表面抗原（+），乙肝e抗体（+），乙肝核心抗体（+），其余（-）。乙肝病毒DNA定量 7.66×10^2 copies/ml。谷丙转氨酶109.0U/L，谷草转氨酶51.0U/L，肌酐70μmol/L，尿酸514.0μmol/L，总胆固醇5.35mmol/L，高密度脂蛋白胆固醇0.93mmol/L，脂蛋白（a）369.0mg/L。凝血4项、甲状腺功能5项、糖化血红蛋白、肿瘤标志物粪便常规正常。心电图：窦性心律，正常心电图。胸片：心肺未见病变。腹部泌尿系彩超：①脂肪肝声像，胆囊、脾脏未见明显异常；②右肾区未探及肾脏组织声像，建议进一步检查，左肾增大，膀胱未见明显异常。颅内多普勒血流图：左椎动脉颅内血流速度减低，椎动脉、颈动脉彩超未见异常。心脏彩超：①左室壁稍厚，结合临床考虑高血压所致心脏超声改变；②主动脉稍宽。肺功能检查：①肺通气功能正常；②最大自主分钟通气量正常；③弥散功能正常；④残气容积正常，残总比正常。睡眠监测报告示：患者重度呼吸暂停低通气综合征（以阻塞型为主）伴夜

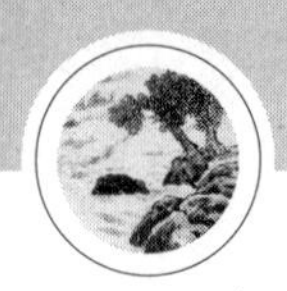

间中度缺氧，整晚多次出现陈-施呼吸，与体位改变关系不大。腹部 CT：①脂肪肝（中度）；②肝 S5 段小钙化灶；③上中腹部未见右肾显示，请结合临床。垂体 MRI：①垂体形态较饱满，其内斑点状低信号，未除垂体微腺瘤，请结合实验室检查及复查。②鼻咽顶后壁增厚，考虑腺样体肥厚。③双侧上颌窦、筛窦、蝶窦及额窦炎症。双侧乳突炎症。④鼻中隔向右偏曲，双侧下鼻甲肥厚。尿常规：蛋白质（++）。24 小时尿蛋白 + 排泄率：尿蛋白浓度 420.4mg/24h，尿蛋白总量 757.0mg/24h。尿红细胞位相无异常。尿肾功：尿免疫球蛋白 G 40.2mg/L，尿免疫球蛋白轻链 17.0mg/L，尿免疫球蛋白 κ 轻链 8.08mg/L，尿白蛋白 395.0mg/L，尿转铁蛋白 22.4mg/L。

复查：血常规：白细胞计数 13.28×10^9/L，中性粒细胞计数 8.38×10^9/L，淋巴细胞计数 3.81×10^9/L，单核细胞计数 0.74×10^9/L，红细胞计数 6.66×10^{12}/L，血红蛋白 195.0g/L，血细胞比容 57.7%。复查泌尿系彩超：①右肾区及髂窝未见明显肾脏结构回声，考虑先天缺如可能；②左肾较大，考虑代偿性增大；③左肾小结石；④膀胱及前列腺未见明显异常声像。复查尿常规：蛋白质（++），尿胆原（+），结晶（+）。

入院监测血压偏高，波动于 150~160/70~95mmHg。

入院诊断

中医诊断：虚劳（脾虚湿阻化热）。

西医诊断：①肥胖相关性肾病（可能性大）；②独立肾；③睡眠呼吸暂停；④乙型病毒性肝炎；⑤脂肪肝；⑥高血压（2 级，很高危组）；⑦高血压性心脏病。

治疗计划：入院后予Ⅱ级护理，低盐低脂优质蛋白饮食，测体重、血压，持续尿量监测；予厄贝沙坦片控制血压，中医方面，以“健脾利湿清热”为法，予三芪口服液益气活血，中药汤剂辨证给予。

请杨霓芝教授查房目的：明确诊断，指导治疗。

1. 杨霓芝教授听取病例汇报后查看患者：

中医四诊

望：神志清楚，精神疲倦，面色如常，形体肥胖，舌质淡胖，苔黄厚腻。

闻：言语清晰，呼吸正常，未闻及特殊气味。

问：精神稍倦，白天易睡，打鼾，时有夜间憋醒，偶有胸闷，无头痛头晕，无恶心呕吐，无咳嗽咳痰，无腹痛腹泻，双下肢无浮肿，纳可，眠一般，二便调。

切：肤温正常，脉细。

体格检查阳性体征：重度肥胖，身高 173cm，体重 125kg，桶状胸，双侧呼吸动度一致，双下肢无浮肿。

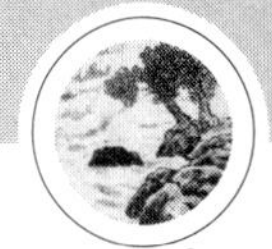

补充病史：不良生活习惯，常暴饮暴食，晚晚宵夜。

2. 杨霓芝教授查房后讨论病情

苏镜旭医师：患者为年轻男性，因“反复疲倦、夜间呼吸困难2年余”入院，夜间打鼾，时有夜间憋醒，偶有胸闷，入院完善检查考虑“睡眠呼吸暂停综合征”，呼吸科会诊，予夜间呼吸机辅助通气并氧疗，症状改善明显。入院检查提示尿蛋白阳性，肾功能正常，考虑独肾、肥胖相关性肾病可能性大。患者同时合并乙肝，未除外乙肝相关性肾病可能。目前未行肾穿刺活检，存在肾穿刺禁忌证，病理诊断不明，西药方案如何选择？中医如何切入？请杨教授查房指导。

侯海晶医师：本病患者形体肥胖，尿蛋白，先天孤立性肾，血脂升高，高血压，入院后排除自身免疫性抗体、免疫等继发性因素，考虑肥胖相关性肾病可能性大。患者先天性孤立肾，现蛋白尿阳性，乙肝小三阳，不排除乙肝相关性肾炎。患者自述儿时曾发作肉眼血尿，治疗后未再复发，不排除慢性肾炎综合征；考虑患者先天性孤立性肾，肾穿刺活检存在禁忌证，不考虑肾穿刺活检术。整体评估患者病情，考虑患者目前病情与肥胖有很大相关性，因此须将减轻体重，控制饮食，改善生活作息作为首要解决患者病情要点之一。

卢富华医师：现患者形体肥胖，考虑患者尿蛋白、生化示谷丙、谷草均升高，肝功异常，不考虑使用西药减肥。患者肾功能正常，肾脏病方面可继续给予ARB降压护肾消尿蛋白。肥胖方面，患者需首要调整生活习惯，减少食用肥甘厚腻量及次数，另患者需培养早睡早起作息习惯。目前患者动辄气喘，睡眠监测报告示：患者重度呼吸暂停低通气综合征（以阻塞型为主）伴夜间中度缺氧，整晚多次出现陈 - 施呼吸；考虑患者暂不适宜采用运动方式减肥，减肥主要可考虑从中医中药角度出发。本病患者青年男性，存在肾穿刺禁忌证，目前可从中医角度加大治疗力度，请杨教授查房给予中医方面辨证治疗。

3. 杨霓芝教授总结病例特点 患者年轻男性，反复疲倦、夜间呼吸困难2年余，精神稍倦，白天易睡，打鼾，时有夜间憋醒，偶有胸闷，舌质淡胖，苔黄厚腻，脉细。尿蛋白(++)。重度肥胖，独立肾，睡眠呼吸暂停。

4. 辨病辨证分析 该患者因“反复疲倦、夜间呼吸困难2年余”入院，精神疲倦，四诊合参，中医诊断当为“虚劳”。结合实验室检查补充中医诊断：“尿浊”。

患者形体肥胖，体重指数(BMI)为40.7，平素进食肥甘厚腻之品较多，肥甘厚腻易滋腻碍脾，脾虚生痰；古人云“肥人多痰”，患者四肢、腹部皆较多脂肪蓄积，考虑是脾虚生痰之象，精神疲倦、肥胖为气虚运化失常，湿困清阳之象；

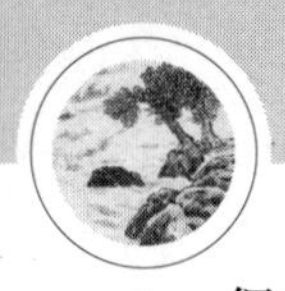

偶有胸闷、夜间打鼾、夜间憋醒为心脾气虚，心神失养之象；尿中蛋白为气虚失于固摄，精微物质随尿外泄之象。舌质淡胖、苔厚腻、脉细为脾虚湿热之象。以上均符合脾虚湿阻化热之象。

西医诊断分析：

患者以呼吸困难为主诉入院，入院后查尿蛋白阳性，血肌酐尚正常。结合病史及入院后实验室检查，目前可排除自身免疫性疾病导致的继发性肾脏病，不能排除感染相关的肾病，如乙肝，患者既往未发现乙型肝炎，且乙肝病毒 DNA 含量轻微升高，考虑乙肝相关性肾病可能性小。结合患者有不良生活习惯，长期暴饮暴食，体型肥胖，加之先天独肾，正常肾持续呈高滤过状态，伴高血压、高血脂、高尿酸的高代谢状态，考虑与代谢相关的肥胖相关性肾病可诊断。

5. 诊断

中医诊断：①尿浊（气虚湿热瘀阻）；②虚劳（脾虚湿阻化热）。

西医诊断：①肥胖相关性肾病；②独立肾；③睡眠呼吸暂停；④乙型病毒性肝炎；⑤脂肪肝；⑥高血压（2 级，很高危组）；⑦高血压性心脏病。

6. 治疗

（1）中医以健脾利湿清热为法，中药处方如下：

藿香 9g	薏苡仁 30g	白扁豆 15g	杏仁 9g
豆蔻 9g	黄芩 15g	黄连 10g	枳壳 15g
甘草 5g	大黄 5g	竹茹 9g	五指毛桃 30g

3 剂，水煎服，每日 1 剂。

（2）西医予厄贝沙坦片控制血压，多烯磷脂酰胆碱胶囊护肝，中成药予疏肝降脂片降脂。

7. 调护 杨教授认为肥胖方面，患者需首要调整生活习惯，减少食用肥甘厚腻量及次数，另患者需培养早睡早起作息习惯；呼吸方面，继续夜间呼吸机辅助通气并氧疗，加强运动康复锻炼。

8. 病案分析 本病患者独立肾，肥胖相关性肾病。尿蛋白量少，主要临床症状以嗜睡、疲倦为主症。为脾虚清阳不升之过。因患者平素进食肥甘厚腻之品，滋腻碍于脾胃，脾胃运化失常。水湿不运，而生痰湿。患者四肢、腹部皆较多脂肪蓄积，为脾虚生痰之象，神倦即为气虚痰湿困阻清阳之象，舌质淡胖、苔厚腻、脉沉滑为脾虚湿热之象。中药方面，考虑患者疲倦乏力、思睡、舌淡脉细为脾气亏虚、运化失常，湿邪化生，湿困脾、脾失健运，如此恶性循环，同时结合患者口气、口苦、苔黄厚腻为湿邪化热之象。且目前湿热之象明显；故中药方面在三仁汤基础上加减三黄泻心汤，通腑泄热、荡涤三焦。酌加五指毛桃以益气。另敦促患者改善生活习惯，调整作息时间，早睡早起，以成天人相应之规律。忌食肥甘厚腻之品，以绝碍脾胃之源，使脾恢复生化之功。针对肥胖相关性肾病，仍以减轻体重为要，从而减轻肾脏负担，减少肾小球高滤过，以减少蛋白尿。

肥胖与其他多种已知可导致肾功能损伤的疾病相关，包括高血压、糖尿病和代谢综合征。肥胖可能与发生慢性肾脏病的风险独立相关。已在严重肥胖患者中观察到局灶节段性肾小球硬化和肥胖相关性肾小球病（肾小球增大和系膜扩张），这两者均伴有蛋白尿。肥胖相关性肾病临床表现为肥胖、蛋白尿、高脂血症、高血压等，部分患者可缓慢进展至慢性肾功能不全。目前尚无统一的诊断标准。诊断要点如下：①肾脏病变前存在明确肥胖，肥胖的定义为体重指数≥28kg/m^2 和 / 或腰围男性≥85cm 或女性≥80cm；②合并其他代谢紊乱，如胰岛素抵抗、糖耐量受损、高脂血症及高尿酸血症；③肾脏损害的临床表现：蛋白尿 >1g/d 伴或不伴镜下血尿、肾功能不全，肾脏病理表现为单纯肾小球肥大和 / 或局灶节段性肾小球硬化改变；④排除其他肾小球疾病。肥胖相关性肾病的病理表现特点有：①肾脏大体标本：肾脏体积增大，肾周脂肪增多。②光镜下表现为肾小球普遍肥大，可分为“肥胖相关性肾小球肥大症”和“肥胖相关性局灶节段性肾小球硬化症”。③免疫荧光下：免疫球蛋白和补体沉积并无特征性。④电镜下：内皮细胞胞浆丰富，有胞饮现象。足细胞肥大，可出现节段足突融合，但弥漫性改变较少见。足细胞微绒毛化也较少。系膜区病变主要以系膜基质增多常见，电子致密物沉积少见。

肥胖相关肾病指肥胖直接导致的肾损害。肥胖相关肾病确切发生机制尚未明确，其机制主要包括血流动力学障碍、肾组织缺氧、胰岛素抵抗等。目前尚无特异而有效的治疗方法。临床上主要针对患者的危险因素采取相应的治疗措施，以期延缓肾功能恶化，主要方法有：①控制体重，肥胖相关性肾小球病可能随体重减轻而逆转；②改善胰岛素抵抗；③ACEI/ARB 的使用；④其他治疗，如降脂、降尿酸，伴睡眠呼吸窘迫综合征者通过改善血氧浓度也可有效减少蛋白尿。

对肥胖相关的肾病而言，西医方面以对症治疗为主。

(1) 控制体重：对肥胖相关性肾病患者而言，通过改变生活方式减轻体重是最重要而有效的方法。经过饮食控制减轻体重后尿白蛋白排泄率可明显下降，血清肌酐和血脂水平保持稳定。目前认为，降低体重有利于降低体循环和肾小球压力，减轻高滤过肾单位的负荷，改善 GBM 结构和功能，此外还可提高

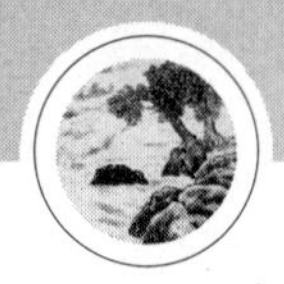

胰岛素敏感性,降低血浆肾素和醛固酮水平。BMI 下降与尿蛋白缓解间存在明确的相关性。短期控制体重即可达到明显减少蛋白尿的效果,而长期、严格的体重控制不仅有助于减少尿蛋白,而且可以纠正伴随的代谢紊乱情况。

(2) 血管紧张素转化酶抑制剂(ACEI)/ 血管紧张素Ⅱ受体阻滞剂(ARB):治疗肥胖患者常伴系统性高血压和 RAAS 系统激活,因此目前多主张早期予以 ACEI 或 ARB 治疗。ACEI 可降低肾小球内压,减轻蛋白尿,从而延缓肾小球硬化。

(3) 改善胰岛素抵抗,降血脂、降尿酸等治疗。

二诊:2014 年 9 月 3 日。

患者服药后精神疲倦改善,夜间憋醒减少,胸闷基本消失,大便稍硬,体重减轻。舌淡暗,苔薄黄,脉细。

辅助检查:尿蛋白(+)。肾功能稳定,转氨酶下降至正常。

杨霓芝教授查房后指示:

患者服药后症状缓解,疲倦减轻,症状改善,目前大便稍硬,此为湿热渐去之象。中药上方大黄加量,枳壳改为枳实加强通便之效。具体处方如下:

藿香 9g	薏苡仁 30g	白扁豆 15g	杏仁 9g	豆蔻 9g
黄芩 15g	黄连 10g	枳实 9g	甘草 5g	大黄 10g
竹茹 9g	五指毛桃 30g			

3 剂,水煎服,每日 1 剂。

随访:后续随访患者,体重逐渐下降,疲倦症状改善,夜间无明显憋醒及胸闷感。复查尿蛋白趋于正常。

【总结】

1. 杨霓芝教授辨病思路 中医学无肥胖相关性肾病的名称,但从该病的主要临床表现来看,属中医学虚劳范畴,根据其临床表现,类似于中医学古籍记载的虚、劳、虚损、虚劳、水肿、关格、溺毒、肥胖等病证。"虚劳"首见于《金匮要略·血痹虚劳病脉证并治》:"男子脉虚沉弦,无寒热,短气里急,小便不利,面色白,时目瞑,兼衄,少腹满,此为劳使之然。劳之为病,其脉浮大,手足烦,春夏剧,秋冬瘥,阴寒精自出,酸削不能行。"清代吴谦等《医宗金鉴·杂病心法要诀》亦对本病的病名含义做了阐述:"虚者,阴阳、气血、营卫、精神、骨髓、津液不足是也;损者,外而皮、脉、肉、筋、骨,内而肺、心、脾、肝、肾消损是也。成劳者,谓虚损日久,留连不愈,而成五劳、七伤、六极也。"简而言之,虚劳主要是指脏腑元气亏损,精血不足的一类病证。

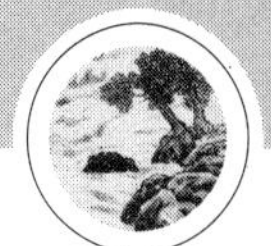

2. 杨霓芝教授辨证思路 《景岳全书·虚损》指出“劳倦罔顾者多成劳损”，“色欲过度者多成劳损”，“少年纵酒者多成劳损”，“疾病误治及失于调理者，病后多成虚损”。《理虚元鉴·虚症有六因》则提出导致虚证的主要六种原因：“有先天之因，有后天之因，有痘疹及病后之因，有外感之因，有境遇之因，有医药之因。”《景岳全书·杂证谟》：“五脏之病，虽俱能生痰，然无不由乎脾肾，盖脾主湿，湿动则为痰，肾主水，水泛亦为痰。故痰之化无不在脾，而痰之本无不在肾。”痰湿内阻，气血不畅，瘀血内生。各种病因既可能是致病因素，又可能是疾病病理产物，如水湿、痰饮、瘀血。故该病属于本虚标实之证，本虚不外乎为气血阴阳的亏耗；主要在五脏之脾肾两脏，先后天之本。病变过程中，五脏相关，互相影响，一脏受病，可以累及他脏；气血阴阳之间相互影响。以致病势日渐发展，而病情趋于复杂。《杂病源流犀烛·虚损劳瘵源流》：“虽分五脏，而五脏所藏无非精气。其所以致损者有四：曰气虚、曰血虚、曰阳虚、曰阴虚。”“气血阴阳各有专主，认得真确，方可施治。”故本病主要病机不外乎气血阴阳虚损，以致发病。

杨教授认为本病为本虚标实之证，治疗上，辨证上，应先辨虚实何为急缓，急则治标、缓则治本。再定病证所在脏腑，疲倦纳差多为脾虚，先天不足多为肾虚。兼夹标实证中，如水肿难退者是水湿泛滥，水肿兼有口干口苦、苔黄腻者多为湿热内蕴，舌暗多为久病瘀血阻络：

建议将本病分为以下两种证型：

(1) 脾肾气(阳)虚，痰瘀内阻

症见：神疲乏力，少气懒言，肥胖，或有畏寒，腰酸身重，或自汗、易感冒，舌暗胖，或舌边有齿痕，脉虚无力。

(2) 脾肾气(阴)虚，湿热瘀阻

证候特点：神疲乏力，口干口苦，手足心热，皮肤干涩，心烦少寐，或便结而尿短赤，舌红少苔或苔黄腻，脉细数。

3. 杨霓芝教授施治思路 本病乃本虚标实之证，本虚为脾肾、气血阴阳亏损，如《脾胃论》所言：“脾胃俱旺，则能食而肥。脾胃俱虚，则不能食而瘦或少食而肥，虽肥而四肢不举。”而脾气虚损，则精微失于统摄，下渗于膀胱导致精微外泄，然脾气亏虚，则肾精得不到滋养，则肾的封藏功能失于正常，则导致精微物质外泄，损伤肾络，久之则导致关格等病证的发生。同时伴见实邪内存，标实为痰饮、瘀血、湿热等。经脉气血痹阻，久病必虚，久病必瘀，致疾病缠绵、反复发作。治疗时应辨别正虚邪实何者为甚，病所及之脏腑，辨证治之。同时，注意标本兼治，否则，见虚证一味补益，不注意兼顾邪实标实，则难以收到满意

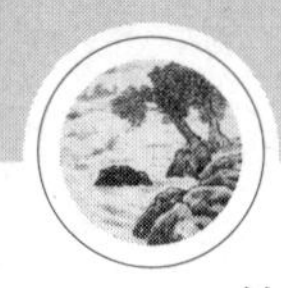

的疗效。

(1) 从痰论治:《仁斋直指方·水湿分治论》中指出:“肥人气虚生寒,寒生湿,湿生痰……故肥人多寒湿。”认为肥人多以气虚为本,气虚逐渐移形为寒湿,寒湿凝聚蕴结成痰,形成气虚痰凝的本虚标实证候。故中药在辨证基础上可给予二陈汤或导痰汤,如有化热者给予黄连温胆汤加减治疗。

(2) 脾肾相关:《素问·至真要大论》言:“诸湿肿满,皆属于脾。”脾主运化水谷精微,为生痰之源。七情内伤、饮食劳倦致脾胃虚弱,水湿不运,清浊不分,精微物质无以运化,升降失司,导致湿痰内生,阻于经脉,使形体肥胖。故肥胖者多为脾虚痰湿证。

肾主封藏,为先天之本,可助脾运化,维持水液代谢。若肾阳亏虚无力蒸腾,温化失司,则会出现水湿停聚肌肤,发为肥胖。正如《医林荟萃》中记载:“体肥丰腴,肌肤柔白,阳虚禀质显然,体质魁梧,似属阳虚,素嗜茶酒,必有内湿,湿痰偏多,无有不亏也。”可见,肾阳亏虚亦可导致痰湿内聚,形成肥胖。

故肥胖与脾肾气虚生痰湿相关,临证以健脾益肾为主,予四君子汤合二仙汤或金匮肾气丸加减。

(3) 化瘀通络:肥胖之人多难减重,气虚痰湿的病理状态持续存在,气虚不能行血,痰湿阻滞,瘀血内生,且久病入络必瘀,故对于肥胖患者,宜在益气化痰的基础上给予化瘀通脉之药物,使血行水行湿化。如桃仁、红花、当归、泽兰可也。

4. 杨霓芝教授治疗肥胖相关性肾病常用方药 杨教授认为虚劳为本虚标实之证,将虚劳分为以下两种证型进行辨证论治:

(1) 脾肾气(阳)虚,痰瘀内阻

方药用金匮肾气丸合二陈汤加减。

基本处方:黄芪 20g,熟地黄 10g,山药 15g,山萸肉 15g,泽兰 10g,茯苓皮 15g,牡丹皮 10g,熟附子(先煎)10g,陈皮 10g,竹茹 15g,茯苓 15g,炙甘草 5g,水煎服。

加减法:气虚重者,可加党参 15g、白术 10g、五指毛桃 30g;纳差腹胀者,可加枳壳 10g、布渣叶 15g、麦芽 30g;阳虚畏寒甚者,可加狗脊 10g、淫羊藿 15g;瘀血甚者,加桃仁 5g、红花 5g、丹参 15g。

(2) 脾肾气(阴)虚,湿热瘀阻

参芪地黄汤合三仁汤加减。

基本处方:党参 15g,黄芪 20g,茯苓 15g,泽泻 12g,熟地黄 15g,山萸肉 12g,山药 20g,牡丹皮 10g,薏苡仁 30g,杏仁 10g,白豆蔻 10g,藿香 9g,炙甘草

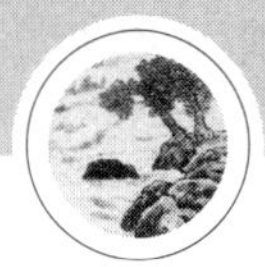

10g,水煎服。

加减法:湿热重者,加黄连 5g、黄芩 9g、白扁豆 15g;咽燥口干甚者,加北沙参 15g、石斛 12g;少寐者,加酸枣仁 10g、合欢皮 10g;胃纳差者,减熟地黄,加麦芽 20g、神曲 10g;尿频少不畅者,加赤芍 10g、荠菜 15g;瘀血甚者,加大黄 5g、桃仁 5g、红花 5g、丹参 15g。

该患者为年轻男性,平素进食肥甘厚腻之品,滋腻碍于脾胃,脾胃运化失常。水湿不运,而生痰湿。痰湿困阻,郁而化热。疾病反复,正气渐耗,此虚实夹杂之证,治当虚实兼顾。中药方面,健脾化湿的同时,还注意健脾益气,扶助正气。该病多为肥人痰湿体质,饮食不注意,则容易反复缠绵,故需敦促患者改善生活习惯,调整作息时间,忌食肥甘厚腻之品,以绝碍脾胃之源,使脾恢复生化之功。逐步控制体重,以减少蛋白尿,保护肾功能,力求治愈或减轻肾脏病变之目的。

(侯海晶　陈国伟)

主要参考文献

1. 吴睿,王锋,汪年松 . 肥胖相关肾病发病机制与临床研究进展[J]. 中华肾病研究电子杂志,2016,5(1):38-41.
2. 姜德友,周雪明 . 虚劳病源流考[J]. 四川中医,2007,25(12):31-33.
3. 胡孔翠 . 虚劳之辨证论治[J]. 现代医药卫生,2007,23(5):726-727.

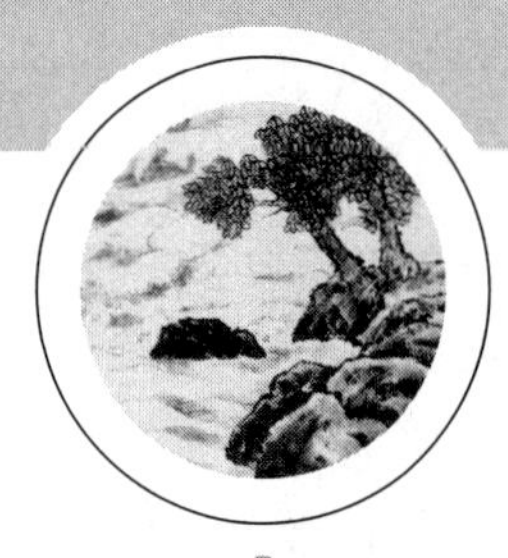

第十五章 狼疮性肾炎病案

【病案】

一诊：2014年10月23日。

杨教授查房，参加人员有卢富华医师、侯海晶医师、苏镜旭医师、进修医师、实习医师、主管护师等。

主管医师汇报病史：

郑某，女，69岁。

因“反复双下肢浮肿5年余”于2014年10月23日入院。

患者2009年开始出现双下肢浮肿，可自行消退，每年体检均发现尿蛋白(+++)，未进一步系统诊治。2014年6月10日患者因双下肢浮肿加重，尿少伴气促，颜面、颈部、背部红斑至外院就诊，查尿常规：尿蛋白(++++)；肾功：血肌酐362μmol/L，尿素23.12mmol/L；自身免疫性抗体12项：抗核抗体1∶100，抗Sm抗体(+)，抗SSA(+)，24小时尿蛋白1.42g/24h，诊断为“慢性肾衰(尿毒症期)，心力衰竭，高血压，肺部感染”，住院期间行右颈内静脉置管术，并行血液透析、利尿消肿、抗感染、强心、降血压等处理，情况好转后出院，出院后未规律行血液透析(2次/10天)，因水肿消退不明显，尿少气促等表现加重于2014年8月收入我科，诊断为系统性红斑狼疮、狼疮性肾炎，予血液透析，球蛋白、甲泼尼龙、联合环磷酰胺(CTX)冲击等中西医综合治疗

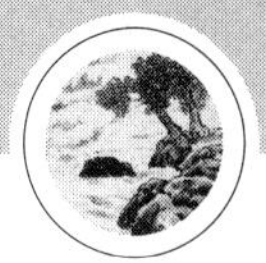

后，患者肾功能逐渐恢复，水肿消退后出院。现患者为求进一步评估病情以及行第二次 CTX 冲击治疗收入我科。

入院症见：神清，精神疲倦，无口腔溃疡，无颜面、前胸、背部红斑，少许口干，双下肢轻微浮肿，无胸闷胸痛，腰酸痛，无咳嗽咳痰，无恶心呕吐，无恶寒发热，无四肢关节痛，无脱发，小便可，大便干，2 天一行。

一般情况：

T：36.9℃ P：81 次 /min R：20 次 /min BP：133/85mmHg

神志清楚，精神尚可，发育正常，形体偏胖，自动体位，查体合作。全身皮肤黏膜无苍白、无黄染，未见皮疹及出血点，右乳外上可及 2.5cm × 1.5cm 肿物，质韧硬，边界不清，活动一般，左乳未及明显肿物，右腋下可及直径 1.0cm 淋巴结，质软韧，左腋下未及异常，全身其他浅表淋巴结未触及肿大。头面五官端正，眼睑无浮肿，球结膜无充血，双瞳孔等大等圆，直径约 3mm，对光反射灵敏，耳无异常，口唇无发绀，舌色紫暗，伸舌居中，咽充血（-），未见脓点，双扁桃体无肿大。颈软，颈静脉无怒张，气管居中，甲状腺未及肿大。胸廓对称无畸形，双肺呼吸音清，未闻及干、湿啰音。心界无扩大，心率 81 次 /min，律齐，各瓣膜听诊区未闻及明显病理性杂音。腹软，全腹无压痛及反跳痛，肝脾肋下未及，移动性浊音（-），听诊肠鸣音正常，肝肾区无叩击痛。脊柱、四肢无畸形，双下肢轻度凹陷性水肿。四肢肌力、肌张力正常，生理反射存在，病理征未引出。舌红有裂纹，苔薄黄，脉沉细。

既往史：高血压病史 10 余年，自诉血压控制可，否认糖尿病、心脏病等内科病史；否认肝炎、结核等传染病史，否认手术，有输血史。

过敏史：否认药物、食物及接触过敏史。

专科情况：双输尿管行程无压痛，双侧肋脊点、肋腰点无压痛，双肾区叩击痛（-），腹部移动性浊音（-），双下肢轻度凹陷性浮肿。

辅助检查：

（2014 年 8 月我院）肝功 6 项：总蛋白（TP）62.1g/L，白蛋白（ALB）27.8g/L，ALB/GLB 0.8，Y- 谷氨酰基转移酶（GGT）914U/L；血常规：血红蛋白（Hb）73g/L；急诊生化：血肌酐（Cr）209μmol/L，尿素（Urea）19.91mmol/L；自身免疫性抗体 12 项：抗 U1-RNP 抗体强阳性（+++），抗 Sm 抗体强阳性（+++），抗 SSA 抗体阳性（+），重组 Ro-52 阳性（+），抗核抗体（ANA）阳性（+）。心电图：①窦性心律；②完全性右束支阻滞伴左前分支阻滞；③原发性 T 波异常。胸部 CT：①左肺下叶、左肺上叶前段、舌段少许纤维灶；左肺上叶前段纵隔旁肺大泡；②双侧腋窝多发大小不一淋巴结影，右侧为多；③心包少量积液；④胆囊多发

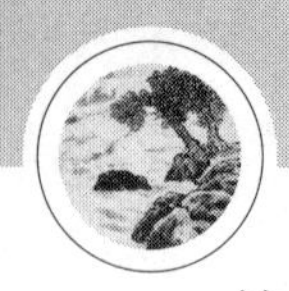

结石。

入院诊断：

中医诊断：阴阳毒。

中医证型：气阴两虚，水湿瘀阻。

西医诊断：①狼疮性肾炎；②系统性红斑狼疮；③高血压（3级，很高危组）；④锁骨下静脉血栓形成（右侧）；⑤乳房肿块（左侧，性质待查）；⑥胆囊结石；⑦肝囊肿。

治疗计划：一级护理、低盐优质蛋白饮食、记24小时尿量、测血压；完善三大常规、生化34项、凝血、降钙素原、多导联心电图、胸片、24小时尿蛋白定量等了解基本及肾脏病情；乳腺彩超进一步了解乳腺病变情况，查自身免疫性抗体12项、风湿三项、免疫6项了解狼疮情况，查上肢静脉彩超了解血管情况。治疗上，予甲泼尼龙片抑制免疫，硝苯地平控释片降压，阿托伐他汀钙片降脂，碳酸钙 D_3、骨化三醇胶丸补钙，埃索美拉唑镁肠溶片制酸护胃，叶酸片补充叶酸；中医以标本兼治为则，以"益气养阴，利湿活血"为法，予以百令胶囊益气扶正，疏血通静滴活血化瘀；配合经皮神经电刺激调节脏腑。

查房目的：阴阳毒的中医治疗及下一步的治疗方案。

1. 杨霓芝教授听取病例汇报后查看患者

中医四诊

望：神清，精神疲倦，无口腔溃疡，无颜面、前胸、背部红斑，少许口干，双下肢轻微浮肿，舌红有裂纹，苔薄黄。

闻：无特殊气味，语声清晰，懒言。

问：无胸闷胸痛，腰酸痛，无咳嗽咳痰，无恶心呕吐，无恶寒发热，无四肢关节痛，无脱发，小便可，大便干，2天一行。

切：双下肢轻度凹陷性水肿，脉沉细。

补充病史：病史同前，无特殊补充。

2. 杨霓芝教授查房后讨论病情

苏镜旭医师：该患者于本年8月因水肿在我科住院治疗，时表现为肾功能受损，免疫学指标等综合提示狼疮性肾炎，诊断为急性肾衰，狼疮性肾炎，予丙种球蛋白、激素、CTX等综合冲击治疗后肾功能较前恢复明显，此次因第二次CTX冲击治疗及评估病情入院，请杨教授查房，指导中医药诊治及西医治疗方案调整。

侯海晶医师：患者为老年狼疮患者，虽经透析2个月后至我科诊治，经中西医结合治疗后目前肾病缓解尚可，血肌酐较前明显下降，考虑狼疮肾炎控制

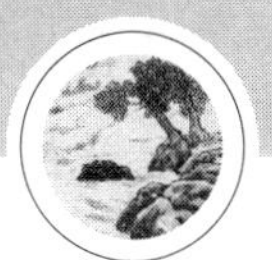

尚可，病情评估方面，待进一步辅助检查结果指导评估，目前免疫抑制方案暂维持，中医方面，请杨教授查房指导中医诊治。

卢富华医师：患者既往入院诊治，西医诊断方面，狼疮性肾炎（LN）可以明确，经积极免疫抑制冲击治疗后，患者病情缓解，肾功能稳定出院，出院后继续予中西药综合治疗，治疗方案方面，根据 KDIGO2012 年指南意见，糖皮质激素免疫抑制剂仍是目前治疗 SLE 的基本药物。根据不同的肾脏病理分型采用不同的治疗方案：

Ⅰ型 LN（轻微系膜 LN）：Ⅰ型 LN 应根据肾外的临床表现使用免疫抑制剂（2D）。

Ⅱ型 LN（系膜增生 LN）：

（1）蛋白尿 <1g/d 的Ⅱ型 LN，根据肾外的临床表现采用免疫抑制剂（2D）。同微小病变肾病（2D）。

（2）蛋白尿 >3g/d 的Ⅱ型 LN 患者，建议糖皮质激素或钙调神经蛋白抑制剂（CNI）方案。

Ⅲ型（局灶 LN）和Ⅳ型 LN（弥漫 LN）的初始治疗：

（1）初始治疗方案推荐糖皮质激素（1）联合环磷酰胺（CTX）（1B）或吗替麦考酚酯（MMF）治疗（1B）。

（2）初始治疗的前 3 个月，如出现 LN 加重（SCr 升高、蛋白尿增多），建议更改为替代治疗方案或重复肾活检指导进一步治疗（2D）。

Ⅲ型（局灶 LN）和Ⅳ型 LN（弥漫 LN）的维持治疗：

（1）Ⅲ型和Ⅳ型初始治疗完成后，推荐小剂量糖皮质激素（等量 <10mg/d 泼尼松）联合硫唑嘌呤（AZA）[1.5~2.5mg/（kg·d）]（1B），MMF（1~2g/d）维持治疗（1B）。

（2）不能耐受 MMF、AZA 者，建议小剂量糖皮质激素联合钙调磷酸酶抑制剂（CNIS）维持治疗（2C）。

（3）完全缓解后，建议维持治疗至少持续 1 年以上再考虑减少免疫抑制剂剂量（2D）。

（4）维持治疗 12 个月仍未达到完全缓解，在考虑更换治疗前应先行重复肾活检（未分级）。

（5）若在维持治疗药物减量时出现肾功能恶化和 / 或蛋白尿增多，建议将免疫抑制剂量增加至初始治疗的剂量（2D）。

Ⅴ型 LN（膜性 LN）：

（1）正常肾功能，非肾病综合征（NS）范围蛋白尿的Ⅴ型 LN，推荐予降蛋白

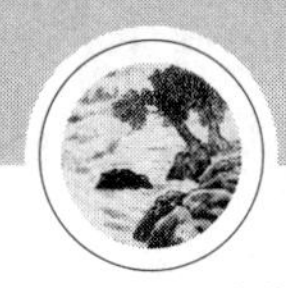

尿和降压药物，仅根据系统性红斑狼疮(SLE)肾外临床表现决定糖皮质激素或免疫抑制剂(2D)。

(2) 对持续存在NS范围蛋白尿的单纯Ⅴ型LN患者，建议糖皮质激素联合以下任意一种免疫抑制剂治疗，CTX(2C)、CNI(2C)、MMF或AZA(2D)。一般在无特殊禁忌证情况下，建议所有LN患者均接受经羟氯喹(每天最大剂量6~6.5mg/kg理想体重)治疗(2C)。

Ⅵ型LN(硬化型LN)：推荐Ⅵ型LN仅根据SLE肾外临床表现决定糖皮质激素和免疫抑制剂(2D)。

血浆置换与免疫吸附疗法能迅速祛除血浆中的抗原、自身抗体、免疫复合物及其他炎症介质、细胞因子等，并改善单核、吞噬细胞系统的吞噬功能，故可达到控制病变活动的目的。可用于弥漫增生型狼疮肾炎活动期，尤适用于激素冲击治疗合并细胞毒类药物仍不能控制活动性病变，且肾功能急骤恶化时，透析疗法适用于急、慢性肾衰竭的患者。经透析治疗后，系统性红斑狼疮活动性的表现亦能减轻，应用皮质激素及免疫抑制药物的剂量较前减少，可能与透析过程中透析膜激活补体及透析时吞噬细胞清除免疫复合物能力增强有关。

目前患者对CTX治疗反应尚可，未见明显不良反应，仍属于诱导治疗阶段，此次需要排除感染等因素后再次予CTX冲击治疗；中医治疗方面，结合患者目前四诊资料，诊断为“阴阳毒”，请杨教授查房，指导调整辨证施治方药。目前辨证为气阴两虚、水湿瘀阻证，立法益气养阴，利湿活血，方以参芪地黄汤加减化裁治疗，具体如下：

党参 15g	黄芪 30g	生地黄 15g	山药 15g
盐山萸肉 10g	茯苓 20g	泽兰 15g	牡丹皮 15g
有瓜石斛 15g	炒枳壳 15g	猪苓 15g	知母 10g

水煎服，每日1剂。

3. 杨霓芝教授总结病例特点 患者神清，精神疲倦，无口腔溃疡，无颜面、前胸、背部红斑，少许口干，双下肢轻微浮肿，无胸闷胸痛，腰酸痛，无咳嗽咳痰，无恶心呕吐，无恶寒发热，无四肢关节痛，无脱发，小便可，大便干，2天一行。舌红有裂纹，苔薄黄，脉沉细。自身免疫性抗体12项：抗U1-RNP抗体强阳性(+++)，抗Sm抗体强阳性(+++)，抗SSA抗体阳性(+)，重组Ro-52阳性(+)，抗核抗体(ANA)阳性(+)。免疫6项：补体C4(C4)<0.069 3g/L，总补体CH50 4U/ml，补体C3(C3)0.26g/L，免疫球蛋白IgM 0.37g/L，免疫球蛋白IgA 6.95g/L，尿常规提示蛋白、潜血阳性。

4. 辨病辨证分析 西医诊断方面，系统性红斑狼疮(SLE)是种累及多系

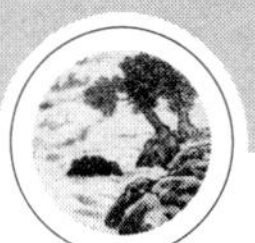

统、多器官的具有多种自身抗体的自身免疫性疾病，是常见的结缔组织疾病，狼疮性肾类是SLE较常见且严重的并发症。至少50%以上的SLE临床上有肾脏受累的证据。狼疮性肾炎既可与SLE其他临床表现同时出现，也可为首发表现，是最常见的继发性肾病。

患者既往因急性肾衰入院诊治，明确诊断为狼疮性肾炎，系统性红斑狼疮，经冲击免疫抑制治疗后病情缓解出院，现因评估病情及再次免疫抑制治疗入院，方案暂不调整。

中医诊断方面，患者发病时可见颜面等处红斑，虽然其病之时可见水肿等，综合西医学及中医四诊，目前中医诊断为“阴阳毒”；辨证方面，精神疲倦为气血不足之象；少许口干为阴虚、气虚津不上承之象；双下肢轻微浮肿为水湿泛溢肌肤之象；腰为肾之府，肾虚则见腰酸痛；大便干，2天一行为阴虚之象。舌红有裂纹，苔薄黄，脉沉细为气阴两虚，湿热瘀阻之象。

狼疮性肾炎多属中医“阴阳毒”“温毒发斑”等范畴。最早记载于汉代张仲景《金匮要略》，是以皮肤损害为主要表现的病证，此患者发病后以皮肤损害为主要表现，肾功能减退为辅助检查，因此，中医诊断方面，“阴阳毒”更能概括病情及病机，综合而言，病属“阴阳毒”，证属气阴两虚，湿热瘀阻。

5. 诊断

中医诊断：阴阳毒（气阴两虚，湿热瘀阻）。

西医诊断：①狼疮性肾炎；②系统性红斑狼疮；③高血压（3级，很高危组）；④锁骨下静脉血栓形成（右侧）；⑤乳房肿块（左侧，性质待查）；⑥胆囊结石；⑦肝囊肿。

6. 治疗　西药继续予激素与免疫抑制剂治疗，建议降压达标。中医以益气养阴，清热利湿活血，予调整中药汤剂如下：

女贞子 15g　　墨旱莲 15g　　黄芪 15g　　太子参 15g
白术 15g　　生地黄 20g　　茯苓 15g　　泽兰 15g
桃仁 5g　　白花蛇舌草 20g　　石韦 15g　　陈皮 5g

水煎服，每日1剂。

7. 调护

(1) 适当增加体育活动、增强机体抗病能力，但应避免过度劳累、精神紧张和强烈情志刺激。

(2) 起居有常、避免受凉和日光暴晒，以减少或避免各种诱发或加重因素。

(3) 及时、有效地控制各种感染，接受激素或其他免疫抑制剂治疗的患者应严格遵守医嘱，以防止病情反复或恶化，用药过程中应密切观察激素及免疫

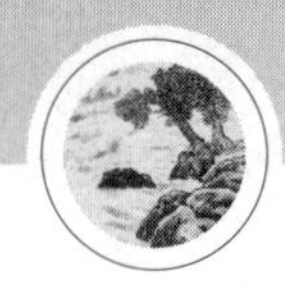

抑制剂副作用，并予相应的处理和预防。

(4) 发病时忌食羊肉及辛辣、刺激等易导致热毒炽盛之品。

(5) 本病发病时以热毒炽盛及阴虚火旺为多见，故可适时进食一些清凉的饮食，如绿豆、菊花、金银花、西瓜、雪梨、甘蔗、莲藕、芹菜等。

(6) 本病后期，则以阳虚为主要表现，配合治疗和适当进食具有温补作用的食物，如胡桃肉、红枣、葡萄、西洋参、甲鱼、冬虫夏草等。

(7) 水肿明显者应采用低盐饮食，表现为肾病综合征者予低盐、低脂、优质蛋白饮食，并可适当给予薏苡仁粥、鲤鱼汤等。

8. 病案分析　关于"阴阳毒"之病名，最早见于汉代张仲景《金匮要略》，本病主要的临床表现为皮肤红斑、水肿、血尿、蛋白尿等。中医学认为本病的形成，内因多为先天不足、素体虚弱，肝肾亏损，气阴两虚，络脉瘀阻。外因多与感受邪毒有关，还可能与过度劳累、七情内伤、房室不节等因素有关。病机方面，阴虚、热毒、瘀血是本病的关键病机。本病治不及时，病变可弥漫三焦，此外，本病由于邪毒积盛、脏腑受损、水液代谢的多个环节障碍，气化失司，致水湿内停，弥漫三焦等为水肿。

该患者急性热毒期已过，病位主要在肾，与脾相关，病机为气阴两虚，湿热瘀阻，因此治疗上立法以益气养阴，清热利湿活血为大法，方以二至丸合生地黄养阴，黄芪、太子参、白术、茯苓、陈皮健脾以益气、化湿；白花蛇舌草、石韦、泽兰清利水湿；桃仁活血化瘀通便，全方共奏益气养阴，清热利湿活血之功。

西医方面，已经应用免疫抑制剂治疗，因此在治疗过程中，应防止感染，感染部位多见肺、泌尿道、肠道等，因此在治疗过程中，需要观察免疫抑制剂副作用及肾功能情况。后患者排除免疫抑制剂使用禁忌证，完成CTX冲击治疗出院，嘱1个月后复诊观察病情变化。

二诊：2014年11月15日。

神清，精神疲倦，少许口干，双下肢浮肿较前稍减轻，无口腔溃疡，无颜面、前胸、背部红斑，无恶寒发热，无咳嗽咳痰，无胸闷胸痛，无恶心呕吐，无四肢关节痛，无脱发，小便正常，大便干，2天一行。舌暗红有裂纹，苔薄黄，脉沉细。查体：双输尿管行程无压痛，双侧肋脊点、肋腰点无压痛，双肾区叩击痛(–)，腹部移动性浊音(–)，双下肢轻度凹陷性浮肿。

辅助检查：血常规：RBC 2.61×10^{12}/L，Hb 71g/L；尿常规：尿潜血(+)，尿蛋白质(++)；尿蛋白浓度744.5mg/L；免疫6项：IgM 0.19g/L，补体C3 0.85g/L；生化：UA 461μmol/L，Urea 10.41mmol/L，Cr 93μmol/L，ALB 32.9g/L。

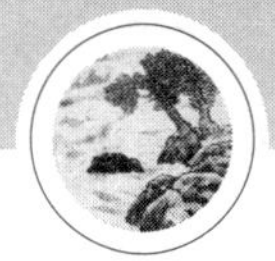

杨霓芝教授查房后指示：

经激素、CTX 冲击治疗后，患者尿量恢复、水肿消退，复查血肌酐水平较前明显下降，考虑治疗效佳，激素规律减量治疗，西医治疗方案暂不调整。中医方面，现患者湿热较前减轻，予调整方法以健脾益肾为主，培补先天及后天之气，方药如下：

黄芪 20g	党参 15g	盐山萸肉 10g	女贞子 15g
菟丝子 15g	泽兰 15g	川芎 5g	鱼腥草 15g
陈皮 5g	甘草 5g	土茯苓 15g	

水煎服，每日 1 剂。

三诊：2017 年 3 月 14 日。

患者复诊，见神清，精神稍倦，轻微口干、无口苦，双下肢暂无浮肿，无口腔溃疡，无皮肤红斑，无恶寒发热，视物模糊，余无特殊不适，小便量可，夹泡沫，夜尿 2 次，大便 2~3 天 / 次，稍干。舌暗淡，苔薄白，脉沉细。辅助检查：UA 508μmol/L；TG 2.47mmol/L；肾功能：TCO_2 21.4mmol/L，Urea 8.44mmol/L，Cr 95μmol/L，eGFR 52.08ml/（min·1.73m^2）；尿蛋白 / 尿肌酐比值 0.7g/g；24 小时尿蛋白 + 排泄率：尿蛋白浓度 374.6mg/L，24 小时尿蛋白定量 599mg/24h；肝功、心酶、电解质、免疫 6 项、粪便常规 + 潜血未见异常。DR 全胸正侧位片：①双侧少量胸水；②主动脉硬化，主动脉型心脏；③胸椎退行性变。腹部彩超：胆囊充满型结石并胆囊炎声像。胆总管增宽。肝 S4 囊肿声像。脾脏、胰腺未见明显异常。泌尿系彩超：双肾弥漫性病变，考虑肾功能损害声像。右肾形态饱满；右肾囊肿。膀胱未见明显异常。

杨霓芝教授查房后指示：

该患者经中西医综合治疗后，病情缓解，肾功能稳定，目前维持甲泼尼龙片抑制免疫；钙尔奇、骨化三醇胶丸补钙；硝苯地平控释片、厄贝沙坦片降压；阿托伐他汀钙片降脂；碳酸氢钠纠酸；排查感染等相关禁忌证后于 3 月 15 日—3 月 16 日行 CTX 冲击治疗，过程顺利。中医以标本兼治为则，治以益气养阴活血为法拟方，予百令胶囊补肾，配合经皮神经电刺激、艾灸调节脏腑，方选黄芪四君子汤加减，全方以补益脾肾之气为主，养阴活血为辅，具体处方如下：

太子参 15g	黄芪 20g	生地黄 15g	山药 15g
盐山萸肉 10g	茯苓 15g	泽兰 15g	牡丹皮 15g
女贞子 15g	枸杞子 15g	丹参 15g	石斛 15g

水煎服，每日 1 剂。

随访：随访至今肾功能稳定，血肌酐波动于 90μmol/L，一般情况可，无特殊

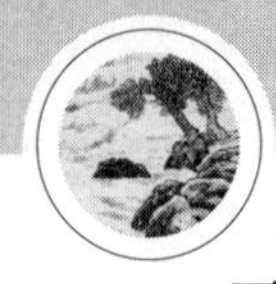

不适。

【总结】

1. 杨霓芝教授辨病思路 狼疮性肾炎多属中医的“阴阳毒”“温毒发斑”“水肿”“腰痛”范畴。

患者初次就诊时可见皮肤受损，虽然其病之时可见水肿等，但综合西医学及中医四诊治疗，目前中医阴阳毒之诊断更能概括病情。因此中医诊断为“阴阳毒”，辨证为气阴两虚，水湿瘀阻。

2. 杨霓芝教授辨证思路 杨霓芝教授认为，阴虚、热毒、瘀血是本病的关键病机，阴虚火旺，热毒炽盛，一为虚火，一为实热，两者同气相求，肆虐不已，戕害脏腑，损伤气血，随着病情的迁延和病程的推移，可渐致气血亏虚，从而显现出正虚邪实、虚实夹杂的复杂病机。若邪热耗气灼津，阴液亏耗，正气损伤，则可呈现气阴两虚之征象。后期则常因久病不愈，阴损及阳，致阳气衰微或阴阳两虚。

本病急性发作期以热毒炽盛为主，多表现为阳热燔灼，邪毒内扰之象；热伤血络，迫血妄行，致血溢脉外为瘀血，则见皮肤红斑，邪热伤阴则可导致阴虚火旺，虚火灼伤脉络、血溢脉外可见皮肤红斑、血尿等。瘀血是随本病而产生的病理产物，并作为持发性致病因素而进一步影响本病的发展。本病导致血瘀的因素较多，如初期热毒炽盛，损伤血脉，迫血妄行，致血溢脉外而成离经之血。其他如水湿内停等，均可阻滞血液运行而成瘀血，后期则常可因阴虚、气阴两虚而致瘀血内停，阴虚则血中津少血液黏稠难行；气虚则推动无力；“血不利则为水”，瘀血内停，亦可发为水肿，脏腑虚损、精微外泄，可见蛋白尿等。

3. 杨霓芝教授施治思路 狼疮肾炎（LN）是我国最常见的也是最重要的继发性肾小球疾病。基于其病情复杂、变化多样，杨教授对于系统性红斑狼疮、狼疮性肾炎提倡中西医结合治疗。

肾脏是系统性红斑狼疮常见的累及器官，确诊后前几年时间中的感染及肾外器官损害是致死的主要原因，对于狼疮性肾炎的治疗，根据 KDIGO 指南意见，对于增殖型狼疮性肾炎一般需经过诱导治疗和缓解治疗两个部分，诱导治疗如果无禁忌证，一般首选激素 +CTX 治疗，缓解期可选用吗替麦考酚酯或者他克莫司治疗。

杨教授临床实践证明，中西医结合治疗比单纯西医治疗在控制狼疮活动、缓解症状、改善肾功能、延缓肾功能慢性进行性恶化等方面具有更多优势。清热解毒、凉血活血的方药如金银花、黄芩、大青叶、水牛角、牡丹皮、大

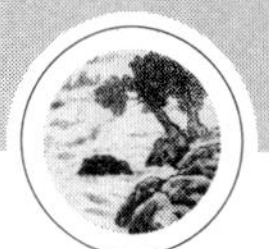

黄等，以及具有免疫抑制作用的中药如苦参、黄芩、穿心莲、山豆根、穿山龙、蛇床子、天花粉、夏枯草、丹参、红花及火把花根片、雷公藤制剂和昆明山海棠等已被证实具有增强疗效的作用，临床应用时根据辨证选择使用。药理研究表明部分单味中药具有较强的调节免疫功能的作用，因而可用于狼疮性肾炎的治疗。如黄芪双向调节免疫；淫羊藿调节机体免疫功能、提高机体抵抗力；生地黄、玄参、麦冬、天冬对形成抗体的B细胞有一定的抑制作用；当归、肉桂、大黄、夏枯草、冬虫夏草能抑制抗体的形成，防己、地黄、沙参抑制异常亢进的免疫。临证之时在准确辨证的前提下，可酌情使用。对于难治性病例，可根据不同证型分别选用既符合辨证治疗和中药配伍原则，又具有调节机体免疫功能的中药或中药制剂，进行合理组方，以便达到提高疗效的目的。

在西药运用过程中，根据不同的用药阶段，伍以恰当的中医药治疗可以有效地避免或减轻西药的毒副作用，从而在维持或提高原有疗效的基础上保证用药的安全。狼疮性肾炎的初期或活动期，表现为热毒炽盛或阴虚火旺证候时，辅以中药滋阴清热、凉血活血之法，减轻激素及免疫抑制剂的副作用。激素减量至半量以下时出现气阴两虚的表现，则要加用黄芪、太子参、白术、山药等益气养阴之品并逐渐以中药治疗为主。激素减至维持量，出现皮质功能减退综合征时，则宜加用温补脾肾之品，如巴戟天、仙茅、淫羊藿、菟丝子、真武汤、肾气丸等，并逐渐以中药代替激素，或长期用维持量激素配合中药治疗。健脾、理气、和胃的木香、砂仁、陈皮、枳壳、柴胡、佛手、苏梗、茯苓、白术、法半夏、鸡内金、神曲、香砂六君子汤、半夏泻心汤等方药可用于减轻免疫抑制剂所引起的胃肠道刺激症状。益气补血的方药用于改善免疫抑制剂引起的骨髓抑制症状，常用的有当归补血汤、归脾汤等，可根据临床具体情况选择运用。

在撤减西药用量的过程中适当选用中药，可减少反跳。常用的有清热利湿、益气健脾、补肾填精的方药。如具有清热利湿作用的宣痹汤、甘露消毒丹、三仁汤、疏凿饮子；具有益气健脾作用的香砂六君子汤、补中益气汤、异功散、四君子汤、参苓白术散；以及具有滋肾填精作用的六味地黄丸、大补阴丸、壮骨丸、知柏地黄丸等方剂。并且可酌情选用青蒿、地骨皮、生地黄、白花蛇舌草、鸡血藤、知母、牡丹皮、泽泻、黄芩、黄连、车前草、大黄、黄芪、玄参、太子参、枸杞子、山茱萸、熟地黄、茯苓等中药。

中医药对于"阴阳毒"的治疗，应当区别急性期与慢性期，准确评估患者病情，急性期以热毒炽盛为主，慢性期以瘀血、湿热等病理因素为主。对于其

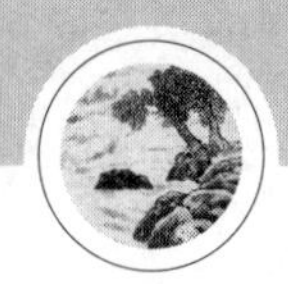

治疗,《金匮要略》中记载了用活血化瘀药物治疗的先例,在中西医选择过程中,杨教授提出,要准确把握中西医治疗的切入点。急性期以西医为主,并且积极发挥中医药特色,把握治疗的时机,急则治标,缓则之本。有研究提示,从病理分型看,LN 的病理改变以Ⅱ型和Ⅳ型为多见,热毒炽盛型和气阴两虚型以Ⅱ型为多,脾肾阳虚型以Ⅳ型为多,且Ⅱ型和Ⅳ型在病理上可以相互转化。研究发现,男性患者多为Ⅳ型,辨证多为脾肾阳虚型,病情较重,预后较差。中医证型以脾肾阳虚型最为多见,其次是阴虚内热型和热毒炽盛型,气阴两虚型最少。

活动期以邪实为主,热毒是主要证候表现,治疗总以清热解毒、祛邪扶正为则,不宜温燥;缓解期以正虚为主,以气阴两虚和脾肾阳虚最为多见,故病程呈现由实至虚,虚实夹杂,阴损及阳的病情演变趋势,病程短者多偏热盛,继而出现阴虚、气虚、阳虚等证候,治疗则当益气固本、扶正补虚为要,不可过投苦寒,以免戕伐胃气,而应予甘润甘温为宜,而对瘀血、痰浊、水湿等兼夹证候,又应详查细辨,随证施治。

(1) 热毒炽盛

证候特点:壮热口渴,烦躁,全身乏力,关节疼痛,肌肤发斑颜色紫红,或衄血,小便短赤,大便干结,神昏谵语,舌质红润、红绛或紫暗,苔黄或黄干,脉弦数。

治法:清热凉血,解毒消斑。

推荐方剂:犀角地黄汤(犀角用水牛角代)合五味消毒饮加减。

基本处方:水牛角 1g,生地黄 10g,牡丹皮 10g,紫花地丁 10g,紫背天葵 10g,蒲公英 15g,甘草 8g。每日 1 剂,水煎服。

加减法:若神昏谵语,可选用安宫牛黄丸、紫雪丹、安脑丸、清开灵、醒脑静等以清热解毒。抽搐者,可加羚羊角粉 3g、钩藤 15g、僵蚕 12g、地龙 12g 等以解痉息风;关节红肿者,可用宣痹汤去半夏、赤小豆、金银花,加忍冬藤 15g、桑枝 15g 以利湿通络,宣痹止痛。

(2) 肝肾阴虚

证候特点:两目干涩,五心烦热,咽干口燥,发脱齿摇,腰膝酸软或疼痛,或长期低热,额红盗汗,头晕耳鸣,溲赤便结,舌嫩红苔少或光剥,脉细数。

治法:滋阴清热,补益肝肾。

推荐方剂:左归丸合二至丸加减。

基本处方:生地黄 15g,枸杞子 12g,山药 15g,盐山萸肉 10g,牛膝 12g,菟丝子 15g,龟甲胶(烊化)10g,牡丹皮 12g,女贞子 15g,墨旱莲 15g。每日 1 剂,

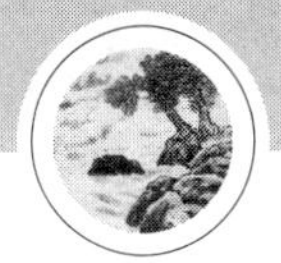

水煎服。

加减法：若阴虚火旺而见尿热血尿者，可改用知柏地黄汤加茜草 12g、白茅根 15g、仙鹤草 15g、侧柏叶 12g、大蓟 12g、小蓟 12g 等以清热凉血止血；若伴水肿者，可加泽泻 15g、茯苓 15g、猪苓 15g 利水消肿。

(3) 脾肾气(阳)虚

证候特点：眼睑或全身浮肿，腰以下肿甚，倦息懒言，甚则畏寒肢冷，腰膝酸软，纳少，腹胀便溏，小便短少不利，舌质淡或淡胖有齿痕，苔白腻，脉沉迟细。

治法：益气健脾，温肾助阳。

推荐方剂：济生肾气丸合四君子汤加减。

基本处方：生地黄 15g，泽泻 15g，山药 12g，淫羊藿 12g，肉桂(焗服)2g，牡丹皮 12g，川牛膝 12g，车前草 15g，党参 15g，黄芪 15g，白术 12g，炙甘草 6g，茯苓 15g。每日 1 剂，水煎服。

加减法：偏脾阳虚者，以实脾饮为主加减，偏肾阳虚者，以真武汤加牛膝 12g、车前子 15g 等以加强活血利水；若阳虚不明显，则去附子、肉桂等大辛大热之品，而以补中益气汤为主加金樱子 15g、菟丝子 15g、补骨脂 12g 等以健脾补肾。

(4) 气阴两虚

证候特点：倦怠乏力，少气懒言，恶风易感冒，低热盗汗，五心烦热，口燥咽干而饮水不多，手足心热，大便先干后稀，舌红少津，脉细或结代。

治法：益气养阴。

推荐方剂：参芪地黄汤加减。

基本处方：党参 15g，黄芪 20g，盐山萸肉 15g，茯苓 18g，牡丹皮 15g，泽泻 12g，生地黄 18g，麦冬 12g，五味子 6g，甘草 6g。每日 1 剂。

加减法：兼瘀血，可加丹参 15g、泽兰 12g、益母草 15g 以活血通络；如兼湿热，可加白花蛇舌草 15g、半枝莲 15g 清热利湿；尿少水肿者，可加车前子 15g、茯苓 15g 利水消肿。

(胡天祥　侯海晶)

主要参考文献

1. 杨霓芝，黄春林．泌尿科专病中医临床诊治[M]. 2 版．北京：人民卫生出版社，2005.
2. 杨霓芝，毛炜．中西医结合肾脏病学研究新进展[M]. 北京：人民卫生出版社，2017.

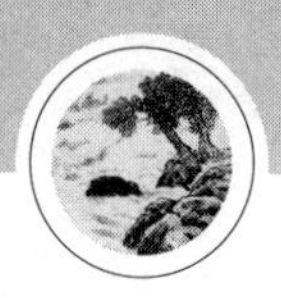

3. 严小倩,鲁盈,林京莲．狼疮肾炎中医风湿证候与活动性指标的相关性研究[J]. 中国中西医结合杂志,2015(2):147-150.

4. 王丽萍,杨丽丽,张勇,等．狼疮肾炎热瘀证与临床病理的相关性研究[J]. 中国中西医结合肾病杂志,2009,10(1):36-38.

5. 肖敬．狼疮肾炎中医证型与肾脏病理类型及实验室指标相关性研究[J]. 时珍国医国药,2013(12):3012-3014.

6. 张蕾．杨霓芝教授治疗狼疮性肾炎经验[J]. 云南中医中药杂志,2010,31(2):6-7.

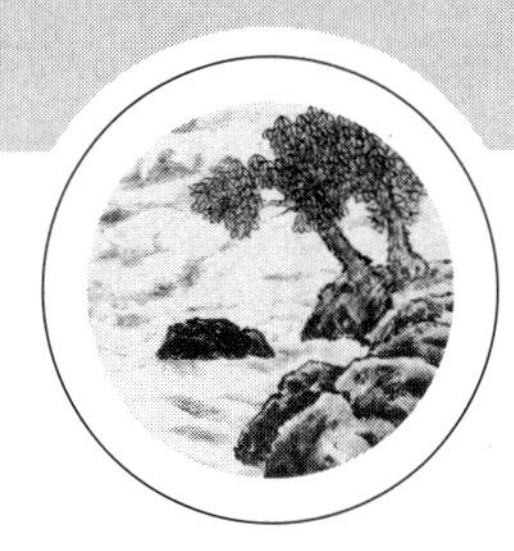

第十六章 急性肾衰竭病案

【病案】

一诊:2017 年 4 月 27 日。

杨教授查房,参加人员有王立新医师、林俊杰医师、马红岩医师、蔡佑青医师、进修医师、实习医师、主管护师等。

主管医师汇报病史:

赖某,女,33 岁。

因“突发双下肢浮肿伴尿少 8 天余”于 2017 年 4 月 26 日入院。

患者于 2017 年 4 月 18 日受凉后出现恶寒、鼻塞流涕、咽痛,无发热,无扁桃体发炎,无呕吐腹泻,遂至当地社区医院就诊,考虑上呼吸道感染,给予抗生素(具体不详)静滴(4 月 18 日、4 月 19 日)后突发双下肢浮肿,伴有尿少,每日约 200ml,同时出现胸闷气促、恶心呕吐、腹痛腹泻,于 4 月 21 日至茂名市人民医院就诊,住院查生化提示血肌酐 826μmol/L;尿素氮 30.72mmol/L,尿酸 955μmol/L,血磷 2.93mmol/L;尿常规:蛋白(+++);潜血(+++),尿比重 1.005;血常规:血红蛋白 100g/L,诊断为“急性肾衰竭”后给予血液透析治疗 2 次,后患者因个人因素出院,今日患者气促较前加重,夜间不能平卧,遂到我院门诊就诊,医师考虑“急性肾衰竭”并建议患者住院治疗。现患者为求进一步诊治到我科就诊。

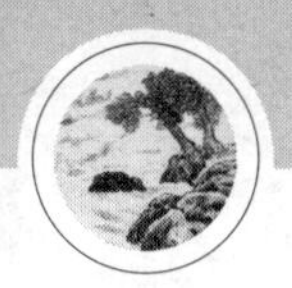

入院症见:疲倦乏力,面色萎黄晦暗,双下肢轻度浮肿,胸闷,活动后气促,夜间不能平卧,恶心欲呕,纳差,眠一般,自诉小便可,大便调。舌淡暗,苔白稍腻,脉沉弦。

既往史:否认高血压、糖尿病、心脏病等内科病史;既往有乙肝小三阳病史,否认其他慢性病病史;否认手术及输血史。

过敏史:否认药物、食物及接触过敏史。

查体:T 36.7℃　P 88 次 /min　R 20 次 /min　BP 132/74mmHg

意识清楚,精神疲倦,面色萎黄,发育正常,体型适中,自动体位,对答切题,查体合作。全身皮肤黏膜及巩膜无黄染,未见皮疹及出血点,浅表淋巴结未触及肿大,头颅无畸形,颜面无浮肿,双瞳孔等大等圆,直径约 2.5mm,对光反射灵敏,耳鼻无异常,口唇色淡,咽充血(-),双侧扁桃体无肿大,颈软,无颈静脉怒张,气管居中,双甲状腺无肿大。胸廓对称、无畸形,双侧呼吸动度一致,叩诊呈清音,双肺呼吸音清,未闻及明显干、湿啰音,心前区无隆起,心界不大,心率 88 次 /min,律齐,各瓣膜听诊区未闻及病理性杂音,腹软,无压痛、反跳痛,移动性浊音(-),肝脾肋下未及,肠鸣音(-),双肾区无叩击痛。脊柱四肢无畸形,双下肢轻度水肿。生理反射存在,病理反射未引出。

舌淡暗,苔白稍腻,脉沉弦。

专科情况:双侧尿管行程无压痛,双侧肋脊点、肋腰点无压痛,双肾区无叩击痛,腹部移动性浊音(-),双下肢轻度凹陷性水肿。

辅助检查:

血肌酐 826μmol/L;尿素氮 30.72mmol/L,尿酸 955μmol/L,血磷 2.93mmol/L;尿常规:蛋白(+++);潜血(+++),尿比重 1.005;血常规:血红蛋白 100g/L。

入院诊断

中医诊断:急性肾衰。

中医证型:脾肾气虚,湿浊瘀阻。

西医诊断:①急性肾衰竭;②肾性高血压;③乙肝病毒携带者。

治疗计划:

入院后予书面病重通知,低盐优质低蛋白饮食,记 24 小时尿量,测体重、血压;西医方面,患者肌酐高,可继续给予血液透析治疗,并给予碳酸氢钠片口服碱化尿液;呋塞米静推利尿消肿,注射用还原型谷胱甘肽静滴抗氧化。中医方面,以标本兼治为则,"健脾补肾,利湿化浊活血"为法,予海昆肾喜胶囊、尿毒清颗粒口服排毒降浊。

查房目的:急性肾衰的中医治疗及下一步的治疗方案。

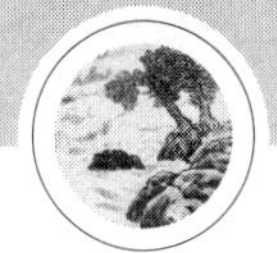

1. 杨霓芝教授听取病例汇报后查看患者

中医四诊

望:精神疲倦乏力,面色萎黄晦暗,舌淡暗,苔白稍腻。

闻:言语清晰,呼吸急促,未闻及特殊气味。

问:胸闷、活动后气促较前好转,恶心欲呕,纳差。

切:肤温正常,双下肢轻度浮肿,脉沉弦。

体格检查阳性体征:双下肢轻度凹陷性水肿。

补充病史:病史同前,无特殊补充。

2. 杨霓芝教授查房后讨论病情

蔡佑青住院医师:患者为年轻女性,1 周前因感染使用抗生素后出现尿少,逐渐出现胸闷气促、恶心呕吐、腹痛腹泻,结合患者肾功能急剧下降,考虑为“急性肾衰”“急性肾小管坏死”可能性大,急性肾衰病情危急,中医如何切入帮助患者尽快恢复,请杨教授查房指导。

林俊杰医师:诊断方面,该患者为年轻女性,有抗生素使用后出现尿少、血肌酐升高的情况,患者贫血与肾衰竭不成比例,考虑急性肾衰可能性大,建议结合患者的肾脏 B 超等结果,进一步明确。并发症方面,患者出现气促胸闷,结合患者尿少肢肿,考虑为水钠潴留严重造成的心衰。治疗方面,继续给予对症治疗,患者同时可继续透析治疗,监测尿量和肾功能情况。中医治疗急性肾衰,根据患者的四诊情况,考虑存在脾肾气虚兼有水湿瘀阻,治疗当以健脾补肾利湿化浊活血为原则遣方用药。

马红岩医师:该患者急性肾衰诊断是清楚的,目前已进行血液透析治疗,毒素和水湿均可以通过透析改善,中医药治疗的切入应该从提高患者机体的免疫力入手,患者入院时的主要表现为疲倦乏力、纳差为气虚的征象,恶心呕吐为湿浊内生的表现,面色晦暗表明存在瘀血,可以以益气活血为主要治法,兼以降浊排毒。

王立新医师:急性肾衰临床上的诊断思路分为肾前性、肾后性及肾性三大类,该患者无明显脱水等肾前性因素,肾后性因素根据当地医院检查也不支持,目前考虑药物引起的急性肾小管坏死,必要时可行肾穿刺活检术进一步明确诊断。治疗方面,患者目前处于急性肾衰竭少尿期,且出现心脏功能衰竭等严重并发症,现可继续透析治疗,注意水、电解质平衡,监测肾功能情况。中医方面,患者尿少,且结合患者恶心呕吐等湿浊毒邪内停的情况,应考虑患者存在脾肾气虚水湿毒邪内停的情况,具体治疗请杨教授查房给予中医方面辨证治疗。

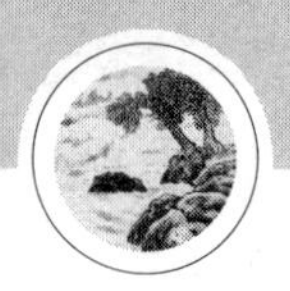

3. 杨霓芝教授总结病例特点 四诊摘要：患者精神疲倦，疲倦乏力，面色萎黄晦暗，双下肢轻度浮肿，胸闷、活动后气促较前好转，恶心欲呕，纳差，舌淡暗，苔白稍腻，脉沉弦。查体：双肺未闻及干、湿啰音，双下肢轻度浮肿。辅助检查：肝功能：白蛋白 36.4g/L。2018 年 4 月 27 日尿常规：尿白细胞计数 21.8 个 /μl，尿红细胞计数 13.2 个 /μl（与前尿常规结果不同）。透析后血肌酐 594μmol/L，泌尿系彩超未见异常。

4. 辨病辨证分析 西医诊断方面，该患者为年轻女性，外感后使用抗生素，之后出现尿少、恶心呕吐、浮肿、气促，伴有高血压、肾功能在短时间内急剧下降，辅助检查显示患者无严重贫血、钙磷代谢紊乱，双肾 B 超提示肾脏大小正常，既往患者无慢性肾脏病病史，故急性肾衰竭诊断明确。

中医诊断方面，该患者使用药物后出现乏力、呕吐、水肿、气促等症状，表现中医的“关格”，关格之名，始见于《黄帝内经》，但其论述的关格，一是指脉象，一是指病理，均非指病证，后张仲景在《伤寒论》中正式作为病名提出，《伤寒论·平脉法》曰：“关则不得小便，格则吐逆。”认为关格是以小便不通和呕吐为主证的疾病，属于危重证候。急性肾衰和慢性肾衰均可表现为“关格”，考虑单纯的关格并不能完全体现患者的病情，故结合肾功能短时间内下降明显，该病属于为药毒导致的中医“急性肾衰”范畴，“急性肾衰”病名概括得更为全面、准确。证型方面，患者乏力、面色萎黄为脾气虚无力充养四肢及头面部的表现，脾虚水湿无以运化，则出现水肿；水气凌心，则患者气促胸闷，湿毒内盛，则患者恶心呕吐，尿少为肾虚气化功能失常的征象，面色晦暗为瘀血的征象，舌淡暗，苔白稍腻，脉沉弦为脾肾气虚兼有水湿瘀血内阻的表现。所以患者证型当属脾肾气虚，水湿瘀阻。

5. 诊断

中医诊断：急性肾衰。

中医证型：脾肾气虚，水湿瘀阻。

西医诊断：①急性肾衰竭；②肾性高血压；③乙肝病毒携带者。

6. 治疗 西医主要给予对症支持治疗，继续给予血液透析，注意观察患者尿量情况，若尿量增多，可延长透析间期，必要时停止透析。由于西医方面可以解决毒素、水湿等问题，中医治疗方面则以改善体质、提高患者免疫功能为切入点，以健脾补肾、利湿化浊活血为法，中药如下：

太子参 15g　白术 15g　陈皮 5g　大黄 3g　制何首乌 15g
白芍 15g　女贞子 15g　蒲公英 15g　茯苓 15g　甘草 5g

7. 调护 杨教授认为急性肾衰与药毒有关，因此首先应积极避免与感染

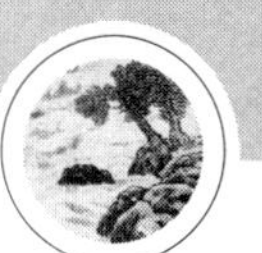

源接触；该患者正气亏虚，合并水湿内停，甚则上凌心肺，故暂要注意休息，避免劳累，由于患者尿少，注意低盐饮食，控制入水量，同时，患者体质虚弱，避免过于寒凉、黏滞之食物。

8. 病案分析 关于关格的病名，在《灵枢·脉度》中就有论述，“阴气太盛则阳气不能荣也，故曰关。阳气太盛，则阴气弗能荣也，故曰格。阴阳俱盛，不得相荣，故曰关格。关格者，不得尽期而死也。”《证治汇补·癃闭·附关格》：“既关且格，必小便不通，旦夕之间，陡增呕恶，此因浊邪壅塞三焦，正气不得升降，所以关应下而小便闭，格应上而生呕吐，阴阳闭绝，一日即死，最为危候。”该条文指出了关格产生的病因病机，并强调了疾病的严重性。

杨教授认为，急性肾衰外因多因感受六淫邪毒，内因则伤于饮食情志，或存在意外伤害、失血失液、药毒等，形成火热、湿毒、湿浊瘀血之邪壅塞三焦，决渎失司，而成癃闭。水湿内停则患者出现水肿，严重则水气上凌心肺，患者出现气促胸闷不适；湿浊毒邪上逆犯胃，则呕吐；瘀血内阻，则病情更加迁延难愈。本病起病急，来势凶猛，病机总属本虚标实，病位在肾，病机关键为肾失气化，水湿浊毒瘀血不能排出体外，与肺、脾、三焦、膀胱相关，其他脏器均会受到影响，导致病情进一步加重。一般初期多为火热、湿毒、瘀浊之邪壅塞三焦，影响其通调水道的功能，病至后期，多为虚证或虚实夹杂。该患者临床上出现少尿，属于肾脏气化不利的表现，同时存在乏力、恶心呕吐、气促胸闷、水肿、纳差等不适，水湿瘀血毒邪共存，导致心、肺、脾等功能进一步下降。治疗上当以补肾健脾兼以利湿化浊活血为法，方中以四君子汤加减健脾益气升提，四君子汤为补益剂第一方，补性平和，功效显著，适合脾气亏虚患者，党参改为太子参避免过于温燥；制何首乌、女贞子平补肾脏，可益阴敛精，白芍补血养肝肾，陈皮、大黄降浊排毒，大黄同时也有活血化瘀的功效，加用蒲公英防止药物过于燥热，甘草调和诸药，诸药共凑温补脾肾，祛湿化浊，活血化瘀之功。

西医方面，该患者短时间内肾功能下降明显，伴有尿少等，排除了肾前性和肾后性，考虑药物引起的急性肾小管坏死的可能性大，若患者病情缓解不理想，可在保证患者安全的前提下，行肾穿刺活检进一步明确。同时，该疾病凶险，患者已经出现心衰，可继续透析治疗防止病情进一步加重，若患者进入多尿期，可减少透析，同时注意水、电解质平衡。

二诊：2017 年 5 月 2 日。

患者近两天出现发热、咽痛，体温达 37.7℃，无鼻塞流涕、咳嗽咯痰等不适，暂无气促胸闷，无恶心呕吐，双下肢无浮肿，24 小时尿量 1 540ml。舌淡暗，苔黄稍腻，脉沉弦。查体：咽充血，双侧扁桃体无肿大，双下肢无浮肿。复查血

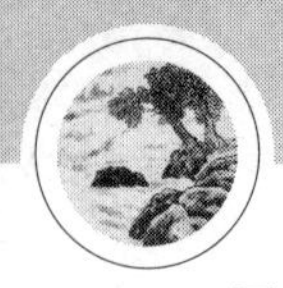

尿素氮 15.11mmol/L；血肌酐 298μmol/L。

杨教授查房后指示：该患者入院前出现急性上呼吸道感染，给予抗生素治疗后出现尿量现尿少，伴恶心呕吐、腹痛腹泻，结合患者肾功能急剧下降，经治疗后，现在患者尿量明显增加，可明确诊断为急性肾小管坏死导致的急性肾衰。目前患者尿量较前明显增多，血肌酐下降，代表病情较前好转，为减少患者创伤，暂不行肾穿刺活检，继续观察尿量及肾功能情况。患者现出现发热、咽痛，考虑合并外感风热，可在原方基础上加薄荷（后下）5g、金银花 15g、连翘 15g 清热解表，调整如下：

太子参 15g	白术 15g	陈皮 5g	大黄 3g
制何首乌 15g	白芍 15g	女贞子 15g	蒲公英 15g
茯苓 15g	薄荷（后下）5g	金银花 15g	连翘 15g
甘草 5g			

三诊：2017 年 5 月 8 日。

患者无发热恶寒，少许咽痛不适，无气促、胸闷、肢肿等不适，纳、眠均可，大便调，昨日尿量 1 490ml。辅助检查：尿素 9.09mmol/L；血肌酐 104μmol/L。

杨教授再次查看患者后指示：经处理后，患者发热、咽痛明显改善，考虑患者感染已退，且患者血肌酐较前下降，在原方基础上继续加大黄 5g、黄芩 15g 利浊排毒，加以泽兰 15g 活血，调整如下：

太子参 15g	白术 15g	陈皮 5g	大黄 5g
制何首乌 15g	白芍 15g	女贞子 15g	蒲公英 15g
茯苓 15g	薄荷（后下）5g	金银花 15g	连翘 15g
大黄 5g	黄芩 15g	泽兰 15g	甘草 5g

随访：患者出院 1 个月后复诊，查血肌酐 76μmol/L，无不适，随访 1 年病情稳定，无特殊。

【总结】

1. 杨霓芝教授辨病思路　中医本无“急性肾衰”诊断，可归纳于中医“水肿”“癃闭”“关格”“喘证”等范畴。《灵枢·脉度》指出：“阴气太盛则阳气不能荣也，故曰关。阳气太盛，则阴气弗能荣也，故曰格。阴阳俱盛，不得相荣，故曰关格。关格者，不得尽期而死也。”《诸病源候论》：“关格者，大小便不通也。大便不通，谓之内关；小便不通，谓之外格。”

该患者因“突发双下肢浮肿伴尿少 8 天余”入院，入院症见：疲倦乏力，面色萎黄晦暗，双下肢轻度浮肿，胸闷，活动后气促，夜间不能平卧，恶心欲呕，纳

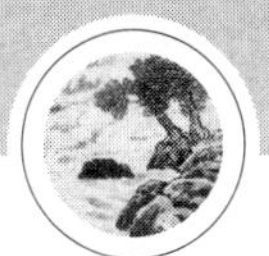

差，舌淡暗，苔白稍腻，脉沉弦。结合患者肾功能下降，属于中医“急性肾衰”范畴。结合西医学，目前使用“急性肾衰”比以上中医诊断更能总结该疾病的临床特点及疾病的危急程度。

2. 杨霓芝教授辨证思路 急性肾衰可按少尿期、多尿期来辨证治疗，少尿期多以邪实为主，若患者为细菌感染后出现的急性肾衰，临床多表现为邪毒或热毒内侵；若为外伤挤压导致的急性肾衰，则多表现为瘀毒内侵；若为大汗、大失血后导致的急性肾衰，多属津亏气脱；若少尿后患者出现气促、胸闷、心悸等不适，则多属水气上凌心肺；多尿期则由于肾脏功能尚差，多以正气亏损为主，可兼余邪未清，临床表现以气阴两虚、湿热余邪、肾阴亏损为主证。恢复期则临床多属虚证，主要以温补脾肾来进行调理。

同时，辨证时主要应分清本虚标实的主次。本虚主要是脾肾气虚或气阴两虚为主，标实主要是湿浊、毒邪、瘀血。若以本虚为主者，又应分清是肾阴虚还是气阴两虚为主；以标实为主者，应区分湿浊、毒邪、瘀血的不同。

该患者入院前有外感症状，主要以恶寒、鼻塞、流涕、咽痛为主症，使用抗生素后即出现尿少、浮肿、腹痛腹泻等不适，考虑存在邪毒内侵的情况，但到我院时邪毒症状已不明显，反而出现气促、胸闷等水气凌心的表现，考虑患者病情危急，我们采用了西医的血液透析帮助患者排除水液，减轻心脏压力，中医药辨证，则结合患者乏力、纳差、尿少、浮肿等症状，考虑存在脾肾气虚兼有水湿瘀血内阻的情况。用药后二诊时，患者出现发热、咽痛等不适，考虑余热未清；等患者三诊时，余热已退，肾功能明显恢复，患者体质较弱，此时考虑患者脾肾气虚兼有毒邪未清。

3. 杨霓芝教授施治思路 古籍中关格的治疗应遵循《证治准绳·关格》提出的“治主当缓，治客当急”的原则。所谓主，是指关格之本，即脾肾气虚或气阴两虚。治主当缓，也就是治疗脾肾气虚或气阴两虚，应坚持长期调理，缓缓调补脾肾之亏虚。所谓客，是指关格之标，即湿浊、毒邪、瘀血。治客当急，也就是对于关格的湿浊、毒邪、瘀血，要尽快祛除。

藉于古代医家的经验，杨教授认为，急性肾衰的施治思路分为以下几点：

(1) 首先要注意分清轻重缓急，保证患者的医疗安全。急性肾衰病情危重，如果患者出现严重心衰、毒素升高明显或电解质紊乱、酸碱失衡，或者出现尿毒症脑病等一系列紧急情况，此时万不可缓缓治之，而是选择效果显著、缓解速度快的血液净化治疗，帮助渡过其危险期。若患者病情相对较轻，则可以急则治其标或标本兼治，通过结肠透析、利尿消肿等药物来缓解病情。急性肾衰进入多尿期或恢复期，可用中药辨证治疗，根据辨证可使用大补元煎或参芪地

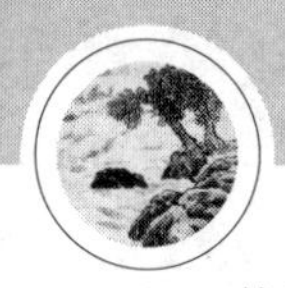

黄汤，或兼清余邪等提高患者的康复进程，缩短疗程。

(2) 祛除急性肾衰发生的病因及可逆因素。导致急性肾衰的原发病很多，治疗时积极治疗原发病，尽早发现有导致急性肾衰的因素如药物、外伤或烧伤、严重感染等，要积极进行治疗。在抗感染时，注意避开对肾脏损害严重的抗生素，或根据肾功能情况减量使用。对肾脏有毒性作用的西药有：重金属制剂，如汞剂；抗肿瘤药物以及部分抗生素，如：两性霉素、新霉素、庆大霉素、链霉素、利福平等。对肾脏有毒性作用的中药包括关木通、昆明山海棠、雷公藤等，在中毒剂量下可造成肾损害。对于创伤者，应立即清除坏死组织和感染灶。

(3) 根据四诊情况辨证施治。中医治疗的精髓是整体思想和辨证施治。在治疗急性肾衰时，要结合患者的全身情况进行辨证，不可因为是急性肾衰就单纯拘泥于肾脏有疾病，因为危重疾病常与多个脏器关系密切。辨证治疗时要提纲挈领，抓住疾病的主要矛盾，力求一击中的，效果显著。

急性肾衰的辨证治疗可分为少尿期和多尿期两个时期：

少尿期

1) 邪毒内侵

主症：尿量减少甚则无尿，发热头痛，烦躁不安，神昏嗜睡，恶心呕吐，口干，大便干结，舌红，苔厚腻，脉濡滑或细滑。

治法：通腑泄浊解毒。

方剂：黄连解毒汤加减。

药物：黄连 9g，黄柏 12g，黄芩 15g，金银花 12g，虎杖 15g，车前草 15g，白茅根 18g，大黄 6g，蒲公英 12g，丹参 15g，甘草 6g。水煎服，日 1 剂。

加减法：水肿严重者，加茯苓皮 15g、泽泻 15g 以利水消肿；恶心呕吐者，加法半夏 12g、竹茹 12g、陈皮 6g 以和胃止呕；大便不通者，加川厚朴 15g、枳实 12g 以行气通便。

2) 热毒瘀滞

证候特点：尿点滴而出，或尿闭、尿血，或高热，神昏，谵语，吐血，衄血，斑疹紫黑或鲜红，舌质绛紫暗，苔黄焦或芒刺遍起，脉细数。

治法：清热解毒，活血化瘀。

代表方剂：清瘟败毒饮加减。

常用药物：清热解毒用栀子、虎杖、黄芩；清肺泄热用石膏；清热养阴用生地黄、知母、玄参，以防热盛伤阴；活血化瘀用丹参、牡丹皮、赤芍；通腑泄热用大黄；甘草调和诸药。

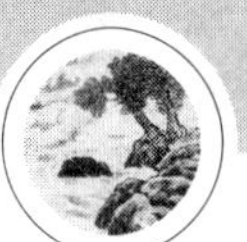

基本处方：生石膏 20g，生地黄 15g，栀子 9g，虎杖 12g，黄芩 15g，知母 12g，赤芍 12g，玄参 12g，牡丹皮 9g，丹参 15g，大黄 6g，甘草 6g。水煎服，日 1 剂。

加减法：发热重而风动不止者，加紫雪丹口服以清热止痉；神昏者，加石菖蒲 10g、郁金 15g 以清热开窍，严重者可加安宫牛黄丸灌服。

3）瘀毒内阻

证候特点：严重外伤及挤压伤之后出现血尿、尿少、尿闭，瘀斑累累，全身疼痛，恶心呕吐，舌质瘀紫，苔腻，脉涩。

治法：活血祛瘀，通腑泄毒。

代表方剂：桃红四物汤加减。

常用药物：活血祛瘀用当归、赤芍、水蛭、桃仁、红花、生地黄；通腑泄毒用大黄、枳实；清利湿热用白茅根、泽兰；引药下行用牛膝；甘草调和诸药。

基本处方：当归 12g，生地黄 12g，桃仁 9g，红花 6g，赤芍 12g，枳实 12g，大黄 6g，水蛭 6g，牛膝 15g，泽兰 12g，白茅根 15g，甘草 6g。水煎服，日 1 剂。

加减法：恶心呕吐者，加法半夏 12g、竹茹 15g、陈皮 6g 以和胃止呕；有血尿者，可加茜草根 12g，大蓟、小蓟各 15g 以凉血止血。

4）津亏气脱

证候特点：大汗、大泻、大失血后，血压下降，尿少或无尿，气微欲绝，或喘咳急促，唇黑甲青，进一步出现汗出肢冷，舌淡或淡白，脉微细欲绝。

治法：益气回阳，养阴固脱。

代表方剂：参附汤合生脉饮加减。

常用药物：大补元气用人参，回阳固脱用熟附子，益气养阴用太子参、麦冬、五味子；养阴生津用石斛、玄参；益气健脾用黄芪；清利湿热用泽兰、白茅根；活血祛瘀用丹参。

基本处方：人参（另炖）10g，熟附子 10g，太子参 18g，黄芪 20g，五味子 10g，麦冬 15g，石斛 15g，丹参 12g，泽兰 12g，白茅根 15g，玄参 15g。水煎服，日 1 剂。

加减法：瘀血明显者，加桃仁 9g、红花 6g；血虚者，加当归 12g、熟地黄 15g 养血补血。

多尿期

5）气阴两虚

证候特点：全身疲乏，咽干思饮，尿多清长，舌红少津，脉细。

治法：益气养阴。

代表方剂：参芪地黄汤加减。

常用药物：益气生津用太子参；健脾益气用黄芪、茯苓、山药；养阴用生地

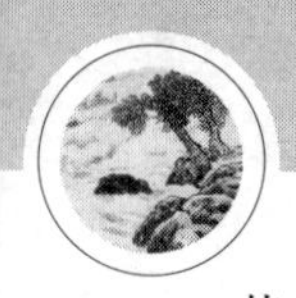

黄、玄参、麦冬、五味子、石斛、白芍；活血祛瘀用丹参。

基本处方：太子参 20g，黄芪 20g，生地黄 12g，麦冬 15g，五味子 10g，茯苓 15g，山药 15g，石斛 15g，玄参 15g，丹参 15g，白芍 15g。水煎服，日 1 剂。

加减法：尿多甚或尿不自禁者，加益智仁 15g、桑螵蛸 15g 以固涩缩尿；加升麻 6g 以升举下陷之气。

6）湿热余邪

证候特点：神疲乏力，头晕心烦，纳呆，恶心，口中黏腻，舌红苔黄腻，脉实有力。

治法：清化湿热。

代表方剂：黄连温胆汤加减。

常用药物：清热利湿解毒用黄连；行气化湿降浊用枳实、竹茹、陈皮、法半夏、石菖蒲；健脾渗湿用茯苓；清热利湿用车前子；活血祛瘀用丹参。

基本处方：黄连 9g，枳实 15g，竹茹 12g，法半夏 15g，陈皮 6g，茯苓 15g，石菖蒲 10g，车前子 15g，丹参 12g。水煎服，日 1 剂。

加减法：尿频，尿涩痛，尿色黄者，加金钱草 15g、石韦 15g 以清热利湿；便秘者，加大黄（后下）9g 以通腑泄浊。

7）肾阴亏损

证候特点：腰酸疲乏，尿多不禁，口干欲饮，舌红，苔少，脉细。

治法：滋阴补肾。

代表方剂：二至丸加味。

常用药物：滋阴补肾用女贞子、墨旱莲、生地黄；滋补阴血用白芍、何首乌；活血祛瘀用丹参；清利湿热用车前子。

基本处方：女贞子 15g，墨旱莲 15g，生地黄 12g，白芍 15g；何首乌 15g，丹参 12g，车前子 15g。水煎服，日 1 剂。

加减法：腰酸腿软者，加山茱萸 12g、枸杞子 15g 以养阴滋肾；尿多不禁者，加五味子 10g、牡蛎（先煎）20g、桑螵蛸 15g 以固涩缩尿；五心烦热者，加鳖甲（先煎）20g、牡丹皮 12g、知母 12g 以清泻虚火。

⑷ 结合药物的药理作用来用药：在治疗中清除过多的自由基，可保护残存的肾组织。因此，在辨证的基础上，可分别选用有益气健脾作用的人参、黄芪、茯苓、白术、甘草；有活血补血作用的三七、当归、何首乌；有补肾作用的地黄、黄精、女贞子、枸杞子、菟丝子、杜仲、补骨脂以及金匮肾气丸；有温阳作用的桂枝、干姜；有行气作用的砂仁、香附；有养阴作用的麦冬、五味子等。其中当归、香附、砂仁等中药的挥发油含有不饱和双键，当它们进入体内，有可能参

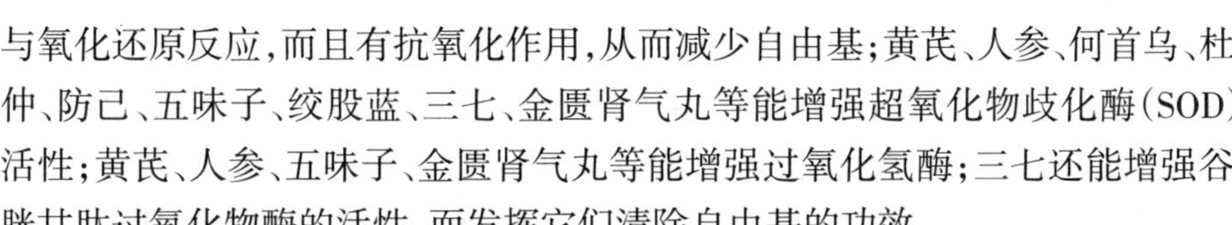

与氧化还原反应,而且有抗氧化作用,从而减少自由基;黄芪、人参、何首乌、杜仲、防己、五味子、绞股蓝、三七、金匮肾气丸等能增强超氧化物歧化酶(SOD)活性;黄芪、人参、五味子、金匮肾气丸等能增强过氧化氢酶;三七还能增强谷胱甘肽过氧化物酶的活性,而发挥它们清除自由基的功效。

肾功能的恢复必须等待肾小管上皮细胞自身再生和修复。因此,促进肾小管上皮细胞的增殖和再生,就起到缩短病程,提前恢复肾功能的作用。目前尚无治疗措施能使急性肾衰竭(ARF)患者康复,有些生长因子如表皮生长因子、胰岛素样生长因子及肝细胞生长因子,均处于实验室验证阶段。有些特殊的急性肾小管坏死(ATN)动物模型已因生长因子治疗受益,但目前用于人类未获成功。现代研究证实许多中药(如冬虫夏草、人参、丹参、大黄等)都具有促进肾小管上皮细胞再生和修复的作用。如研究发现冬虫夏草通过增加肾内表皮生长因子(EGF)前体 mRNA 表达,促进 EGF 合成,从而促进肾小管上皮细胞增殖。

4. 急性肾衰治疗常用方药 急性肾衰在临床上也属于常见病,杨教授在实践中,常常根据抓住患者的主要病证,遣方用药时均经过深思熟虑,现将常用方药介绍如下:

(1) 利尿消肿常用五苓散加减:急性肾衰患者在临床上常因水湿内停出现肢体浮肿,甚则水邪上凌心肺出现气促、胸闷等症状,杨教授对于浮肿明显,常在基本辨证的基础上加用五苓散加减,五苓散为祛湿剂,主要由桂枝、茯苓、泽泻、白术、猪苓组成,该方的主要病机在于“气化不利,津液不布”,具有利水渗湿,温阳化气之功效。主治膀胱气化不利之蓄水证。杨教授认为,五苓散不限于水蓄膀胱症,该方有复三焦气化,导水湿或水湿之邪外出之功,凡有水饮或水湿内停病机者均可应用。杨教授在使用时,常将茯苓改为茯苓皮以加强利水消肿的功效,若患者仍尿少,可加用玉米须、大腹皮、白茅根等加强利尿效果。同时,也注意水肿的辨证,若存在脾气虚则加用四君子汤或实脾饮加强脾气运化功能,若肾气虚则选用肾气丸加减补肾利水。考虑水肿日久多伴有瘀血,杨教授还常选用桃仁、泽兰、益母草、当归等加强活血利水功效。

(2) 益气养阴常用参芪地黄汤或生脉饮加减:急性肾衰患者出现脱水或在多尿期及恢复期,常出现口干、皮肤干燥、乏力等气阴亏虚的表现,杨教授常选用参芪地黄汤或生脉饮加减,参芪地黄汤是由六味地黄汤加人参、黄芪化裁而成,六味地黄汤为滋补肾精之主方,具有滋阴补肾之功效。唐大烈在《吴医汇讲》中指出:“六味地黄丸……兼补五脏。故久服无虞偏胜,而为万世不易之祖方也。”不过六味地黄丸均偏重于滋补肾精肾阴,杨教授在使用时多加入人参、

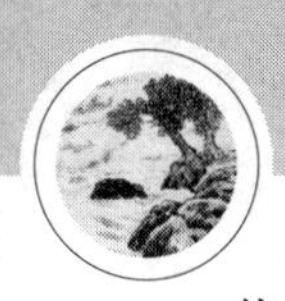

黄芪，加强益气之功效。生脉饮主要成分为党参、麦冬、五味子，为补益剂，具有益气复脉，养阴生津之功效。用于气阴两亏证，现代研究也提示以生脉饮为组成的生脉注射液具有抗疲劳、抗休克的功效。

(3) 降浊排毒常用大黄、桃仁、当归等：急性肾衰多存在浊毒内盛，此时杨教授常用大黄，大黄味苦，性寒。归脾、胃、大肠、肝、心包经，此药不单单是一味通便药，同时还有清热凉血活血的作用，杨教授一般用量为5~10g，而且从不后下，目的是加强其清热活血效果。据研究，大黄还具有调节免疫功能、降压、利尿等功能，与桃仁、当归合用加强活血功效；若患者湿浊明显，则加芡实、土茯苓，这些药不但可以化湿，而且可以加强化浊解毒效果。对于湿浊伴有瘀血者，则可选用桃仁、当归，因桃仁味苦、甘，性平，归心、肝、大肠经，具有活血祛瘀、润肠通便的作用，肾衰患者使用此药一方面可以活血化瘀，又可通便排浊泻毒。当归味甘、辛，性温，归心、肝、脾经，为血中之气药，具有补血和血、调经止痛、润燥滑肠的功效。两者合用，共同起到养血活血、降浊排毒的效果。

（马红岩　卢富华）

主要参考文献

1. 杨霓芝，黄春林．泌尿科专病中医临床诊治[M]. 2版．北京：人民卫生出版社，2005.
2. 侯东升．浅谈五苓散临证活用[J]. 天津中医药，2016，33(5)：292-294.
3. 徐淑华，刘生友．生脉注射液的药理作用进展[J]. 中国药事，2010，24(4)：405-407.

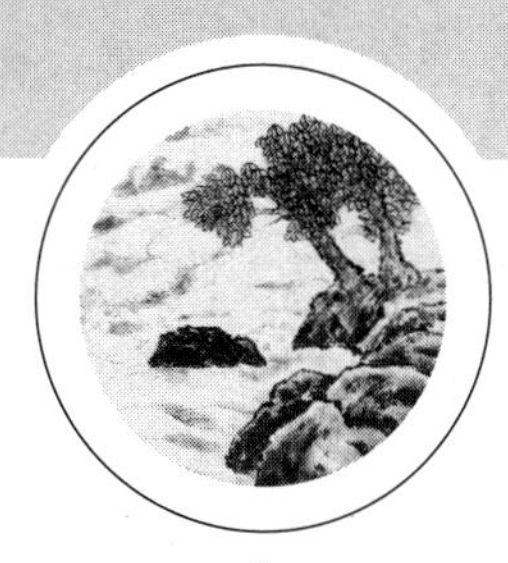

第十七章 慢性肾脏病病案

【病案1】慢性肾脏病3期

一诊:2010年8月5日。

杨霓芝教授查房,参加人员有卢富华医师、彭钰医师、许苑医师、进修医师、实习医师、主管护士。

主管医师汇报病史:

朱某,女性,76岁。

患者因“反复双下肢浮肿14年,发现血肌酐升高1年余”于2010年8月4日入院。

缘患者于14年前开始反复出现双下肢浮肿,当时尿量可,尿色淡黄,无肉眼血尿,无尿频尿急尿痛,无胸闷气促,无夜间阵发性呼吸困难等不适,曾至外院门诊就诊,自诉间断查尿常规提示尿蛋白波动于(++)~(++++),尿潜血情况不详。自诉医师诊断为“慢性肾病”,间断门诊随诊,不规则服用金水宝、中药汤剂及利尿剂等治疗,双下肢浮肿时可消退,但易反复。2009年6月患者因腰椎骨折在我院骨科住院,住院期间查尿常规提示蛋白波动于(++)~(++++),潜血(-),血尿素氮8.41mmol/L,血肌酐138μmol/L,血清白蛋白正常。请肾内科会诊,考虑为“慢性肾功不全代偿期,慢性肾小球肾炎?”嘱其口服盐酸贝那普利片护肾降压辅助消尿蛋白,并建议患者转肾脏专科进一步系

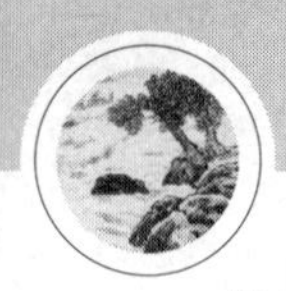

统诊治,患者拒绝,出院后亦未进一步专科复查随诊。2010 年 3 月,患者因脊柱滑脱再次入住我院骨科,住院期间复查尿常规:尿蛋白阳性;血尿素氮 17.34mmol/L,血肌酐 159μmol/L。给予尿毒清颗粒及三芪口服液祛湿降浊活血等治疗,并嘱咐患者出院后定期肾内科门诊随诊。出院后患者双下肢浮肿仍反复,4 月 24 日复查血肌酐 183μmol/L。近 1 周来浮肿较前加重,伴有腹胀纳差,尿量尚可,排尿无不适,于昨日至我院肾内科门诊就诊,门诊医师建议患者入院系统诊治,遂于今日由门诊拟"慢性肾脏病 3 期"收在我科。

入院症见:神清,面色萎黄,疲倦乏力,身重困倦,腰酸痛,双下肢浮肿,腹胀纳差,无恶寒发热,无头晕头痛,无胸闷气促,无恶心呕吐等不适,口干苦,眠可,尿量可,尿色淡黄,排尿无不适,夜尿 2 次 / 晚,大便 3~4 次 /d,质软成形,排便无不适。

既往史:1995 年因头晕不适,检查发现血压升高,最高达 190/130mmHg,经降压治疗后头晕缓解,目前口服硝苯地平控释片 30mg,每日 1 次,厄贝沙坦氢氯噻嗪片 150mg,每日 1 次及富马酸比索洛尔片 5mg,每日 1 次控制血压,血压控制良好,平素无胸闷气促,无心慌心悸,无夜间阵发性呼吸困难等不适。痛风性关节炎病史 20 余年,多次于我院查血尿酸高于正常值,自诉疼痛时未服用解热镇痛药物,亦未长期口服中药汤剂,近期无急性发作,既往有骨质疏松病史,间断服用骨化三醇胶丸抗骨质疏松治疗。2009 年 6 月 25 日我院行局麻下腰椎体成形术。

体格检查

T 36.3℃ P 76 次 /min R 20 次 /min BP 134/84mmHg

神志清楚,精神疲倦,形体偏瘦,发育正常,营养一般,自动体位,对答切题,查体合作。全身皮肤黏膜及巩膜无黄染,未见皮疹及出血点,浅表淋巴结未触及肿大,头颅无畸形,颜面无浮肿,双瞳孔等大等圆,直径约 2.5mm,对光反射灵敏,耳鼻无异常,口唇色淡,咽充血(-),双侧扁桃体无肿大,颈软,无颈静脉怒张,气管居中,双甲状腺无肿大。胸廓对称无畸形,双侧呼吸动度一致,叩诊呈清音,双肺呼吸音清,未闻及明显干、湿啰音,心前区无隆起,心界不大,心率 76 次 /min,律齐,各瓣膜听诊区未闻及病理性杂音,腹软,无压痛、反跳痛,移动性浊音(-),肝脾肋下未及,肠鸣音(-),双肾区无叩击痛。脊柱四肢无畸形,双下肢轻度水肿。生理反射存在,病理反射未引出。

舌淡暗,苔微黄腻,舌下脉络迂曲,脉弦细。

专科查体:双输尿管行程无压痛,双侧肋脊点、肋腰点无压痛。双肾区无

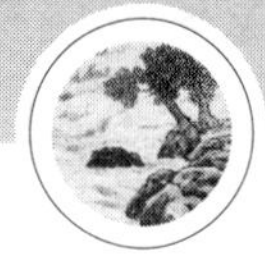

叩击痛，移动性浊音阴性，双下肢轻度浮肿。

辅助检查：(2010年8月5日我院)血常规：血红蛋白108g/L；急诊生化：总二氧化碳21.4mmol/L，血尿素氮16.18mmol/L，血肌酐189μmol/L，尿酸665μmol/L，钙2.31mmol/L，磷1.37mmol/L；尿常规：尿蛋白阳性。24小时尿蛋白总量517mg。甲状旁腺激素(PTH) 32.3pg/ml。泌尿系彩超：考虑右肾实质钙化灶可能，左肾及膀胱未见明显异常。胸片：肺未见病变，主动脉硬化，主动脉型心，左心室肥厚，胸椎骨质疏松。免疫6项、风湿三项、尿本周氏蛋白、自身免疫性抗体12项、血管炎三项未见异常。

入院诊断

中医诊断：慢性肾衰(脾肾气虚，湿热瘀阻)。

西医诊断：慢性肾脏病3期；高血压3级；痛风性关节炎；手术史；骨质疏松；脂肪肝。

诊疗计划：

内科Ⅱ级护理，左上肢禁补液、抽血，优质低蛋白饮食，测血压、尿量。中医以标本兼治为则，以“健脾补肾，清热利湿，活血化瘀”为法，予三芪口服液益气活血，金水宝胶囊补肾益气，尿毒清颗粒口服清热祛湿，活血降浊，中药汤剂辨证给予。

请杨霓芝教授查房目的：评估病情，指导治疗。

1. 杨霓芝教授听取病例汇报后查看患者

中医四诊

望：神志清楚，精神疲倦，面色萎黄无华，形体偏瘦，舌淡暗，苔微黄腻，舌下脉络迂曲。

闻：言语清晰，呼吸正常，未闻及特殊气味。

问：疲倦乏力，身重困倦，腰酸痛，双下肢浮肿，腹胀纳差，口干苦，眠可，尿量可，尿色淡黄，排尿无不适，夜尿2次/晚，大便3~4次/d，质软成形，排便无不适。

切：肤温正常，脉弦细。

体格检查：双肺呼吸音清，未闻及明显干、湿啰音；颜面及双下肢中度凹陷性水肿。

补充病史：病史同前，无特殊补充。

2. 杨霓芝教授查房后讨论病情

许苑医师：患者76岁老年女性，既往高血压、痛风性关节炎病史，入院查

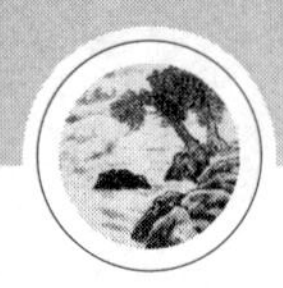

血肌酐偏高，约 190μmol/L，目前以下肢浮肿反复为主诉，同时伴有消化道不良反应，根据目前 eGFR 值，诊断为 CKD3 期，针对此类患者，当主要从中医着手，因此中医切入点如何？请杨教授查房指导。

彭钰医师：慢性肾衰的临床表现中，其主要的症状与体征中见有水代谢障碍、电解质紊乱、酸碱平衡失调，以及其他系统的临床症状表现，早期可见乏力、头痛、失眠、食欲不振等，发展至尿毒症期可表现为严重的消化系统症状、贫血等。根据患者目前 eGFR 值，分期当属慢性肾脏病 3 期，诊断明确；目前患者并发症情况主要表现为浮肿、消化道症状，故西医治疗上，可以利尿消肿、护胃为主，至于原发病诊断中，根据患者病史情况、实验室检查，考虑为原发性肾小球肾炎可能，但患者目前高龄、慢性肾衰，其行肾穿刺活检风险高，且目前患者肾衰进展缓慢，可继续保守治疗为主。因此，改善患者临床症状，延缓肾衰进展，通过中医方法可能会达到较好效果。

卢富华医师：患者慢性肾衰诊断明确，目前血肌酐值较为稳定，无容量不足、血压升高、急性梗阻、药物等加重因素，目前患者以肢体浮肿、消化道症状为主症入院，而从西医治疗上，注意以利尿消肿，纠正酸碱平衡、电解质紊乱为主，但利尿消肿易增加肾脏负担，亦为肾衰急性加重因素，而关注患者酸碱、电解质平衡，则需反复验血观察，遂难免导致患者依从性差。因中医切入点为通过中医中药方法，解决患者浮肿、消化道等临床症状，同时避免西医药物产生不良反应而对患者造成的伤害。

3. 杨霓芝教授总结病例特点 患者老年女性，因反复双下肢浮肿 14 年，发现血肌酐升高 1 年余入院，神清，面色萎黄，疲倦乏力，身重困倦，腰酸痛，双下肢浮肿，腹胀纳差，口干苦，眠可，尿量可，尿色淡黄，排尿无不适，夜尿 2 次 / 晚，大便 3~4 次 /d，舌淡暗，苔微黄腻，舌下脉络迂曲，脉弦细。实验室检查：血尿素氮 16.18mmol/L，血肌酐 189μmol/L，尿酸 665μmol/L，钙 2.31mmol/L，磷 1.37mmol/L；尿常规：尿蛋白阳性。24 小时尿蛋白总量：517mg。

4. 辨病辨证分析 患者反复双下肢浮肿 14 年，久病体虚，正气耗损，先后天损伤，见脾肾气虚，湿浊毒邪壅滞，不能排出体外，发为“慢性肾衰”。

患者面色萎黄、乏力，为脾虚不能运化，血气不荣，机体失养之象；身重困倦为脾虚不能运湿，湿浊之邪困至四肢筋骨之象；腰酸痛为肾虚，腰府失养之象；下肢浮肿为湿浊之邪不化，泛溢肌肤之象；腹胀为湿阻中焦，气机不通之象；纳差为脾虚不司运化之象；口干口苦为湿浊化热之象；舌淡为脾虚之象；舌暗、舌下脉络迂曲、脉弦为瘀血之象。

西医诊断方面：慢性肾衰当与急性肾衰相鉴别。急性肾衰竭起病急，存在

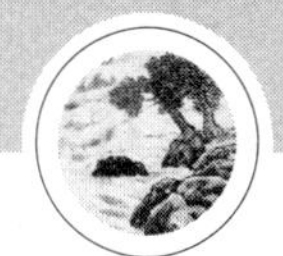

急性病因，如高血压、血容量不足、梗阻、药物中毒、感染等因素，其贫血、低钙高磷、甲状旁腺功能亢进等并发症不明显，行肾脏B超提示大小无明显变化。而慢性肾衰，其肾损害表现，或eGFR<60ml/min病程超过3个月，同时见有肾脏缩小的结构改变，贫血、低钙高磷、代谢性酸中毒、甲状旁腺功能亢进等并发症明显。该患者反复肢体浮肿14年，发现肌酐升高1年，其病程长，同时伴有贫血、代谢性酸中毒的并发症，慢性肾衰诊断可以明确。

5. 诊断

中医诊断：慢性肾衰（脾肾气虚，湿热瘀阻）。

西医诊断：慢性肾脏病3期；高血压3级；痛风性关节炎；手术史；骨质疏松；脂肪肝。

6. 治疗

(1) 中医治疗

治法：健脾补肾，清热利湿，活血化瘀。

方药：补脾益肾方加清热、活血药。

党参 20g	黄芪 20g	白术 15g	山药 15g
茯苓 15g	盐山萸肉 10g	砂仁（后下）10g	制何首乌 15g
石韦 15g	土茯苓 20g	丹参 15g	桃仁 5g

4剂，每日1剂，水煎服。

(2) 西医治疗：目前患者原发病方面考虑为慢性肾小球肾炎可能性大，可待各实验室检查结果完善后进一步明确病因。患者高血压病史，目前积极控制高血压，完善眼底检查，评估高血压眼底改变；患者多年痛风病史，予别嘌醇降尿酸。患者绝经期女性，既往腰椎压缩性骨折病史，胸片提示骨质疏松，给予骨化三醇胶丸口服抗骨质疏松治疗。

7. 调护 嘱患者调畅情志，给予饮食指导，嘱其低盐、低蛋白饮食，限制水液摄入，注意保暖，防止感冒；适当锻炼运动，增强体质。

8. 病案分析 慢性肾衰多因先天不足、饮食不节、情志内伤、感受外邪、劳倦内伤、久病体虚等直接或间接地导致本病的发生。常常多病邪、多脏腑同时致病，且虚实夹杂，以虚为本，以实邪为标。其中以脾、肾亏虚为本，湿、浊、瘀等为标。本患者久病缠绵，反复下肢浮肿14年之久，其发展至后期，正气虚损，使邪实更甚，命门火衰，不得温煦，膀胱不得气化，见水肿频发，水液泛滥于外；中焦水聚，则本已损伤的脾胃，气机不能调达，升降失司，不能运化，则腹胀纳差。水湿聚集已久，化而生热，见口干苦；久病必瘀，邪气壅滞，见舌暗、舌底

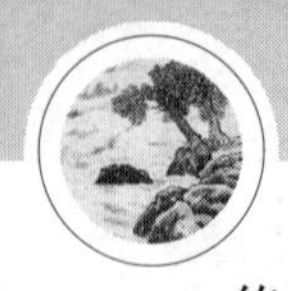

络脉迂曲，脉弦。

方中选用党参、黄芪重在健脾益气，正气得养，气化得行，利于正气驱邪外出。山茱萸酸温，主入肝经，滋补肝肾，秘涩精气；白术性甘，入脾经，可健脾益气，又可燥湿利水。山药甘平，主入脾经，健脾补虚，涩精固肾，补后天以充先天。茯苓淡渗利湿，可泄肾浊，又助山药之健运以充养后天之本。砂仁、陈皮可行气调中、燥湿和胃。制何首乌可滋补肝肾，又可润肠通便。石韦、土茯苓以清热利湿活血，丹参、桃仁加强活血之效。

慢性肾衰的临床症状表现多样，可出现少尿甚至无尿等水液代谢紊乱；表现为钠潴留、高钾、低钙、高磷等电解质紊乱；不同程度的代谢性酸中毒；抽搐、昏迷等神经系统表现；恶心呕吐、食欲不振等消化道症状；胸闷气促、心悸等心衰表现等；而目前患者慢性肾脏病分属 3 期，其并发症尚不严重，同时患者高龄，其肾穿刺、免疫抑制治疗的风险大，针对这样的患者，西医治疗方案有限，结合患者实际临床情况，更适合中医中药保守治疗。

而慢性肾衰患者可能存在急性加重因素，如累及肾脏的疾病复发或加重、容量不足、肾脏局部供血减少（如肾动脉狭窄，使用 ACEI/ARB 类药物）、严重高血压、肾毒性药物、泌尿道梗阻、严重感染等。该患者发现血肌酐升高 1 年，但复查血肌酐值稳定，并发症控制尚可，无明显急性加重因素。

二诊：2010 年 8 月 9 日。

神志清晰，疲倦乏力好转，面色较前润泽有华，反复腰酸痛，腹胀较前减轻，双下肢已无浮肿，纳、眠改善，二便调。舌淡暗，苔微黄，脉沉细。

辅助检查：眼底检查：右眼老年性白内障，双眼视网膜动脉硬化症。

杨霓芝教授查房后指示：

患者服药后症状缓解，疲倦乏力减轻，腹胀、水肿缓解，胃纳改善，舌苔由黄腻转为微黄，是为正气恢复，水湿、湿热之邪除去大半，但仍有腹胀为患。所以治疗上，除继续健脾补肾扶助正气外，清热利水，活血化瘀以祛湿邪，可加强行气通腑，具体方药如下：

党参 20g	黄芪 20g	白术 15g	山药 15g
茯苓 15g	盐山萸肉 10g	砂仁（后下）5g	制何首乌 15g
石韦 15g	土茯苓 20g	丹参 15g	桃仁 5g
枳壳 10g			

4 剂，每日 1 剂，水煎服。

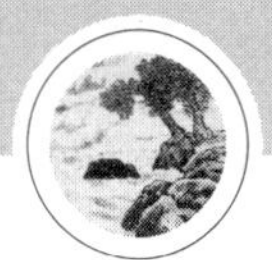

三诊：2010 年 8 月 14 日。

服药后，疲倦、水肿、腰痛之象已不明显，腹部膨胀感亦较前减轻，纳、眠可，舌淡暗，苔微黄，脉沉细。

辅助检查：Hb 103g/L；Cr 157μmol/L。尿蛋白（++）。

杨霓芝教授查房后指示：

1. 患者症状缓解，予复查相关指标，肌酐值较前有所下降，治疗效果尚可，可出院后随访复查。

2. 患者正气渐复，邪实已除，去原方中石韦清热活血。但患者仍有腹胀不适，是中焦气机不通，可加佛手以加强行气之效，同时去何首乌滋腻碍胃，具体方药如下：

党参 20g	黄芪 20g	白术 15g	山药 15g
茯苓 15g	盐山萸肉 10g	砂仁（后下）5g	土茯苓 20g
丹参 15g	桃仁 5g	枳壳 10g	佛手 15g

4 剂，每日 1 剂，水煎服。

随访：6 年后随访仍予内科保守治疗，血肌酐波动于 400μmol/L。

【总结】

1. 杨霓芝教授辨病思路 慢性肾衰可由水肿、淋证、癃闭、消渴等多种病证发病而来，以至于各种肾病日积月累，久而久之损伤肾脏及其他各脏腑功能，其多以脾肾两脏虚损为主，先后两天不足，病情逐渐加重，最后导致正气衰败，肾脏开合功能失调，水湿、浊毒等积于体内，最后湿浊尿毒不能排出发为本病，导致一系列如水肿、疲倦、纳差、恶心呕吐等临床症状。其常见的病因包括风湿致病、瘀浊内停、饮食不节、体虚久病为主。这些病因导致脾肾脏腑功能虚衰，浊邪尿毒不能排出体外，出现以脾肾两脏虚衰为主症，或以湿浊、水湿、湿热标证为主症，或以虚实夹杂共同体现。但归根究底，其发病关键在于肾的开合功能失司，导致湿邪无法得以及时疏泄，从而波及其他五脏六腑，而产生诸多临床症状。该患者为老年女性，长住岭南湿地，风湿为常见病邪，且患者久病体虚，其脏腑已见亏损，风湿之邪可直中脏腑，而机体无力鼓邪外出，使得病邪内客于肾，风性开泄，肾精不藏，精微下注；久而久之，正气更加虚损，气虚及阳，阳虚水泛，水液无以出入，内积于里，化生浊毒，日久浊毒化而生热，更伤肾络。反复肢体浮肿 14 年，查尿蛋白阳性，其病程冗长、错综复杂，属虚实夹杂之证。其症见疲倦乏力、身困重，下肢浮肿，腹胀，口干苦，纳差。中医当诊断为“慢性肾衰”。

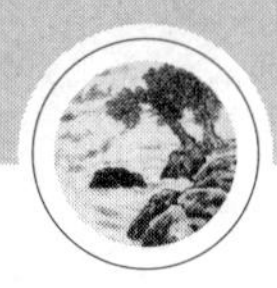

2. 杨霓芝教授辨证思路 在中医内科临证时既要辨病，也要辨证。“辨病论治”是认识和解决某一疾病过程中基本矛盾的手段；辨证论治，是认识和解决某一疾病过程中主要矛盾的手段。在辨病的基础上同时辨证，辨证与辨病相结合有利于对疾病性质的全面认识。

患者女性，发病 14 年，久病正虚，可致脾肾气虚，不能运化水谷精微，亦不能封藏精液主水。唐朝王焘《外台秘要》中提出：“病源风水者，由肾脾气虚弱所为也，肾劳则虚，虚则汗出，汗出逢风，风气内入，还客于肾，脾虚又不能制于水，故水散溢皮肤。”宋代窦材《扁鹊心书》中提到：“夫人以脾为母，以肾为根。”脾虚则无以运化食物，机体产生精微部分无法通过脾气转输至其他脏器，以内养五脏，外养四肢百骸、皮毛筋肉。《金匮要略》中提到：“四季脾旺不受邪。”《脾胃论·脾胃盛衰论》中提到：“百病皆由脾胃衰而生也。”以上总结出，脾肾虚衰，浊毒渐生，发而为病。肾主藏精，主水，主纳气，肾精化为肾气，肾气分阴阳，阴阳互资互长，从而调节全身脏腑阴阳，故肾为“五脏阴阳之本”。脾虚则无以运化水谷精微，机体无以充养，遂疲倦乏力、纳差。腰为肾之府，《素问·脉要精微论》中提到：“腰者，肾之府。”肾虚则腰府不养，则腰酸痛。腹胀为湿热之邪聚集中焦，气机不通之象。水湿外溢肌肤，故见肢体浮肿。口干苦为湿浊毒邪化热之象。舌暗、脉弦、舌下脉络迂曲，为血瘀之象，苔微黄腻为湿热之象。

3. 杨霓芝教授施治思路 《景岳全书》中提到：“命门有门户，为一身巩固之关也。经曰：仓廪不藏者，是门户不要也；水泉不止者，是膀胱不藏也。”冯兆张《冯氏锦囊秘录》提到：“若阳气虚，而患小便短少，及癃闭者，宜大补元气，其便自调，不必通利，盖元阳衰弱，不能运化，以送出小便，故用独参汤，以取效耳。”

慢性肾衰者，其正虚而邪实，其关键在于肾气不足，肾之开合功能失调，不能及时疏导、转输、运化水液及毒物，而成湿热，进而波及五脏六腑、四肢百骸而产生临床症状。治疗上当以补气血阴阳，正虚得补则祛邪外出。张景岳《景岳全书》中提到：“或病未至甚，须常用左归、右归、六味、八味等汤丸，或壮水以分清，或益火以化气，随宜用之，自可渐杜其原。若病已至甚，则必用八味丸料，或加减《金匮》肾气汤大剂煎服，庶可挽回。”以上总结出，无论疾病是否到达顶峰，其正虚的本质仍未改变，或滋阴，或温阳，以求正气来复，固本以抗邪外出。张景岳《景岳全书》中提到：“服分利既多，而小水愈不通者，此必下竭之证。察其水亏者，必须大补真阴；火虚者，必须峻补阳气，气达水行，其便自调。不可见其假实，恣意疏通，此与榨干汁、枯油者何异？致令竭者愈竭，鲜不危矣。”

患者反复肢体浮肿入院，见有气促胸闷水气凌心之症，若单一用西医利尿剂，纵得一时利水，恐伤阴更甚，肾水枯竭，阳气衰败而气化不能，更不得通利。

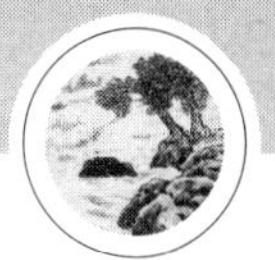

故治疗思路可攻补兼施。方中多用黄芪、党参等益气之品，以固本虚，用茯苓、白术、山药等以健脾、淡渗利湿，以固后天之本。再配以清湿热、活血之品，使正气不继续耗损而邪实有出路。

4. 杨霓芝教授选方用药思路　在本病例中，患者同样存在正虚、邪实，虚实夹杂，在扶正方面，依然使用黄芪、党参等补气之品，以固本培元。《内外伤辨惑论》中补中益气汤，以人参、白术、升麻、柴胡等同用，使得补气健脾之效更强。当归补血汤中，配以天花粉、葛根，更奏补气生津之力。《丹溪心法》中玉屏风散，黄芪配以防风、白术，以益气固表。《金匮要略》中防己黄芪汤中，配以防己、白术、炙甘草等，以补气利水消肿，黄芪"益元气而补三焦"。故全方中，黄芪为君，配以白术、山药、茯苓健脾淡渗利水之品，以达补气利水消肿。而《本草汇言》中提到："白术，乃扶植脾胃，散湿除痹，消食除痞之要药。脾虚不健，术能补之；胃虚不纳，术能助之"。《本草正》中提到："山药能健脾补虚，滋精固肾"。《神农本草经》提到薯蓣(山药)："主伤中，补虚羸，除寒热邪气，补中，益气力，长肌肉，久服耳聪目明"。故补虚选用白术、山药补脾养胃，补肾涩精。补气生阳同时，加之利水渗湿，忌肾水、肾阴枯竭，补肾之品常选用何首乌，以归肝肾两经，补养肝血、益精固肾。本虚得固，则正气来复，祛邪时不至于伤正过度，使邪更深入，再以薏苡仁、土茯苓以清热利湿，丹参、桃仁加强活血之效。故全面贯彻扶正祛邪，标本兼治原则，加以清湿热、理气、活血之品，以达治疗目的。

慢性肾衰病迁延不愈，病程冗长，必然脏腑虚损，正气不足，用药不可单一祛邪，而致正气更加虚耗，邪实留恋不除。当以中医整体辨证，扶正祛邪并重，灵活加减。

5. 提倡综合措施治疗慢性肾脏病　慢性肾衰是各种病因造成的持续性肾脏损害的共同结局，其病因错综复杂，病机牵涉多个方面。西医学已经证实，慢性肾衰患者存在免疫功能低下、毒素蓄积、凝血机制障碍、脂质代谢紊乱等，是造成肾单位进行性毁损的重要原因。杨教授临证多年，对于 CKD 的治疗经验丰富，尤其是她在国内率先提出综合措施治疗慢性肾衰，开慢性肾衰中医综合治疗之先河，令患者获益。

(1) 慢性肾衰中医证候特点：本病中医证候特点为本虚标实证，主要病机为气虚血瘀。CRF 患者临床表现为本虚标实、虚实夹杂证候。本虚证包括脾肾气虚证、脾肾阳虚证、气阴两虚证、肝肾阴虚证和阴阳两虚证；标实证包括湿浊证、湿热证、水气证、血瘀证和浊毒证(全国 20 家中医肾病重点专科 3 981 例病例资料)。

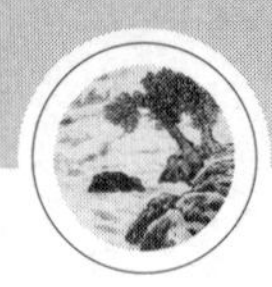

证候演变的一般规律为:本虚证演变:气虚→气阴两虚→阴阳两虚;标实证演变:湿热 / 水湿→湿浊→浊毒;本虚标实证演变:气阴两虚 / 脾肾气虚,湿热瘀阻→气阴两虚 / 脾肾气虚,湿浊瘀阻(或水湿瘀阻)→脾肾阳虚,湿浊瘀阻(或浊毒瘀阻)。

慢性肾衰属于慢性肾脏病(chronic kidney disease,CKD)3~5 期范畴,而 CKD 3 期主要表现为脾肾气虚、湿热瘀阻证;CKD 4 期主要表现为脾肾气虚、湿浊瘀阻证;CKD 5 期主要表现为脾肾气虚、浊毒瘀阻证;已进入透析的患者,虽然水湿、浊毒随着血液透析、腹膜透析不断被清除,但气虚血瘀证仍然存在。故气虚血瘀为慢性肾衰的主要病机,且始终贯穿于疾病的全过程。

(2) 中医治疗切入点:根据中医“治未病”理念,结合中医辨证施治的特点,针对 CKD 的不同分期,中医药防治慢性肾脏病有不同切入点。

CKD 1 期和 2 期:根据中医“治未病”理念,重在“未病先防”,主要治疗 CKD 原发病。

CKD 3 期:根据“未病先防,既病防变,瘥后防复”理念,重在采用中西医结合,或中医治疗为主的方法治疗原发病。中医主要切入点在于改变不良生活方式,配合中药调理,预防疾病复发,延缓肾衰进展。中医辨证以脾肾气虚、湿热瘀阻为主,治疗以补益脾肾、活血清热利湿,处方用四君子汤加减或当归补血汤加减或三芪口服液加减。

CKD 4 期:根据“既病防变”理念,主要采用中医综合疗法,积极延缓肾衰进展,预防并发症的发生;同时采用中西医结合方法,控制加重因素。中医辨证以脾肾气虚、湿浊瘀阻为主,治疗以补益脾肾、活血化湿泄浊,处方用香砂六君子汤加减。

CKD-5 期:以西医治疗为主,中医为辅,采用腹膜透析、血液透析、肾移植等。中医切入点在于:未透析患者主要证候以脾肾气虚、浊毒瘀阻为主,治疗以补益脾肾、活血蠲毒,处方用六君子汤加减。对维持性血液透析或腹膜透析患者,主要中医证候为气虚血瘀证,治疗以益气活血为主,处方用当归补血汤加减或三芪口服液,以改善临床症状,调节免疫功能,改善血液流变学,降低低蛋白血症、营养不良、感染等并发症的发生,提高临床疗效。

(3) 中药综合措施疗法:中医药防治慢性肾衰主要改善患者临床症状、提高生活质量、减少并发症的发生;目的是降低肾小球滤过率下降的速度,延缓肾衰进展。常用益气健脾补肾、活血化瘀、利湿泄浊等为治疗大法。益气健脾的中药常选用黄芪、党参、白术、山药、茯苓等;补肾的中药常选用女贞子,何首乌、山茱萸、菟丝子、熟地黄、桑寄生等;活血化瘀的中药常选用桃仁、红花、三七、

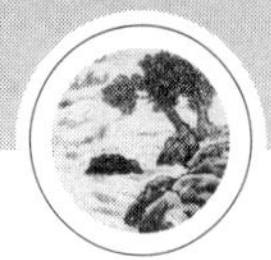

丹参、泽兰、当归等;利湿的中药常选用土茯苓、生薏苡仁;泄浊常用大黄。

另外综合历代文献,单独口服或保留灌肠等治疗本病颇多,但剂型单一、给药途径单一难以发挥理想疗效。杨教授根据多年的临床经验,结合有关现代研究进展,形成了一整套中医辨证分型论治为主,内治和外治并举,口服中药、辨证结肠透析及静脉用药相结合的中药综合疗法,故能取得满意的疗效。本疗法中所用的成药多为本院制剂,其中大黄胶囊能降浊通腑,具有降低尿素氮、抗凝、降低血黏、免疫调节等作用;三芪口服液,含黄芪、三七等,健脾益气、活血通脉;尿毒康主要含何首乌、肉桂、泽兰等,具有扶正祛邪、健脾补肾、活血化瘀的功效,能明显降低慢性肾衰患者的血中毒素,改善脂质代谢,提高血清白蛋白及改善肾脏病理损害;以大黄、牡蛎、蒲公英等药组成的结肠透析液则直接作用于结肠,能通腑降浊,使血中毒素从肠道直接排出。辨证选用不同的灌肠中药则体现了中医的辨证论治原则,可提高疗效。结肠透析除了有关药物的药理作用外,还可能通过增加排便次数以及停留肠道药液的渗透、弥散等机制起作用,从而促进了毒素的排泄,改善了患者的症状,延缓了慢性肾衰竭的进展。

(彭 钰 郑婷婷 侯海晶)

【病案 2】慢性肾脏病 3 期合并恶性高血压

一诊:2016 年 1 月 19 日。

杨教授查房,参加人员有卢富华医师、侯海晶医师、苏镜旭医师、进修医师、实习医师、主管护师等。

主管医师汇报病史:

方某,男,26 岁。

因“视物模糊 5 个月余,发现血肌酐升高 1 周”入院。

患者于 2015 年 8 月因视物模糊至当地医院就诊,未予以特殊处理,2016 年 1 月 4 日自觉视物模糊加重至外院就诊,测血压 199/137mmHg,查尿蛋白(+++),尿潜血(++),血肌酐 222.5μmol/L,糖化血红蛋白 7.7%,诊断为“肾功能不全”,建议患者住院系统诊治,患者拒绝,仅口服降压药治疗;1 月 11 日患者至我院门诊就诊,予以硝苯地平控释片降压、碳酸氢钠片纠酸、尿毒清及中药治疗,症状未见明显缓解;现患者为求进一步系统诊治,由门诊医师拟“肾功能异常”收入我科。

入院症见:神清,精神疲倦,视物模糊,偶腰酸乏力,无发热恶寒、腹痛腹

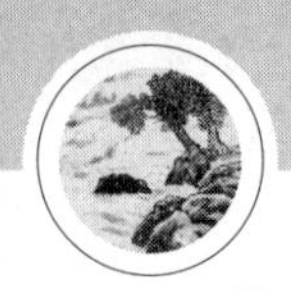

胀、心悸胸闷、皮肤瘙痒、恶心呕吐等不适，纳、眠可，小便夹泡沫，尿量可，大便调。

既往史：2016 年 1 月 4 日发现高血压，高达 199/137mmHg，现口服硝苯地平控释片降压，血压控制在 155/100mmHg 左右；否认糖尿病、冠心病等内科疾病；否认肝炎、肺结核等传染病史；否认外伤、手术及输血史。预防接种史不详。

过敏史：否认药物、食物及接触物过敏史。

其他情况：出生并长期居住于原籍，否认疫水、疫区接触史，无饮食偏嗜，吸烟史 2 年，量 1 日 1 包，无嗜酒，未婚，否认其他家族遗传病和传染病病史。

查体：T 36.7℃　P 91 次 /min　R 20 次 /min　BP 159/106mmHg

神清，精神疲倦，发育正常，营养中等，形体适中，语言流利，自动体位，查体合作；全身皮肤黏膜无黄染及出血点，全身淋巴结未扪及肿大，头颅五官端正，巩膜无黄染，双侧瞳孔等大等圆，直径约 0.3cm，对光反射灵敏；口唇无发绀，咽充血(-)，双侧扁桃体无肿大；颈软无抵抗，颈静脉无充盈，气管居中，双甲状腺无肿大；胸廓对称无畸形，双肺叩诊呈清音，双肺呼吸音清，未闻及明显干、湿啰音。心前区无隆起，心尖搏动无弥散，未触及震颤，心界向左下偏大，心率 91 次 /min，律齐，各瓣膜听诊区未闻及病理性杂音；腹部平软，无压痛，无反跳痛，肝脾肋下未触及，墨非征阴性，麦氏征阴性，肝颈静脉回流征阴性，肝区叩击痛(-)，移动性浊音阴性，肠鸣音正常；脊柱四肢无畸形；神经系统检查：四肢肌力肌张力正常。生理反射存在，病理反射未引出。

舌淡暗，苔薄黄，脉沉细。

专科情况：双侧输尿管行程无压痛，双侧肋脊点、肋腰点无压痛，双肾区无叩击痛，双下肢无浮肿。

辅助检查

(2016 年 1 月 4 日外院)：血 WBC 12.9×10^9/L，Hb 144g/L。尿蛋白(+++)，尿潜血(++)。血肌酐 222.5μmol/L，尿酸 631μmol/L。血白蛋白 37.8g/L。血糖 7.47mmol/L。糖化血红蛋白 7.7%。TC 8.89mmol/L，LDL-L 4.47mmol/L。

(2016 年 1 月 14 日我院)：尿潜血(+++)，尿蛋白(+++)，ESR 24mmn/h，K^+ 6.18mmol/L，血尿素氮 2.63mmol/L，血肌酐 217mol/L，免疫 6 项：IgA 5.51g/L，IgM 0.32g/L。OGTT：葡萄糖(1.0h)15.1mmol/L，葡萄糖(空腹)5.68mmol/L，葡萄糖(2h)21.22mmol/L。TP 2.6g/L，ALB 34.9g/L，TG 1.79mmol/L，TC 6.08mmol/L，LDL-C 4.33mmol/L，HbAlc 7.2%。甲功 5 项、风湿 3 项均未见明显异常。胸片：①心影增大，请结合临床；②双肺未见病变。肾动脉彩超：双肾动脉未见异常。腹部彩超：考虑脂肪肝声像。胆囊、脾脏、胰腺未见明显异常。泌尿系彩超：双肾实

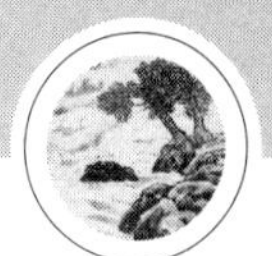

质回声增强，请结合实验室检查。前列腺小钙化灶。膀胱未见明显异常。心电图：①窦性心律；②Ⅲ导联异常Q波；③左心室高电压。

(2016年1月15日我院)尿肌酐2项：尿蛋白浓度：3 607.5mg/L，尿液肾功8项：尿免疫球蛋白κ轻链(κapU)75.3mg/L，尿免疫球蛋白λ轻链(λamU)38mg/L，尿白蛋白(ALBU)3 360mg/L，尿α_1微球蛋白(α_1-MU)40.1mg/L，尿转铁蛋白(TrfU)203mg/L，自身免疫性抗体12项、抗中性粒细胞胞浆抗体测定(ANCA)、血管炎3项均未见明显异常，心脏彩超：EF61%，左房稍大，左室壁稍增厚，结合临床考虑高血压所致心脏超声改变，主动脉瓣少量反流，三尖瓣少量反流。

入院诊断

中医诊断：肾衰病(脾肾气虚血瘀)。

西医诊断：肾功能异常；高血压3级(很高危组)；2型糖尿病；脂肪肝。

诊疗计划：入院后予一级护理，监测血压、血糖，低盐低脂糖尿病优质低蛋白饮食。患者肾功能异常原因尚未明确，予完善相关检查，必要时可行肾穿刺活检术明确病理诊断，暂予以硝苯地平控释片降压，碳酸氢钠纠酸，阿托伐他汀钙片降脂，请眼科专科会诊，诊断为双眼高血压性视网膜病变。暂中医治疗为主，以补益脾肾、活血化瘀为法，三芪口服液益气活血，尿毒清通腑泄浊，中药汤剂辨证给予，配合经皮神经电刺激、耳穴压豆改善脏腑功能。

请杨霓芝教授查房目的：评估病情，指导治疗。

杨霓芝教授听取病例汇报后查看患者

中医四诊

望：神志清楚，精神稍倦怠，面色稍暗，形体一般，舌淡暗，苔微黄。

闻：言语清晰，呼吸正常，未闻及特殊气味。

问：患者神清，精神稍倦怠，口干，纳、眠可，偶有腰酸乏力，小便夹泡沫，大便可。

切：肤温正常，脉细。

查体：未见明显阳性体征。

补充病史：病史同前，无特殊补充。

苏镜旭医师：患者为青年男性，否认高血压家族史，以恶性高血压伴血肌酐升高为临床表现，同时伴有高血压性心脏改变、视网膜改变，自身免疫性抗体12项、免疫6项、血管炎3项等继发指标均阴性，故目前患者肾功能异常需进一步鉴别恶性高血压引起的肾损害或者原发性肾病引起高血压改变，目前未行肾穿刺活检，高血压与肾损害的因果关系怎么判断，病理诊断不明，西药

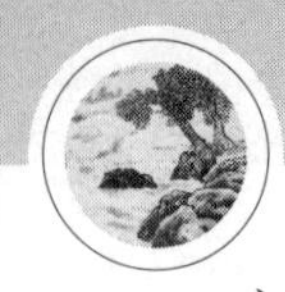

方案如何选择？中医如何切入？请杨教授查房指导。

侯海晶医师：肾脏病方面，应首先考虑是原发性肾脏病还是继发性肾脏病，根据目前检查可排除风湿、免疫、血管炎等继发性肾病可能，目前尿检示蛋白尿、血尿为主，考虑肾炎可能性大，存在肾穿刺指征，患者及家属表示仍需考虑，在病理结果未出之前，最主要的是要控制危险因素，延缓肾脏病进展。根据患者病史可知既往血压控制较差，目前应主要以控制血压为主，同时佐以中药护肾排毒、益气扶正。

卢富华医师：患者青年男性，肾功能异常，目前发现血肌酐升高 1 周，依据患者既往病史，未明确排除慢性肾炎病史，本次恶性高血压所致肾损加重，有出现慢病基础上的急性起病可能。患者入院后完善检查，可明确诊断为 2 型糖尿病，但糖尿病病史较短，眼底未见明显糖尿病视网膜病变，肾脏病方面暂不考虑糖尿病引起的肾脏病变。根据目前检查结果，可排除肾动脉栓塞、梗阻性肾病等外科疾患，双肾大小形态正常，现仍考虑原发性慢性肾脏病可能性大，加重因素考虑是与控制欠佳的高血压有关。要充分与患者及家属沟通说明肾穿刺的必要性及重要性，根据病理结果明确诊断，以制订具体治疗方案。目前暂时可按慢性肾衰行保守治疗，首要的是控制顽固性的高血压。

杨霓芝教授总结病例特点

患者神清，精神稍倦怠，偶有腰酸乏力，口干，纳、眠可，小便夹泡沫，大便可，舌淡暗，苔微黄，脉细。

辨病辨证分析

患者青年男性，因“视物模糊 5 个月余，发现血肌酐升高 1 周”入院，当属中医学“肾衰病”范畴。

疲倦乃是脾肾气虚，气血生成不足，机体失养之象；腰酸乏力为腰府失养之征；苔微黄为湿热内蕴的表现，口干则为久病易耗伤阴精，阴液不得上乘之象，加之舌暗、病久多存在血瘀，故辨证为“气阴两虚，湿热瘀阻”。

西医诊断：首先当判断急性肾衰与慢性肾衰，根据彩超结果，可排除肾后性因素，近期无发热、心衰、体液丢失等因素，暂不考虑肾前性因素，患者尿量无明显变化，且动态复查肾功能均相对稳定，结合患者病史，目前暂不考虑急性肾衰，考虑慢性肾衰，结合 eGFR 结果，考虑为慢性肾脏病 3 期。原发病方面，患者出现蛋白尿、血尿、高血压，且患者无高血压家族史，故考虑高血压继发于肾脏病可能性大，检查结果排除肝炎、内分泌、风湿、免疫等相关继发因素，考虑慢性肾炎可能性大，目前患者双肾大小正常，存在进一步完善肾穿刺活检术的适应证。

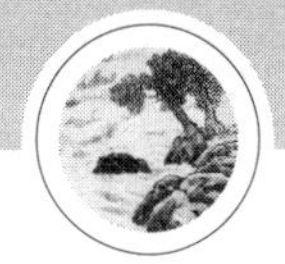

1. 诊断

中医诊断：慢性肾衰(气阴两虚，湿热瘀阻)。

西医诊断：慢性肾脏病3期；慢性肾炎综合征；高血压3级(很高危组)；高血压性心脏病；高血压性视网膜病变；2型糖尿病；脂肪肝。

2. 中医治疗　四诊合参，考虑患者目前辨证为气阴两虚、湿热瘀阻，中医以益气养阴，清热利湿，活血化瘀为法，中药处方如下：

党参(熟党参)15g	白术 15g	女贞子(盐女贞)15g
旱莲草(墨旱莲)15g	丹参 15g	桃仁 5g
石韦 15g	蒲公英 15g	白芍 15g
酒川牛膝 15g	熟地黄(熟地)15g	炙甘草 3g

3剂，水煎服，每日1剂。

3. 西医治疗　首先要严格控制血压，血压目标需控制在小于140/90mmHg，目前血压控制欠佳，予以加用富马酸比索洛尔片联合降压，待血压控制后，拟安排肾脏穿刺明确病理。餐后血糖控制欠佳，予瑞格列奈片加量控制，并予阿托伐他汀钙片降脂。

4. 调护　注意低盐低脂饮食，避免肥甘厚味，饮食过咸会加剧血压的波动；其次保持心情舒畅，避免情绪波动，以免血压急剧上升。

病案分析

杨教授认为，慢性肾衰发生的始动因素和发展转归的基础在于肾元不足，邪气伤肾贯穿了本病发生及进展的始终。主张气虚血瘀是慢性肾衰的主要病机，瘀毒为其病机关键，认为该病属本虚标实之证，痰、浊、瘀、毒为其标，肝脾肾三脏阴、阳、气、血亏虚为其本。患者多为气阴两虚或脾肾气虚，或年老久病，久病入络，伤及脉络，或阴损及血，血虚不荣，损伤络脉，而致肾络瘀损。杨教授认为该病病位主要在肾，与肝、脾关系密切，瘀血阻络为该病的病机关键。

根据患者病史及临床症状等，本病当属中医“慢性肾衰”范畴，久病正气耗损，中气不足，脾运不健，则体倦乏力；气虚精气不能濡养腰府，故见腰酸；久病耗伤气阴，阴虚化热，耗伤津液，津液不能上承，故见口干。脾虚不运，水湿内生，日久化热，湿热内蕴，则见苔黄；湿热损及肾络，血溢于下，精微不固，则见血尿、蛋白尿。舌淡暗为气虚夹瘀，苔微黄为湿热表现，脉细为气阴两虚之象。综合上述分析，湿、热、瘀、虚，合而为病。患者辨证为“气阴两虚，湿热瘀阻”。

根据患者目前辨证，治以“益气养阴，清热利湿，活血化瘀”为法，方中以党参、白术健脾益气，女贞子、墨旱莲补肾滋阴，丹参、桃仁活血化瘀，石韦、蒲

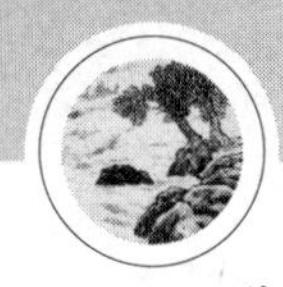

公英清热，白芍补肝阴，川牛膝、熟地黄补肾滋阴、降压，甘草调和诸药。诸药合用，共奏益气养阴，清热利湿，活血化瘀之效。

二诊：2016 年 1 月 21 日。

完善相关检查，血压控制达标，排除禁忌证，于 1 月 19 日在局麻下行肾穿刺活检术，术程顺利，术后予卡络磺钠针止血，病理结果尚未回复。

现症见：患者神清，精神较前好转，口干明显改善，纳、眠可，小便泡沫较前稍有减少，大便调，日一行。舌淡暗，苔薄黄，脉细。查体：肾穿刺术口无渗血渗液，敷料固定在位。血压 130/85mmHg，尿量 1 470ml。

杨霓芝教授查房后指示：

1. 患者已行肾穿刺活检术，术后生命体征平稳，嘱患者注意保护腰部，避免撞击腰部，待病理结果回复，再制订下一步治疗方案。

2. 现经积极控制血压后，患者血压可恢复至正常，注意复查生化指标，注意肌酐波动情况。

3. 患者服 3 剂中药后，精神明显较前好转，口干明显改善，是正气逐渐恢复，湿热得以从小便而出之佳兆，患者现无特殊不适，可续服存方三剂。

三诊：2016 年 1 月 24 日。

现服药 1 周后，患者精神可，已无明显口干、口苦等不适，纳可，眠可，自诉小便泡沫有减少，大便调，日一行。舌淡暗，舌底络脉迂曲，苔薄白，脉细。查体：未及阳性体征。血压 120/85mmHg，尿量：1 200ml。

辅助检查：血尿素氮 9.71mmol/L，血肌酐 224μmol/L。肾活检光镜病理报告：(免疫荧光) 检及肾小球 1 个，IgA+/–，IgG–，IgM–，C3–，Clq–，FRA–，HBsAg 未检。HBcAg 未检。沉积方式：(光镜检查) 共检及肾小球 11 个。其中肾小球球性硬化：9 个。肾小球节段性硬化：1 个。肾小球新月体形成：0 个。残余肾小球系膜基质呈轻度增多。毛细血管内皮细胞未见明显增生。毛细血管基底膜呈节段性空泡变性。肾小球内未见明显嗜复红蛋白沉积。肾小管上皮细胞呈弥漫性空泡变性及颗粒变性，大片肾小管萎缩(60%~70%)。肾间质大片状纤维化(约 60%~70%)，伴中等量淋巴细胞、单核细胞浸润。肾小动脉管壁增厚，管腔狭窄。(光镜诊断) 符合慢性硬化性肾小球肾炎(chronic sclerosing glomerulonephritis)。

杨霓芝教授查房后指示：

1. 患者病理活检示慢性硬化性肾小球肾炎，符合慢性病程，予以补充诊断：弥漫性硬化性肾小球肾炎，目前慢性程度高，活动性病变少，目前暂予保守治疗为主。有数据表明我国的慢性肾功能不全的主要原发病为慢性肾小球肾

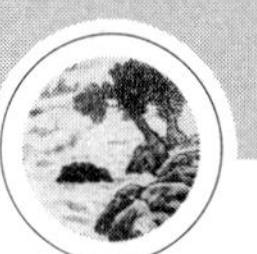

炎引起，而高血糖、高血压、高血脂、蛋白尿（包括微量白蛋白尿）、高尿酸血症、肥胖、老年及吸烟、性别等是影响 CKD 主要危险因素。因此，杨教授认为，慢性肾衰在西医治疗方面主要从以下几方面进行：

(1) 控制原发病：慢性肾脏病可分为原发性肾损害及继发性肾损害，原发性肾损害多由肾脏本身疾病引起肾脏微观结构的破坏，如慢性肾小球肾炎；继发性肾损害多来源于其他系统疾病，如自身免疫系统疾病系统性红斑狼疮，血液系统疾病紫癜性肾炎及多发性骨髓瘤等，以及肿瘤相关性肾病、代谢性肾病等。因此，在诊治慢性肾衰患者时首要的是明确原发病，控制原发病是首要关键，从而延缓肾脏病进展。

(2) 控制危险因素

1) 控制高血压：高血压是慢性肾脏病进展的重要因素之一，因此血压的控制也是慢性肾衰的主要治疗方面。血压的控制目标结合患者尿蛋白情况而定，对肾功能正常、无蛋白尿的普通人群，血压可控制在 140/90mmHg，而对于 CKD1~4 期，尿蛋白定量 <1g/24h 患者，血压可控制于低于 135/85mmHg，而蛋白尿 >1g/24h 患者，血压应控制低于 125/75mmHg 为宜。目前 CKD1~4 期患者血压控制方面多使用 CCB 类联合 ARB 或 ACEI 类降压药，同时对其加强饮食方面宣教，嘱患者低盐低脂饮食，并遵医嘱规律服药，同时加强自我管理，养成定期监测血压的好习惯，以便及时调整降压方案。

本病案中患者入院前后血压波动较大，血压较高，不仅造成了眼底小动脉的损害，也加速了肾脏病损害的进展，高血压可导致全身多系统、多脏器的受损，因此，此患者首要因素是控制血压，结合患者情况，血压控制目标应在小于 125/75mmHg 为宜。由于患者近期均持续高压，此时降压不可过急，否则更容易导致机体的应激反应，出现头晕、头痛等不适。

2) 控制蛋白尿：文献报道蛋白尿是肾脏病的独立危险因素，尿蛋白的程度与 eGFR 下降速度有关。其机制可能是尿蛋白中的成分可能直接损伤肾小管上皮细胞，延迟系膜细胞对免疫复合物的清除，同时能够导致高脂血症、低蛋白血症、高凝状态，也可导致肾间质的损害，激活前炎症因子导致肾小管萎缩和纤维化。目前西医治疗方面控制蛋白尿，首先可通过控制原发病，控制肾脏损害来控制蛋白尿，其次是使用激素或者免疫抑制剂等来控制蛋白尿，而 ARB 及 ACEI 类降压药在降血压的同时也有一定的降蛋白尿作用。

3) 控制血糖、血脂、感染等其他危险因素：前面已提到关于慢性肾脏病的其他危险因素，都是经研究报道过的肾脏病进展的重要因素，在此不一一阐述。

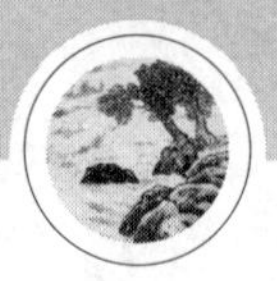

4）加强自我管理，既病防变：慢性肾脏病属于慢性病，病程较长，病势缠绵，因此患者需要充分了解自身病情，医者也应加强对慢性肾脏病患者的管理，包括疾病宣教、饮食宣教、生活方式宣教等。患者要养成对自身病情监测，如血压、血糖、尿量等监测的良好习惯，遵医嘱规律服药。

2. 现服上方6剂后，患者精神状态较前明显好转，现湿热已清，舌苔已退，已行肾穿刺活检，术后无出血，伴见舌底络脉，故中药处理以化瘀为主。综上所述，目前辨证为气阴两虚血瘀，中药宜于原方基础上去寒凉之蒲公英、石韦，酌加红花、大黄炭加强活血之力，病久耗伤肾阳，可酌加淫羊藿补肾阳以助正气，处方如下：

党参（熟党参）15g	白术 15g	女贞子（盐女贞）15g
红花 5g	丹参 15g	桃仁（燀桃仁）5g
淫羊藿 15g	大黄炭 15g	制何首乌 15g
酒川牛膝 15g	熟地黄 15g	炙甘草 3g

7剂，水煎服，每日1剂。

随访：目前患者仍于门诊随诊，血肌酐波动于200~300μmol/L，无特殊不适。

【病案分析】

1. 杨霓芝教授辨病思路 在中医学中并无慢性肾衰的病名，根据其临床症状，将其归属为中医“关格”“水肿”“癃闭”“虚劳”“溺毒”等范畴。关于其病因病机，在中医经典中均有论述，皆与脾肾有关，脾肾两虚易致浊毒内蕴。在现代中医学中仍属于“慢性肾衰”范畴。

2. 杨霓芝教授辨证思路 杨教授认为，慢性肾衰的病位主要在脾、肾，涉及肝、肺二脏，久则累及胃、心。慢性肾衰病情迁延，久病多虚，久病多瘀，“瘀”贯穿慢性肾衰始终，慢性肾衰患者后期多存在气虚血瘀。慢性肾衰病理因素为湿、浊、风、痰、瘀，其中“虚、瘀”是始动病理因素，虚以气虚为主，病久又可致阴虚。《素问·评热病论》说：“邪之所凑，其气必虚。”慢性肾衰的形成，往往是因水肿、淋证、腰痛、癃闭、消渴、眩晕等病证拖延日久，或因失治误治，或因反复感受外邪，迁延缠绵，久治未愈，导致脾肾功能严重受损，使脾失运化水湿之能，肾失开合之职。临床多见神疲乏力、气短懒言、纳差腹胀、大便不实等脾气虚证及腰酸膝软、易于疲劳、耳鸣眼花、夜尿频多等肾气虚证。而气为血之帅，气能生血、气能摄血、气能行血，如《血证论·阴阳水火气血论》：“运血者，即是气”。气行则血行，气虚则运血无力而血滞，血滞则为瘀。气虚可致瘀，久

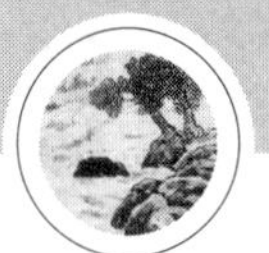

病必有瘀,故慢性肾衰患者多夹瘀,临床症见手足麻木、唇色紫暗、皮下瘀斑瘀点、舌暗、舌底络脉迂曲等表现均属瘀象。

慢性肾衰的病机总属本虚标实,以脾肾两虚、肝肾不足为本,下焦湿热、瘀血阻滞为标,“虚、瘀”贯穿始终。故在治疗上,杨教授主要通过脏腑辨证,结合八纲辨证,将慢性肾衰患者证型分为脾肾气虚血瘀,脾肾气虚、湿热瘀阻,脾肾气虚、湿浊瘀阻,气阴两虚、湿热瘀阻,气阴两虚、湿浊瘀阻等多个证型,在治疗上,强调益气活血化瘀为大法治疗慢性肾功能不全。

3. 杨霓芝教授施治思路

(1) 早期以益气活血为主:杨教授认为,慢性肾脏病的主要病机是气虚血瘀,气虚责在脾肾两脏。肾虚气化不及,升清降浊的功能受到破坏;脾虚运化失调,气血生化乏源。杨教授取滋补先后天之本之意,治以健脾补肾为主,佐以活血利水渗湿,选方多以香砂六君子汤加减,处方:党参、黄芪各15g,茯苓、淫羊藿、丹参各15g,木香(后下)、砂仁(后下)、陈皮、法半夏、白术、泽泻、桃仁、红花各10g。杨教授还主张传统的中医学宏观辨证应与西医学的微观检查相结合,有利于提高临床疗效。如出现微量白蛋白尿,多为脾气亏虚所致,治以健脾益气;尿纤维蛋白降解产物(FDP)含量升高、血液流变学检测凝血功能变差、血小板数量增多、动脉硬化程度变高等,均可视为存在血瘀,应活血化瘀通络;高血脂症可视为脾虚运化失常,痰湿内阻,故应治以健脾化痰。

(2) 后期重视脾肾,治病求本,兼以祛邪:慢性肾脏病进展至后期会导致肾功能不全,以肾小球滤过率下降、血肌酐升高为特征。杨教授认为,该期以脾肾两虚、肾失所养为主要病机,且多伴邪实诸证,如湿浊、水气、血瘀及邪实热证。

杨教授认为,该期病位在脾、肾两脏,需主证兼证合参:主证需分清气血阴阳虚损之别,早期多气虚,后期可出现阳虚或气阴两虚,病情最后多表现为阴阳两虚。兼夹证多水湿证,水湿不去而化浊则变为湿浊证,或水湿蕴久化热而成湿热证,最终湿浊久蕴成毒而演变为浊毒证,其中血瘀证可贯穿于病情始终。脾肾气虚多表现为倦怠乏力,气短懒言,易患感冒,治以益气健脾补肾,方用香砂六君子汤合二仙汤。脾肾阳虚多表现为纳少腹胀,形寒肢冷,面色㿠白,腰膝酸冷,面浮肢肿,舌淡胖有齿印,脉沉迟。治以温补脾肾,方用实脾饮加减;脾肾气阴两虚多表现为面色无华,气短乏力,腰膝酸软,皮肤干燥,大便干结,小便量少色黄,舌淡红,脉沉细。治以益气养阴,方用参芪地黄汤加减;肝肾阴虚多表现为头痛头晕,口舌咽干,五心烦热,腰膝酸软,大便干结,舌红、少苔,脉沉细。治以滋补肝肾,方用六味地黄汤加减;阴阳两虚多表现为精神萎靡,

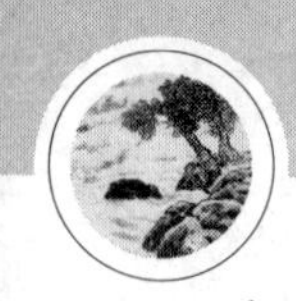

极度乏力，头晕眼花，腰膝酸冷，大便稀溏，舌胖，脉沉细。治以阴阳双补，方用肾气丸加减。兼证加减治疗，如湿浊证见恶心呕吐，纳呆腹胀，身重困倦，舌苔厚腻，加用芳香和胃化浊药，如藿香、木香、砂仁、陈皮、半夏；水气证见全身浮肿，加用行气利水药，如车前草、大腹皮、泽泻、猪苓、石韦；血瘀证见肌肤甲错，皮下瘀斑，舌暗，加用活血化瘀药，如桃仁、红花、三七、益母草；热证见口苦，大便秘结，小便短赤，舌苔黄厚，加用清热解毒药，如蒲公英、车前草。

(3) 久病必瘀，活血通络，贯穿全程：肾脏是络脉组织最丰富的器官，肾络气血运行特点为血流缓慢、血流量大、末端连通、津血互换、双向流动、功能调节。肾脏中的肾小球由毛细血管网组成，由于血管细长、血流阻力大，极易导致痰湿瘀血阻滞肾络不通，肾脏衰败，这正是由肾络的结构及运行功能特点所决定的。杨教授认为，久病必瘀。在肾损害期，“瘀”源于虚，此“虚”概为“气虚”与“阴虚”，脾肾气虚，血行无力则为瘀；阴虚则血涩不畅，故血瘀，此即“因虚致瘀”。肾衰竭期，“瘀”之原因复杂，因“虚”因“实”均可致瘀，肝、脾、肾气虚、阴虚可致血行乏力、血涩不畅；湿浊、水气均与血瘀相关，湿邪阻碍脉络气机，血行不畅，则为血瘀，“血不利则为水”，则为水气之证，此即杨教授慢性肾病“久病必瘀，久病入络”之说。因此，活血化瘀成为贯穿本病治疗全程的重要治则，且杨教授认为，活血化瘀法的应用不必拘泥于四诊所得，只要实验室检查有血液流变学的异常，或血、尿纤维蛋白降解产物增高，即符合中医学瘀血的内涵。慢性肾衰患者很多存在高凝状态，可以加重肾脏损害，中药改善血液流变的特点一为有效，二为毒副作用少，可以长期使用。此类中药有丹参、田七、蒲黄、穿山甲、菟丝子等，也有用小剂量水蛭(3~6g)治疗起到良好作用者。

治疗方面强调攻补兼施，以益气活血为治则，方可选桃红四物汤加减，外用川牛膝、毛冬青、金银花、赤芍、桂枝煎水外洗，效果良好。杨教授还根据自己多年临床经验，配合以益气活血为组方原则的三芪口服液辅助辨证治疗，该药以黄芪、三七等为其主要药物组成。黄芪补气升阳，又能生血行滞、利尿消肿、生津止渴，补气可助行血；三七活血化瘀，直击血瘀。诸药合用，共奏益气活血之功。

(4) 经验用药：杨教授临床还常运用本院制剂配合治疗，其中大黄胶囊能降浊通腑，具有降低尿素氮、抗凝、降低血黏度和免疫调节等作用；三芪口服液含黄芪、三七等，健脾益气、活血通脉；尿毒康含何首乌、肉桂、泽兰等，具有扶正祛邪、健脾补肾、活血化瘀的功效，能明显降低慢性肾衰患者的血中毒素、改善脂质代谢、提高血清白蛋白及改善肾脏病理损害等。

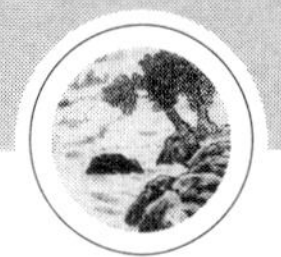

(5) 药理与辨证相结合的用药

1) 控制血压：除了西医方面规范的降压方案外，中医药方面也有许多针对降压的中药。钙离子拮抗剂具有降压作用，从而减轻肾脏的负担，保护了肾功能。具有钙离子拮抗作用的中药（由强到弱排列）有：川芎、藁本、海金沙、当归、龙眼肉、三棱、桃仁、红花、赤芍、丹参、牡丹皮、紫草、千年健、葶苈子、桑白皮、白芷、柴胡、吴茱萸、益智仁、淫羊藿、菟丝子、五味子等。

近来观察已证实，血管紧张素转换酶抑制剂（ACEI）除有肯定的降压疗效外，还可降低肾小球内压，有肯定的延缓肾功能恶化，降低尿蛋白和减轻肾小球硬化的作用。具有 ACEI 类作用的中药有：补气类如黄芪、何首乌、山药、白术、竹节参；补肾类如何首乌、桑椹、墨旱莲、地黄、龙眼肉、补骨脂、川牛膝；止咳类如半夏、天南星、瓜蒌等；另外降香、细辛、菊花、海金沙、泽泻亦有较强的ACEI 类作用。

β 受体阻滞剂对肾素依赖性患者有较好的降血压作用。中药淫羊藿既可补肾，又可降低尿素氮，并具有 β 受体阻滞剂样作用。

2) 蛋白尿及血尿的治疗：西医学认为，慢性肾炎蛋白尿的产生主要是由于肾小球毛细血管基底膜因变态反应性损害引起的肾小球通透性增强。中医学认为，肾脏疾病时蛋白尿的病机十分复杂。除和脾肾不固、精微下泄有关，还和湿热、瘀血、风邪等有着密切的关系。治疗上可采用上述肾上腺皮质激素样及免疫抑制样中药。根据临床观察和近年临床总结，具有降蛋白尿作用的中药有：①补气类：人参、太子参、党参、黄芪、山药、白术、扁豆；②补阳类药：仙茅、杜仲、川续断、淫羊藿、巴戟天、菟丝子、鹿茸、锁阳、补骨脂、紫河车、胡麻仁、益智仁、沙苑子、鹿角胶、鹿角霜、韭菜子、冬虫夏草、制附片；③补血类药：熟地黄、何首乌；④补阴类药：桑椹、龟板、黄精、生地黄、黑芝麻、女贞子；⑤收涩类药：金樱子、芡实、乌梅、五味子、覆盆子、莲子肉、桑螵蛸、煅龙骨、煅牡蛎；⑥利湿类药：苍术、茯苓、薏苡仁、玉米须、萹蓄、瞿麦、石韦、车前子、鹿衔草、徐长卿、防己、赤小豆、穿山龙及目前较为公认的雷公藤制剂、火把花根片和昆明山海棠片；⑦祛风类药：羌活等。

西医学认为血尿的产生也是由于肾小球基底膜系膜损伤后肾小球通透性增强引起的。中医学认为血尿产生原因较多，要辨证论治，不能单纯止血，以免造成血块阻塞使排尿困难。治疗原则是标本同治。常用治本药物如补气类有黄芪、党参、太子参、白术、山药；清热利湿类有山栀子、车前草、木通、知母、黄柏、白头翁、石韦、海金沙等；活血化瘀类有牡丹皮、赤芍、紫草、泽兰、益母草、丹参、当归、红花、琥珀末等。常用治标药物，宜在辨证施治的基础上选用

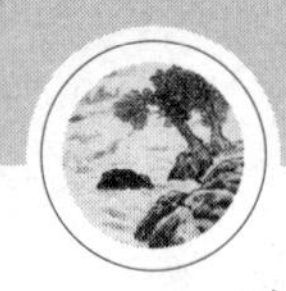

对症的止血药，如白及、仙鹤草、藕节、三七、蒲黄、茜草、大蓟、小蓟、侧柏叶、槐花、地榆、阿胶、龟板、血见愁、荆芥炭、白茅根、墨旱莲等。

3）活血化瘀类药：益母草、红花、川芎、三棱、莪术、地龙、水蛭等。临证之时可结合患者的实际辨证情况灵活选用。慢性肾炎蛋白尿较顽固，治疗必须长时间服用才能收效，不能急于求成以致半途而废。

4. 饮食调护

(1) 钠盐的限制：水肿和高血压者，应限制食盐，每日食盐量以 3~5 克为宜，重度水肿者控制在每日 1~2 克，待水肿消退，盐量应逐渐增加，过分限制钠盐，患者易引起电解质紊乱，并降低肾血流量。因患者肾功能明显减退时，过分限制钠盐，反会加重肾功能减退。

(2) 水分的限制：有明显水肿者，水的入量应限制在前一天的出量（呕吐物、尿量、大便量）加 400~500ml；否则不必限制水分摄入。当患者肾功能有明显减退时，过分限制水分，易引起代谢产物的潴留。

(3) 蛋白质的限制：慢性肾衰有大量蛋白尿及低蛋白血症时，机体呈负氮平衡，对这些患者，如肾功能正常，应适量提高优质蛋白入量，并选用生理价值高的蛋白质如蛋类、乳类、肉类、黄豆及其制品等，但不宜过多，应以每天每千克体重 1.5g 为宜，总热卡应在每天每千克体重 35kCal，以维持氮平衡。如出现氮质血症时应限制蛋白质入量。

（苏镜旭　曾 露　侯海晶）

【病案 3】慢性肾脏病 5 期（非透析）

一诊：2010 年 9 月 5 日。

杨霓芝教授查房，参加人员有卢富华医师、彭钰医师、罗露露医师、进修医师、实习医师、主管护士。

杨教授、主任医师、主治医师站在病床右侧，住院医师、进修实习医师站在病床左侧，主管护士及其他人员站在病床的尾端。

主管医师汇报病史：

李某，女性，56 岁。

患者因“发现血糖升高 7 年，反复全身浮肿 3 年余”于 2010 年 8 月 26 日入院。

缘患者 7 年前因足部外伤久治未愈在当地医院检查发现血糖升高（具体不详），诊断为糖尿病，当时无多饮、多食、多尿等症，予口服降糖药物治疗（具

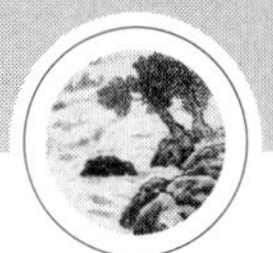

体不详)，患者因服药后出现头晕不适等症状，遂自行停用，自服蜂浆等药物治疗，未再监测血糖变化。2007年8月患者因神志不清在当地医院，查血糖大于20mmol/L，酮体阳性，诊断为“酮症酸中毒”，遂开始皮下注射胰岛素治疗(诺和灵30R早餐前8U、晚餐前12U)，住院期间尿常规提示尿蛋白(++)，当时无肢体浮肿，经治疗后好转出院。2007年因颜面四肢肿胀伴胸腔、腹腔积液在当地医院就诊，发现血肌酐为127μmol/L。诊断为“慢性肾功能不全，糖尿病性肾病，2型糖尿病，高血压”，予控制血糖、降压、利尿消肿、纠正贫血等处理后，血压、血糖控制可，水肿消退不明显，后于2008年4月至我科住院治疗，给予呋塞米、螺内酯利尿消肿、重组人促红素注射液(CHO细胞)纠正贫血，控制血压血糖及对症处理后，患者水肿消退，症状好转，门诊维持治疗。2009年下半年，因饮食不节出现病情反复，时时欲呕，偶有水肿。2010年8月24日患者因呕吐加重来我院门诊就诊，查血肌酐876μmol/L。现为求专科系统诊疗，由急诊拟“慢性肾脏病5期”转入我科。

入院症见：神清，精神疲倦，四肢乏力，面色萎黄无华，全身瘙痒，视物模糊，恶心欲呕，偶有胸闷气促，颜面、双下肢浮肿，双足麻木感，无胸痛，无咳嗽，无发热恶寒，纳、眠差，小便少，无尿频尿急尿痛，无肉眼血尿，大便一日两行。

既往史：神经性耳聋病史5年，现使用助听器。高血压病史3年，最高血压200/100mmHg。2008年我院住院期间，为纠正贫血，曾输入B型浓缩红细胞2个单位。2009年因左眼糖尿病视网膜病变于某医院行左眼摘除术。否认冠心病等慢性病史，否认肝炎、结核等传染病史。否认其他重大外伤、手术史。

体格检查：

T 36℃　P 74次/min　R 20次/min　BP 130/80mmHg

神志清楚，精神疲倦，形体偏瘦，发育正常，营养一般，自动体位，对答切题，查体合作。全身皮肤黏膜及巩膜无黄染，未见皮疹及出血点，浅表淋巴结未触及肿大，头颅无畸形，颜面无浮肿，双瞳孔等大等圆，直径约2.5mm，对光反射灵敏，耳鼻无异常，口唇色淡，咽充血(-)，双侧扁桃体无肿大，颈软，无颈静脉怒张，气管居中，双甲状腺无肿大。胸廓对称无畸形，双侧呼吸动度一致，叩诊呈清音，双肺呼吸音清，未闻及明显干、湿啰音，心前区无隆起，心界不大，心率74次/min，律齐，各瓣膜听诊区未闻及病理性杂音，腹软，无压痛、反跳痛，移动性浊音(-)，肝脾肋下未及，肠鸣音(-)，双肾区无叩击痛。脊柱四肢无畸形，双下肢中度水肿。其他生理反射存在，病理反射未引出。

舌淡胖，有齿印，苔白，脉细。

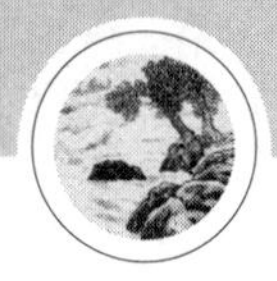

专科情况：颜面、四肢中度水肿，输尿管行程区无压痛，肋脊点，肋腰点无压痛，双肾区无叩痛。

辅助检查

2009 年 3 月 19 日我院急诊：血尿素氮：8.51mmol/L，血肌酐 161μmol/L。

2010 年 8 月 24 日我院急诊：血肌酐 876μmol/L，酮体 0.6mmol/L，葡萄糖 7.25mmol/L，总二氧化碳 10.2mmol/L。

入院诊断

中医诊断：慢性肾衰(脾肾气虚，湿浊瘀阻)；水肿(脾肾气虚，湿浊瘀阻)。

西医诊断：慢性肾脏病 5 期(尿毒症期)；2 型糖尿病性肾病；2 型糖尿病性视网膜病；2 型糖尿病；高血压 3 级；肾性贫血。

诊疗计划

入院后给予Ⅰ级护理，书面病重通知。低盐优质低蛋白糖尿病饮食，监测血压、血糖，记 24 小时尿量。中医方面，以“标本兼治”为则，以“补脾益肾，利水祛湿活血”为法，疏血通针活血通络化瘀，三芪口服液补益脾肾、益气活血，金水宝胶囊补益脾肾，辅以结肠透析泻浊毒，中药汤剂辨证给予。

请杨霓芝教授查房目的：评估病情，指导治疗。

1. 杨霓芝教授听取病例汇报后查看患者

中医四诊

望：神志清楚，精神疲倦，面色萎黄无华，形体偏瘦，舌淡胖，有齿印，苔白。

闻：言语清晰，呼吸正常，未闻及特殊气味。

问：四肢乏力，面色萎黄无华，全身瘙痒，视物模糊，恶心欲呕，偶有胸闷气促，颜面、双下肢浮肿，双足麻木感，纳、眠差，小便少，大便一日两行。

切：肤温正常，脉细。

体格检查阳性体征：双肺呼吸音清，未闻及明显干、湿啰音；颜面及双下肢中度凹陷性水肿。

补充病史：病史同前，无特殊补充。

2. 杨霓芝教授查房后讨论病情

罗露露医师：患者老年女性，既往 2 型糖尿病病史，反复肢体浮肿，并血肌酐逐渐升高，目前已达尿毒症期，现肢体浮肿再发入院，中医切入点如何？请杨教授查房指导。

彭钰医师：患者 2 型糖尿病诊断明确，至糖尿病肾病Ⅳ期则表现为大量蛋白尿，并逐渐出现肾小球滤过率下降，且根据西医治疗指南，治疗方法主要为控制血糖、血压，饮食控制，以及在条件允许下使用 ACEI/ARB 类药物治疗，但

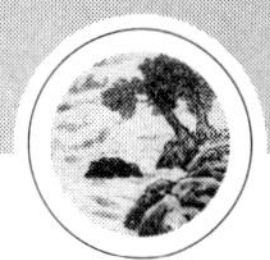

目前患者病情控制不佳,肢体反复浮肿,已达终末期肾脏疾病,同时伴有重度贫血等并发症,所以如何在西医有限的治疗手段之外,运用中医扶正祛邪方法治疗。

卢富华医师:患者慢性肾衰、2型糖尿病性肾病诊断明确,目前已达终末期肾脏疾病,同时合并重度贫血等严重并发症,但暂未达到紧急透析指征,可先予以保守治疗,如补充促红素,纠正酸中毒,控制血压、血糖等,中医方面,患者证候表现为虚实夹杂,可扶正祛邪并举,同时配合结肠透析等中医治法通腑泻浊,必要时有肾脏替代治疗做后盾,以确保治疗安全。

3. 杨霓芝教授总结病例特点 老年女性,发现血糖升高7年,反复全身浮肿3年余,精神疲倦,四肢乏力,面色萎黄无华,全身瘙痒,视物模糊,恶心欲呕,偶有胸闷气促,颜面、双下肢浮肿,双足麻木感,纳、眠差,小便少,大便一日两行,舌淡胖,有齿印,苔白,脉细。

入院后查血常规:Hb 49g/L;生化:总二氧化碳16.7mmol/L,血尿素氮53.37mmol/L,血肌酐790μmol/L;PTH 318.7pg/ml;尿常规:尿白细胞(++),潜血(+),尿蛋白(++)。泌尿系彩超:双肾实质回声增强,膀胱未见明显异常。

4. 辨病辨证分析 该患者因发现血糖升高7年,其久病缠绵,耗伤正气,脾肾虚损,浊邪壅滞三焦,浊邪尿毒不能排出体外。日久"五脏之伤,穷必及肾",肾气亏虚,命门火衰,膀胱开合不利,气化无权,水道不开,水液泛溢肌肤,发为"慢性肾衰""水肿"。小便不通名曰关,呕吐不止名曰格,小便不通与呕吐并见名曰关格,是慢性肾衰发展至后期的临床症状。该患者小便少、肢体浮肿,同时伴有恶心呕吐症状,兼具关格表现。

患者年老及久病正气耗损,体倦乏力、面色萎黄、视物模糊、脉细为脾虚,运化失司,气血生化不足,机体不养之象;皮肤瘙痒为湿浊化热,湿热毒邪蕴积肌肤之象;恶心欲呕为中焦湿阻,气机不通,胃气上逆之象;颜面、下肢浮肿为命门火衰,膀胱开合不利,气化无权,水道不开,水液泛溢肌肤之象;胸闷气促为水湿上凌心肺之象;下肢麻木为瘀血阻滞,经气不通之象;纳差为脾虚不司运化之象;眠差为湿浊化热,热扰心神之象;小便量少为命门火衰,膀胱开合不利,气化无权之象;舌淡胖,有齿印为脾虚之象;苔白为湿浊之象。

5. 诊断

中医诊断:慢性肾衰(脾肾气虚,湿浊瘀阻)。

水肿(脾肾气虚,湿浊瘀阻)。

西医诊断:慢性肾脏病5期(尿毒症期);2型糖尿病性肾病;2型糖尿病性视网膜病;2型糖尿病;高血压3级;肾性贫血。

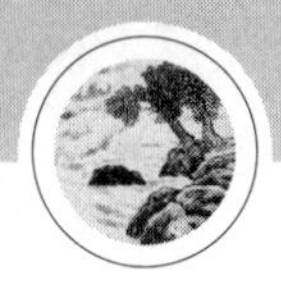

6. 治疗

(1) 中医治疗

治法：健脾益肾，祛湿化浊，活血化瘀。

方药：补脾益肾方加健脾、化浊、活血药。

党参 20g	黄芪 30g	白术 15g	山药 15g
茯苓 15g	盐山茱萸 10g	制何首乌 15g	砂仁(后下)6g
陈皮 5g	藿香 15g	丹参 15g	桃仁 5g

3 剂，每日 1 剂，水煎服。

同时给予三芪口服液益气活血，金水宝胶囊补益肺肾，结肠透析以通腑泻浊。

(2) 西医治疗：患者重度贫血，予输注同型红细胞悬液后，注意复查贫血情况，同时继续予补充叶酸、促红细胞生成素、多糖铁等，以助纠正贫血。患者入院测血压控制不佳，给予硝酸甘油泵入控制血压后，加用硝苯地平缓释片以增加降压力度。低钙、酸中毒方面，则给予碳酸氢钠纠酸，碳酸钙口服补钙。需注意定期复查。建议完善血液、胸片等检查，评估心肺功能。

7. 调护 注意患者饮食控制，低盐、低蛋白、糖尿病饮食；注意保暖，防止感冒；适当劳作，增强体质，避免劳累，养其正气，则邪气不能扰。

8. 病案分析 慢性肾衰的病机关键在于肾开合功能失司，不能及时疏导、传输、运化水液，从而形成湿浊、湿毒、湿热之邪，进而侵袭五脏六腑，使得正气更虚、邪气更盛。患者疲倦乏力为脾肾气虚，先后天不足，从而气血生化不足，机体失养之象；纳差为脾虚不司运化之象；恶心欲呕为中焦湿阻，气机不通，胃气上逆之象；颜面、下肢浮肿为命门火衰，膀胱开合不利，气化无权，水道不开，水液泛溢肌肤之象；舌淡胖，有齿印为脾虚之象；苔白为湿浊之象。遂当辨证为“脾肾气虚，湿浊瘀阻”。

方中选用党参、黄芪重在健脾益气，正气得养，气化得行，利于正气驱邪外出。山茱萸酸温，主入肝经，滋补肝肾，秘涩精气；白术性甘，入脾经，可健脾益气，又可燥湿利水。山药甘平，主入脾经，健脾补虚，涩精固肾，补后天以充先天。茯苓淡渗利湿，可泄肾浊，又助山药之健运以充养后天之本。砂仁、陈皮可行气调中、燥湿和胃。制何首乌可滋补肝肾，又可润肠通便。藿香以芳香化浊，和中止呕。再配以丹参、桃仁活血。

慢性肾衰当与急性肾衰相鉴别。急性肾衰竭起病急，存在急性病因，如血容量不足、梗阻、药物中毒、感染等因素，实验室检查中肾脏 B 超提示大小无明显变化，贫血、低钙高磷、甲状旁腺功能亢进等并发症不明显。而慢性肾衰

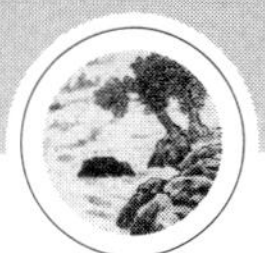

竭，病程一般超过 3 个月，同时见有肾脏缩小的结构改变，贫血、低钙高磷、代谢性酸中毒、甲状旁腺功能亢进等并发症显著。必要时可行肾穿刺活检以鉴别。此患者病程长，其贫血、代谢性酸中毒等并发症严重，慢性肾衰诊断可以明确。

而部分慢性肾衰患者存在急性加重因素，包括：累及肾脏的疾病复发或加重、容量不足、肾脏局部供血减少（如肾动脉狭窄，使用 ACEI/ARB 类药物）、严重高血压、肾毒性药物、泌尿道梗阻、严重感染等。此患者入院时重度贫血、伴有呕吐等消化道症状，存在容量不足的急性加重因素，因此，治疗上可考虑到纠正贫血、相对补充容量为主。

慢性肾衰的临床症状表现多样，且影响全身各大系统，常见包括水液代谢紊乱，可出现少尿甚至无尿；电解质紊乱，表现为钠潴留、高钾、低钙、高磷；不同程度的代谢性酸中毒；乏力头痛、失眠、肌阵挛、昏迷等神经系统表现；恶心呕吐、食欲不振等消化道症状；胸闷气促、心悸等心衰表现等。当患者未达到尿毒症期或者不存在肾脏替代治疗指征时，除通过西医方面治疗并发症外，可通过中医中药治法尽可能缓解患者临床症状，达到最佳治疗效果。

二诊：2010 年 9 月 7 日。

患者精神转佳，面色萎黄，无皮肤瘙痒，无恶心呕吐，无胸闷气促，肢体无浮肿，纳、眠转佳，二便调，舌淡胖，有齿印，苔白，脉细。

杨霓芝教授查房后指示：

患者气虚、浊毒中阻之症缓解，胃纳好转、精神转佳，正气得复，中焦湿除，复以运化之功，继以原方守服出院。7 剂，水煎服，每日 1 剂。

【总结】

1. 杨霓芝教授辨病思路 “慢性肾脏病”是指由于各种原因引起的肾脏损害和进行性恶化的结果，机体在排泄代谢产物，调节水、电解质、酸碱平衡以及某些内分泌活性物质的生成和灭活等方面出现紊乱的临床综合征。临床常见症状为倦怠、乏力、恶心、呕吐、少尿、无尿、水肿、呼吸有尿臭味、气促、皮肤瘙痒等症状。慢性肾脏病可由水肿、淋证等发展而来。肾病日久损伤各脏腑功能，以耗损脾肾为主，导致正气虚损而湿浊毒邪日盛，导致湿邪、血瘀等阻滞肾络，导致肾脏正常功能丢失，湿浊尿毒聚于体内。其病程冗长、错综复杂，属虚实夹杂之证。本虚常常包括脾肾气虚、脾肾阳虚、肝肾阴虚、气阴两虚、阴阳两虚，实证包括湿浊、湿热、水湿、血瘀。而慢性肾脏病在古代并无相对应的病名，但可根据临床症状中不同的表现，属于中医“关格”“癃闭”“水肿”“溺

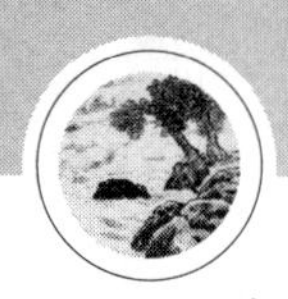

毒”“肾劳”“肾风”等范畴。

在该病例中，患者以全身浮肿3年为主症入院。可从“水肿”论治。关于“水肿”，在《金匮要略·水气病脉证并治》中提到：“病有风水，有皮水，有正水，有石水，有黄汗。风水……必致痈脓。”通过以上总结了水肿进行分类，及现在我们常常所分的阴水与阳水。《素问·至真要大论》指出“诸湿肿满，皆属于脾”；《素问·水热穴论》中有“勇而劳甚，则肾汗出，肾汗出逢于风，内不得入于脏腑，外不得越于皮肤，客于玄府，行于皮里，传为胕肿”；“故其本在肾，其末在肺”。以上总结了水肿发病的病因病机，提出了治疗慢性肾脏病水肿可通过肺、脾、肾、三焦论治。《金匮要略·水气病脉证并治》中提出：“诸有水者，腰以下肿，当利小便，腰以上肿，当发汗乃愈。”《素问》中说到：“平治于权衡，去宛陈莝……开鬼门，洁净府，精以时服。”指出发汗、利尿、泻下既是治疗水肿病的有效法则，又是水湿之邪外解的三大出路，治疗水肿病的关键在于“平治于权衡，去宛陈莝”，即平调阴阳的偏盛偏衰，补偏救弊，驱邪外出，并使邪有去路。

该患者因“发现血糖升高7年，反复全身浮肿3年”入院，见疲倦乏力，面色萎黄无华，恶心呕吐，胸闷气促，颜面及双下肢浮肿，纳、眠差，小便量少。中医当诊断为“慢性肾衰”“水肿”。

2. 杨霓芝教授辨证思路　在中医内科临证时既要辨病，也要辨证。“辨病论治”是认识和解决某一疾病过程中基本矛盾的手段；辨证论治，是认识和解决某一疾病过程中主要矛盾的手段。在辨病的基础上同时辨证，辨证与辨病相结合有利于对疾病性质的全面认识。

患者女性，其常年消渴病缠身，久病正虚，可致脾肾气虚，命门火衰，膀胱开合不利，气化无权，则小便不得生，又致脾虚不能运化水湿，《素问》中提到：“脾主为胃行其津液”，“脾气散精，上归于肺”。指的是脾在水液代谢中也起着重要作用，脾肾虚衰，浊邪壅滞三焦，邪浊不能排出体外，继而发病。脾虚则无以运化食物，机体产生的精微部分无法通过脾气转输至其他脏器，以内养五脏，外养四肢百骸、皮毛筋肉。如《素问·玉机真脏论》中提到的“脾为孤脏，中央土以灌四傍”。故见患者面色萎黄、四肢乏力、肢体麻木、纳差不适，湿浊内阻中焦，脾胃升降失司，见恶心呕吐。此为水肿晚期多发关格，是为脾肾虚衰，气化不利，邪壅塞三焦，致小便不通、呕吐并见。清代黄庭镜《目经大成》中提到：“阴阳两盛，阴中无阳，阳中无阴，阴阳相离，则荣卫否塞，气血不相营运，此脏腑交受邪也，故曰关格”，提示我们，其病理性质为本虚标实，脾肾气虚为本，湿浊毒邪为标。浊毒之邪外溢肌肤，则症见皮肤瘙痒；水湿外溢肌肤，故见面浮肢肿；水湿上凌心肺，则见胸闷气促。舌淡胖、有齿印、脉细皆为脾虚之象。

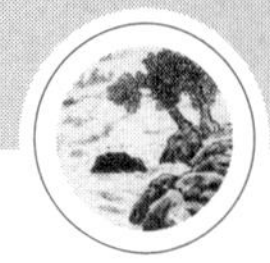

苔白则为湿浊之象。

3. 杨霓芝教授施治思路 中医在临床治疗过程中，其治疗方法多样，包括中药的辨证论治内服、外治，以及中医饮食作息健康调养等。

该患者以浮肿、恶心欲呕为主症，可见浊毒之邪内生，又见中焦脾失健运，下焦气化不利，中医可通过中药内服以固元培土，同时配合外治如结肠透析、甘遂贴敷等以通利水道、通腑泄浊。

杨教授在治疗慢性肾衰经验总结中提出，脏腑虚损是慢性肾衰的病理基础。本病中医多为本虚标实之证，本虚为肺、脾、肾三脏气血阴阳的亏虚，只是在病情不同阶段各有所侧重。所以杨霓芝教授主张防治并重、扶正祛邪并举治疗慢性肾衰。杨教授主要通过脏腑辨证，结合八纲辨证，将慢性肾衰患者证型分为脾肾气虚血瘀，脾肾气虚、湿热瘀阻，脾肾气虚、湿浊瘀阻，气阴两虚、湿热瘀阻，气阴两虚、湿浊瘀阻等多个证型，在治疗上强调益气活血化瘀为大法治疗慢性肾功能不全。

元代程杏轩《医述》中提到："小便不通，有属气虚、血虚，有属实热，痰气闭塞，皆宜吐之以提其气，气升则水自降。""治秘之道有三：一曰肺燥不能生水，故用二苓、泽泻之甘淡以泄肺而生水；一曰脾湿不能升精，故用白术之苦温以燥脾而升精；一曰膀胱无阳不能化气，故用肉桂之辛热以温膀胱而化气。""阴虚小便短少，涩滞癃闭，不可见有实势，便用利药，此由下焦元阴之气衰弱，不能运化故也。宜大补元阴，其溺自通。"以上扶正以祛邪的治法得以体现，而根据提到的慢性肾衰病机中，其扶正可用健脾补肾、温肾健脾、滋补肝肾、益气养阴、滋阴温阳等，祛邪可用利水除湿、行气利水、通腑泻浊、活血化瘀、清热解毒等。从水肿论治则可疏风清热、宣肺利水，宣肺解毒、利湿消肿，运脾化湿，通阳利水，分利湿热，健脾温阳利水，温肾助阳、化气行水，活血祛瘀，化气行水。而从慢性肾衰和水肿论治不难看出，对于虚实夹杂、多脏共病者，多需分清本虚标实之主次。除中药辨证施治上，往往还加入补肺肾、益精气或通腑降浊、健脾利湿、活血化瘀之中成药，如百令胶囊、尿毒清、三芪口服液；亦有根据病情，选用中药保留灌肠，以达通腑泄浊、祛邪实之效。

4. 杨霓芝教授选方用药思路 杨霓芝在选用方药时均重在选择黄芪、党参补气之品，卫气者，所以温分肉而充皮肤，肥腠理而司开阖。黄芪既补三焦、实卫气，与桂同，特益气异耳，亦在佐使。桂则通血也，能破血而实卫气，通内而实外者欤。桂以血言，一作色求，则芪为实气也"。黄芪"益元气而补三焦"，黄芪补三焦，实卫气与桂枝同。"耆者，长也"，故黄芪被誉为补药之长。其注重扶正补气，补脏腑虚损，充先后天之气，一则补脾之气，二则补肾之气，遂同

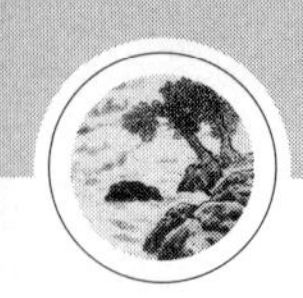

见山药、白术、何首乌等健脾补肾之品。而杨霓芝教授在辨证施治的同时，亦注重使用经方。《金匮要略·痰饮咳嗽病脉证并治》："心下有痰饮，胸胁支满，目眩，苓桂术甘汤主之。""夫短气有微饮，当从小便去之，苓桂术甘汤主之；肾气丸亦主之。"若患者因浮肿反复入院，见咳喘气促，可予苓桂术甘汤以温阳化饮健脾。

慢性肾衰病迁延不愈，病程冗长，必定脏腑虚损，正气不足，用药不可单一祛邪，而致正气更加虚耗，邪实留恋不除。当以中医整体辨证，扶正祛邪并重，灵活加减。

(1) 常用处方：杨霓芝教授治疗慢性肾衰以扶正祛邪法为主，其本虚分为脾肾气虚、脾肾阳虚、肝肾阴虚、气阴两虚、阴阳两虚，治疗本虚同时，根据标证的不同，再给予临床加减，如湿浊、湿热、水湿、血瘀、浊毒。

脾肾气虚：香砂六君子汤加减。处方：木香(后下)6g，砂仁(后下)6g，党参18g，甘草5g，茯苓15g，白术12g，黄芪20g，怀山药20g，山茱萸12g，制何首乌12g，陈皮10g。每日1剂，水煎服。

脾肾阳虚：实脾饮合肾气丸加减。处方：干姜10g，制附子(先煎)10g，白术12g，茯苓15g，木瓜9g，草果6g，巴戟天10g，党参15g，木香(后下)6g。每日1剂，水煎服。

肝肾阴虚：六味地黄丸合二至丸加减。熟地黄15g，山茱萸12g，泽泻10g，牡丹皮12g，丹参12g，茯苓15g，山药12g，何首乌12g，女贞子12g，墨旱莲12g，白芍10g，枸杞子10g。每日1剂，水煎服。

气阴两虚：参芪地黄汤加减。北黄芪25g，太子参20g，山茱萸12g，熟地黄15g，山药20g，茯苓15g，牡丹皮12g，制何首乌10g，菟丝子12g，甘草5g。每日1剂，水煎服。

阴阳两虚：金匮肾气丸合二至丸加减。生地黄15g，山茱萸12g，山药12g，泽泻10g，茯苓15g，牡丹皮10g，肉桂(焗服)3g，熟附子(先煎)10g，淫羊藿10g，黄芪18g，墨旱莲10g，女贞子10g，仙茅10g。每日1剂，水煎服。

上述各种证型中，如兼夹湿浊，症见恶心呕吐，纳呆腹胀，身重困倦，舌苔厚腻，可选用法半夏、春砂仁(后下)、藿香等中药以祛湿化浊；如兼夹湿热之邪，症见恶心呕吐，身重困倦，食少纳呆，口干口苦，脘腹胀满，口中黏腻，舌苔黄腻，可选用石韦、土茯苓、茵陈、酒大黄等以清热利湿；如水气明显，证见全身浮肿、心悸、气促，甚则不能平卧，可选用猪苓、茯苓皮、泽泻、大腹皮等行气利水之品；如夹有血瘀，症见肌肤甲错、皮下瘀斑、舌质暗，可选用丹参、桃仁、田七等以活血化瘀；如浊毒内蕴，症见恶心呕吐、口有氨味、纳呆、皮肤瘙痒、尿量

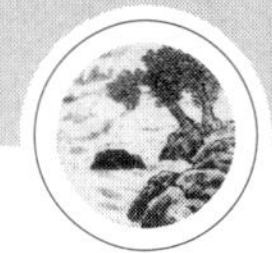

少，可选用大黄、积雪草等泄浊之药。

(2) 常用药对

1) 黄芪、党参配当归：《本草从新》记载："党参……补中益气、和脾胃、除烦渴。中气微弱，用以调补，甚为平妥。"明代张介宾撰《景岳全书》谓："当归……其味甘而重，故专能补血，其气轻而辛，故又能行血，补中有动，行中有补，诚血中之气药，亦血中之圣药也。"故黄芪、党参配伍当归可起到健脾固表、益气活血之功。因此杨教授在临床上常选用党参、黄芪配伍当归治疗本病证属脾肾气虚血瘀型，其中黄芪用量常为 15~30g，党参 15~20g，丹参 15~20g。

2) 黄芪配当归、白芍：黄芪补脾肾之气、益肺气，是气中之要药，当归善补阴血，为血分之要药，两者联用可以"以无形之气，补有形之血"。《名医别录》中云："芍药……通顺血脉，缓中，散恶血，逐贼血，去水气，利膀胱、大小肠，消痈肿。"故杨教授在临床上多选用黄芪配当归、白芍，三者相生为用，可共奏益气健脾、活血养血，以及疏通气机、畅达三焦之功，适用于慢性肾衰中气虚血瘀，其中黄芪、当归、白芍比例常为 5∶1∶1~2∶1∶1。

(3) 常用外治方法：①结肠透析、结肠水疗。予中药结肠洗液，取适宜温度，稀释后保留灌肠，或者通过水疗机，以灌至结肠等更深部位，达到通腑泻浊的目的。适用于慢性肾衰患者的保守治疗，以延缓肾衰进展，保护残余肾功能。可清除肾衰患者中毒素物质，提高血液透析质量、减少透析次数，避免腹膜透析引起腹膜感染及纤维化。相对禁忌：合并严重感染、严重痔疮、直肠狭窄、肠道肿瘤、肛区出血、腹泻等。②甘遂末敷脐：取甘遂末 1g 敷于神阙穴，以达利水消肿之效。适用于少尿、肢体浮肿的肾衰患者。相对禁忌，局部皮肤破损、感染者。

（彭 钰　郑婷婷　卢富华）

【病案 4】慢性肾脏病 5 期（维持性腹膜透析）

一诊：2017 年 2 月 10 日。

杨霓芝教授查房，参加人员有卢富华医师、彭钰医师、侯海晶医师、郑婷婷医师、李惠娟医师、刘枚芳医师、伍丽文主管护师及其他人员。

主管医师汇报病史：

杜某，男，27 岁。

因"双下肢浮肿 1 周"于 2017 年 2 月 4 日 11 时 41 分入住肾内科。

既往及入院后主要诊疗经过：2017 年 1 月底开始出现双下肢浮肿，伴

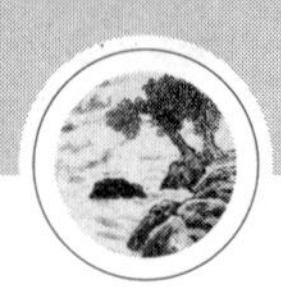

咳嗽气促，遂至医院住院治疗，查血肌酐 856μmol/L，血尿素氮 32.5mmol/L，钾离子 2.9mmol/L，钙离子 1.83mmol/L；血清磷 2.76mmol/L；血常规示白细胞 13.5×10^9/L，中性粒细胞 91.9%，血红蛋白 94g/L；胸部 CT 提示：①考虑双肺感染；②左侧胸腔积液；③双侧胸膜增厚。诊断考虑为“肺部感染、慢性肾衰（尿毒症期）、肾性贫血、高血压 3 级（很高危组）”，予以抗感染、血液透析、利尿消肿、纠正贫血等治疗后病情稳定出院。现患者仍有双下肢浮肿，小便夹有泡沫，为求进一步专科治疗，遂至我院就诊，由门诊拟“慢性肾脏病 5 期”收入我科。

入院症见：神清，精神疲倦，面色㿠白浮肿，气促不能平卧，双下肢凹陷性浮肿，胃纳差，恶心欲呕，眠差，小便量少，夹泡沫，排便费力。舌淡暗，苔白腻，脉沉细，尺脉弱。

既往史：1 周前康美医院住院期间诊断为高血压 3 级（很高危组），收缩压最高 185mmHg，既往不详，现服用厄贝沙坦片、苯磺酸氨氯地平片、盐酸特拉唑嗪片降压，自诉血压控制欠佳。否认糖尿病、冠心病病史；否认肝炎、结核等传染病史；否认手术史、外伤史、输血史。

过敏史：否认药物、食物及接触物过敏史。

其他情况：出生生长于原籍，居住环境可，否认疫区生活史、疫水接触史；饮食无偏嗜。未婚育。母亲高血压病史，否认其他家族遗传病及恶性肿瘤病史。

查体：T 36.8℃　P 104 次 /min　R 20 次 /min　BP 182/90mmHg

意识清楚，精神疲倦，面色㿠白浮肿，发育正常，形体适中，自动体位，对答合理，查体合作。全身皮肤黏膜及巩膜无黄染，未见皮疹及出血点，浅表淋巴结未触及肿大，头颅无畸形，颜面无浮肿，双瞳孔等大等圆，直径约 3.0mm，对光反应灵敏，耳鼻无异常，咽充血（-），双侧扁桃体无肿大，颈软，无颈静脉怒张，气管居中，双甲状腺无肿大，胸廓对称无畸形，双侧呼吸运动度一致，叩诊呈轻音，双肺呼吸音稍粗，未闻及干、湿啰音，无胸骨及肋骨按压痛，心前区无隆起，心界不大，心率 104 次 /min，律齐，各瓣膜听诊区未闻及明显病理性杂音，腹软，全腹无压痛及反跳痛，移动性浊音（-），肝脾肋下未触及，肠鸣音正常，双肾区无叩击痛。脊柱四肢无畸形。神经系统检查：生理反射存在，病理反射未引出。

舌淡暗，苔白腻，脉沉细，尺脉弱。

专科情况：双侧输尿管行程无压痛，双侧肋脊点、肋腰点无压痛，双肾区无叩击痛，双下肢无凹陷性浮肿。

检验检查结果

（2017 年 1 月外院）生化提示肌酐 856μmol/L，尿素氮 32.5mmol/L，钾离子 2.9mmol/L，钙离子 1.83mmol/L；血清磷 2.76mmol/L；血常规示白细胞

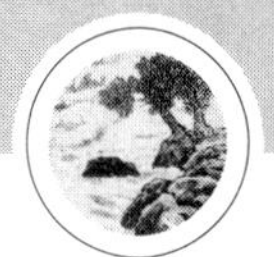

13.5×10^9/L，中性粒细胞 91.9%，血红蛋白 94g/L；胸部 CT 提示：①考虑双肺感染；②左侧胸腔积液；③双侧胸膜增厚。腹部彩超提示脂肪肝。

(2017 年 2 月入住我院后)2 月 4 日查血常规：血红蛋白 94g/L。血白蛋白 35.8g/L。血肌酐 760μmol/L，血尿素氮 19.41mmol/L，血糖 9.77，钾离子 3.4mmol/L，eGFR：7.68ml/(min·$1.73m^2$)。

2017 年 2 月 5 日：尿常规：尿葡萄糖(+)，尿蛋白质(+++)，尿潜血(+++)。血磷 1.86mmol/L，血钙 1.95mmol/L。2 月 6 日复查 PTH237.5pg/ml。转铁饱和度：8.3%，总铁结合力 43mmol/L，铁 3.55μmol/L。自身免疫性抗体 12 项、ANCA 均为阴性。胸片：心影增大；双肺未见病变。腹部彩超：双肾上限未见明显肿块回收；脂肪肝声像；胆囊、脾脏、胰腺未见明显异常；双肾血流信号显示稀少，膀胱、前列腺未见明显异常。双肾动脉门段阻力指数稍增高。2 月 10 日查心脏彩超：左房左室增大；左室壁增厚，结合临床考虑高血压所致心脏超声改变；主动脉瓣轻度反流；二尖瓣轻度反流；微量心包积液。

目前诊断

中医诊断：水肿(脾肾气虚，水湿瘀阻)。

西医诊断：慢性肾脏病 5 期(尿毒症期)；慢性肾炎综合征；慢性肾脏病 5 期贫血；高血压 3 级(很高危组)；脂肪肝；高血压性心脏病；高血压性视网膜病变(双眼)；视网膜静脉阻塞(右眼)；高眼压症(双眼)。

治疗计划：Ⅰ级护理，书面病重通知。监测血压，高能量优质蛋白饮食，测体重，记 24 小时尿量。入院后完善相关检查，了解患者一般情况、肺部感染情况、慢性肾脏病并发症情况，明确高血压原因，是否存在继发性因素。治疗上西医予厄贝沙坦片、硝苯地平控释片、盐酸特拉唑嗪片降血压，碳酸钙 D_3 颗粒补钙降磷，多糖铁复合物胶囊补充造血原料；重组人促红素注射液刺激骨髓造血；左卡尼汀注射液改善心肾代谢。

查房目的：慢性肾衰(尿毒症期)的中医治疗及下一步治疗方案。

1. 杨霓芝教授听取病例汇报后查看患者

中医四诊

望：神志清楚，精神疲倦，面色㿠白浮肿，形体适中，舌淡暗，苔白腻。

闻：言语清晰，呼吸正常，未闻及咳嗽、呃逆、哮鸣、呻吟，未闻及特殊气味。

问：气促不能平卧，胃纳差，恶心欲呕，眠差，小便量少，夹泡沫，排便费力。

切：肤温正常，双下肢凹陷性浮肿，脉沉细，尺脉弱。

体格检查阳性体征：双肺呼吸音稍粗，可闻及少许湿啰音；双下肢轻度凹陷性水肿；右侧股管固定在位，外观干洁。

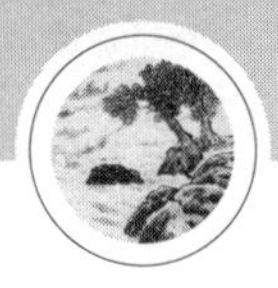

补充病史:病史同前,无特殊补充。

2. 杨霓芝教授查房后讨论病情

郑婷婷医师:患者为青年男性,结合临床及实验室检查,eGFR:7.68ml/($min \cdot 1.73m^2$),伴有贫血、低钙、高磷等慢性并发症,可诊断为慢性肾脏病5期。原发病方面,入院后完善尿常规提示尿蛋白、尿潜血阳性,血压升高,尿液肾功8项提示非选择性蛋白尿,且自身免疫性抗体12项、ANCA、肝炎阴性,目前基本排除其他继发因素。泌尿系彩超提示双肾血流信号稀少,双肾动脉肾门段阻力指数稍增高,符合慢性肾脏病表现,考虑为慢性肾炎综合征。西药方案如何选择?患者寻求中西医结合治疗意愿强烈,中医如何切入?请杨教授查房指导。

彭钰医师:本病患者因"双下肢浮肿1周"入院,既往外院诊断肺部感染,予抗感染、利尿消肿、血液透析等治疗后,咳嗽、咯痰等肺部感染好转,但仍有双下肢浮肿。入院后查血肌酐846μmol/L,存在低钙、高磷、低钾、PTH偏高等内环境紊乱,血红蛋白、血清白蛋白均偏低,营养指标不达标,再发感染风险较高,注意加强饮食宣教及药物干预。中医方面,患者精神疲倦,双下肢浮肿,舌淡暗、苔白腻、脉沉细,病机初步判断为脾肾气虚、水湿瘀阻,病性为本虚标实,治以补脾益肾、利湿活血,请杨教授查房指导中西医治疗方案。

卢富华医师:目前患者慢性肾脏病5期诊断明确,原发病方面,排除自身免疫性抗体、免疫继发性因素,考虑为慢性肾炎综合征,近期加重因素考虑高血压诱发心衰、肺部感染,目前患者心衰、肺部感染逐渐得到控制,应继续加强血压管理,根据血压情况调整降压方案;高血压立卧位结果提示肾素升高明显,心脏彩超提示高血压性心脏病,眼科会诊后补充诊断为:高血压性视网膜病变(双眼)、视网膜静脉阻塞(右眼)、高眼压症(双眼),未除外高血压性肾病,并关注血液透析前血肌酐变化,适当减少透析次数。中医方面,中医辨证"脾肾气虚,水湿瘀阻",同意彭钰医师意见,当以健脾补肾、利湿活血为法,请杨教授查房给予中医方面辨证治疗。

3. 杨霓芝教授总结病例特点 患者青年男性,双下肢浮肿1周,面色晄白浮肿,气促不能平卧,双下肢凹陷性浮肿,胃纳差,恶心欲呕,眠差,小便量少,夹有泡沫,排便费力。舌淡暗,苔白腻,脉沉细,尺脉弱。结合近期肺部感染、心衰病史,肾功能进展较快,且外院已行血液透析,可予中西医结合治疗,解除诱因后,患者肾功能恢复的可能性尚存,建议中医药治疗尽早介入,定期复查肾功能。

4. 辨病辨证分析 患者男性,26岁,因双下肢浮肿1周入院,结合西医

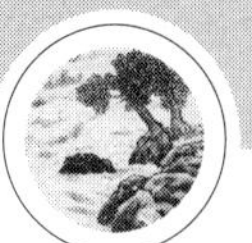

学检查，当属中医学“慢性肾衰”的范畴，证属“脾肾气虚，水湿瘀阻”。中医认为慢性肾衰发病机理是本虚而致实，本虚包括气、血、阴、阳的亏虚，且以脾肾气虚为主；而标实以湿浊、水气、血瘀为主。常因风湿致病、瘀浊内停、饮食不节、体虚久病导致脾肾虚损，浊邪壅滞三焦，浊邪尿毒不能排出体外，继而发生本证。

患者精神疲倦为脾肾气虚，气血生化乏源，机体失养之象；双下肢浮肿为脾肾气虚、水湿运化失常，蕴于肌肤之象；小便夹有泡沫为肾虚不固，精微下注所致；舌暗为血瘀表现；苔白腻为水湿表现；尿量减少、大便费力为二阴失司之象。

5. 诊断

中医诊断：慢性肾衰(脾肾气虚，水湿瘀阻)。

中医鉴别诊断：慢性肾衰当与急性肾衰鉴别：急性肾衰起步暴急，病情易发生转变，病前多有诱因；慢性肾衰是由于各种肾脏疾病迁延日久，肾气衰竭，气化失司，湿浊尿毒不得下泄而发。

西医诊断：①慢性肾脏病 5 期(尿毒症期)；②慢性肾炎综合征；③慢性肾脏病 5 期贫血；④高血压 3 级(很高危组)；⑤脂肪肝；⑥高血压性心脏病。

西医诊断依据：慢性肾脏病 5 期(尿毒症期)、慢性肾炎综合征：患者为青年男性，因“双下肢浮肿 1 周”入院，血肌酐最高达 856μmol/L，按 CKD-EPI 公式计算 eGFR 为 6.64ml/(min·1.73m^2)，同时伴有贫血、低钙、高磷等慢性并发症，慢性肾脏病 5 期诊断明确；患者尿常规提示血尿、蛋白尿，同时伴有血压升高，尿液肾功 8 项提示非选择性蛋白尿，且自身免疫性抗体 12 项、ANCA、肝炎阴性，泌尿系彩超提示双肾符合慢性肾脏病表现，目前基本排除其他继发因素，考虑为慢性肾炎综合征。

西医鉴别诊断：本病当与急性肾衰竭相鉴别：

支持点：两者均有肾功能减退的表现；不支持点：急性肾衰竭起病突然，常在数小时或数天内肾功能急剧下降，血肌酐每日升高超过 44.2μmol/L，一般贫血不明显，肾脏大小及结构基本正常；慢性肾衰竭常发生于多种肾实质疾病的基础之上，血肌酐缓慢减退，常有贫血、钙磷代谢紊乱、肾脏萎缩等改变。本患者临床发病特点符合后者，慢性病程，且有急性加重因素。

余诊断根据病史以及检查结果可明确。

6. 治疗

(1) 中医辨证治疗：中医以健脾补肾，利湿活血为法，以黄芪补脾益气，以后天养先天；白术健脾益气、运化水湿，制何首乌益肾精，两药相伍，白术能燥

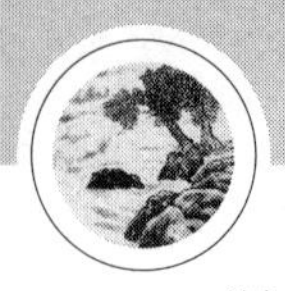

湿，可防何首乌滋腻碍脾，脾肾并补；菟丝子甘温养阳，女贞子益肾填精，两者合用平补肾之阴阳；茯苓皮行气利水、专入肌肤；白芍敛阴和营、利水不伤阴；泽兰活血化瘀；大黄通腑泻浊，大黄得桃仁专入血分、共奏泄热开瘀之功；甘草培育脾土兼中和诸药，拟中药处方如下：

黄芪（北芪）15g	白术 15g	菟丝子（盐菟丝子）15g
女贞子（盐女贞子）15g	大黄（川军）5g	桃仁（炖桃仁）5g
泽兰 15g	茯苓皮 15g	白芍 15g
制何首乌 15g	甘草（甘草粒）10g	

3 剂，水煎服，浓煎至 100ml，每日 1 剂，早、晚分服。

(2) 西医治疗方案

1) 情志调理：调情志，保持心情舒畅，注意休息，适当运动。

2) 饮食治疗：采用优质蛋白、低磷饮食；如水肿、高血压明显应给予低盐饮食，并且严格控制水的入量。同时保证维生素和能量的供给。纳差时予必需氨基酸或 α- 酮酸治疗。

3) 西医治疗：慢性肾衰药物治疗的目的包括：①缓解慢性肾衰症状，减轻或消除患者痛苦，提高生活质量；②延缓慢性肾衰病程的进展，防止其进行性加重；③防治并发症，提高生存率。包括：纠正酸中毒和水、电解质紊乱；高血压的治疗；贫血的治疗和红细胞生成刺激剂（ESA）的应用；低钙血症、高磷血症和肾性骨病的治疗；防治感染。

尿毒症期的替代治疗：当慢性肾衰患者肾小球滤过率 6~10ml/min（血肌酐 >707μmol/L）并有明显尿毒症临床表现，经治疗不能缓解时，则应让患者做好思想准备，进行透析治疗或肾移植。

7. 调护 杨教授认为脏腑虚损是慢性肾衰的病理基础。本病中医多为本虚标实之证。本虚为脾肾两脏气血阴阳的亏虚，只是在病情不同阶段各有所侧重，故杨霓芝教授主张既病防变、扶正祛邪并举治疗慢性肾衰，因此应补脾益肾、平肝潜阳；注意保暖，防止感冒；适当劳作，增强体质，避免劳累，养其正气，则邪气不能扰。

8. 病案分析 慢性肾衰竭（chronic renal failure，CRF）是原发或继发于各种慢性肾脏疾病（chronic kidneydisease，CKD），导致肾功能进行性损害而出现的一系列以代谢产物潴留，水、电解质、酸碱平衡失调，全身各系统受累为主要表现的临床综合征。其具有起病隐匿、病情重、病程长、预后差、医疗费用高等特点，目前除血液净化、腹膜透析和肾移植外，尚无理想治疗方法。

慢性肾衰归为中医“关格”“虚劳”“水肿”等范畴，病机属脏腑虚损日

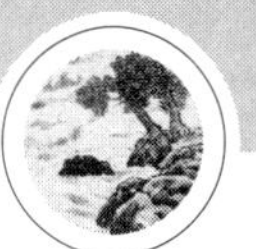

久,引起脾肾衰败,气化失常,而致水浊邪毒壅塞三焦,并发险症危及生命。中医药在治疗 CRF 方面积累了丰富的经验,大量临床对照试验显示中医药治疗 CRF 疗效确切、优势突出。现通过中西医方法,以尽量延缓肾衰进展,在无法避免的肾替代治疗中起到保护残存肾功能、改善临床症状及提高生活质量的作用。

中医对慢性肾衰发病机理的认识逐渐趋于一致,认为是本虚而致实。正虚包括气、血、阴、阳的亏虚,且以脾肾气虚为主;而标实以湿浊、水气、血瘀为主。《素问·阴阳应象大论》中提到"清阳出上窍,浊阴出下窍",其中"下窍"指的是三焦的两个通道,即前后二阴。而到后期,三焦的两个通道无法适应慢性肾衰终末期肾脏病患者的需要,因此认为腹膜透析则是开辟了三焦的第三通道,用以去浊毒、水湿,达到祛邪之目的。综上,我们了解到,腹膜透析最主要的是以祛邪实为主,遂补虚上显得尤为不足。因此中医治疗往往体现在并发症的治疗上。我们常见的并发症包括患者食欲不振、低蛋白血症,其病机包括久病体虚,脾脏气损,运化传导失司所致,同时亦见肾虚不固,精微物质下注,导致精气不足,治疗当健脾补肾,益气养血;或见腹胀腹痛,为脾胃虚寒,中焦不运,湿浊内生,当治以温脾化湿,理气消胀;或见腹泻,是为脾阳不足,不能升清,当治以温脾止泄;或见皮肤瘙痒,为血燥生风,当治以养血润燥祛风。或见骨痛、形体缩小,为肝肾不足、瘀血阻滞,当治以补益肝肾,活血化瘀。以上通过中医中药疗法,减少并发症,改善全身调节,提高患者生活质量。

二诊:2017 年 4 月 3 日。

患者因"反复双下肢浮肿 2 个月,维持腹膜透析 1 个月余"住院,主要诊断为:慢性肾脏病 5 期(尿毒症期)、维持性腹膜透析,入院为行腹膜功能评估。

患者 2017 年 2 月 16 日排除禁忌证后在我院行腹膜透析置管术,术程顺利,术后腹透方案由间歇性腹膜透析(IPD)逐渐过渡至持续性不卧床腹膜透析(CAPD)治疗。出院后规律腹膜透析治疗,方案为 CAPD:1.5% 低钙腹膜透析液 2 000ml × 3 袋 +2.5% 低钙腹膜透析液 2 000ml × 1 袋,夜间留腹 2 000ml,超滤量出入平衡,一昼夜尿量 1 600~1 800ml,患者坚持服用中药,规律在杨教授门诊复诊。自诉服药后疲倦乏力较前明显缓解,双下肢浮肿较前减轻,无胸痛气促,无腹胀腹痛,纳、眠可,小便量可,夹有泡沫,大便调,每日一行。舌红,苔黄腻,脉弦细。

辅助检查:血尿素氮 16.28mmol/L,血肌酐 554.0μmol/L,尿酸 482.0μmol/L,钾离子 3.36mmol/L;磷 1.49mmol/L。尿常规:尿潜血(+),尿蛋白(+++)。甲状旁腺激素 85.9μmol。血清铁 2.51μmol/L,转铁蛋白饱和度 5.2%。血常规、粪

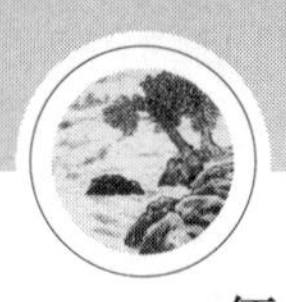

便常规未见明显异常。心电图:窦性心律,ST-T 异常。胸片:心肺未见病变。腹透评估结果:尿素清除指数(KT/V) 2.43,腹膜平衡试验(PET) 0.618,低平均转运。

杨霓芝教授查房后指示:

1. 患者此次入院临床表现较前明显改善,复查实验室检查提示血肌酐为 554μmol/L,对比上次住院期间的 880μmol/L 明显下降,血常规提示血红蛋白恢复正常,腹膜功能评估结果提示溶质清除及毒素排出能力良好,无明显毒素蓄积症状,予调整腹膜透析方案,在原方案基础上减少 1 袋 1.5% 透析液,即 CAPD 方案:1.5% 低钙腹膜透析液 2 000ml × 2 袋 +2.5% 低钙腹膜透析液 2 000ml × 1 袋,夜间留腹 2 000ml;予方案同前,继续维持盐酸特拉唑嗪片、硝苯地平控释片、厄贝沙坦片、酒石酸美托洛尔控制血压,钙尔奇补钙,多糖铁复合物、蔗糖铁补充造血原料,重组人促红素促进红细胞生成。

2. 患者服药后疲倦减轻,双下肢水肿缓解,身心安泰,食欲良好,体力恢复,慢性并发症减轻,尿毒症毒素清除充分,是正气逐渐恢复,水湿得以从"三焦"之膜原而出之佳兆。予调整中药,患者服药后仍有少许困重感、舌淡暗、苔仍白腻、脉弦滑,原方去茯苓皮防过度利水伤阴,去女贞子、白芍以防滋阴碍脾,去大黄改为酒大黄减弱通腑泻浊之力,取其清热利湿之功;重用黄芪"益元气而补三焦",合用党参则健脾升清、固摄精微,配合山药加强健脾益气之功。具体处方如下:

黄芪(北芪)30g　　党参(熟党参)25g　　白术 15g
山药(怀山药)15g　　茯苓(云苓)15g　　菟丝子(盐菟丝子)15g
制何首乌 15g　　酒大黄(川军)5g　　桃仁(烊桃仁)5g
泽兰 15g

3 剂,水煎服,浓煎至 150ml,每日 1 剂,早、晚分服。

随访:目前患者仍维持 2 袋 2 000ml 腹膜透析液透析治疗,半年评估结果透析充分,尿量正常,病情稳定。

【总结】

1. 杨霓芝教授辨病思路　腹膜透析当属于慢性肾衰范畴,其常因风湿致病、瘀浊内停、饮食不节、体虚久病导致脾肾虚损,浊邪壅滞三焦,浊邪尿毒不能排出体外,继而发生本证。杨教授在治疗慢性肾衰经验总结中提出,脏腑虚损是慢性肾衰的病理基础。本病中医多为本虚标实之证。本虚为脾肾两脏气血阴阳的亏虚,只是在病情不同阶段各有所侧重。遂杨霓芝教授主张防治并

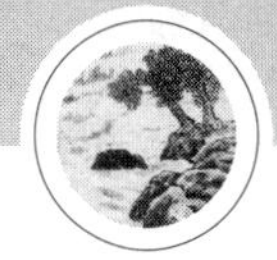

重、扶正祛邪并举治疗慢性肾衰。

(1) 中医古籍文献:慢性肾衰又名关格、癃闭、水肿、溺毒、肾劳、肾风等。关格一词最早见于《黄帝内经》,初为脉诊术语,“人迎四盛,且大且数,名……为外格”,“脉口四盛,且大且数者,名……为内关”,“关格之脉羸,不能极于天地之精气,则死矣”。说明关格为人迎与寸口之脉四倍于常人,预后差。关格的基本病理变化为脾肾衰惫,气化不利,湿浊毒邪内蕴三焦。CRF 患者终末期存在脾肾衰惫,浊毒内蕴,甚至出现阴阳格拒,与“关格”之病机相似。而 CRF 患者体内毒素聚集而致消化道反应及二便不畅等证与“关格”所指症状相符。但并非所有 CRF 患者均与“关格”之病机等同。

“癃闭”证名首见于《黄帝内经》。《素问·宣明五气》提出“膀胱不利为癃,不约为遗溺”,《景岳全书·癃闭》:“小水不通,是为癃闭,此最危最急证也。水道不通则上侵脾胃而为胀,外侵肌肉而为肿,泛及中焦而为呕,再及上焦则为喘,数日不通则奔迫难堪,必致危殆。”癃闭的主要表现为小便不畅,少尿或无尿,其基本病理变化为膀胱气化功能失调,其病位在膀胱与肾。CRF 患者多存在肾气衰惫,气机不畅,浊瘀阻塞等病机,皆可导致膀胱气化功能失调而出现少尿或无尿。病理上,由于肾小球硬化,肾小球滤过率降低,常出现的少尿或无尿等症状,与癃闭所述症状相符合。

“水肿”首见于《素问·脏气法时论》有“肾病者,腹大胫肿,喘咳身重”。《素问·水热穴论》:“勇而劳甚则肾汗出,肾汗出逢于风,内不得入于脏腑,外不得越于皮肤,客于玄府,行于皮里,传为胕肿,本之于肾,名曰风水。”水肿之病位在肺、脾、肾,而关键在肾。肾主水,水液的输化有赖于肾阳的蒸化、开阖作用。肾气衰惫则可致水液泛溢肌肤为水肿。从病理上看,CRF 患者常伴有低蛋白血症,血浆容量降低,刺激肾脏水钠潴留,形成水肿,故水肿为 CRF 常见症状。

“溺毒”为脾肾功能衰败,毒邪潴留于体内,或浊阴上犯脾胃,或蒙蔽心窍,或惹动肝风,或入营动血,或水气凌心犯肺等危急病象。如何廉臣《重订广温热论》:“溺毒入血,血毒上脑之候:头痛而晕,视力朦胧、耳鸣耳聋、恶心呕吐,呼气带有溺臭,间或猝发癫痫状,甚或神昏痉厥,不省人事,循衣摸床撮空,舌苔起腐,间有黑点。”CRF 终末期患者多存在脾肾功能衰惫,当出现体内浊毒上攻所致神志不清等症状时,便为“溺毒”。从病理上看,CRF 患者因营养不良、毒素及内分泌紊乱,可致神经系统症状,形成尿毒症脑病,与溺毒所见极为相似。

“肾风”一词首先见于《黄帝内经》。《素问·奇病论》云:“有病痝然如有水状,切其脉大紧,身无痛者,形不瘦,不能食,食少,名为何病?”“病生在肾,名

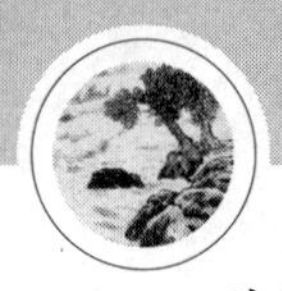

为肾风……心气痿者死。”所谓“痝然如有水状”,肾风病机为内外合邪,肾络痹阻,脏腑虚损,浊毒内蕴,其病程中所见水肿,小便不利,脊痛不能站立,不能食,善惊,心气痿等证,与 CRF 相符。

肾劳一词最早见于王冰的《黄帝内经》注文中:“劳,谓肾劳也。”指出因劳倦过度而致肾虚。巢元方在五劳六极七伤中提出:“肾劳者,背难以俯仰,小便不利。”说明其病理表现主要为疲倦及排尿困难。费伯雄将肾劳总结为“肾劳者,真阴久亏,或房室太过,水竭于下,火炎于上”,指出其病因病机为阴虚及劳倦。可见“肾劳”与 CRF 正气虚损、真阴亏竭之病机相符,且 CRF 临床所见疲乏无力、排尿不畅等表现亦有所提到。

(2) 中医治疗切入点

1) 杨教授总结尿毒症患者的病机,概括为虚、湿、毒、瘀。患者开始腹膜透析后,虽可清除体内的部分水湿和毒素,但虚、瘀依然存在。正气亏虚在尿毒症患者病机中占主要地位,正气强盛与否对疾病进退转归起决定性作用。杨教授认为,患者进入腹膜透析治疗后,透析在排出毒素的同时,也会造成机体的再损伤,即患者的中医证候会出现新特点、新的转化规律。如透析可无选择地排出人体的一些精微物质,造成精气不足;如患者在短时间内超滤脱水过多,按照“津血同源”的理论,又可导致“气随津脱”而加重气虚。故杨教授认为,维持性腹透治疗的患者仍存在不同程度的正气虚损,其中,大部分患者以脾肾气虚表现较为明显,脾虚失其健运,肾虚失其温化,表现为倦怠乏力、食少纳呆等。邪实以瘀血内阻较为突出。故杨教授主张针对透析患者,仍治以扶正固本、益气活血为大法。

2) 透析后期,患者往往出现比较多的并发症,如钙磷代谢紊乱、贫血、心衰、高血压等,患者往往出现比较多的临床症状,如水肿、胸闷气促、疲倦等。而此时的治疗点则在于扶正祛邪并重。扶正方面重视脾肾,治病求本,治疗用药当平淡和缓,适时守方,坚持用药,慢病缓治。她强调分期论治,并采用健脾补肾、利湿化浊、益气活血为主要治法,以中医辨证论治为核心的综合治疗措施,在临床中得到了很好的疗效。

2. 辨证论治方案

(1)“益气活血”法:慢性肾脏疾病病程绵长,“久病入络”“久病多瘀”,而久病亦多虚,其中以肺、脾、肾三脏亏虚为主。脾为气血生化之源、主运化;肾为先天之本、主水;肺主一身之气。脾虚则运化失司,湿浊内生;肾气虚则气化功能失常,内生水湿;肺虚不能通调水道,水液内停。水湿、湿浊之邪内蕴日久,气血运行不畅,血行迟滞而成瘀。

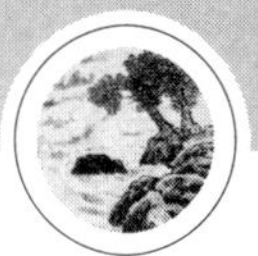

杨教授在长期的临床实践中认识到气虚血瘀贯穿慢性肾脏病始终，其因气虚而发病，因血瘀而致疾病迁延难愈，其中气虚为本，血瘀为标，两者互为因果，构成本虚标实、虚实夹杂的病机特点。从西医学观点来看，慢性肾脏疾病大多与机体免疫功能紊乱有关，而凝血机制障碍则在疾病的发生、发展过程中起着重要的作用。益气活血类方药可有效地调整机体的免疫功能，改善血液流变学，从而延缓慢性肾脏疾病的病程，疗效肯定。

(2) 重视脾肾治病求本：杨霓芝教授在临床中非常重视脾肾。人身中气如轴，四维如轮，轴运轮行，轮运轴灵，调理脾胃就是运轴以行轮，就是固本，只有益助后天，才能培先天。脾为后天之本，气血生化之源；肾为先天之本，主藏精。两者为五脏之根本，生理上相互资助、相互促进，病理上亦相互影响。肾虚则气化不利。脾虚则转输失调，运化失常，机体易受外邪侵袭，又易致内生之邪，变证丛生，故而调补脾肾是治疗慢性肾衰的重要环节。常用药物：益气健脾可用太子参、党参、白术、茯苓、山药、黄芪等；醒脾可用木香(后下)、砂仁、白豆蔻等；补肾可用女贞子、墨旱莲、何首乌、黄精、杜仲、淫羊藿、山茱萸、菟丝子等。加减法：如临床上湿浊明显，证见恶心呕吐、纳呆腹胀、身重困倦，可加入芳香和胃泄浊中药，如藿香、佩兰、木香(后下)、砂仁(后下)、陈皮、法半夏；如湿浊热毒明显，证见口中臭秽或尿味，加土茯苓、白花蛇舌草、蒲公英等以利湿解毒；如水气见证明显，全身浮肿，可加用行气利水中药，如车前草、大腹皮、薏苡仁、泽泻、猪苓、石韦等；如血瘀明显，证见腰痛、肌肤甲错、舌暗、瘀斑，可加用丹参、桃仁、红花、当归、三七等药。

3. 腹膜透析患者用药分析

(1) 黄芪、三七：黄芪入脾、肺经，传统中医认为黄芪具有补气升阳、益卫固表、利水消肿、敛疮排毒、消肿生肌之功。杨教授认为慢性肾脏病患者病情迁延，脏腑亏虚，兼有外邪袭表，病情易反复，迁延难愈，因此黄芪恰为扶助正气佳品。慢性肾脏病患者多出现“气虚血瘀”证型，并提出“益气活血法”治疗慢性肾脏病，气行则血行，黄芪、三七分别是益气健脾和活血化瘀的代表药，杨教授根据“益气活血法”理论制成三芪口服液(广东省中医院防治慢性肾炎院内制剂，主要成分为黄芪、三七等)，研究表明三芪口服液可改善患者临床症状及肾功能，减少尿蛋白含量，调整免疫功能，改善血液流变学，降低血脂，减轻肾脏病理损害，在延缓肾小球硬化方面取得良好疗效。黄芪补气，三七活血，两者相配伍使得气行则血行，活血不伤正，黄芪、三七配伍益气活血相得益彰，杨教授在临证过程中运用“益气活血法”治疗慢性肾脏病取得良好疗效。现代研究亦表明黄芪能抑制 TGF-β_1，并作用于 Smads 信号通路正负反馈环路中的

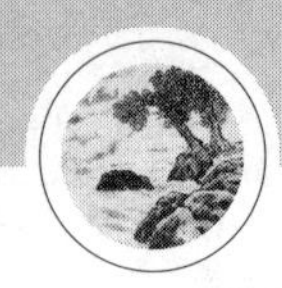

Smad2/3、Smad7 关键信号蛋白，阻抑 PMCs（腹膜间皮细胞）EMT（上皮—间充质转化）的发生。三七味甘、微苦，性温，入肝、胃经，专走血分，善化瘀血、止出血、消肿块、止疼痛。现代研究表明三七主要化学成分为三七总皂苷，可以通过下调腹膜分泌 TGF-β_1，从而改善试验性腹膜纤维化，在一定程度上保护腹膜功能。

(2) 丹参、泽兰：丹参入心、肝经，《本草便读》："丹参，功同四物，能去瘀以生新……善疗风而散结，性平和而走血……味甘苦以调经。"杨教授认为慢性肾脏病患者后期多会出现血瘀之象，瘀血阻滞则血络受损，可导致清浊不分，从而出现蛋白尿，因此丹参配泽兰加强活血化瘀之功同时也可改善血络受损之象，从而改善血瘀，同时降低蛋白尿。现代研究亦表明丹参的提取物丹参酮ⅡA 可明显降低丙二醛（MDA）表达，使超氧化物歧化酶（SOD）、谷胱甘肽含量显著升高以改善氧化应激状态，并下调腹膜透析诱导的腹膜间皮细胞凋亡因子高表达，具有潜在的腹膜保护作用。泽兰入肝、脾经，擅活血调经，利水消肿，本品辛散苦泄温通，行而不峻，擅活血调经。现代药理研究表明泽兰具有改善血液流变学，抑制血小板凝集，从而抗血栓形成，改善微循环的功效。

(3) 菟丝子、山萸肉：菟丝子味辛、甘，性平，归肝、肾、脾经，善补肾益精，养肝明目，止泻安胎。临床中慢性肾脏病患者后期多出现肾虚腰痛、阳痿遗精、尿频、白浊、尿有余沥等肾虚精关不固之象，菟丝子辛以润燥，甘以补虚，为平补阴阳之品。现代研究表明菟丝子功效与归经相关，归肾经，增强肾脏的生理功能，可延缓衰老、抗骨质疏松、抗遗尿和具有性激素样作用，同时可增强机体免疫力。山茱萸味酸、涩，性微温，归肝、肾经，善补益肝肾、收敛固涩。山茱萸其性温而不燥，补而不峻，补肝益肾，既能益精又可助阳，为中药中平补阴阳之要药。现代研究表明山茱萸有改善肾功能，改善肾脏病理变化，抑制肾组织 TGF-p 的表达，延缓肾小球硬化进程的作用。杨教授在临床治疗过程中发现慢性肾脏病患者后期多出现肝肾阴虚，表现为头晕目眩，腰酸耳鸣，菟丝子、山茱萸两者均入肝肾之经，两者相须为用，可加强滋补肝肾之功，既可益精又可助阳，对于缓解肝肾阴虚患者腰酸耳鸣等症状效果明显。同时菟丝子、山茱萸均有收敛之功，肾炎患者尿蛋白属肾虚精关不固之象，菟丝子、山茱萸合用，加强收敛固摄之功，可使蛋白尿得以改善。

(4) 女贞子、墨旱莲：女贞子、墨旱莲为汪昂《医方集解》中"二至丸"的组成药物，具有滋阴补肾之功效，慢性肾脏病患者在后期多诉有腰膝酸软、失眠多梦等症状，杨教授认为慢性肾脏病患者多有肝肾阴虚之象，因此在治疗过程中擅用女贞子、墨旱莲作为药对治疗慢性肾脏病，临床中可取得较好效果。女

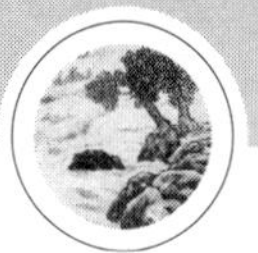

贞子味甘、苦，性凉，归肝、肾经，长于滋补肝肾，乌须明目，除百病，适用于肝肾阴虚之证，治疗上女贞子、墨旱莲两者相须为用，增强滋补肝肾之功，可缓解肾脏病患者后期肝肾阴虚之象。现代研究亦表明女贞子可增强非特异性免疫功能，对异常的免疫功能具有双向调节作用。墨旱莲味甘、酸，性寒，归肝、肾经，擅补肝肾之阴，适用于肝肾阴虚所致失眠多梦、腰膝酸软、遗精耳鸣等症，同时又擅凉血止血，用于阴虚血热。现代研究亦表明二至丸在抗纤维化、抗衰老、调节免疫功能、缩短血液凝血时间、改善血液流变性、抗炎、抗疲劳等方面有较好的作用。

以上是杨霓芝教授在治疗肾脏病过程中常用的一些药对，对于终末期肾脏病的患者，中药的作用主要是改善患者临床症状，保护残余肾功能，减少透析剂量，从而提高患者的生活质量。由本病案可以看出，中药在延缓残余肾功能方面有较好的作用。

（彭　钰　刘枚芳　卢富华）

主要参考文献

1. 杨霓芝，王立新，毛炜，等．中医药综合疗法治疗慢性肾功能衰竭160例临床研究[J]．中医杂志，2004，45(2)：118-121.
2. 彭钰，段小军．杨霓芝教授治疗慢性肾衰竭临证经验[J]．辽宁中医药大学学报，2011，13(10)：188-189.
3. 金晓．基于数据挖掘方法总结杨霓芝教授治疗慢性肾衰经验研究[D]．广州：广州中医药大学，2016.
4. 宇文博，吕静．中医药治疗慢性肾功能衰竭[J]．实用中医内科杂志，2016，30(1)：111-112.
5. 钟丹，杨霓芝．杨霓芝教授运用益气活血法治疗慢性肾脏病的经验[J]．中国中西医结合肾病杂志，2005，6(11)：624-625.
6. 冯昱斌，方祝元．高血压肾损害的中医药治疗与研究[J]．安徽医药，2014，18(12)：2225-2229.
7. 杨霓芝，刘旭生．泌尿科专病中医临床诊治[M]．3版．北京：人民卫生出版社，2013.
8. 左琪．杨霓芝教授治疗特发性膜性肾病的经验[J]．中医药导报，2014，20(3)：8-11.
9. 聂玲辉，孙升云，伍志勇，等．金水宝胶囊治疗慢性肾功能衰竭的系统评价[J]．中国实验方剂学杂志，2012，18(11)：5-9.
10. 刘秀萍，李建民．中医药治疗早中期慢性肾功能衰竭远期疗效[J]．中国实验方剂学杂志，2010，16(8)：237-238.

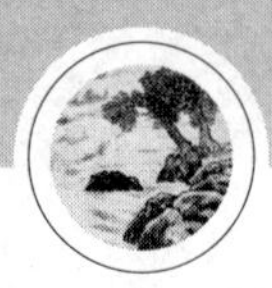

11. 焦志娜，张昱．黄芪治疗肾脏病机理研究进展[J]. 中国中医药现代远程教育，2012，10(22)：155-157.

12. 李正红，盛梅笑，张旭，等．黄芪对高糖腹透液诱导大鼠腹膜间皮细胞 EMT 中 TGF-β_1/Smads 信号通路的影响．[J]. 南京中医药大学学报，2013，29(3)：227-261.

13. 胡伟平，张燕林．三七总皂苷对腹膜纤维化大鼠转化生长因子 TGF-β_1 的影响[J]. 中国中西医结合肾病杂志，2014，15(12)：1100-1102.

14. 夏阳阳，蒋春明，孙琤，等．丹参酮ⅡA 对腹膜透析液诱导的氧化应激及腹膜间皮细胞凋亡因子表达的影响[J]. 东南大学学报(医学版)，2013，32(1)：36-41.

15. 蔡秀江，黄美艳，丁安伟，等．二至丸考源及药理作用研究进展[J]. 中国实验方剂学杂志，2011，17(23)：272-275.

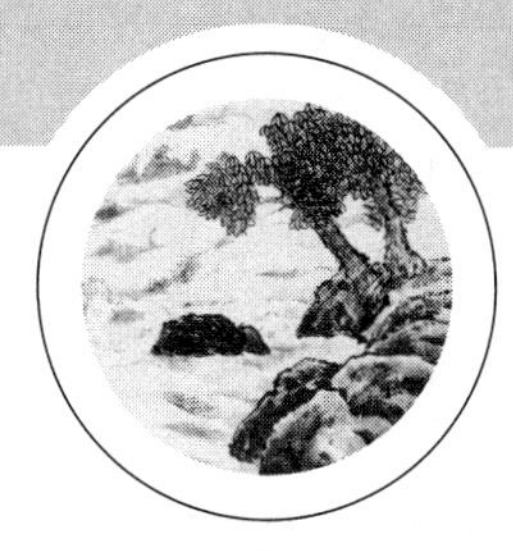

第十八章 肾病预防调护

第一节　IgA 肾病预防调护

中医认为本病因感受外邪、饮食不节、禀赋薄弱、劳倦过度等因素致病。起居不当，劳作失调，损伤脾肾，脾气虚无以固摄，肾气虚无以封藏，导致血尿或蛋白尿，临床上常见反复上呼吸道感染或胃肠道感染引发或加重。杨教授认为 IgA 肾病护理调护应从情志、起居、饮食、药物治疗、临证护理等方面进行指导，尤其注意既病防变，控制原发病，避免诱发或加重，预防疾病进展。具体措施如下：

1. 情志调护　人的情志状态对机体的健康有着极为重要的影响，许多疾病的发病均与情志不调有关。因此，在 IgA 肾病患者的护理中，情志调护占有关键地位。

(1) IgA 肾病的患者中，青年人占多数。患者多有焦虑、恐惧、忧伤等负面情绪，此时护士应耐心地为患者及其家属讲解病情，了解患者平时的生活习惯，站在患者及家属的角度考虑问题，体贴患者的疾苦，热情对待患者，取得患者及家属的信任。

(2) 护士应通过说理疏导，排解患者负面情绪，及时解决患者对疾病的各种疑惑，多向患者介绍治疗成功的病友病案，鼓励患者多参与病友会，帮助患者树立战胜疾病的信心。

(3) 每位护士都应参与到营造病区温馨的住院环境中，消除

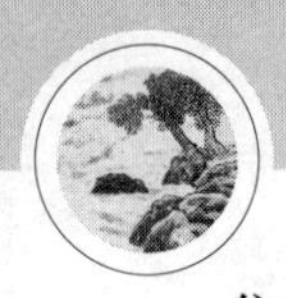

住院患者的陌生、恐惧感，同时主管护士和管床护士要多与患者交流，了解患者家庭、社会关系，为其制订具有个性化的心理辅导内容，帮助患者调节情志，提高患者治疗、护理依从性。

2. 起居调护 IgA 肾病的复发与起居不当十分相关，因此，护士应向患者强调注意养成良好起居习惯的重要性。

(1) 指导患者预防外感，避免去人多繁杂之地，外出时佩戴口罩，注意保暖，避免受寒。

(2) 指导患者避免剧烈运动。

(3) 指导患者切勿长时间站立不动，指导患者应坐立交换，不宜久站，有伤肾气。

3. 饮食调护 IgA 肾病患者的合理饮食对疾病康复非常重要，且需根据个人不同的临床症状和中医证型给予不同饮食计划。

(1) 应该根据患者的中医辨证给予针对性的饮食调护方案，如患者中医辨证为气阴两虚、湿热瘀阻，则宜进食益气养阴、清热利湿活血之品，如怀山药、薏苡仁、麦冬、莲藕等，忌食辛辣刺激、鱼腥、燥热之品，饮食宜清淡，可多吃水果、蔬菜，禁腌制品、霉制品、烟酒等。

(2) 如患者存在蛋白尿，同时肾功能已受到损害，并已达到慢性肾脏病的3~5 期的程度，护士应指导患者严格控制蛋白质摄入量的同时，保证优质蛋白的摄入比例，予优质低蛋白饮食处方。如患者处于慢性肾脏病 4 期，则应根据患者身高及体重计算得出其每日蛋白质摄入量，以优质蛋白质(鸡蛋、牛奶、鸡肉、鱼肉、瘦肉)摄入为主，应占每日蛋白摄入量的 60% 以上，以控制蛋白摄入的同时确保营养的供给。

(3) 如患者存在蛋白尿，但肾功能未受到损害或轻微损害，则蛋白质的摄入量控制可放宽松些，但仍应以优质蛋白质类食物作为主要的蛋白摄入来源，以预防因蛋白尿导致的营养不良的发生。

(4) 如患者存在血尿的症状，可适当食用补血类的食物，如红枣、乌鸡等。

4. 运动治疗 运动治疗可以帮助患者提高机体抵抗力，降低疾病复发的几率，需与饮食治疗和药物治疗一同执行，才能更好地控制疾病。

(1) 护士可根据患者的年龄、病情、经济、文化背景及体质等情况综合考虑，推荐适合患者的个性运动疗法，由于劳累、外感等均会导致疾病的复发，造成不良后果，因此，此疾病患者不宜进行剧烈运动，避免劳累，推荐进行八段锦、健肾拍打操、太极拳、散步、游泳等，但进行游泳时一定要注意保暖，以避免感冒发生，否则得不偿失。

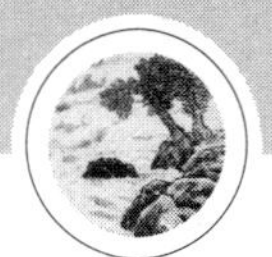

（2）运动的强度以轻、中强度为宜，避免剧烈运动，以周身发热、微微出汗、精神愉悦为宜。运动的频率和时间大约为一周运动 3~5 天、每次 30 分钟，运动后脉搏宜控制在 170– 年龄（次 /min）左右。

（3）各种心、肺、肾等器官严重慢性并发症者不宜运动。

5. 药物调护

（1）护士在派发药物时，注意指导患者药物的名称、作用、服药的时间和方法等，及时了解患者是否按时按量正确服用药物，避免患者漏服或错服。

（2）注意观察药物疗效，及时与医师沟通。

6. 临证调护

（1）出现蛋白尿的患者，因体内蛋白的流失，容易发生水肿，如发现患者合并颜面、双下肢浮肿，除给予利尿药物外，饮食上应控制每日水分和盐分的摄入量。遵医嘱采用低盐饮食，应遵循“肿盛忌盐、微肿限盐、肿退进盐”的原则，该疾病患者每日钠的摄入量应控制在 3g 左右，其中包括食用盐、酱油以及其他添加钠的食品，慎食腌制品。在限制盐分摄入的同时，要注意记录其每日尿量情况，以便指导患者每日应摄入水量，每日摄入水量 = 前一日尿量 +500ml。测量患者的双小腿围，观察并记录双下肢水肿及皮肤情况，注意水肿处皮肤的保护。对于轻、中度水肿的患者，可使用荞麦包外敷双下肢，帮助消除水肿。

（2）出现血尿的患者，要定期检测血红蛋白情况，谨防贫血的发生或加重，轻度贫血可指导患者进食补血类食物，中、重度贫血则需应用补血药物，甚至输血。

（3）合并有高血压的患者，护士应严密监测患者血压变化情况，每日早上 7 点、中午 11 点和晚上 7 点各量血压一次，并详细登记在血压记录本上。如有异常，及时报告主管医师，给予对症处理。

7. 诱发因素调护

（1）告知患者如有咳嗽等上呼吸道感染症状时，应及时诊治。

（2）指导患者如反复血尿发作时同时出现上呼吸道感染、咽炎、扁桃体炎等症状，应及时告知医师。

（3）指导患者顺应四时气候变化，选择适当的生活起居习惯，避免感冒和劳欲过度。

（4）告知患者如出现腹部胀满疼痛等症状，应及时诊治。

（5）指导患者注意饮食卫生，勿食生冷、宿食等食物。

8. 自我调护 杨教授认为患者学会自我观察很重要，因此应尽快教会患者及其家属自我观察病情和饮食控制的要点，包括观察尿液情况，如蛋白尿或

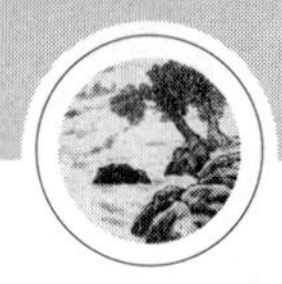

者血尿是否有加重等；记录每日尿量和饮水量，是否有水肿等情况；定期复查尿常规、尿沉渣检查、尿蛋白排泄以及肾功能。

（刘　惠　王怡琨　吴翠翠）

第二节　肾病综合征预防调护

中医认为肾病综合征因感受外邪、水湿内侵、疮毒内犯、劳倦内伤等因素致病，在原有水肿病史基础上，如不慎外感、劳欲过度、饮食过咸、饮水过多以及某些药物损伤，均可诱发或加重本病。杨教授认为肾病综合征患者给予及时正确的护理和治疗，提高患者疾病认知，纠正患者不良生活方式，对疾病的治疗有着重要意义，护理调护可从情志、起居、饮食、药物、临证护理等方面进行指导。具体措施如下：

1. 情志调护　水肿是该病的主要症状之一，水肿时患者从体型、身体活动度等方面出现变化，加之免疫抑制剂的使用，使患者出现满月脸、体型进一步改变等变化，给患者的心理造成不良影响，此阶段给予正确及时的情志调护，对患者的疾病治疗尤为关键。

(1) 患者住院期间各级护理人员应加强巡视，及时帮助患者解决生活所需。

(2) 本病病程长，病情易反复，患者抑郁善忧，情绪不宁，护士应积极疏导患者的不良情绪，以化郁为畅，疏泄情志。

(3) 使用激素、免疫抑制剂的患者担心副作用，心理压力大，护士应多与患者沟通，了解患者心理状况，做好针对性解释工作，给予心理支持。当患者表现为郁怒、躁动等肝阳亢盛、血压增高现象时，应及时予心理疏导，避免言语、行为、环境因素等不良刺激。

(4) 鼓励患者采用一些自我放松的方法，如听音乐、放松操等，达到怡养心神、舒畅情志的效果。

2. 起居调护

(1) 安排患者居住通风、舒适的住院病房，每天定时开门窗通风换气，保持室内空气新鲜。

(2) 保持科学合理的生活规律对人的健康十分重要，告知患者住院期间注意早上按时起床，午间适当休息，晚间按时就寝，以达到培养正气、早日康复的目的。

3. 饮食调护

(1) 此疾病患者血浆白蛋白较低，遵医嘱予优质蛋白饮食，每日蛋白质的

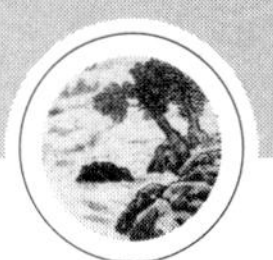

摄入量应执行优质蛋白饮食处方。根据患者身高计算出患者的标准体重，根据蛋白质摄入公式，宜按 P+1.0g/(Kg·d)(P 代表 24 小时尿蛋白排出量)。优质蛋白占 60% 以上，其中优质蛋白质以鸡蛋、牛奶、鸡肉、鱼肉、瘦肉等动物蛋白为主。对于肾功能正常的肾病综合征患者，应给予优质高蛋白饮食，每天蛋白摄入量可达 1~1.5g/(kg·d)，必要时静脉滴注血浆白蛋白。当肾功能不全(GFR≤50ml/min)时，应限制蛋白质摄入，蛋白质 0.6~0.8g/(kg·d)，且优质蛋白占 50% 以上。极低蛋白饮食[0.3~0.4g/(kg·d)]患者，还应配合 α- 酮酸治疗。必要时，可以麦淀粉替代部分主食，保证热量摄入充分。

(2) 护理上还应关注患者的高血脂情况，应根据患者身高、体重、年龄、体力活动强度，计算每日的总热量，合理分配餐次。碳水化合物占总能量的 50%~60%，蛋白质占总能量的 15%~20%，脂肪占总能量 20%~30%，饱和脂肪酸的摄入量不超过饮食总能量的 10%；不宜摄入反式脂肪酸；胆固醇摄入量 <300mg/d；食盐摄入量限制在 6g/d 以内，伴有高血压、水肿者每日摄入盐量不超过 2 克；少食坚果类、油炸类食物及甜食；平衡膳食，定时定量进餐。护理上指导患者饮食应以清淡高维生素饮食为主，可多吃鱼类；多吃新鲜的水果和蔬菜，每日应在膳食中添加燕麦片、荞麦等粗粮。勿进食油腻的、甜食、动物内脏、煎炸的食物。

(3) 患者呈高度水肿，饮食上应控制每日水分和盐分的摄入量。水分的摄入应遵循以“量入为出”的原则，每日摄入量应约等于前一天尿量 +500ml，因此需每日监测患者尿量情况，出入量保持适当平衡。同时，应限制钠盐的摄入，钠的摄入应遵循“肿甚忌盐，微肿限盐，肿退进盐”的原则，每日钠的摄入量应控制在 <3g，其中包括食用盐、酱油以及其他添加钠的食品。

(4) 注意适当补充微量元素与维生素，患者丢失大量蛋白质，同时也会出现微生物与微量元素丢失等，使得人体钙、镁、锌等不足，为此应适当补充维生素与微量元素，尤其是维生素 A 与 C，食用适量蔬菜与水果可补充这些元素。

4. 临证调护

(1) 泡沫尿(蛋白尿)

1) 观察尿泡沫多少及消散时间。定时配合医师护理检测尿常规、24 小时尿蛋白定量及尿微量蛋白等。标本留取应正确、及时，避免尿液过度稀释或浓缩，防止标本污染或变性。

2) 注意观察发热、剧烈运动，以及体位改变等因素对患者泡沫尿(蛋白尿)的影响。

3) 少许泡沫尿多属肾气阴两虚证，医嘱常予补肾气、益肾阴等中药，应观

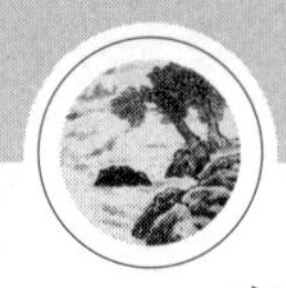

察有无外感、伤食、气滞、湿困等征象，以防补益药滋腻助邪。而泡沫尿持续明显增多是风湿扰肾证的表现，常用祛风除湿中药，护理需重点观察药物毒副反应。

4）重视防止六淫邪气的侵袭，尤其是使用激素及免疫抑制剂的患者，亦可根据医嘱予玉屏风散内服，或温灸足三里、气海穴以补益正气，强肾固本。

5）大量泡沫尿（蛋白尿）患者，以卧床休息为主，适度床旁活动。卧床时需定时翻身，做足背屈、背伸等动作，病情缓解后，可逐步增加活动量。

6）护理上可以指导患者按揉穴位，可取气海、关元、足三里等穴位。

（2）水肿

1）及时评估水肿程度，监测体重、腹围、出入量等。重症水肿宜卧床休息，记 24 小时出入量，重点观察血压、心率、呼吸及肾功能等变化。

2）保持皮肤清洁、干燥，定时翻身，防止皮肤破损、感染发生。头面眼睑水肿者应将枕头垫高；下肢水肿明显可抬高足部；阴囊水肿可用阴囊托托起。严重胸水、腹水时宜取半坐卧位。

3）使用攻下逐水剂或利尿剂时，应重视血压监测、观察尿量，及大便的次数和量，防止有效血容量减少导致的休克及电解质紊乱。

4）做好皮肤护理，保持床单平整、清洁、干燥、无渣屑。协助患者做好个人卫生，勤换衣服，勤用温水擦澡，擦洗皮肤时动作要轻，便盆要轻拿轻放，严防擦破皮肤。对危重患者，水肿明显，大量蛋白尿患者应绝对卧床休息，勤剪指甲，勤翻身，做到每 2 小时翻身一次，建立翻身卡，每次翻身后轻轻按摩骨突部及受压部位，促进血液循环，增加皮肤抵抗力，预防褥疮发生。

5）遵医嘱给予荞麦包外敷、中药药浴、中药熏蒸、中药泡洗等特色疗法，改善局部或全身性水肿。

（3）倦怠乏力

1）指导患者晨起做深呼吸屏气运动，每次 10~15 分钟，可在家属或医护人员陪同下散步、练习八段锦等。

2）嘱患者起床时动作宜缓慢，可按照卧位—坐位—床边立位—步行各适应 3 分钟，预防跌倒。

3）艾条灸：遵医嘱选穴，如大椎、命门、足三里等穴。每天 2 次，每次 15~20 分钟。

4）穴位按摩：遵医嘱选穴，如足三里、涌泉等穴。

5. 用药调护

（1）告知患者糖皮质激素类药物需遵循“起始量要足，减撤药要慢，维持

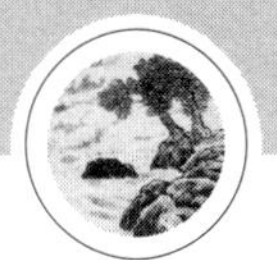

用药要久”的原则。指导患者服用该类药物时一定要晨起顿服，切勿擅自增减或停药。

(2) 服用糖皮质激素类药物时患者可能出现应激性血糖升高，护理上注意严密监测血糖变化，及时告知医师处理。

(3) 糖皮质激素治疗可能诱发精神神经症状，如兴奋不安、幻觉、激动、失眠等。护理上注意严密观察有无精神神经症状出现，并做好应对防护工作，检查患者有无锐利器械，以防意外。

(4) 使用抗凝药物时，注意定期检查凝血功能，并且避免摄入含维生素 K 较高的食物：菠菜、芥菜、西兰花、青萝卜、海藻、紫菜、海带、绿茶等。含维生素 K 较高的食物可能影响抗凝药物疗效，应尽量避免。其次，保持大便通畅。注意观察有无尿血、皮下出血、牙龈出血、鼻出血等，及时报告医师处理。

6. 防止静脉血栓形成

(1) 注意指导患者如出现双下肢有肿胀、疼痛、肤温增加等症状应立即通知医师。

(2) 指导患者如需久坐，久坐期间应变换姿势，并经常活动双腿和双足，条件允许时每 1~2 小时站立并在周围走动。

(3) 穿着及膝的压力袜。

(4) 避免摄入酒精或者延长睡眠时间的药物。

7. 预防感染发生　肾病综合征由于低蛋白血症，营养差，或由于使用免疫抑制剂，抵抗力下降，抗感染能力低下，易致反复感染，使肾病复发迁延，所以加强感染预防尤为重要。

(1) 注意观察口腔黏膜情况，如出现黏膜红斑、疼痛等及时通知医师处理。

(2) 注意保持口腔卫生，饭前后用温水或绿茶水漱口。必要时行口腔护理。

(3) 外出时避免去人多密集之地，注意戴好口罩，注意随天气变化增减衣物，防外感。

(4) 病室注意定时通风换气，病室每天空气消毒 1~2 次。

(5) 如患者久卧在床者，注意摇高床头 45°。

（刘　惠　吴翠翠）

第三节　糖尿病肾病预防调护

中医认为饮食不节、情志失调、房劳伤肾、先天禀赋不足或失治等是本病发生的重要原因。杨教授认为护理调护应从生活方式调理（情志、饮食、运动

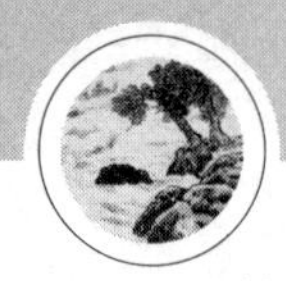

等）、糖尿病知识教育、药物治疗、自我调护、临证护理等方面进行指导，尤其注意既病防变，预防进入肾衰竭期。具体措施如下：

1. 情志调护　情志是指意识、思维、情感等精神活动，人的情志状态对健康有着极为重要的影响。糖尿病肾病患者合并有多种潜在危险较严重的病症，患者及其家属多有烦躁、恐惧、无助的情绪，此时情志调护对疾病治疗康复最为关键。

(1) 此时护士应耐心地为患者及其家属讲解病情，最关键的是护士要善于体贴患者的疾苦，满腔热情地对待患者，同情体贴患者，取得患者的信任。

(2) 护士要通过正面的说理疏导，及时解除患者对疾病的各种疑惑，介绍治疗成功的病案，帮助患者树立战胜疾病的信心。

(3) 病区要营造温馨的住院环境，消除患者的陌生感和恐惧感，同时主管护士要多了解患者家庭、社会关系，让患者家属了解疾病，参与到疾病治疗中，提高患者治疗、护理依从性。

2. 起居调护

(1) 指导患者注意起居有节，劳逸结合，早期应适当活动，避免重体力和急剧运动，后期病情加重时，应增加卧床休息的时间，卧床有利于改善肾血流量。

(2) 指导患者调整生活方式，如减肥等。

3. 饮食调护

(1) 糖尿病肾病患者病情进展与血糖控制有关，应该根据患者的中医辨证给予针对性的饮食调护方案，如患者中医辨证为脾肾阳虚、水湿瘀阻，宜进食健脾益肾、温阳利水、活血化瘀之品，如怀山药、薏苡仁等，忌食辛辣刺激、油腻、鱼腥、燥热之品，饮食宜清淡。

合理的饮食治疗是糖尿病治疗的基础。糖尿病患者应在规定热量范围内做到平衡膳食。

(2) 如患者平素血糖控制不理想，则应加强糖尿病饮食宣教，应该严格控制每日糖分的摄入，尽量少吃含糖分高的食物，如粥、糖果等，少量多餐，规律进食。

(3) 如果患者处于慢性肾脏病 2 期，应开始逐渐控制每日蛋白质的摄入量，执行优质低蛋白饮食处方。根据患者身高及体重计算得出其每日蛋白质摄入量，以优质蛋白质（鸡蛋、牛奶、鸡肉、鱼肉、瘦肉）为主，应占每日摄入蛋白质的 60% 以上，以控制蛋白摄入的同时确保营养的供给。

4. 运动治疗　运动治疗可以降低血糖、提高胰岛素敏感性、减轻体重。但是运动要定时、定量和贵在坚持。

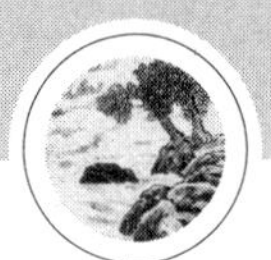

(1) 护士可以根据患者的年龄、病情、经济、文化背景及体质等情况推荐适合患者的个性运动疗法，此疾病推荐多做有氧运动，如太极拳、气功、八段锦、五禽戏、散步、快走、慢跑、游泳等；并且每周进行 2 次轻度或中度阻力性肌肉运动。

(2) 运动选择在饭后 1 小时（第一口饭记时）左右，运动频率和时间为每周至少 150 分钟，如一周运动 5 天、每次 30 分钟，运动后脉搏宜控制在 170－年龄（次 /min）左右，以周身发热、微微出汗、精神愉悦为宜。

(3) 血糖 >16.7mmol/L、合并糖尿病急性代谢并发症及各种心、肾等器官严重慢性并发症者暂不宜运动。

(4) 血糖 <5.5mmol/L 运动前需适量补充含糖食物如饼干、面包等。

5. 糖尿病知识教育

(1) 指导患者生活有规律，定时定量进餐，切勿擅自停用胰岛素及口服降糖药。

(2) 外出时随身携带急救卡和糖果、饼干。如运动量增加应适当增加碳水化合物摄入，定时监测血糖。

(3) 严密观察患者有无心慌、头晕、大汗、手抖、面色苍白、饥饿等低血糖症状，意识清楚者立即口服含糖 15~20 克糖类食物，15 分钟后监测血糖。

6. 糖尿病足的预防

(1) 此类患者每年至少进行一次足部检查，包括足有否畸形、胼胝、溃疡、皮肤颜色变化；足背动脉和胫后动脉搏动、皮肤温度以及是否有感觉异常等。

(2) 预防关键点：定期检查、识别是否存在糖尿病足的危险因素；教育患者及其家属重视足的保护；穿合适鞋袜，鞋底较厚而鞋内较柔软，透气良好；去除和纠正易引起溃疡的因素。

(3) 注意足部卫生，洗足水温在 37~40℃，洗后擦干，尤其注意擦干趾间；不宜用热水袋、电热器等直接暖足；避免赤足；勿自行修剪或用化学制剂处理胼胝；穿鞋前先检查鞋内有无异物或异常；干燥皮肤可以使用油膏类护肤品。

(4) 定期腿足部穴位按摩，如涌泉穴、三阴交穴、足三里穴、阳陵泉等。

7. 药物治疗 在饮食及运动治疗的基础上，采用药物治疗，包括口服药物治疗和胰岛素治疗。药物改善包括口服药物改善和胰岛素改善，但是血糖不是越低越好，而是要平稳，不要忽高忽低，避免大的波动，更重要的是要注意并发症的控制和提前防止。

8. 自我调护 要重视病情监测，特别是自我血糖监测，定期检查各项指标，了解病情，指导治疗。控制糖尿病要采取综合治疗，利用“五驾马车”控制

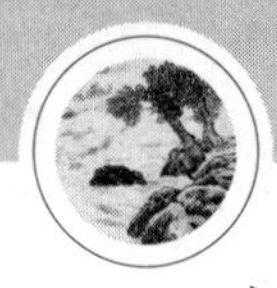

疾病。

(1) 教会患者自我规范监测血糖,养成良好的记录习惯。血糖波动时每日测量5次,分别为空腹、早餐后2小时、午餐后2小时、晚餐后2小时以及睡前。如血糖稳定后则可改为每日2次,分别为空腹和睡前。

(2) 督促患者每3个月检查1次糖化血红蛋白、心电图,每6个月检查肝肾功能、血脂、尿微量蛋白等。

(3) 告知患者每年至少筛查1次眼底及外周血管、周围神经病变等。

9. 并发症监测

(1) 如患者合并颜面、双下肢轻度浮肿,饮食上应控制每日水分和盐分的摄入量。采用低盐饮食,应遵循"肿甚忌盐、微肿限盐、肿退进盐"的原则,该疾病患者每日钠的摄入量应控制在3g左右,其中包括食用盐、酱油以及其他添加钠的食品,慎食腌制品。同时注意记录其每日尿量情况,测量患者的双小腿围,观察并记录双下肢水肿及皮肤情况,注意水肿处皮肤的保护。

(2) 如患者血红蛋白低,有贫血倾向,应指导患者适当进食补血的食物,如红枣、乌鸡等。

(3) 如患者血压高,指导患者严密监测血压,每日监测血压情况,每日早上7点、中午11点和晚上7点各量血压一次,并详细登记在血压记录本上。

(4) 如患者有腹胀症状,应加强观察患者每日大便情况,并可指导患者顺时针按摩腹部,以适当缓解腹胀不适。

(刘 惠 王怡琨 吴翠翠)

第四节 慢性肾盂肾炎预防调护

慢性肾盂肾炎临床多以小便频、急、涩、痛为主要表现,个别患者无排尿不适,或以腰痛或发热为主要症状。中医认为此病的病因与饮食不节、外感病邪、情志失调、年老体衰、劳倦过度等因素有关。杨教授认为护理调护应从情志、起居、饮食、临证指导、用药等多方面进行指导,尤其注意起居、生活调护,避免再发。具体措施如下:

1. 情志调护 中医认为情志怫郁,肝失条达,气机郁结,水道通调受阻,疏泄不利,膀胱气化不利,发为此病。故护理上尤其关注情志调护对疾病康复的作用。

(1) 病区要营造温馨的住院环境,消除患者的陌生、恐惧感,让患者感觉宾至如归的温暖感。

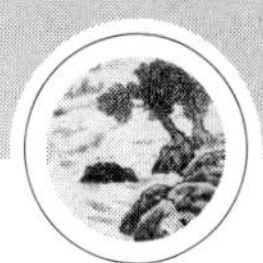

(2) 因此类疾病早期症状并不明显，患者很难及时发现病情而及时就医，延误病情治疗。此时患者因对疾病知识的缺乏，对自身病情不了解，会产生严重的负面情绪，因此护士应多关心体贴患者，向其讲解病理知识和治疗、护理方案等，疏导不良情绪。

(3) 在患者住院期间，特别是精神状态感到压抑的患者，应尽量满足其合理的要求，顺从患者的意志和情绪，要积极鼓励并引导患者将郁闷的情绪诉说出来，以化郁为畅，让患者积极参与到疾病治疗中，提高治疗、护理依从性，提高治疗效果。

2. 起居调护　杨教授指出任何疾病的发生过程都是正气与邪气双方斗争的过程，正气虚弱者易于感受风、寒、暑、湿、燥、火六淫和疫疠之气等外邪的侵袭，此疾病多因劳累、外感病邪致病。发病早期患者应注意多卧床休息，待外感症状好转后再适当运动，以增强机体抗病能力；注意天气变化，则可减少再次感染或复发的机会。

3. 饮食调护　选择合理饮食，对养生和治疗、护理疾病具有十分重要的意义。

(1) 本病应根据患者的中医辨证给予针对性的饮食调护方案，如患者中医辨证为脾肾气虚，湿浊瘀阻，宜进食健脾益肾补气、祛湿化浊、活血化瘀之品，如车前草、薏苡仁、茅根、赤小豆、山药、黄精等，忌食辛辣刺激、油腻、燥热之品。

(2) 如患者已有肾脏损害，应开始逐渐控制每日蛋白质的摄入量，执行优质低蛋白饮食处方。根据患者身高及体重计算得出其每日蛋白质摄入量，主要以优质蛋白质(鸡蛋、牛奶、鸡肉、鱼肉、瘦肉)作为每日主要蛋白摄入成分，应占 60% 以上，在控制蛋白摄入的同时确保营养的供给，但鸡蛋黄含胆固醇较高，可弃去蛋黄。避免食用海鲜、浓汤等。水果类忌食杨桃，慎食龙眼、荔枝、菠萝、芒果等湿热类水果。

(3) 指导患者多饮水或绿茶，每天饮水至少 2 000ml 以上。饮食宜清淡富有营养，多吃新鲜蔬菜及水果，发热者每次饭后用淡盐水或甘草银花水漱口，保持口腔清洁。

(4) 如患者合并高脂血症，督促患者一定要改变饮食习惯和运动习惯，应指导患者饮食清淡，避免食用含油脂成分较高的食物和动物脂肪，如动物内脏、甜食、油炸食物等。

(5) 如患者有高血压病史，应限制每日盐分摄入，每日盐摄入量控制在 3g 以下，避免食用腌制品。

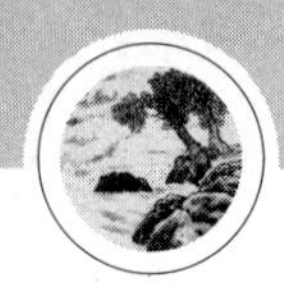

4. 感染相关护理

(1) 严密观察体温变化:每天监测体温≥4 次,必要时随时测量,如果患者高热状态,护理上可以给予冰敷、温水搽浴等方法物理降温。如患者体温持续高热或出现腰痛症状加重,应及时通知医师处理。

(2) 正确采集尿液标本:注意指导患者正确的尿液标本采集方法。一般的尿液检查应在晨起患者自行清洁会阴部后留取中段尿液标本;需要进行细菌学检验的尿标本必须要在抗生素使用前或者停用抗生素至少 5 天后进行采集,而且尿液必须在膀胱内留存 4~6 个小时后由护士进行会阴部消毒后留取中段尿液标本,标本必须在 1 小时内送检。

(3) 排尿异常的护理:注意观察患者尿频、尿急等症状改善情况,并密切观察尿液性状形态,如患者有脓尿、血尿等情况,应及时留取尿标本送检,必要时遵医嘱采用有效膀胱冲洗方法或尿道冲洗方法以减轻尿路刺激征。

5. 并发症监测

(1) 血压监测:如患者合并高血压病史,应注意遵医嘱规律服用降压药物,并且每日监测血压情况,于每日早上 7 点、中午 11 点和晚上 7 点各测量血压一次,并详细登记在血压记录本上,如有异常,及时复诊。

(2) 失眠护理:如患者夜眠差,指导患者保持心情平静,日常注意避免刺激。入睡前一个小时,停止活动,避免进行交谈、看电视、使用手机等活动。可配合使用耳穴压豆治疗,通过刺激耳部相应穴位,辅助提高睡眠质量;也可应用音乐疗法或者芳香疗法辅助入睡。

6. 用药调护

(1) 此疾病患者用药时间较长,护士一定要提前做好药物相关知识讲解,使患者正确及时持续服用药物,保证治疗效果。

(2) 护理还要注意观察患者用药反应,如出现不适应,及时通知医师处理。

(3) 服用喹诺酮类药物可能会出现胃肠道症状,注意做好解释及临证护理。

(4) 使用抗生素类药物一定要根据药物成分提前做好药物过敏试验。

(5) 服用清热利尿中药汤剂时,汤剂水量宜偏大,应频频饮服以增加尿量,加强利尿通淋之功,服后应安卧,以助药效。

7. 自我调护 杨教授认为患者及其家属应参与到自身的疾病治疗和控制当中,因此应尽快让患者及其家属掌握观察病情和饮食控制等居家护理的重点和难点,如观察排尿、尿色、自我感觉症状等。

(刘 惠 王怡琨 吴翠翠)

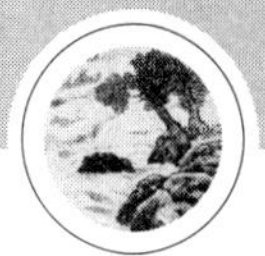

第五节　紫癜性肾炎预防调护

中医认为本病是由于素有血热内蕴，外感风邪，或过食燥热荤腥动火之品，或因药物过敏，秉体不受，以致风热相搏，邪毒郁而化热，扰动血络，迫血妄行，外溢肌肤则见紫癜发斑。杨教授指出，由于紫癜性肾炎患者的症状较为突出，在护理时应着重注意从生活方式调理（情志、起居、饮食、运动等）、控制原发病、药物治疗、并发症调护、自我调护等方面进行指导，尤其注意遵循未病先防、既病防变的原则，此病特别注意预防疾病复发。具体措施如下：

1. 情志调护　杨教授认为，情志顺达在患者疾病的治疗和恢复中有极为重要的作用，对于每一位患者，均应对其心理进行疏导，方能让患者从内心接受疾病，配合治疗。

（1）紫癜性肾炎的患者会出现局部或全身皮肤紫癜，患者多会有恐惧、焦虑、紧张、自卑的不良情绪，应多与患者沟通，耐心地开导患者，让患者克服恐惧的心理，详细地为患者讲解病情，让患者知道自身疾病的病机、发展及预后，让患者对自身疾病有全方面的认知，消除患者焦虑、紧张的负面情绪。通过与患者真心的交流，让患者敞开心扉，了解患者的真实心理活动，站在患者及家属的角度考虑问题，体贴患者的疾苦，寻找与患者相类似的病友，鼓励患者与病友交流，尽快走出自卑情绪中。

（2）紫癜性肾炎的患者可表现有关节肿痛、腹痛等临床症状，患者在疼痛发作时可能会产生痛苦、烦躁等不良情绪，此时应安慰患者，给予患者鼓励，在合理范围内满足患者的需求，让患者能够顺心顺利地渡过疼痛期。

（3）护士应及时解决患者对疾病的各种疑惑，帮助患者解决住院过程中产生的生活问题，每位病区医护人员均应为患者营造温馨舒适的住院环境而努力，让患者尽快缓解或消除陌生环境带来的不适应和恐惧感，放松的环境更有利于提高患者治疗依从性。

2. 起居调护　杨教授认为，患者的起居习惯对患者的疾病有较大的影响，护理上需特别关注。

（1）避免接触过敏原。

（2）外出时佩戴口罩，避免感染。

（3）勿去人多繁杂之地，注意保暖，避免受寒。

（4）注意休息，避免劳累。

3. 饮食调护　合理到位的饮食调护对患者的疾病有举足轻重的作用。

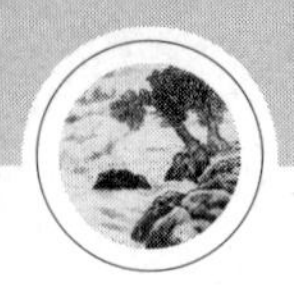

(1) 应该根据患者的中医辨证给予针对性的饮食调护方案，如患者中医辨证为脾肾气虚、湿热瘀阻，宜服用健脾益肾、清热祛湿化瘀之品，如怀山药、薏苡仁、红枣等，忌食辛辣、油腻、鱼腥、燥热之品，饮食宜清淡。

(2) 患者多存在蛋白尿的症状，若同时肾功能已受到损害，并已达到慢性肾脏病的3~5期的程度，护士应指导患者严格控制蛋白质摄入量的同时保证优质蛋白的摄入比例，予优质低蛋白饮食处方，如患者处于慢性肾脏病4期，则应根据患者身高及体重计算得出其每日蛋白质摄入量，以鸡蛋、牛奶、鸡肉、鱼肉、瘦肉等优质蛋白质作为主要的蛋白质来源，应占每日蛋白摄入量的60%以上，在控制蛋白摄入的同时确保营养的供给。

(3) 若患者肾功能尚未受到损害，则对蛋白摄入量要求可相对放松一些，但仍应以优质蛋白质作为主要的蛋白质来源。

(4) 若患者合并双下肢水肿和高血压，饮食上应控制每日水分和盐分的摄入量。水分的摄入应遵循“量入为出”的原则，每日摄入量应约等于前一天尿量+500ml，因此需每日监测患者尿量情况。同时，每日钠的摄入量应控制在3g，其中包括食用盐、酱油以及其他添加钠的食品。

(5) 若患者合并尿酸偏高，应积极控制导致尿酸升高的因素，饮食上应忌食用浓汤、啤酒、隔餐食物、坚果类和豆类食物等。

4. 运动治疗　加强运动可以有效提高患者的机体抵抗力，降低疾病复发的几率，与饮食治疗和药物治疗一同执行，治疗效果更佳。

(1) 护士可根据患者的年龄、病情、经济、文化背景及体质等情况综合考虑，推荐适合患者的个性运动疗法，由于劳累会导致疾病的复发，造成不良后果，因此，此疾病患者不宜进行剧烈运动，避免劳累，推荐进行八段锦、健肾拍打操、太极拳、散步、游泳等，但由于本病患者应避免强光刺激和日晒，因此建议患者的运动在室内或夜晚进行，以防疾病复发，得不偿失；若进行游泳时一定要注意保暖，以避免感冒发生。

(2) 运动的强度以轻强度为宜，避免剧烈运动，以周身发热、微微出汗、精神愉悦为宜。运动的频率和时间大约为一周运动3~5天、每次30分钟，运动后脉搏宜控制在170－年龄(次/min)左右。

(3) 各种心、肺、肾等器官严重慢性并发症者不宜运动。

5. 药物调护

(1) 杨教授用四诊合参的中医方法为患者制订了有针对性的中药辨证处方，给予患者调理，辅助改善患者体质。

(2) 护士应指导患者中药汤剂饭后温服。

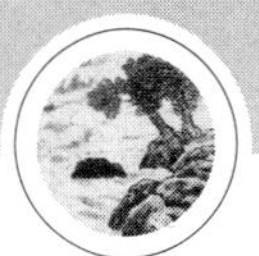

(3) 护士在发药时，应指导患者药物的名称、作用，以及服药的时间和方法等，及时了解患者是否按时按量正确服用药物，避免患者漏服或错服。

(4) 护士应向患者强调，勿使用肾毒性药物，勿自行购药服药。

6. 并发症调护

(1) 合并水肿的患者可使用荞麦包或芒硝外敷双下肢，每日 1 次，每次 6 小时，以帮助消除水肿。

(2) 合并血尿的患者，要定期检测血红蛋白情况，谨防贫血的发生或加重，轻度贫血可指导患者进食补血类食物，中重度贫血则需应用补血药物，甚至输血。

(3) 合并有高血压的患者，护士应严密监测患者血压变化情况，每日早上 7 点、中午 11 点和晚上 7 点各量血压一次，并详细登记在血压记录本上。如有异常，及时报告主管医师，给予对症处理。

(4) 合并腹胀的患者，应加强观察患者每日大便情况，并可指导患者顺时针按摩腹部，以缓解腹胀不适。

(5) 患者存在恶心呕吐等症状，给予药物治疗的同时，可指导患者使用口含姜片、闻橘子皮等方法进行物理止呕，时刻警惕呕吐时发生误吸。

7. 自我调护　杨教授一直认为患者能够自我观察病情变化和发展，对其疾病有很大的好处。因此应及早教会患者自我观察病情和饮食控制的要点和重点，包括自我观察每日尿量、饮水量、血压、血尿以及双下肢水肿等情况。定期复查尿常规、尿沉渣检查、尿蛋白排泄以及肾功能等生化指标。

（刘　惠　王怡琨　吴翠翠）

第六节　痛风性肾病预防调护

古代医家认为，由于素体虚弱，卫外不固，复感外邪，内外相因，风寒湿热留注经络关节，淫居脉道之中，日久邪气缠绵不去，血滞成瘀，深入骨骼而致病。杨教授认为本病发生的主要原因是饮食不节、情志失调、起居失当，护理调护应从生活方式调理（情志、起居、饮食、运动等）、药物治疗、并发症护理、自我调护等方面进行指导，尤其注意既病防变，保护肾功能，预防进入肾衰竭期。具体措施如下：

1. 情志调护　情志的平衡对人体的健康有着极为重要的影响，因此在疾病的预防调护中，要重点关注患者的情志状态。

(1) 痛风性肾病的患者大多有痛风发作的经历，因此多有烦躁、焦虑的情

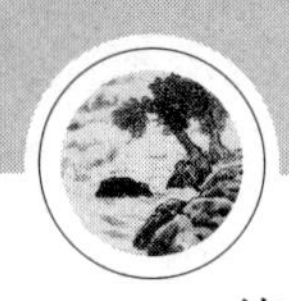

绪，同时，由于痛风性肾病是由于常年体内尿酸堆积过多，累及肾脏，多与患者平日饮食习惯有关，患者多懊悔、自责等情绪，此时护士应通过梳理疏导，耐心地开导患者，让患者从自责、懊悔的情绪中走出来，放下过去，积极面对将来的生活，配合治疗疾病。多向患者介绍治疗成功的病案，鼓励患者多参与病友会，助其树立战胜疾病的信心。

(2) 护士应为患者及其家属详细讲解病情，及时解决患者对疾病的各种疑惑，多与之沟通，获取信任，了解患者平时的生活习惯，站在患者及家属的角度考虑问题，体贴患者的疾苦，热情对待患者，取得患者及家属的信任。

(3) 对病区陌生环境的陌生感，会让患者产生紧张、恐惧等情绪，不利于诊疗和护理工作的进行，因此，每位护士都应尽己所能为患者营造温馨的环境，消除住院患者的顾虑，同时主管护士和管床护士要多与患者交流，为其制订具有个性化的心理辅导内容，帮助患者调节情志，提高患者配合治疗的积极性。

2. 起居调护

(1) 注意保持病室环境、光线、温度适宜，使患者感受到清静、整洁，心情舒畅，得以安心养病。

(2) 告知患者禁止吸烟饮酒。

(3) 痛风急性发作时应卧床休息，家属应在旁陪同看护，以免意外发生。

(4) 痛风缓解期时，可适当在病室内活动，勿劳累。

(5) 勿去人多繁杂之地，注意保暖，防止感冒，选择舒适的运动鞋，防止关节损伤。

(6) 告知患者节制房事，以免耗伤肾精，促使病情加重。

3. 饮食调护 痛风性肾病患者的饮食需要特别注意，积极控制尿酸含量高的食物的摄入量。

(1) 应该根据患者的中医辨证给予针对性的饮食调护方案，如患者中医辨证为脾肾气虚、湿热瘀阻，宜进食健脾补肾、清热利湿、活血化瘀之品，如怀山药、薏苡仁、莲藕等，忌食辛辣、油腻、鱼腥、燥热之品，饮食宜清淡。

(2) 杨教授认为患者体内的血清尿酸水平高与其饮食习惯、生活习惯有很大关系，如患者最突出的症状为尿酸高伴有四肢关节肿痛，同时合并有高脂血症，更应积极控制导致尿酸升高的各种因素，饮食上应控制嘌呤的摄入，避免食用动物内脏、贝类、菠菜、浓汤、啤酒、过餐食物、坚果类、甜食和豆类食物等，嘌呤的摄入量，应控制在每日 150mg 以下，无浮肿者，可多饮水促排尿，使每日尿量 >2 000ml，帮助尿酸排出体外。

(3) 若患者的肾功能已有损伤，且达到慢性肾脏病 3~5 期的标准，则应控

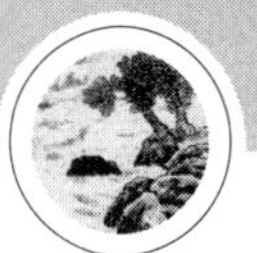

制每日蛋白质的摄入量，执行优质低蛋白饮食处方。根据患者身高体重计算得出其每日蛋白质摄入量，其中以鸡蛋、牛奶、鸡肉、鱼肉、瘦肉等优质蛋白质为主，应占每日摄入蛋白质的60%以上，在控制蛋白摄入的同时确保营养的供给。但考虑患者尿酸高，应限食肉类，可在合理范围内增加鸡蛋、牛奶等的摄入比例。可进食低蛋白食物，如麦淀粉、马蹄糕、低蛋白大米等替代普通的主食，以控制蛋白摄入。

(4) 杨教授强调，痛风性肾病患者应忌食人参，因为其体内的尿酸成分会破坏人参中的活性成分，导致人参失去原有的功效，造成浪费。

(5) 本病患者宜进食碱性食物，帮助尿酸结晶溶解，如花菜、苹果、茄子等。

(6) 如患者存在贫血的症状，可适当食用补血类的食物，如红枣、乌鸡等。

4. 运动治疗 在患者疾病的预防调护中，除了药物治疗、饮食治疗外，运动治疗也是极为重要的组成部分，加强锻炼可以帮助提高患者的抗病能力，减少疾病复发的次数。

(1) 护士可根据患者的年龄、病情、经济、文化背景及体质等情况综合考虑，推荐适合患者的个性运动疗法。根据痛风性肾病患者的特点，在痛风急性发作期时应卧床休息，不宜运动。在缓解期，患者可进行较为轻松的运动，如散步、太极拳、八段锦、健肾拍打操、游泳等。

(2) 运动的强度以轻、中强度为宜，避免剧烈运动，以周身发热、微微出汗、精神愉悦为宜。运动的频率和时间大约为一周运动5天、每次30分钟，运动后脉搏宜控制在170–年龄(次/min)左右。

5. 药物调护

(1) 杨教授根据患者体质和中医辨证分型开出了针对性强的中药处方予患者以调理，中药温服。

(2) 护士在发药时，应指导患者药物的名称、作用，以及服药的时间和方法等，及时了解患者是否按时按量正确服用药物，避免患者漏服或错服。

(3) 慎用影响尿酸排泄的药物，如某些利尿剂、小剂量阿司匹林等；避免服用肾毒性药物，如磺胺类、非类固醇类消炎药等，因此患者切忌自行选择购买和服用药物，需在专科医师的指导下服药。

6. 痛风发作护理

(1) 若患者存在关节肿痛和痛风石沉积的症状，在指导患者注重改变饮食习惯的同时，给予患者对症护理，以缓解急性期疼痛问题。

(2) 告知患者切忌按摩挤压痛风石处，以免导致痛风石破裂，造成疼痛加重、感染。

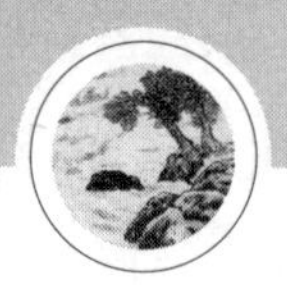

(3) 患者急性发作时，结合中医辨证可给予患者外敷疗法以对症治疗，如用清热消肿止痛中药粉外敷肿痛处，每日 1~2 次，每次 4~6 小时。

(4) 指导患者可按摩昆仑、膻中、内关等穴位，每次 2~3 次，每次 15~20 分钟，可以帮助减少疼痛发作的次数。

7. 自我调护 杨教授一直认为患者能够自我观察病情变化和发展，对其疾病有很大的好处。因此应尽早教会患者及其家属观察病情和饮食控制的要点和重点，尤其是控制嘌呤摄入和蛋白摄入等，指导患者定期复查尿常规、肾功能等生化指标。

（刘 惠 王怡琨 吴翠翠）

第七节 肾结石预防调护

中医认为本病常以腰痛，或尿频急涩痛，或血尿，或尿中排出砂石为主症，为感受外邪，或饮食不节，或情志失调，或劳倦过度，致湿热蕴阻、气滞血瘀而发病。杨教授认为本病其发病及病情进展与饮食习惯和生活方式有关，护理调护应从情志、起居、饮食、运动、药物治疗等方面进行指导，尤其注意既病防变，积极解除梗阻因素，保护肾功能，预防进入肾衰竭期。具体措施如下：

1. 情志调护 患者的情志可以随着疾病症状的不同而有不同的表现，不同的情志变化对患者疾病的治疗和护理也会有不同的影响，多变的情志态度，不利于患者疾病的预后，因此护理上应该尽力安抚患者情绪，使其保持在一个比较稳定的状态，以利诊护的进行。当结石活动度高，甚至滑落至输尿管时，患者常出现肾绞痛，此时疼痛剧烈，难以忍受，此时情志调护更为重要。

(1) 当肾结石比较小的时候，患者可能无症状表现或表现为轻微腰酸胀感，但此时患者多会担心结石长大而多有忧虑的情绪，此时护士应耐心地为患者及其家属讲解病情，疾病的发展，让患者能够充分了解自身疾病的控制方法和发展方向，让患者知道可以靠自己努力做出改变，控制疾病的进展，延缓严重并发症的发生。

(2) 当结石较大但活动度不高时，可能表现为腰部酸胀痛，部分患者在身体活动时可表现为隐痛或钝痛，结石影响了患者身体的舒适度，此时患者多有焦躁、紧张、忧郁等负面情绪，护士应该根据患者的身体情况给予患者不同的心理辅导，当患者感觉腰部隐痛或钝痛时，指导患者休息，耐心地询问患者的需求，在合理的范围内尽量满足患者，体贴患者的疾苦，热情对待患者，取得患者及家属的信任。

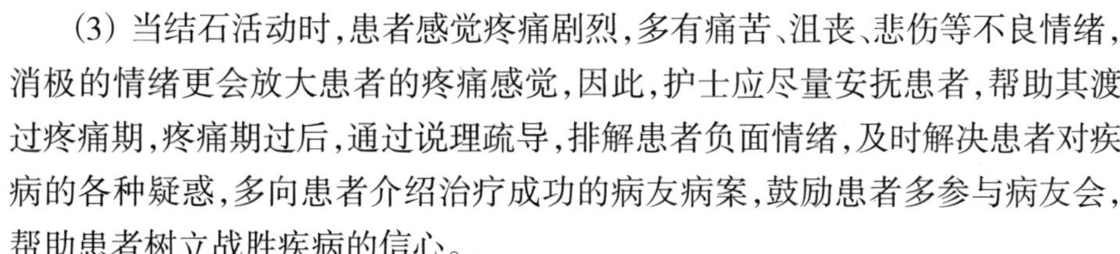

(3) 当结石活动时，患者感觉疼痛剧烈，多有痛苦、沮丧、悲伤等不良情绪，消极的情绪更会放大患者的疼痛感觉，因此，护士应尽量安抚患者，帮助其渡过疼痛期，疼痛期过后，通过说理疏导，排解患者负面情绪，及时解决患者对疾病的各种疑惑，多向患者介绍治疗成功的病友病案，鼓励患者多参与病友会，帮助患者树立战胜疾病的信心。

(4) 每位护士都应参与营造病区温馨的住院环境，帮助患者尽快熟悉住院环境，消除住院患者的陌生、恐惧感。

2. 起居调护

(1) 杨教授指导本病患者应避免过度劳累；注意保暖，防止感冒。

(2) 指导患者可适当活动，有助于体内结石的排出。

(3) 若患者无浮肿体征，则指导患者多饮水，多排尿，勿憋尿。

3. 饮食调护 肾结石常见的组成成分包括尿酸、草酸钙、磷酸钙、磷酸铵镁结石、胱氨酸 2,8- 二羟腺嘌呤以及阿昔洛韦等晶体物质，患者的发病很大程度上与其饮食生活习惯有关，因此本病患者要严格控制饮食，以控制导致结石生成的因素。

(1) 应该根据患者的中医辨证给予针对性的饮食调护方案，如患者中医辨证为肝肾阴虚、湿热瘀阻，宜进食滋阴补肾、清热利湿活血之品，如麦冬、怀山药、薏苡仁等，忌食辛辣刺激、油腻、鱼腥、燥热之品，饮食宜清淡。

(2) 护士应指导患者不可过度补钙、少吃糖、睡前不宜喝牛奶等，同时针对不同患者的不同结石成分，给予相应的饮食指导，如结石成分主要为尿酸盐者，应禁食动物内脏、啤酒、贝壳类食物、海鲜等，限制尿酸的过量摄入；结石成分主要为草酸盐者，应禁食菠菜、巧克力、浓茶等。

(3) 在患者无浮肿的情况下，指导患者多饮温开水，每日饮水量在 3 000~4 000ml，多排尿，减少晶体沉积，预防或减少结石的形成。

(4) 如患者存在肾功能受损的情况，根据肾功能的状态给予相应的饮食指导，如患者已达到慢性肾脏病的 4 期，护士应指导患者严格控制蛋白质摄入量的同时保证优质蛋白的摄入比例，予优质低蛋白饮食处方，根据患者身高及体重计算得出其每日蛋白质摄入量，以优质蛋白质(鸡蛋、牛奶、鸡肉、鱼肉、瘦肉)摄入为主，应占每日蛋白摄入量的 60% 以上，以控制蛋白摄入的同时确保营养的供给。

(5) 如患者合并高血压，则应限制患者每日盐的摄入量，每日控制在 3g 左右，其中包括食用盐、酱油、腌制品等调味料。

4. 运动治疗 运动治疗可以帮助患者提高机体抵抗力，降低疾病复发的

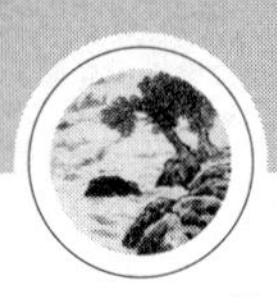

几率,需与饮食治疗和药物治疗一同执行,才能更好地控制疾病。

(1) 护士可根据患者的年龄、病情、经济、文化背景及体质等情况综合考虑,推荐适合患者的个性运动疗法,避免劳累,推荐进行健肾拍打操、八段锦、太极拳、散步、游泳等。

(2) 运动的强度以轻、中强度为宜,避免剧烈运动,以周身发热、微微出汗、精神愉悦为宜。运动的频率和时间大约为一周运动5天、每次30分钟,运动后脉搏宜控制在170−年龄(次/min)左右。

(3) 结石活动时应卧床休息,注意保护,防止意外的发生。

5. 药物调护

(1) 杨教授根据患者体质和中医辨证分型开出了针对性强的中药处方予患者调理,从根本出发,辅助改善患者体质。指导患者中药饭后温服。

(2) 护士在发药时,应指导患者药物的名称、作用,以及服药的时间和方法等,及时了解患者是否按时按量正确服用药物,避免患者漏服或错服。

6. 疼痛调护

(1) 结石急性发作时,患者疼痛剧烈,嘱患者取侧卧位,稍微屈膝,使肌肉放松,深呼吸,予轻拍腰部,促进结石排出。

(2) 指导患者做跳跃运动,帮助排石,结石不易排出者,可选择体外冲击波碎石。

7. 中医治疗调护 针对患者的情况,可以给予患者艾灸腹部治疗,帮助患者调节经络、温经散寒、行气通络。艾灸治疗每日一次,每次15~20分钟。

8. 自我调护 杨教授指出,肾结石复发率高,因此必须告知此患病人群随诊的重要性,避免因梗阻性肾病进展成肾衰竭,督促患者定时随诊,指导患者学会自我观察病情,包括观察每日排尿情况,结石活动情况等。定期复查尿常规、肾功能、肝功能等指标。

(刘 惠 王怡琨 吴翠翠)

第八节 狼疮性肾炎预防调护

中医认为本病内因多属禀赋不足,素体虚弱,肝肾亏损,气阴两虚,脉络瘀阻,外因多与感受邪毒有关,还可能与过度劳累、七情内伤、房事不节等因素有关。杨教授指出,护理调护应从生活方式调理(情志、起居、饮食、运动等)、控制原发病、药物治疗、自我调护、临证护理等方面进行指导,尤其注意既病防变,避免诱发因素,预防疾病进展。具体措施如下:

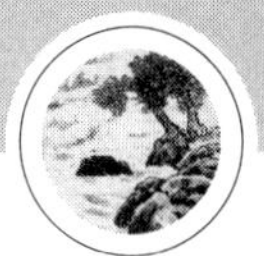

1. 情志调护 由于系统性红斑狼疮属于免疫性疾病，常累及人体多个器官，且对患者的外貌等有影响，甚至影响患者的社交活动，因此，患者在不同程度上存在着心理问题，需要医护人员对其进行心理辅导，帮助排解不良情绪，更有利于疾病的治疗。

(1) 狼疮性肾炎的患者面部会出现蝶形红斑，患者多会有自卑的心理，应多耐心地与患者交流，让患者敞开心扉，了解患者的真实心理活动，站在患者及家属的角度考虑问题，体贴患者的疾苦，寻找与患者相类似的病友，鼓励患者与病友交流，尽快走出自卑情绪中。

(2) 狼疮性肾炎的患者对光过敏，需要避免强光的照射，在一定程度上会影响患者的社交活动，让患者产生沮丧、忧郁、难过等不良情绪，不良情绪的蓄积对身体健康产生不良影响，不利于疾病的治疗，此时护士应该通过耐心、细心、贴心的说理疏导，排解患者的不良情绪，鼓励患者积极参加病友会等社交活动，在与人交往的过程中，增强患者的自信心，排解不良情绪。

(3) 护士应及时解决患者对疾病的各种疑惑，帮助患者解决住院过程中产生的生活问题，让患者感觉到住院环境的温馨和医护人员的贴心，让患者在住院期间如在家一样舒适放松，更有利于疾病的治疗和护理。

2. 起居调护

(1) 指导患者注意防止外邪的侵袭，如避免受凉、受湿和阳光暴晒，以免诱发或加重病情。

(2) 避免过度劳累，但应适当地参加体育锻炼和活动，以增强体质。

(3) 狼疮活动期指导患者要注意休息，避免劳累，以防加速疾病进展。

3. 饮食调护 合理安排饮食对狼疮性肾炎患者具有重要作用，可防止疾病复发和促进疾病缓解。

(1) 应该根据患者的中医辨证给予针对性的饮食调护方案，如患者中医辨证为脾肾气虚、湿热瘀阻，宜进食健脾补肾、清热利湿、凉血化瘀止血之品，如怀山药、薏苡仁、莲藕等，忌食辛辣、油腻、鱼腥、燥热之品，饮食宜清淡。

(2) 患者多存在蛋白尿的症状，若同时肾功能已受到损害，并已达到慢性肾脏病 3~5 期的程度，护士应指导患者严格控制蛋白质摄入量的同时保证优质蛋白的摄入比例，予优质低蛋白饮食处方，如患者处于慢性肾脏病 4 期，则应根据患者身高及体重计算得出其每日蛋白质摄入量，以优质蛋白质(鸡蛋、牛奶、鸡肉、鱼肉、瘦肉)摄入为主，应占每日蛋白摄入量的 60% 以上，在控制蛋白摄入的同时确保营养的供给；若肾功能尚未受到损害，则对蛋白摄入量要求可相对放松一些，但仍应以优质蛋白质作为主要的蛋白质来源。

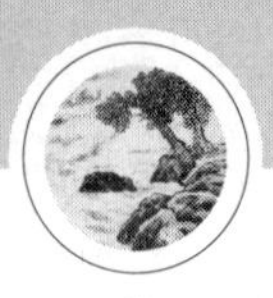

4. 运动治疗 加强运动可以有效提高患者的机体抵抗力，降低疾病复发的几率，与饮食治疗和药物治疗一同执行，治疗效果更佳。

(1) 护士可根据患者的年龄、病情、经济、文化背景及体质等情况综合考虑，推荐适合患者的个性运动疗法，由于劳累会导致疾病的复发，造成不良后果，因此，此疾病患者不宜进行剧烈运动，避免劳累，推荐进行八段锦、健肾拍打操、太极拳、散步、游泳等，但由于本病患者应避免强光刺激和日晒，因此建议患者的运动在室内或夜晚进行，以防疾病复发，得不偿失；若进行游泳时一定要注意保暖，以避免感冒发生。

(2) 运动的强度以轻强度为宜，避免剧烈运动，以周身发热、微微出汗、精神愉悦为宜。运动的频率和时间为一周运动 3~5 天、每次 30 分钟，运动后脉搏宜控制在 170- 年龄(次 /min)左右。

(3) 各种心、肺、肾等器官严重慢性并发症者不宜运动。

5. 药物调护

(1) 杨教授用四诊合参的中医方法为患者制订了针对性的中药辨证处方，给予患者调理，辅助改善患者体质。

(2) 护士应指导患者中药汤剂饭后温服。

(3) 护士在发药时，应指导患者药物的名称、作用，以及服药的时间和方法等，及时了解患者是否按时按量正确服用药物，避免患者漏服或错服。

(4) 护士应向患者强调，勿使用肾毒性药物，勿自行购药服药。

6. 并发症调护

(1) 合并有蛋白尿的患者，因体内蛋白的流失，容易发生水肿，如发现患者合并颜面、双下肢浮肿，除给予利尿药物外，饮食上应控制每日水分和盐分的摄入量。遵医嘱采用低盐饮食，应遵循“肿盛忌盐、微肿限盐、肿退进盐”的原则，一般每日钠的摄入量应控制在 3g 左右，其中包括食用盐、酱油以及其他添加钠的食品，慎食腌制品。在限制盐分摄入的同时，要注意记录其每日尿量情况，以便指导患者每日应摄入水量，每日摄入水量 = 前一日尿量 +500ml。测量患者的双小腿围，观察并记录双下肢水肿及皮肤情况，注意水肿处皮肤的保护。对于轻、中度水肿的患者，可使用荞麦包或芒硝外敷双下肢，每日一次，每次 6 小时，以帮助消除水肿。

(2) 合并血尿的患者，要定期检测血红蛋白情况，谨防贫血的发生或加重，轻度贫血可指导患者进食补血类食物，中、重度贫血则需应用补血药物，甚至输血。

(3) 合并有高血压的患者，护士应严密监测患者血压变化情况，每日早上 7 点、中午 11 点和晚上 7 点各量血压一次，并详细登记在血压记录本上。如有

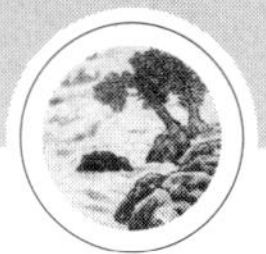

异常，及时报告主管医师，给予对症处理。

⑷ 合并失眠的患者，应指导患者保持心情平静，入睡前 30 分钟勿进行与人聊天、看电视、使用手机等容易导致激动的活动。可尝试使用音乐疗法、芳香疗法等辅助入眠，此外还可使用耳穴压豆疗法，通过刺激耳部穴位，达到帮助提高睡眠质量的目的，在入睡前一小时勿进行耳穴压豆刺激。

7. 自我调护　杨教授强调需要提高患者对自我调护在疾病治疗和护理中的重要性的认识，尤其注意避免诱发或加重疾病进展的因素。

⑴ 注意口腔卫生，每次饭前后温水或绿茶水漱口，预防口腔感染。

⑵ 居住环境注意清洁，保持通风，空气每天用紫外线消毒 1 次，每次 1 小时。

⑶ 注意个人卫生，宜穿棉质贴身衣物，每天更换一次，预防感染。

⑷ 注意保持皮肤清洁，勿用碱性溶液清洗皮肤。

⑸ 指导患者避免正午阳光猛烈时外出，避免阳光直接照射，早、晚外出注意做好预防紫外线照射的措施，如打伞、穿长袖衣物等。

⑹ 指导患者及家属注意观察，如出现疲乏、体重下降、发热、精神神志异常等狼疮活动情况，应立即就诊。

（刘　惠　王怡琨　吴翠翠）

第九节　急性肾衰竭预防调护

中医认为急性肾衰竭（ARF）外因感受六淫疫毒，内因伤于饮食情志，不内外因为意外伤害，失血失液，中毒虫咬等，形成火热、湿毒、瘀浊之邪，壅塞三焦，决渎失司，而形成癃闭。本病起病急，来势凶猛，变化迅速，及时正确的护理和治疗，对患者的疾病康复意义重大，杨教授认为护理上应从情志护理、疾病调护、并发症护理、疾病预防调护等方面进行指导。具体措施如下：

1. 情志护理　本病来势凶猛多变，给患者的心理造成莫大的思想负担，中医认为，既病之后，精神活动更是一直影响着疾病的发展，所以，"善医者先医其心，而后医其身，而后医其未病"。此时护理人员应关注患者情志变化，给予及时的疏导安抚，对疾病康复尤为重要。

⑴ 护理人员应"视人犹己"，善于体贴患者的疾苦，全面关心患者，同情体贴患者，取得患者的信任。

⑵ 此时患者容易出现焦虑、恐惧等加重病情的不良情绪，护理人员应适时地"告之以其败，语之以其善，导之以其便，开之以其所苦"，帮助患者从不良

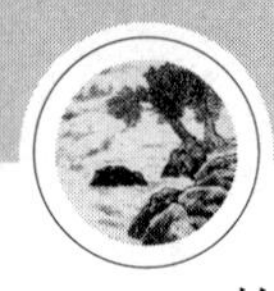

的心态中解脱出来，以加速康复的过程。

(3) 护理人员应采用通俗易懂的语言，向患者家属耐心解释病情和治疗措施，指导家庭成员参与患者的护理，给患者以感情支持，增强患者的自信心。

(4) 病区应营造温馨、安全的住院环境，尽量安排轻症善谈病患同室，以缓解患者恐慌情绪。

2. 疾病调护

(1) 少尿期调护

1) 此期应严格控制补液量，每日的液体入量为显性失液量（包括尿量、胃肠道丢失、创面渗出、引流液、出汗等）加上非显性失水量（约400ml）。

2) 护理人员应教会患者及家属正确记录24小时出入量方法。

3) 此期患者的饮食调护关键在于摄入足够的热量，严格控制水钠入量，每日摄入碳水化合物100g，补充足够的维生素。高血钾时应严格限制摄入含钾高的食物：如蘑菇、木耳、橘子、香蕉等。蛋白质的摄入以优质低蛋白为主，每日0.6~0.8g/kg，进入透析后可调整为1.0~1.2g/(kg·d)。

(2) 多尿期调护

1) 此期应逐渐增加蛋白质等热量的摄入量，钠、钾及水分可以不限制，并可选用含钾高的蔬菜、水果等；选用富含维生素B及维生素C的食物。

2) 此期补液量应逐渐减少，并尽量通过胃肠道补充，每日液体入量应比出量少500~1 000ml。

(3) 恢复期调护

1) 注意补充营养及加强锻炼。因为患者肾功能恢复常需数周或数月，若只注意营养不注意锻炼，则仅增加体重而劳动耐力差，易患感冒。同时要注意劳逸结合，促进早日康复。

2) 注意定期随诊监测肾功能情况，避免肾毒性药物的使用。

3. 临证调护

(1) 及时发现患者食欲减退、恶心、腹胀等消化系统症状，如出现呕吐，应遵医嘱给予止吐药，吐后协助患者漱口，必要时行口腔护理。

(2) 注意观察有无出现呼吸困难、咳嗽、胸痛等容量负荷过重情况，及时给予干预纠正。

(3) 注意观察有无出现恶心、呕吐、四肢麻木、胸闷等症状，及时报告医师处理。

4. 血液透析调护

(1) 密切监测记录24小时尿量及生命体征情况，如出现恶心、呕吐、低血

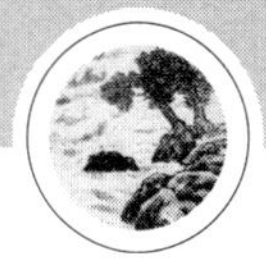

压时应及时处理。

(2) 注意观察血透穿刺处或置管处伤口敷料有无渗血、出血、血肿等情况。注意局部清洁卫生，保持敷料干燥，伤口处可用碘伏消毒，防止感染。

(3) 低血压是血透中最常见的并发症。常见原因：超滤过多超过心血管代偿，透析患者有效循环血容量不足，透析前使用降血压药。部分患者过于紧张疼痛刺激也可造成血压一过性下降。因此，透析过程中护理人员要充分做好患者心理护理，严密观察患者神志、面色末梢循环及生命体征。血压每 10~15 分钟监测一次，若发现血压偏低及时报告并立即减慢血流量，协助患者平卧，抬高床尾，并吸氧，关闭超滤。

(4) 失衡综合征常发生于首次透析和尿毒症严重的患者。主要因血液与脑脊液内毒素物质下降不平衡而引起。主要表现为呕吐、头痛。对诱导透析阶段采用短时间不超过 4 小时，低效率，透析器减慢流量的方法，防止血浆中离子浓度下降过快，可减少失衡综合征。

(5) 注意观察患者有无牙龈出血、鼻出血、消化道出血、眼底出血、局部穿刺部位渗血、血肿等。透析前根据患者凝血酶时间在保证管路通畅情况下尽量减少肝素用量。一旦明确有出血，应遵医嘱应用鱼精蛋白静脉使用或使用进口低分子肝素，严重者使用无肝素抗凝血液透析法。

5. 感染预防调护

(1) 感染是急性肾衰竭最常见的并发症之一，多见于严重外伤、烧伤等所引起的高分解型急性肾衰。

(2) 根据医嘱使用抗生素静脉输液进行抗感染治疗，一般选用无肾毒性的抗生素，如青霉素类和头孢类等，少用或不用氨基糖苷类抗生素。

(3) 护理上要严格执行无菌技术操作，加强皮肤和口腔的护理，定时翻身拍背，病室每日紫外线消毒。

6. 疾病预防调护

(1) 指导患者注意出行安全，避免外伤、蛇虫叮咬等意外事件。

(2) 指导患者用药安全，所有药物使用必须征得专科医师同意后方能使用，避免使用肾毒性药物。

(3) 指导患者如出现腰痛、血尿等症状时，一定要及时就医诊治。

(4) 指导患者应积极治疗糖尿病、高血压等疾病，尤其是老年患者，避免诱发急性肾衰竭。

(刘 惠　吴翠翠　王怡琨)

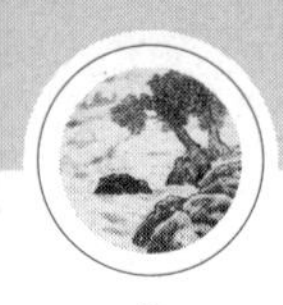

第十节 慢性肾脏病（非透析期）预防调护

中医认为慢性肾脏病由各种肾病日久损及各脏腑功能，以脾肾虚损为主，病情逐步发展而使病情加重，最后导致正气虚衰，浊邪、瘀血蕴滞肾络，导致肾脏失去开合的功能，湿浊尿毒潴留于体内而引发本病。杨教授认为本病患者多因饮食不节，久嗜醇酒、肥甘、辛辣之品，导致脾胃运化功能失常，内湿自生，或饥饱失调，脾胃气虚，中气下陷，加之先天禀赋薄弱，肾气亏虚，或久病耗损阴精，肾阴不足致病。所以护理调护应从情志、起居、饮食、运动、药物治疗等方面进行指导，尤其注意既病防变，积极治疗原发病，延缓疾病进展至透析期。具体措施如下：

1. 情志调护 慢性肾脏病是一种持续进展性疾病，一旦患病将不可逆转，随着疾病进展，患者情绪上会出现很大的变化，所以给予该患病人群及时合适的情志护理对疾病的治疗、护理尤为重要。

(1) 慢性肾脏病 3 期时，护士多与患者沟通，了解其心理状态，增强其与慢性疾病做斗争的信心，保持乐观心态。

(2) 慢性肾脏病 4~5 期时，由于病程长，患者多有抑郁善忧，情绪不宁，护士应耐心开导患者，表扬患者在与疾病抗争中的勇气，肯定其所做出的努力，给患者更多的鼓励和信心，让患者继续与疾病做斗争。

(3) 组织形式多样、寓教于乐的病友活动，开展同伴支持教育，介绍成功的病例，鼓励参与社会活动。鼓励家属理解支持患者，避免不良情绪的影响。

(4) 应用中医七情归属，了解患者情志状态，指导采用移情易性的方法，分散患者对疾病的注意力，改变其不良习性。

(5) 可指导患者多听轻音乐，帮助放松心情，辅助患者平和心态。

2. 起居调护 杨教授指导患者应注意起居有常，如春三月要“夜卧早起，广步于庭”；夏三月要“夜卧早起，无厌于日”；秋三月要“早卧早起，与鸡俱兴”；冬三月要“早卧晚起，必待日光”。

(1) 指导患者居室环境温、湿度适宜，顺应四时及时增减衣物，注意保暖，防止感冒。

(2) 注意起居有常，戒烟限酒。

(3) 保持眼、口腔、会阴、皮肤等清洁卫生。

(4) 勿去人多繁杂之地，外出佩戴口罩。

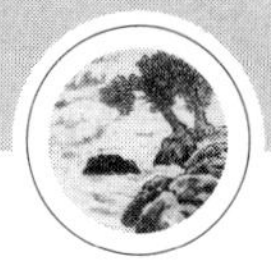

3. 饮食调护

(1) 杨教授认为应根据患者的中医辨证给予针对性的饮食调护方案,如患者中医辨证为气阴两虚,瘀血阻络:宜食益气养阴,活血化瘀之品,如:瘦肉、蛋类、鱼肉、山药等,食疗方:服食桃仁粉或田七粉冲服。

(2) 杨教授指出慢性肾脏病 3 期开始应执行低蛋白饮食,以延缓疾病的进展,延长进入透析期的时间,提高生活质量。根据患者的身高算出其标准体重,用标准体重计算患者每日蛋白摄入量,如 3 期患者每日蛋白摄入量为:(身高 −105) g/d × 0.8,4 期患者每日蛋白摄入量为:(身高 −105) g/d × (0.6~0.8),5 期患者每日蛋白摄入量为:(身高 −105) g/d × 0.6。根据患者每日可摄入的蛋白量指导患者饮食,给予针对性的饮食方案。指导患者进食优质蛋白类食物,如鸡肉、鱼肉、鸡蛋、牛奶、瘦肉等,应占每日蛋白摄入量的 60% 以上,保证患者的营养供应。

(3) 不喝浓汤,包括肉质、鸡汤、骨头汤、鱼汤等,若因患者饮食习惯,难以戒喝汤,则指导患者将肉类用沸水煮过后弃水与蔬菜等一同煮 15~20 分钟后饮用。但每日所食肉类总量不变。

(4) 慎食豆类及豆制品,包括黑豆、红豆、绿豆、豆浆、豆奶、豆干等,可以食用少量黄豆及其制品,若患者合并有高尿酸血症,则所有豆类及其豆制品均应忌食。

(5) 适当食用水果以补充维生素,每天摄入量 200g 左右,应在饭后 2 小时左右食用。忌食杨桃,慎食湿热类的水果,如芒果、菠萝、龙眼、荔枝等。

(6) 若患者合并有糖尿病,则应在控制蛋白的基础上,保证其热量的供给,尽量采用麦淀粉类食物替代米饭,如澄面、水晶饺、银针粉、粉丝、凉皮、藕粉等,也可用杂粮代替米饭,如荞麦、红米、黑米等,在控制蛋白摄入的同时保证热量的供给,满足患者的需求。但血糖指数高的食物要慎食少食,如蜂蜜、白糖、粥、含糖饮料等。

(7) 若患者合并高脂血症,则应积极控制饮食,还要辅以运动锻炼,油腻的、甜食、动物内脏、煎炸都是尽量需要避免的食物,生活上以清淡高维生素饮食为主。可多吃鱼类;多吃新鲜的水果和蔬菜,每日应在膳食中添加燕麦片、荞麦等粗粮。

(8) 若患者合并高血压,饮食上应控制每日盐分的摄入量。指导患者低盐饮食,慎用含盐量高的食物,如腊肉、腌菜、咸鱼等。每日钠的摄入量应控制在 3g,其中包括食用盐、酱油以及其他添加钠的食品。

(9) 若患者合并尿酸高,则饮食宜低嘌呤饮食,禁用肝、肾、脑、蛤蜊、蟹、

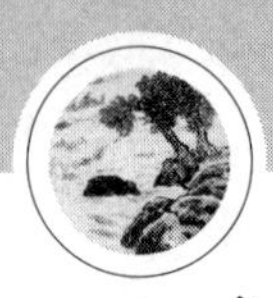

鱼、肉汤、鸡汤、豌豆、扁豆、蘑菇等,各种强烈的调味品及加强神经兴奋的食物如酒、茶、咖啡、辣味品等。豆类制品限食为宜。痛风患者还须禁酒,尤其是啤酒最容易导致痛风发作,应绝对禁止。指导患者可适量食用瘦肉、禽肉,但最好是切成块煮沸,让嘌呤溶于水,然后去汤再吃。烹调方法多用烩、煮、熬、蒸、氽等,少用煎、炸方法。宜多选用富含维生素 B_1 及维生素 C 的食物。

4. 运动调护 适当的运动可以帮助患者增强体质,减少疾病复发和加重。

(1) 指导患者应适当运动,增强体质。

(2) 运动强度以微微汗出为宜,避免劳累,推荐进行健肾拍打操、八段锦、太极拳等,避免剧烈运动,以免加重病情,适得其反。

5. 药物调护

(1) 杨教授用四诊合参的中医方法为患者制订了针对性的中药辨证处方,给予患者调理,辅助改善患者体质。

(2) 护士应告知患者药物的名称、作用,以及服药的时间和方法等。

(3) 护士应及时了解患者是否按时按量正确服用药物,避免患者漏服或错服,强调按时按量服用药物的重要性及必要性,提高患者服药依从性。

(4) 指导患者定期肾科及肝病科复诊,勿使用有肾毒性的药物,勿自行购买药物并服用,应在专科医师的指导下进行。

6. 临证护理

(1) 若患者诉纳差伴有餐后恶心呕吐感,护理上注意观察及记录呕吐物的色、质、量,及时报告医师,指导患者闻柠檬等芳香的水果缓解不适症状。亦可指导患者穴位按摩:予按揉选合谷、内关等穴。每日 2 次,每次 15~30 分钟,症状加重时遵医嘱增加频率。也可予中药保留灌肠,每天 1 次,排毒缓解胃肠道症状。

(2) 若患者存在夜尿多的症状,护理上注意观察排尿次数、尿量及尿色。嘱患者睡前少饮水。

(3) 此期患者多精神疲倦,全身乏力,护理上指导患者晨起做深呼吸屏气运动,每次 10~15 分钟,或者指导患者练习太极拳、八段锦等。护理上指导穴位按摩,如足三里、涌泉等穴。

(4) 若患者有少许咳嗽,咳少量白黏痰,应注意观察咽部及体温情况。鼓励患者适当多饮水,也可用金银花煎液漱口清洁口腔,护理上指导患者有效排痰及呼吸八段锦的实施,合并按揉丰隆穴、肺俞穴等。

(5) 若患者存在头晕,伴有视物稍模糊等情况,护理上指导患者,注意视力

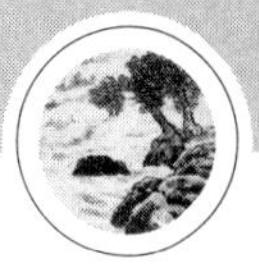

变化，定期检查眼底，减少阅读、看电视及使用电脑，宜闭目养神，宜饮用菊花茶或银杞明目汤等。指导患者按摩睛明、四白、丝竹空等穴位以辅助通络明目。同时护士做好评估跌倒高危因素，落实防跌倒措施。

7. 自我调护

(1) 杨教授认为患者对病情的自我调护在治疗中占有非常重要的地位，因此应教会患者血糖、血压、排尿、消化道症状等并发症的调护措施。

(2) 指导并督促患者定期复查肾功能、肝功能、离子五项、尿常规、大便常规等生活指标，跟进患者病情变化。

(3) 指导患者如有不适，及时回院检查或治疗，勿讳疾忌医。

(刘 惠　王怡琨　吴翠翠)

第十一节　腹膜透析预防调护

腹膜透析是目前治疗终末期肾病的主要肾脏替代疗法之一。是利用人体自身的腹膜作为透析膜的一种透析方式，通过灌入腹腔的腹透液与腹膜另一侧的毛细血管内的血浆成分进行溶质和水分的交换，清除体内潴留的代谢产物和过多的水分，同时，通过透析液补充机体所必需的物质，通过腹透液的不断交换，达到肾脏替代或支持治疗的目的，保护患者残余肾功能，使患者获得最佳的生活质量，延长患者生命。因腹膜透析安全简便、易于操作，患者通过培训考核合格后可居家治疗，但腹膜透析治疗是一个漫长的过程，如护理不当可发生腹膜炎、隧道炎等并发症，严重者需退出腹膜透析治疗。杨教授指出如需延长腹膜透析人群透龄、提高该人群生活及透析质量，护理调护尤为关键，必须从原发病控制、腹膜透析和并发症等多方面同时进行护理指导，其中包括生活方式调理(情志、起居、饮食、运动等)、药物治疗、自我调护、临证护理等，对于腹膜透析患者，为了延长其透龄，尤需注意腹膜功能的保护。具体措施如下：

1. 情志调护　患者经长时间与疾病抗争之后，进入了慢性肾脏病终末期，情绪会随着疾病的进展而有所不同，腹膜透析患者的情绪与其疾病的预后有很大关系，因此，需要注重腹膜透析患者的情志调护。

(1) 进入腹膜透析后，患者多有沮丧、悲伤、痛苦等情绪，护士应该尽力疏导患者负面情绪，让患者能够接受自己已进入腹膜透析阶段的事实，使其能够积极地面对现在和未来的生活。

(2) 安排一名或多名已行腹膜透析且心态积极的病友，与有不良情绪的患

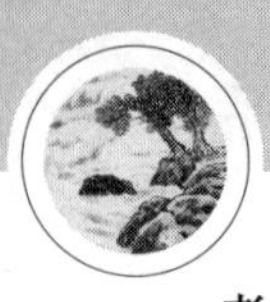

者进行交流，充分利用同理心，站在患者的角度思考问题，寻找解决问题的思路与方法。

(3) 初行腹膜透析时，患者会有恐惧的心理，护士应陪伴在患者的身边，培训患者熟练掌握腹膜透析治疗操作，以保证腹膜透析治疗有效性的同时，帮助提高患者的生存质量。

(4) 病区全体护士均应为患者营造温馨的住院环境，让患者尽快克服对陌生环境的恐惧感，帮助其放松心情，并积极配合医护人员，以提高治疗的依从性。

2. 起居调护 杨教授认为，腹膜透析患者的居住环境对于降低并发症发生尤为重要，护理人员应特别强调此重要性。

(1) 居住环境应清洁、干燥，布置简洁、注意通风，保持室内空气新鲜，室内温度维持在 22~24℃，湿度 60%。

(2) 每次行腹膜透析换液时用含氯消毒液擦拭地面、桌面，紫外线灯每日消毒房间 1 次，每次 1 小时。

(3) 指导患者预防外感，避免去人多繁杂之地，外出时佩戴口罩，注意保暖，避免受寒。

3. 饮食调护 腹膜透析患者的饮食调护对于疾病的稳定非常重要，护理调护也需特别关注。

(1) 应该根据患者的中医辨证给予针对性的饮食调护方案，如患者中医辨证为脾肾气虚、湿浊瘀阻，宜服用健脾益肾、祛湿化浊、活血化瘀之品，如怀山药、薏苡仁、生姜等，忌食辛辣、油腻、鱼腥、燥热之品，饮食宜清淡，禁腌制品、霉制品、烟酒等。

(2) 腹膜透析会从透析液中丢失大量的蛋白质和氨基酸，患者应注意适当补充蛋白质，同时保证足够的热量摄入。以优质蛋白质(鸡蛋、牛奶、鸡肉、鱼肉、瘦肉)摄入为主，优质蛋白应占每日蛋白摄入量的 60% 以上。

(3) 透析可丢失水溶性维生素，故应适当进食富含水溶性维生素类食物，如谷类、水果和新鲜绿叶蔬菜等。

(4) 腹膜透析可有效清除水和钠，故可不限制水盐，但是当发现体重迅速增加、水肿、高血压及心力衰竭等，应严格限制水钠的摄入，每日水分摄入量 =(前一天腹膜透析净脱水量 + 尿量)/2+500ml。

(5) 如患者合并有糖尿病，控制蛋白质的同时也要控制总的热量，可尽量采用麦淀粉类食物替代米饭作为日常主食。但血糖指数高的食物需要限食，如白糖、蜂蜜、糖水、含糖饮料等，可将允许食用的米饭份量换成等量的杂粮

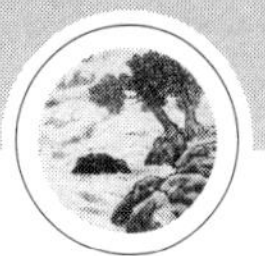

饭，如荞麦、怀山药、红米、黑米等，但因杂粮含有丰富的钾、磷，血钾或血磷高的患者，需要在专科医师或营养师的指导下食用。

(6) 如患者合并高尿酸血症，则需控制嘌呤的摄入，不能食用动物内脏、浓汤、海产品、啤酒等高嘌呤食物，需要限制肉类，烹调时应先将肉类用沸水煮沸后去水食用。

(7) 若患者血钾高，则应食用低钾食物，如冬瓜、茄子、苹果、葡萄等，避免食用含钾高的食物，如菌类、紫菜、香蕉、菠菜、土豆、青瓜等，严重者应禁食；若患者血钾低，则应食用高钾食物。

(8) 适当食用水果补充维生素，每天推荐摄入 200g，水果宜在饭后 2 小时后食用。禁食杨桃，慎食湿热的水果，如龙眼、菠萝、芒果、荔枝等。

4. 运动治疗 运动治疗可以帮助患者提高机体抵抗力，降低疾病复发的几率，需与饮食治疗和药物治疗一同执行，才能更好地控制疾病。

(1) 护士可根据患者的年龄、病情、经济、文化背景及体质等情况综合考虑，推荐适合患者的个性运动疗法，由于腹膜透析患者身体耐受程度较差，因此，不宜进行剧烈运动，避免劳累，推荐进行八段锦、健肾拍打操、太极拳、散步等。

(2) 运动的强度以轻、中强度为宜，避免剧烈运动，以周身发热、微微出汗、精神愉悦为宜。运动的频率和时间大约为一周运动 5 天、每次 30 分钟，以微微汗出，不感觉疲劳为宜。

(3) 各种心、肺、肾等器官严重慢性并发症者不宜运动。

5. 药物调护

(1) 杨教授根据患者体质和中医辨证分型开出了针对性强的中药处方予患者调理，从根本出发，辅助改善患者体质，指导患者中药饭后温服。

(2) 护士在发药时实行双人核对制，发药时应指导患者药物的名称、作用，以及服药的时间和方法等，及时了解患者是否按时按量正确服用药物，避免患者漏服或错服。

6. 腹膜透析调护

(1) 腹膜透析患者应接受系统的腹膜透析理论和操作培训，并经考核合格后，方可出院。

(2) 进行腹膜透析前，应认真洗手、消毒；操作时动作要规范，严格遵守无菌操作的规程；操作完毕后及时清理污物。

(3) 为保护腹膜功能，延长透析期，护士应向患者强调无菌操作的重要性和必要性。

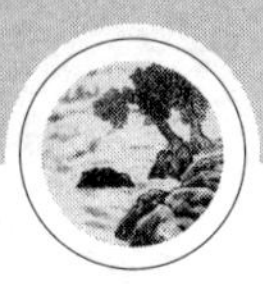

(4) 指导患者保持大便通畅,勿用力排便,防止飘管等并发症发生。

(5) 指导患者注意饮食卫生,勿进食不洁食物,以免造成腹膜炎,损害腹膜功能。

(6) 如患者居家进行腹膜透析治疗操作时,发生导管破裂、无法解决的管道功能障碍等情况,应立即回院解决。

7. 自我调护 杨教授认为患者学会自我观察很重要,因此应教会患者及其家属自我观察病情和饮食控制的要点,包括选择食物的种类、腹膜透析液出入水情况、每日超滤量、水肿、尿量等情况,定期进行肾功能等生化指标及毒素清除指数、腹膜平衡功能测定等,必要时调整腹膜透析处方。

(刘 惠 王怡琨 吴翠翠)

主要参考文献

1. 杨霓芝,刘旭生 . 泌尿科专病中医临床诊治[M]. 3 版 . 北京:人民卫生出版社,2013.
2. 樊平,戴双明,邹川,等 . IgA 肾病的临床表现与病理特征研究[J]. 西安交通大学学报(医学版),2015,36(2):241-244.
3. 沈庆法 . 现代中医肾脏病理论与临床[M]. 上海:同济大学出版社,2008.
4. 周淑新,梁剑虹 . 肾结石的治疗与预防[J]. 中国全科医学,2012,15(13):1431-1434.
5. 陈香美 . 实用腹膜透析操作教程[M]. 北京:人民军医出版社,2015.